精神性疾病
临床治疗与康复

主编　张　鹏　孙庆祝　王方国
　　　周　静　孙晋柱　李　静

黑龙江科学技术出版社
HEILONGJIANG SCIENCE AND TECHNOLOGY PRESS

图书在版编目（CIP）数据

精神性疾病临床治疗与康复 / 张鹏等主编. -- 哈尔滨：黑龙江科学技术出版社，2023.2
ISBN 978-7-5719-1770-8

Ⅰ．①精… Ⅱ．①张… Ⅲ．①精神病－诊疗②精神病－康复 Ⅳ．①R749

中国国家版本馆CIP数据核字（2023）第033059号

精神性疾病临床治疗与康复
JINGSHENXING JIBING LINCHUANG ZHILIAO YU KANGFU

主　　编	张　鹏　孙庆祝　王方国　周　静　孙晋柱　李　静	
责任编辑	陈兆红	
封面设计	宗　宁	
出　　版	黑龙江科学技术出版社	
	地址：哈尔滨市南岗区公安街70-2号　邮编：150007	
	电话：（0451）53642106　传真：（0451）53642143	
	网址：www.lkcbs.cn	
发　　行	全国新华书店	
印　　刷	山东麦德森文化传媒有限公司	
开　　本	787 mm×1092 mm　1/16	
印　　张	26.25	
字　　数	662千字	
版　　次	2023年2月第1版	
印　　次	2023年2月第1次印刷	
书　　号	ISBN 978-7-5719-1770-8	
定　　价	198.00元	

编委会 BIANWEIHUI

前 言
FOREWORD

　　人类的健康包括躯体健康和精神健康,因此精神性疾病也是危害健康的重要因素。精神性疾病不但影响个体健康,而且对他人安全和社会安定有重大的影响。随着医学科技的发展,我国精神医学的发展走进了一个新时代,精神医学的基础研究和临床研究都取得了显著进展。同时,公众对精神卫生的需求显著增加,综合性医疗机构和社区卫生服务机构对精神医学专业知识的需求也显著增加。但目前,精神健康服务的设施和人才严重不足,远远不能满足人们对提高精神健康水平的需求。这就要求医务工作者迅速增强临床专业技能,学习提高专业理论知识。《精神性疾病临床治疗与康复》正是这样一部既适合精神卫生专业人员阅读,也适合其他各科医务人员及对精神病学有兴趣的人士参阅的精神性疾病参考书。

　　本书首先介绍了精神性疾病的基础知识与基本理论,然后系统地阐述了临床常见的精神性疾病,对每种疾病从病因、临床表现、诊断、鉴别诊断、治疗等方面进行论述;最后概述了精神性疾病的护理。本书在编写时力求定义准确、概念清楚、结构严谨、层次分明、重点突出、逻辑性强,将循证医学思想、人文素质教育贯穿其中。希望本书对精神科基层医务人员、社区工作者、卫生行政管理人员、患者和家属及关注心理健康的普通读者有所帮助。

　　本书是继续医学教育和继续毕业后教育的理想书籍。但是鉴于编者临床实践的局限性,书中肯定存在许多不足之处,恳请读者不吝指正,希望能在本书再版时加以修正和补充。

《精神性疾病临床治疗与康复》编委会

2022 年 11 月

目 录
CONTENTS

第一章

概　论

第一节　精神疾病与精神病学

精神疾病是指在各种生物学、心理学及社会环境因素影响下,大脑功能失调或紊乱,导致认知、情感、意志和行为等精神活动出现不同程度障碍的一组疾病。在现代精神病学的研究与发展过程中,有些学者提出应以精神障碍一词来取代精神疾病的概念。所谓精神障碍,是指一系列轻重不一的精神症状与行为异常。这些症状在大多数情况下会给个体带来痛苦,使其社会功能受损,如生活自理能力,人际交往能力,工作、学习或操持家务能力,以及遵守社会行为规范能力的损害等。在临床实践中,常使用精神疾病这一概念。

精神病学是研究各种精神疾病的病因、发病机制、临床表现、疾病的发生发展规律、治疗、预防及康复的一门临床医学。随着医学科学的发展,精神病学的研究范畴日渐扩大,专业的划分更加深入和专业化,目前精神病学有临床精神病学(包括普通成人精神病学、儿童精神病学、老年精神病学)、司法精神病学、联络-会诊精神病学、精神疾病流行病学、社会精神病学、职业精神病学、跨文化精神病学等。自20世纪70年代以来,国际和国内广泛采用精神卫生这一概念,其含义较传统的精神病学更广泛,它不仅包括研究各类精神疾病(或精神障碍)的病因、发病机制、临床表现、治疗与预防,同时还包括研究与探讨社会-心理因素对人体健康和疾病的作用与影响,以减少和预防各种心理和行为问题的发生等内容。由此可见,精神卫生(又称心理卫生)的定义有狭义和广义之分。狭义精神卫生,是指研究精神疾病的预防、医疗和康复。广义精神卫生,是指不仅研究精神疾病的发生发展规律及其防治,还要探讨保障和促进人群的心理健康,提高个体承受应激和适应社会的能力,以减少心理行为的发生。

（张　鹏）

第二节　精神病学发展简史

精神病学是古老医学的一个组成部分,其发展速度与水平受各个不同历史阶段的学科水平、

1

意识形态、哲学观点的影响和制约。因此,作为医学的一个科目,精神病学的发展落后于其他科目。世界精神病学的发展史可分为四个阶段,即远古阶段、中世纪阶段、近代史阶段和现代史阶段。

一、远古阶段

远古阶段的精神病学的发展,体现在古代朴素的唯物主义观点对精神疾病的认识。在古希腊医学中,著名医学家希波克拉底(公元前460至公元前377),被称为精神病学之父。他首先认识到精神疾病是脑活动被破坏的结果,他认为脑是思维活动的器官,提出了精神疾病的体液病理学说。他认为人体存在4种基本体液,即血液、黏液、黄胆汁和黑胆汁,4种体液的正常混合则能保持人体的健康,如果其中的某一种过多或过少,或它们之间的相互关系失常,人就会生病。这些推测由于缺乏自然科学的依据,在后一时期朴素唯物主义让位于唯心主义神学。

二、中世纪阶段

从公元476年至17世纪的漫长历史阶段中,中世纪的西欧医学为神学和宗教所垄断,精神患者被视为魔鬼附体,以拷打、长针刺穿舌头等惨无人道的手段对待,称其为"驱鬼",宣称是:惩罚其肉体,拯救其灵魂。精神疾病患者受到了残酷的迫害与摧残。甚至连对此类恶行持批评态度的学者也被视为危险分子而遭杀害。此历史阶段,精神病学的发展停滞不前,甚至倒退。

三、近代史阶段

17世纪以后,工业革命兴起,科学快速进步,医学也逐渐摆脱了中世纪宗教神学的束缚,精神病学的发展发生了质的飞跃,精神疾病不再与魔鬼有关,而被看作是一种需要治疗的疾病。此时期最具代表性的是法国精神病学家比奈(1754—1826),他是法国第一位被任命的"疯人院"院长,他对精神疾病院进行了历史性的改革,将"疯人院"变为真正意义的医院,解除了患者的铁链和枷锁,使医师有可能观察研究精神疾病的症状及病情变化,使当时的法国精神病学有了显著发展。

四、现代史阶段

自19世纪中叶至20世纪40年代,自然科学包括基础医学如生理学、解剖学和病理学的发展,以及大量临床资料的积累,推动了精神病学的发展。最突出的进展是德国Griesinger在1845年提出的"精神疾病是脑病变所致"的观点。尔后,在19世纪末至20世纪初期,德国学者克雷丕林以临床观察为基础,提出了精神疾病分类原则。他认为精神疾病是可根据其客观的生物学规律进行分类的,每一类精神疾病均有其独特的病因、特征性的精神症状和体征,典型的病程和病理解剖改变,以及与疾病相关的预后和转归。据此理论,克雷丕林首次将早发性痴呆(精神分裂症)视为独立疾病单元。他首先提出躁狂症和抑郁症是临床表现相反的同一疾病的不同表现,将其命名为躁狂抑郁性精神疾病。

20世纪初至40年代,许多精神病学家对精神疾病的病因、发病机制分别从大脑解剖学、生理学和心理学等不同角度进行了大量的研究和探讨,形成了精神病学中的各种学派。如布鲁勒提出以精神分裂症取代克雷丕林的精神分裂症的命名,提出精神分裂症的4A症状,即联想障碍、矛盾观念、情感淡漠、内向性。又如弗洛伊德的精神分析学说;阿道夫·迈尔精神生物学说及巴甫洛夫的条件反射学说等,都对精神病学的发展作出了卓越的贡献。

20世纪50年代以后,随着社会经济和科学的发展,促进了当代精神病学的飞速发展。几十年来,神经生理学、神经生化学、精神药理学、神经免疫学的飞速发展,分子生物学、电生理学、脑影像学、心理测查等新技术在精神疾病诊断和治疗及科学研究中的广泛应用,使人类对精神疾病本质的认识发生了根本性的变化。如今,人们不仅能深入分子水平去探索精神疾病的病因和发病机制,而且还十分重视心理、社会因素对精神疾病和各种心理和行为问题的致病作用。以生物、心理和社会的整体观念、结合现代高水平的基础医学理论和高科技技术去研究疾病本质是当代"生物-心理-社会"医学模式的理论核心。

我国精神病学的发展较迟,新中国成立前精神病学的基础十分薄弱,新中国成立后我国精神病学进入了一个新的历史时期,我们经历了从相对落后到全方位与世界现代精神病学发展前沿接轨的发展历程。尤其是自20世纪末以来,我国精神病学在临床诊疗水平及服务能力、学科建设、人才培养、生物精神病学研究、精神疾病的流行病学研究、社区精神卫生服务、涉及精神卫生领域的法制建设、国际学术交流与合作等方面发展迅速,取得了可喜的成果。

(张　鹏)

第三节　精神病学与其他学科的关系

一、精神病学与其他临床学科的关系

在现代医学中,精神病学与其他临床学科的关系十分密切。大脑作为中枢神经系统的高级部分,对来自体内外环境的各种刺激发挥着协调、筛选和整合的主导作用。大脑的功能活动与其他生理系统的功能活动彼此联系、相互制约、共组平衡,以维系人体功能的正常运转。临床上,各种躯体疾病如心血管疾病、各脏器疾病、内分泌功能紊乱、营养代谢性疾病均会影响脑功能而出现精神症状,即所谓躯体疾病所致的精神障碍。反之,脑功能紊乱同样会产生一系列内脏自主神经功能、代谢功能和内分泌功能失调,如抑郁症患者在发病期间会出现月经紊乱、食欲下降、体重减轻、乏力、便秘、失眠及植物功能紊乱等躯体症状;惊恐发作的患者常因心慌气短而首次在内科就诊。特别是神经系统疾病与精神疾病常互为因果,同一疾病过程中既可有神经系统的症状和体征,又可有精神症状,两者并存。可见,精神病学与其他临床学科特别是神经病学的关系何等密切。

二、精神病学与医学心理学的关系

医学心理学研究心理因素在人体健康和在疾病发生发展过程中所起的作用。在传统医疗活动中,人们常常只看到服务对象的生理、病理活动及生物性的一面,而忽视了其心理活动和社会性的一面。而医学心理学强调整体医学模式,即生物-心理-社会医学模式,其主要任务是研究心理因素在各类疾病发生、发展和变化中的作用,研究心理因素对身体各器官生理功能影响及在康复中的地位。临床心理学探讨了心理因素特别是情绪因素在疾病发生中的作用,可提高对神经症、某些心因性和器质性精神疾病的认识。临床心理学的各种心理测验,通过对患者进行检查,可为临床诊断提供辅助性依据。心理疗法方法和技术适用于许多精神疾病的治疗,显著提高了

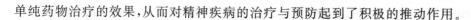

单纯药物治疗的效果,从而对精神疾病的治疗与预防起到了积极的推动作用。

三、精神病学与行为医学的关系

行为医学是行为科学与医学相结合而发展起来的一门新兴的医学学科,是将与健康和疾病有关的行为科学技术和生物医学技术整合起来应用于疾病的诊断、治疗、预防和康复的边缘学科。行为医学所整合的内容包括人类学、社会学、流行病学、心理学、临床医学、预防医学、健康教育学、精神医学、神经生物学等学科的知识。

行为医学关注的重点是与人类健康和疾病有关的、外显的行为,研究对象首先是人。研究问题行为,主要是临床医疗过程中的各种行为问题,确定这些行为问题的原因、性质、程度等,研究改变问题行为的方法、措施,通过治疗手段来去除患者的问题行为,帮助患者培养健康行为,矫正问题行为,改变不合理的生活方式和不良习惯,促进疾病的痊愈和身体康复。

行为医学与自然科学、社会科学、行为科学三大科学体系交叉,它是以研究人类心理行为与健康、疾病的关系为目的,依赖上述三大科学体系,顺应生物-心理-社会医学模式发展的一门交叉而又相对独立的学科。

四、精神病学与基础医学的关系

绝大多数精神疾病的病因和发病机制至今尚未明了,围绕着精神疾病病因学问题,近年来,世界范围内开展了众多的基础科学研究,如分子生物学、神经内分泌学、分子遗传学、神经生化学、精神药理学及心理学的理论及相关的新技术,如影像技术、放射免疫技术、微量测定与微观技术等都纷纷应用于精神疾病的研究中,积累了大量与精神疾病病因及发病机制有关的研究资料,为最终揭示精神疾病病因及推动精神病学的发展奠定了广泛而深入的自然科学基础。

五、精神病学与社会学的关系

人类的思想、风俗习惯、行为举止及人际交往等,都具有一定的社会根源和相关联的文化背景。这些因素均可影响到精神疾病的发生、发展和转归。因此,社会学知识有助于理解和认识这些因素在精神疾病的发生和转归中所起的作用,有助于人们从生物-心理-社会医学模式研究和探讨精神疾病的发生原因、治疗和预防干预措施。

(张　鹏)

第四节　精神疾病防治现状与发展趋势

一、精神疾病患病现状

随着社会发展,与人们身心健康息息相关的疾病谱随之变迁。世界卫生组织在 1990 年的《全球疾病负担》中报道,传染性疾病等生物因素所造成的疾病负担已明显下降,非传染性疾病所致的疾病负担正逐渐上升。而后者中尤以精神疾病给人类社会带来的疾病负担为重,在中低收入国家占其总疾病负担的 10.5%,高收入国家则达 23.5%,2003 年卫生健康委员会宣布在我国约占总疾病负担的 20%。在高收入国家和我国,精神疾病所致的疾病负担已居首位,超过了肿瘤、心脑血管病等所致的疾病负担。因此,精神疾病已成为严重危害人类健康的疾病。

精神疾病的种类很多,国际疾病分类第 10 版把其分为十大类约 100 余种精神疾病。现今本领域存在的主要问题在以下几个方面:首先是一些常见精神疾病的患病率呈升高趋势,1993 年我国 19 种精神疾病(神经症除外)的时点患病率(11.18‰)和终身患病率(13.47‰)均高于 1982 年(分别为 9.11‰和 11.30‰)。其次为一些常见精神疾病的病程迁延,易反复发作而预后差,如单纯药物治疗精神分裂症患者的 1 年复发率为 40%～75%,1 年再住院率达 39%～56%,其预后中精神残疾率为 59.5%。第 1 次、第 2 次和第 3 次发作的抑郁症患者,其复发率分别为 50%、70%和 90%,其预后与焦虑障碍、酒/药依赖所致精神障碍和冲动控制障碍等精神障碍患者类似,预后中约 50%有中重度残疾。第三为人群中精神疾病的知晓率、识别率、就诊率和治疗率皆较低,2002 年全国 10 个卫生监控点知晓率调查,67%的调查对象缺乏精神卫生知识,约 90%的抑郁症患者不知自己患病而未及时就医。最后尤为重要的是,精神疾病患者常严重影响社会安宁,在我国的自杀相关人群中,抑郁症患者占 50%～70%;从 1980－2005 年,北京地区精神分裂症患者肇事肇祸约 246 起,已成为社区较大的安全隐患之一。

二、精神疾病预防及临床诊疗现状

国内外在精神分裂症和抑郁症的一级预防(病因预防)和二级预防方面主要集中在精神分裂症和抑郁症病因学假说的探索过程和早期诊断方法的研究上,目前尚无一致性结论。精神分裂症和抑郁症的三级预防(预防复发和康复)是目前研究的重点。国内大部分省、市普遍地建立了初级精神卫生社区三级防治网络,但是社区精神卫生服务网络就其形式和内容而言,主要是针对精神分裂症,对抑郁症及其他心理障碍的社区服务尚需进一步完善和加强。

精神疾病临床诊断采用《中国精神障碍分类方案与诊断标准》与国际通用的精神疾病诊断标准接轨。在治疗方面现今主要以药物治疗为主,通过国际合作交流,陆续引进了一些非药物治疗方法,如将心理疗法、电痉挛治疗、重复经颅磁刺激、迷走神经刺激等治疗方法应用到精神分裂症和抑郁症的治疗中,提高精神分裂症和抑郁症的治疗率。在疾病的急性期、巩固期和维持期等不同阶段给予相应的生物心理和社会干预治疗方法,即采用全病程治疗的方法,提高患者的疗效和减少疾病复发。

三、现阶段精神疾病防治的主要需求

以精神分裂症和抑郁症为例,疾病的预防和诊治需求如下。

(一)预防需求

1.一级预防需求

由于精神分裂症和抑郁症的病因和发病机制不清,开展一级预防工作全世界皆在探索过程中。因此,需要开展两类疾病神经发育假说等病因学方面的基础研究。

2.二级预防需求

有研究提示 67%调查对象缺乏精神卫生知识,90%左右的抑郁症患者未及时就医。约 40%抑郁症患者第一次看病去的是综合医院,而综合医院医护人员精神卫生知识平均正确率只有58.33%,对抑郁症的识别率不足 20%。精神分裂症患者就诊率仅为 30%,住院治疗者不足 1%;抑郁症治疗比例仅为 10%。因此,在精神分裂症和抑郁症的二级预防上,提高其知晓率、就诊率、识别率和治疗率,是今后的重点探讨方向。

3.三级预防(预防复发和康复服务)需求

目前精神分裂症和抑郁症的康复工作多集中在精神分裂症的初级康复上,尚未开展有效的抑郁症社区康复工作。如何预防两类疾病复发和再住院、防治和康复精神残疾及防止两类疾病所致不良社会事件发生的研究是今后防治的重点。故需要开发和引进国外先进的精神分裂症和抑郁症的康复技术,建立适合于中国特色的精神分裂症和抑郁症社区康复模式。

(二)临床诊治需求

由于在精神科疾病诊断主要是依赖于临床表现和病程特点的现象学描述,缺乏客观的评估指标和综合评估体系,致使大量已经具备生物学和心理学改变的患者因尚未满足症状标准而不能得到及时诊断。而精神科临床治疗往往是凭医师的个人经验,医师之间、地区之间在治疗方案上往往差异很大,缺乏对不同精神疾病、不同治疗阶段标准化综合治疗的可操作性模式和适用于精神专科、综合医院及社区等各类医疗机构的标准化干预模式的研究。如何提高专科和非专科医院精神疾病的诊断率和规范性治疗率是将来精神疾病临床诊疗中的研究重点,也是降低精神疾病复发率的技术基础。因此需要开展精神疾病客观诊断方法、规范化诊断程序及新治疗技术的研究;建立不同疾病、不同治疗阶段、不同医疗机构早期诊断和标准化综合干预模式的研究。

(三)国外精神疾病的控制可借鉴的经验、模式

国外欧美发达国家、中国香港等对精神分裂症的预防控制模式,目前主要是以社区为基础,急性期给予短期住院治疗的精神疾病防治康复工作,即急性期给予短期住院治疗,一般不超过14天;经过急性期治疗后,通过转介机制,将患者转介到日间医院、中途宿舍或社区等机构给予继续治疗和康复训练。在社区主要由社区精神康复队伍(由精神科医师、社区护士、心理咨询师、职业康复师和社会工作者组成)对患者提供治疗和康复服务,根据患者的病情变化随时转介回医院或康复机构,精神疾病的治疗和康复形成了以社区康复服务为主,精神专科医院提供诊断治疗工作的精神疾病防治网络,为精神疾病患者提供综合性、便利性、连续性和协调性的治疗康复服务模式,有效地预防了精神分裂症的复发和再住院,降低了精神残疾的发生,促进了精神分裂症患者早日回归社会。

国外针对高危人群开展干预性研究,可以使抑郁症的发病率下降,减少精神障碍的发生。如美国亚利桑那州开展的离婚者子女精神障碍预防项目,结果提示6年后随访干预组的精神障碍患病率(11.0%)明显低于对照组(23.5%)。

国外在精神分裂症和抑郁症的治疗中除了给予单纯的药物治疗之外,还开展了非药物治疗方法及社会-心理疗法相结合的方法,可以有效地提高疗效,减少复发的可能。如有学者的研究表明在接受同等心境稳定剂治疗的前提下,接受50次家庭疗法的患者与只接受2次常规家庭教育的患者相比,抑郁症状的缓解更明显,缓解期也更长。

四、精神疾病的发展趋势

英国Nottingham地区1978—1980年和1992—1994年两个队列研究中的精神分裂症发病率,从0.249‰略微提高到0.287‰,经过多年的变迁,精神分裂症的发病情况基本趋于稳定。美国分别于20世纪80年代和20世纪90年代开展的两项调查显示抑郁症的患病率较之前数倍上升。

根据国内的研究也证实精神分裂症的患病水平并未随着时间的推移发生巨大变化,然而抑

郁症的患病情况具有增高的趋势。最近几年地方区域性精神疾病流行病学调查显示精神分裂症总患病率为4.84‰～7.56‰,与1982年(5.69‰)和1993年(6.55‰)两次全国性的精神疾病流行病学调查结果相似;而心境障碍(抑郁症、双相障碍)的患病率为1.38‰～8.6‰,其患病率高于1993年调查结果(0.68‰)。北京市三次精神疾病流行病学结果显示精神分裂症患病情况基本趋于稳定,1982年、1991年和1993年精神分裂症的终身患病率分别为5.71‰、7.17‰和5.91‰。而2003年北京市抑郁症流行病学调查显示抑郁症的时点患病率为3.31%,终身患病率为6.87%,明显高于全国1982年和1993年两次流行病学调查结果。随着社会变革和人们工作生活压力增大,抑郁症患病率和发病率可能进一步增加。

此外,国内外调查显示儿童行为问题、酒与药物滥用、海洛因等毒品成瘾等相关的精神障碍及自杀发生率呈上升趋势,老年精神障碍患者在人群中的比例逐年增高,大、中学生心理卫生问题的发生率也有上升趋势。

精神疾病防治技术的发展趋势主要集中在精神分裂症和抑郁症的研究。目前由于精神分裂症和抑郁症的病因未明,其一级预防即病因预防,全世界尚在继续探索之中,一级预防不仅限于针对疾病危险因素的健康宣教,而且国内外陆续从不同的发病机制假说开展相应的病因学研究。二级预防即"三早预防",今后的研究重点将主要集中在精神分裂症和抑郁症相关知识的科普宣传和高危人群的研究,通过开展早期预警机制、早期诊断方法的研究,以对精神患者做到早发现、早诊断和早治疗。

精神分裂症和抑郁症的诊断仍以症状学描述性诊断为主,实验室和影像学等诊断检查中尚无客观异常指标发现,今后本病的诊断标准将在症状学诊断、病理学诊断和病因学诊断方面进一步研究。

近年来,精神科在治疗上的发展突飞猛进。主要体现在以下方面:精神疾病药物的开发从不良反应较重的传统抗精神疾病药物向疗效好、不良反应少、依从性高和改善认知功能等方面的新型抗精神疾病药物研究发展;治疗手段从过去的单纯药物治疗发展到以生物、心理和社会综合干预的治疗模式;精神科的临床治疗从长期住院向缩短患者住院疗程,促进早日回归社会方向发展。

在精神分裂症、抑郁症的康复方面,进一步探索出高效的精神康复技术,改善和恢复其认知功能和社会功能损害,降低精神分裂症和抑郁症的复发率、再住院率和病残率,提高其生活质量而早日回归社会。

(张　鹏)

第二章

精神性疾病的常见病因

第一节 生物学因素

我们可以从既往病史、家族史、药物使用情况、物质滥用史、实验室资料、相关的影像学资料、相关的神经病学资料评估主要影响精神健康的生物学因素。了解到精神障碍的发病与遗传、感染、躯体疾病、创伤、营养不良、毒物等因素有关。首先，从生物学因素的分析资料中判断精神障碍是否是由躯体疾病或者脑器质性疾病所致，如果有躯体疾病或脑器质性疾病，那么通过病史、体格检查或者实验室检查可能发现某些器质性的依据，从而有利于作出正确的判断；根据性别、年龄因素考虑患者的诊断和鉴别诊断，如焦虑症、抑郁症，女性发病率高于男性，70%～80%的精神分裂症患者是在35岁之前发病，60岁以后发病的患者首先要排除脑器质性疾病症状。根据症状的筛查进行鉴别诊断，幻视常见于脑器质性疾病，因此，对于幻视的患者要考虑脑器质疾病的可能。物质滥用虽然也可能出现幻觉和妄想等精神疾病性症状，但是病前社会功能、情感和行为的相对正常的表现都提示需要了解是否有物质滥用的情况。

一、遗传因素

家族成员的精神障碍史，可作为诊断的重要参考依据。因为家系调查的结果发现精神分裂症、双相障碍、孤独症、儿童多动症、焦虑症、抑郁症、神经性厌食症、阿尔茨海默病等都具有明显的家族聚集性。如精神分裂症同卵双生子同病率接近50%，即具有相同基因的双生子中的一个患精神分裂症时，另一个患精神分裂症的概率可能是50%。这提示我们遗传在精神分裂症发病中起了重要的作用，也说明遗传因素尽管可能不能改变，通过环境因素的调控却可能达到预防精神分裂症的目的。另外，千万要消除有遗传倾向，精神障碍就一定会发生的误解。阳性家族史只是说明与没有家族史相比，患病的风险性增加了。即使有较高的遗传度，是否发病还与环境因素有关。而有遗传家族史是预示患者预后较差的指标。

精神障碍是复杂疾病，是多个基因相互作用，使患病风险性增加，加上环境因素的作用，从而导致了疾病的发生。不能用单基因遗传来解释精神障碍的发病，单个基因所起作用可能是微小的，是多个基因和环境因素的相互作用，决定了某一个体是否患病。环境因素可能会影响基因的表达，从而使个体不断进化来适应社会、创造社会。这种经过环境的影响而能够适应环境的良好素质的建立也是会遗传的,从这个层面上来说,表观遗传对于提高心理承受能力、减少精神障碍的发生有重要意义。

二、中枢神经系统的感染、创伤、躯体疾病、营养不良、毒性物质等

在未满18岁中枢神经系统发育成熟之前出现中枢神经系统感染、创伤、躯体疾病、营养不良、毒性物质侵害等,可能会导致精神发育迟滞;这类影响因素也可能通过影响个体早期的神经系统发育,导致成年以后精神障碍的发生。例如,精神分裂症的神经发育障碍假说认为这些因素影响了神经系统的正常发育,导致在青少年后期或青年早期出现明显的精神分裂症的表现。这些因素还可能会引起明显的脑器质性的改变,从而使个体立即出现明显的精神异常,如脑器质性因素所致精神障碍、躯体疾病所致精神障碍、精神活性物质所致精神障碍。这些精神障碍在临床各科并不少见,应特别引起关注。例如,梅毒螺旋体是最早记载的能导致精神损害的病原体,麻痹性痴呆就是由梅毒螺旋体侵犯大脑引起的一种晚期梅毒的临床表现,以神经麻痹、进行性痴呆及人格障碍为特点,近年来有发病增多的趋势,因此,在临床上应予关注。人类免疫缺陷病毒也被证实能产生进行性的认知行为损害,从而出现精神异常。通常病史、体格检查和实验室检查都可能得到某些确切的依据。但这些病因往往容易被忽视,从而被误诊或者漏诊。

可能会导致大脑缺血、缺氧、代谢异常的躯体疾病如肺心病、冠心病、肝肾衰竭等均可引发躯体疾病所致的精神障碍。其主要的临床表现以意识障碍为主,并且精神症状与躯体疾病的发生有时间上的联系,精神症状也随躯体疾病的变化而变化。一氧化碳、莨菪碱等中毒也可引发明显的精神症状,但是应有确切的依据支持诊断。类固醇类药物也可能会引起某些精神异常,在年轻人当中这类药物引起抑郁症的可能性较大,因此要严防自杀行为;但是在老年人当中这类药物导致意识障碍为多见,要加以注意。同样,药物导致的精神障碍不仅两者有时间上的联系,而且也会随着药物的减少而精神症状会减轻。

酒、大麻、海洛因、可卡因等精神活性物质引起的精神障碍越来越常见,危害也越来越大,且隐匿不易发现,应引起医护人员的高度重视。本书中专门有一章节来阐述这方面的问题。

(张　鹏)

第二节　心理学因素

应激性生活事件可能会引发精神分裂症、抑郁症、焦虑症或者创伤后应激障碍,但是有些人经历应激性生活事件后并不会患任何精神障碍。应激性生活事件是否会导致精神障碍不仅与应激性生活事件的强度及潜在的心理易感性有关,还与当事人的应付方式有关。潜在的心理易感性除与遗传等生物性因素有关外,还与从小的生长环境、父母的养育方式等因素有关。研究发现儿童期创伤可能会影响大脑的发育,从而导致在成年期出现精神异常。因此减少儿童期虐待对于减少潜在的精神障碍的生物易感性有重要意义。

一、应激性生活事件

应激性生活事件通常是指生活中某些事件会引起个体精神过度紧张和感到难于应付而造成

心理压力。应激性生活事件与精神障碍的关系可看成一个致病谱,一端是直接的致病作用,如某些强烈的精神应激如地震、火灾、战争、被强奸、被抢劫、亲人突然死亡等可能引起心因性精神障碍,这种情况下应激性生活事件起了主要的致病作用,患者的精神症状与应激性生活事件有时间和内容上的联系,精神障碍的内容与应激性生活事件密切相关,相对来说这类精神障碍的预后相对较好;在另一端,精神应激在疾病的发生中所起的作用小,是诱发因素,如精神分裂症、双相障碍等。

二、应付机制

应付机制是指个体面临应激性生活事件时,个体内部心理活动中具有的自觉或不自觉地减轻心理压力、解脱焦虑、痛苦烦恼,以恢复心理平衡与稳定的一种适应性倾向。应付机制可简单地分为积极的应付和消极的应付,积极应对的意义在于能够使主体在遭受困难与挫折后减轻或免除精神压力,恢复心理平衡,甚至激发主体的主观能动性,激励主体以顽强的毅力克服困难,战胜挫折。消极应对的意义在于使主体可能因压力的缓解而自足,或出现退缩,甚至恐惧而导致心理疾病。遇到困难后,尽自己的努力去解决问题,这是积极的应付机制;而采取逃避的方式来处理问题,特别是消极的逃避,是消极的应付方式,有专家提出心理健康的"底线"就是不消极地逃避。借酒消愁、伤害自己或者报复社会都是非常消极的应付压力的方式。

弗洛伊德提出自我受到超我、本我和外部世界 3 个方面的胁迫,如果它难以承受其压力,则会产生焦虑反应。然而焦虑的产生,促使自我发展了一种功能,即用一定方式调解冲突,缓和 3 种危险对自身的威胁。既要使现实能够允许,又要使超我能够接受,也要使本我有满足感,这样一种应付功能就是心理防御机制。一般来说,防御是在潜意识里进行的,因此个体并不会意识到它在发挥作用。根据个体防御机制运作水平的不同,导致的结果也不同。有的心理防御机制有利于身心健康,有的则对身心健康有害。理想的心理防御机制是升华,是遇到挫折后,将自己内心的痛苦通过合乎社会伦理道德的方式表现出来,例如,通过艺术创作。良好的心理防御机制还有包括补偿、抵消和幽默。补偿是遇到挫折后,通过别的事物把因挫折带来的损失从内心体验到行为给予补偿过来。抵消是当欲望与现实发生矛盾的时候,以另外一种象征性的事物来缓解矛盾。幽默也就是自嘲,幽默很容易缩短与周围人的距离,而且能够帮助自己有效地寻求社会支持。

三、个性

个性是在先天的禀赋素质和后天环境共同作用下形成的。病前的性格特征与精神障碍的发生密切相关,不同的性格特征的个体易患不同的精神障碍。如精神分裂症的患者大多病前具有分裂样性格,表现为孤僻少语,生活缺少动力,缺少热情或情感冷淡,不仅自己难以体验到快乐,对他人也缺少关心,过分敏感,怪癖,趋向白日梦,缺少进取心等。而有强迫性格的人,如做事犹豫不决,按部就班,追求完美,事后反复检查,穷思竭虑,对己过于克制,过分关注,所以易焦虑、紧张、苦恼,遇上应激性生活事件就易患强迫症。

(张　鹏)

第三节　社会学因素

　　精神障碍的临床工作的对象是人,人除了有生物学属性外,还有社会属性。临床医学除了要了解人的生物学特性外,还要有丰富的社会学知识,由于精神障碍的特点,在评估和防治当中,就更应该考虑社会学因素。患者的职业、家庭情况、生活习惯、文化程度、思想情感等与疾病都有直接或者间接的关系。患者的社会功能也是诊断标准中区分有无精神障碍最重要的标准。有些精神分裂症的患者社交退缩,很少参与任何社会活动,这种情况下预后不良。如精神分裂症的治疗目标是让患者能够重返社会,而不是“站在社会外面看社会”。潜在的社会压力源可能是来自人际关系、经济状态、工作、教育、法律问题、医疗资源等。患者往往不愿意与医师谈论这些问题,而这些因素却对疾病的影响很大。不考虑这些因素,虽有最好的药品、最新的治疗方法有时也达不到好的治疗效果。

　　要很好地评估这些因素,评估者与患者之间建立良好的关系非常重要。要取得患者的信任,首先取决于评估者对患者的态度,正确对待患者的态度决定了一切,是治疗能否成功的关键。当建立了良好的医患关系,患者的一切病情包括思想和社会情况才能原原本本地和盘托出。当然,医师有义务对患者的情况绝对保密,不要随意对外谈论患者的病情。

　　自然环境(如污染、生存空间过小)、社会环境(如社会动荡、社会大的变革)、移民(尤其是移民到另一个国家)等,均可能增加精神压力,诱发精神障碍。不同的文化环境,亚文化群体的风俗、信仰、习惯也都可能影响人的精神活动而诱发疾病或使发生的精神障碍刷上文化的烙印。如来自农村的精神分裂症患者,妄想与幻觉的内容多简单、贫乏,常与迷信等内容有关;来自城市的患者,妄想与幻觉的内容常与电波、电子、卫星等现代生活的内容有关。

　　经济的快速转型,社会的重大变革,如城市化、国内移民、失业等增加了人们心理压力的同时,弱化了传统的核心家族的社会支持系统,这些都可能是我国精神障碍发病率增加的可能的社会因素。

(张　鹏)

第三章

精神性疾病的常见症状

第一节 情 感 障 碍

在日常生活中情感和情绪常常互相通用,情感和情绪都是指个体对现实环境和客观事物所产生的内心体验和所采取的态度。从广义上讲两者相互包容,但狭义上讲两者有些不同。在心理学中,将主要与机体生理活动相联系的,伴有明显的自主神经反应的、初级的内心体验称为情绪,如由外伤引起的痛苦体验,精彩表演产生的愉快享受。把与社会-心理活动相联系的高级的内心体验称为情感,如友谊感、审美感、爱感、道德感等。情绪持续时间较短,其稳定性带有情境性。情感既有情境性,又有稳固性和长期性。

心境指影响个体内心体验和行为的持久的情绪状态。在精神科临床中,患者的情绪障碍和情感障碍常常同时出现,很难细分。因此,临床上情绪和情感经常互相兼用。

情感障碍通常表现三种形式,即情感性质的障碍、情感诱发的障碍和情感协调性的障碍。

一、情感性质的障碍

情感性质的障碍指患者的精神活动中占据明显优势地位的病理性情绪状态,其强度和持续时间与现实环境刺激不相适应。比如特别的兴奋,或者特别的恐惧。情感性质的改变临床表现为情感高涨、情绪低落、焦虑、恐惧。正常人在一定的处境下也可以表现这些情感反应,因此只有在情感反应不能依其处境及心境背景来解释时方可作为精神症状处理。

(一)情绪高涨

情绪高涨指患者情绪异常高涨,心境特别愉快。表现喜悦、语音高亢、动作明显增多、自我感觉良好,洋洋得意,盛气凌人,常常伴有明显的夸大色彩。常见于躁狂发作、分裂情感性精神障碍、脑器质性精神障碍。表现不易理解的、自得其乐的情绪高涨状态称为欣快,多见于脑器质性精神障碍或醉酒状态。

(二)情绪低落

情绪低落指患者情绪异常低落,心境抑郁。表现忧愁、语音低落、动作明显减少、自我感觉不良,常常自责自卑,严重者有明显的罪恶感,甚至可出现自伤和自杀念头或行为。情绪低落时常常伴有某些生理功能的改变,如食欲减退或缺乏、睡眠早醒、性功能下降、闭经等。常见于抑郁发作,也见于其他精神障碍或躯体疾病时的抑郁状态。

(三)焦虑

病态焦虑指缺乏相应的客观因素下,出现内心极度不安的期待状态、伴有大祸临头的恐惧感。表现惶惶不安、坐立不定、精神紧张。常常伴有心悸、气急、出汗、四肢发冷、震颤等自主神经功能失调的表现和运动性坐立不安。严重者可以表现为惊恐发作。焦虑伴有严重的运动性不安,如搓手蹬脚时称为激越状态。常见于焦虑障碍,也见于其他各种精神障碍。焦虑是日常生活中常见的现象。正常人在预期不利的情况、执行无把握的任务时均可出现相应的焦虑表现。

(四)恐惧

恐惧指面临具体不利的,或危险的处境时出现的焦虑反应称为恐惧。轻者表现提心吊胆,重者极度害怕、狂奔呼喊,精神极度紧张。同时伴有明显的自主神经系统症状,如心跳加快、气急、呼吸困难、出汗、四肢发抖,甚至大小便失禁。恐惧常常导致抵抗和逃避。常见于各种恐惧症(恐怖症),也见于幻觉、错觉、妄想状态。

二、情感诱发的障碍

情感诱发障碍指情感的始动(启动)功能失调。临床表现为情感不稳定、情感淡漠、易激惹性、病理性激情、情感麻木。

(一)易激惹性

易激惹性指患者情绪/情感极易诱发,轻微刺激即可引起强烈的情绪/情感反应,或暴怒发作。常见于疲劳状态、人格障碍、神经症、轻躁狂、偏执性精神障碍、脑器质性精神障碍和躯体疾病伴发的精神障碍。

(二)情感不稳定

情感不稳定指患者的情绪稳定性差,容易变动起伏,喜、怒、哀、乐极易变化;常常从一个极端波动到另一个极端,一会儿兴奋,一会儿伤感,且不一定有外界诱因。常见于脑器质性精神障碍、癫痫性精神疾病、酒精中毒、人格障碍。与外界环境有关的轻度的情感不稳定可以是一种性格表现,表现为极易伤感多愁,动辄呜咽哭泣,称为情感脆弱,多见于分离性障碍、神经衰弱、抑郁症。

(三)情感淡漠

情感淡漠指患者对客观事物和自身情况漠不关心,缺乏应有的内心体验和情感反应,处于无情感状态。常见于精神分裂症。如果患者对客观刺激的情感反应虽然存在,但反应速度明显迟缓、强度明显减低,称为情感迟钝。常见于精神分裂症、躯体疾病伴发的精神障碍、痴呆。

(四)病理性激情

病理性激情指患者骤然发生的、强烈而短暂的情感爆发状态。常常伴有冲动和破坏行为,事后不能完全回忆。见于脑器质性精神障碍、躯体疾病伴发的精神障碍、癫痫、酒精中毒、急性应激障碍、智能发育不全伴发的精神障碍、精神分裂症等。

(五)情感麻木

情感麻木指患者因十分强烈的精神刺激所引起的短暂而深度的情感抑制状态。患者当时虽处于极度悲痛或惊恐的境遇中,但缺乏相应的情感体验和表情反应,常见于急性应激障碍、分离性障碍。

(六)强制性哭笑

强制性哭笑指患者突如其来的、不能控制的强哭或强笑现象,既无外因,也无相应的内心体验。这种症状常见于脑器质性精神障碍。

三、情感协调性的障碍

情感协调性的障碍指患者的内心体验和环境刺激及其面部表情互不协调,或者内心体验自相矛盾。临床表现为情感倒错、情感幼稚、情感矛盾。

(一)情感倒错

情感倒错指患者的情感反应与环境刺激不相一致,或者面部表情与其内心体验不相符合。如遇到愉快的事情表现悲痛,痛哭流涕,多见于精神分裂症。

(二)情感幼稚

情感幼稚指患者的情感反应退化到童年时代的水平,容易受直觉和本能活动的影响,缺乏节制。面部表情幼稚,喜忧易形于色,不能很好地适应环境变化,极易受周围环境的影响而波动。多见于分离性障碍、痴呆。

(三)情感矛盾

情感矛盾指患者在同一时间内体验到两种完全相反的情感,但患者并不感到这两种情感的互相矛盾和对立,没有苦恼或不安;患者常将相互矛盾的情感体验同时显露出来,使别人不可理解。常见于精神分裂症。

(李　静)

第二节　感　知　障　碍

感知包括感觉和知觉两个部分。感觉是大脑对直接作用于感觉器官的客观事物的个别属性的反映,如光、声、色、气味、冷、热、软硬等,通过感觉器官在人脑中的直接反映。视觉、听觉、味觉、嗅觉、触觉、平衡觉、运动觉等都是不同类型的感觉,分别反映事物的个别属性。

知觉是客观事物的各种属性在人脑中经过综合,并借助于过去的经验所形成的一种完整的印象。知觉在感觉的综合基础上产生。比如吃苹果时,得到苹果的颜色、脆、甜、香各个属性是感觉,而将各个属性整合后得出一个具体品牌的苹果是知觉。通常我们对事物的感受都是综合性。

在精神科临床实践中,常常将感觉和知觉统称为感知,当感知出现症状时,称为感知障碍。感知障碍包括感觉障碍和知觉障碍两个部分。感觉障碍多见于神经系统疾病,知觉障碍常见于精神疾病。

一、感觉障碍

常见的感觉障碍有感觉过敏、感觉迟钝、内感不适和感觉质变四种。

(一)感觉过敏

感觉过敏又称感觉增强,由感觉阈值降低或强烈的情绪因素所致。临床表现为患者对一般强度的刺激反应特别强烈、难于忍受,比如不能忍受电话铃声、关门声、冷水、阳光等。感觉过敏多见于丘脑或周围神经病变,在精神科常见于焦虑障碍、躯体形式及相关障碍等。

(二)感觉迟钝

感觉迟钝又称感觉抑制,由感觉阈值升高或强烈的情绪抑制所致。临床表现为患者对强烈的刺激不能感知或感觉轻微,比如针刺没有疼痛感。感觉迟钝多见于神经系统疾病、谵妄或其他类型的意识障碍,在精神科见于精神分裂症、抑郁症等。

(三)内感不适

内感不适由感觉异常所致。临床表现为患者诉说体内有异常的不适感,比如喉部阻塞感、腹部气流上涌、内脏扭转或牵拉疼痛等。内感不适多见于躯体形式及相关障碍、分离性障碍、焦虑障碍等。

(四)感觉质变

感觉质变由物质中毒所致。临床表现感觉性质的改变,比如"红视症""绿视症"等。感觉质变常见于药物或毒物中毒。

二、知觉障碍

常见的知觉障碍有错觉、幻觉和感知综合障碍 3 种。

(一)错觉

错觉是对客观事物的一种错误感知。比如将草绳看成蛇。错觉可发生在以下 4 种情况。①感觉条件差使感觉刺激的水平降低时,如光线暗淡时将挂着衣服的衣架错认为是一个人站在墙边。②疲劳状态下感知清晰度下降时,如听见响声,以为有人叫自己。③意识障碍使意识水平下降时,如谵妄时将输液皮管当成蛇。④情绪因素处于某种强烈的心境状态时,如恐惧、紧张、期待时将陌生人看成熟悉的人。

错觉可以在正常人中出现,如上述光线暗淡、情绪紧张或处于期待状态时出现错觉,但条件改善或解释后,错觉很快被意识到,并能及时纠正。病理性错觉常常因意识障碍或其他精神障碍产生,患者常常坚信不疑,并伴有相应的情绪和行为反应,不容易及时纠正。病理性错觉多见于谵妄和躯体疾病,也见于精神分裂症。如果患者通过想象,将感知的简单形象,增添许多细节变成生动复杂的知觉形象,称为幻想性错觉,多见于感染中毒性精神障碍、分离性障碍或精神分裂症。

(二)幻觉

幻觉是一种缺乏外界相应的客观刺激作用于感觉器官时所出现的知觉体验。具有感知觉的四个特性:生动性、存在于客观空间、不从属于自己和不随主观意愿改变。如没有人和患者讲话的时候,患者听见有人同自己讲话的声音。引起幻觉的原因有:中枢神经系统病变或功能损害、情绪影响、暗示、周围感觉器官病变、感觉剥夺。

幻觉是一种常见的精神症状。幻觉可以在意识完全清晰时发生,也可以在不同程度的意识障碍时发生。虽然健康人有时也会出现幻觉,但主要发生在觉醒和睡眠的过渡状态,通常是短暂的、单纯的,如听到铃声或一个人的名字,没有诊断意义。亲人病故强烈思念时也会听见已故亲人的讲话声,也没有诊断意义。

作为精神疾病症状的幻觉,可以发生在各种重性精神障碍中如精神分裂症、情感性障碍和脑器质性疾病。幻觉症状本身没有特征性疾病的诊断意义。但视幻觉多见于脑器质性精神障碍,听幻觉、味幻觉、嗅幻觉、本体幻觉多见于精神分裂症等。

幻觉种类繁多,具体划分如下。

1.听幻觉

这是最常见的一种幻觉。患者可以听见各种声音,如言语、噪声、音乐等。如幻觉内容为言语交谈,称为言语性听幻觉。言语性听幻觉可以是几个单词、一段话、几个句子。如果言语内容是评论患者的言行,称为评论性听幻觉。如果言语内容为命令患者做某事,称为命令性听幻觉。言语性听幻觉,尤其评论性听幻觉、命令性听幻觉多见于精神分裂症。幻听内容有时十分清晰,有时非常模糊。临床上多数患者的行为和情绪受听幻觉影响,由于幻听内容多数对患者不利,患者的情绪多为低落、不愉快,或与幻听对话,或自言自语,严重者有冲动或危险行为,造成不良后果。

2.视幻觉

视幻觉比听幻觉少见,常与其他幻觉一起出现。视幻觉可以是简单的闪光,也可以是复杂的图像,如人体画像。视幻觉中的图像较正常大的为物体显大性幻觉,又称巨型幻视;较正常小的为物体显小性幻觉,又称小人国幻视。视幻觉多见于脑器质性精神障碍,如谵妄、中毒、癫痫等,也可见于功能性精神障碍,如精神分裂症等。

3.味幻觉和嗅幻觉

味幻觉和嗅幻觉比较少见。通常是患者可以辨认的特殊气味和味道,如花香、臭味等。多数嗅幻觉或味幻觉是患者以前接触过的,令人不愉快的气味或味道。味幻觉和嗅幻觉常同时出现,常见于颞叶癫痫、精神分裂症等。

4.触幻觉

触幻觉又称皮肤黏膜幻觉,此幻觉也较少见。患者感到皮肤或黏膜表面或生殖器官有接触、针刺、虫爬、通电等异常感觉。多见于周围神经炎、中毒、精神分裂症等。患者有性器官的接触感觉,称为性幻觉,见于精神分裂症、分离性障碍等。

5.本体幻觉

本体幻觉又称体感幻觉,临床上较少见。本体幻觉包括内脏幻觉、运动幻觉和前庭幻觉3种。内脏幻觉指内脏产生异常感觉,如患者感到内脏被捏、拉、膨胀感、虫爬、刀割等体验。常与疑病妄想、虚无妄想相关,见于精神分裂症、抑郁症等。运动幻觉指患者处于静止状态时自觉身体某个部分在动,如患者感到唇舌在运动,称为言语运动性幻觉。患者感到肢体、躯干在运动,称为精神运动性幻觉,多见于精神分裂症。患者感到失去平衡,处在斜面或旋转的地面上而紧紧抓住扶手不放,称为前庭性幻觉,见于精神分裂症、脑干器质性疾病。

6.完全幻觉

完全幻觉又称真性幻觉。患者的幻觉体验来源于外部客观世界,具有与知觉体验相同的鲜明性、生动性和不随意性。比如患者听见外面有人在议论自己。临床上多数幻觉属于完全幻觉。

7.不完全幻觉

不完全幻觉又称类幻觉。此类幻觉除了有感知成分外,还有表象和思维的内容。常见的不完全幻觉有4种:①伪幻觉,又称假性幻觉、表象幻觉,其特点是幻觉出现在患者的主观空间,如患者听到肚子里有个人在说话,伪幻觉多见于精神分裂症。②思维化声和读心症,患者感到心里想什么,就听到什么。如果听到的声音为别人的声音,称为读心症;如果听到的声音为患者自己的声音称为思维化声。这两种幻觉见于精神分裂症。③思维显影,患者在思考的同时,能够看见所想的内容,性质与思维化声相同。④精神性幻觉,患者感到自己的大脑不通过感官就能看到文字,听到声音。幻觉的内容不属于患者自己,也不能随主观意志转移。精神性幻觉见于精神分裂症。

8.功能性幻觉

功能性幻觉指患者的幻觉与现实刺激伴随出现的幻觉。如患者听见流水的声音,就听见别人在议论自己。客观刺激和幻觉同时为患者感受,这种现象多见于精神分裂症和应激相关障碍。

9.反射性幻觉

反射性幻觉指患者的某一感觉器官感受到现实的刺激时,他(她)的另一个感觉器官产生幻觉。如患者看见有人在前面几米远的地方,就听见别人在议论自己。反射性幻觉多见于精神分裂症。

10.域外幻觉

域外幻觉指患者具有超出感觉器官之外的幻觉。如患者双眼朝前看时能够看见站在后面的人。这种现象见于精神分裂症、催眠状态和脑器质性精神障碍。

11.心因性幻觉

心因性幻觉指幻觉内容与心理因素密切相关,在强烈心理应激因素影响下产生的幻觉。如患者想起已故的亲人时就听见已故亲人的说话声等。常见于应激相关障碍、分离性障碍等。

12.催眠相幻觉

催眠相幻觉指发生在催眠时相的幻觉。幻觉发生在将睡未睡时称为入睡前幻觉;幻觉发生在将醒未醒时称为醒前幻觉。催眠性幻觉一般没有病理性意义。

三、感知综合障碍

感知综合障碍指患者对客观事物能够正确认识,但是对部分属性如大小比例、形状结构、空间距离、物体的动静等产生错误的知觉体验。常见的有以下几类。

(一)时间知觉综合障碍

时间知觉综合障碍指患者对时间体验的判断出现障碍。比如患者感到时间"飞快",或者感到时间"凝固"的感觉。这种症状多见于颞叶癫痫和精神分裂症等。

(二)空间知觉综合障碍

空间知觉综合障碍指患者对事物空间距离或事物大小的判断出现障碍。比如患者看见物体的形象比其实体大或者小,或者将近距离物体看得距离很远。这种症状多见于癫痫和精神分裂症等。

(三)运动知觉综合障碍

运动知觉综合障碍指患者觉得运动的物体静止不动,或者静止不动的物体在运动。比如患者感到面前的房屋在往后退,坐着的凳子在移动。这种症状多见于癫痫和精神分裂症等。

(四)体形知觉综合障碍

体形知觉综合障碍又称体象感知综合障碍,指患者觉得自己的体形改变。比如患者感到自己的脸变长,变大,鼻子变宽等。这种症状见于器质性精神障碍、癫痫和精神分裂症等。

(李　静)

第三节 思 维 障 碍

思维是人脑对客观事物的间接和概括的反映,是精神活动的重要特征,是认识过程的高级阶段。思维在感觉和知觉的基础上产生,并借助语言和文字来表达。思维包括分析、综合、抽象、概括、判断、推理等过程,通过观念与观念、或概念与概念的联系,即通过联想和逻辑的过程来实现的。

从发展心理学看,人类的思维是从直觉的形象思维,逐步发展到抽象的逻辑思维。这个发展过程随着人类的发展而发展,通过大脑的结构和功能的日益完善,通过不断学习和社会实践来完成的。正常人的思维活动特征是有目的性、连贯性和逻辑性:①目的性,指思维围绕一定的目的有意识地进行;②连贯性,指思维过程中的概念与概念之间前后衔接,互相联系;③逻辑性,指思维过程的连贯性是合乎逻辑的。

思维障碍是精神障碍重要的精神症状,主要包括思维形式障碍、思维过程障碍、思维内容障碍和思维属性障碍4个部分。

一、思维形式障碍

思维形式障碍指思维的联想障碍。常见的思维形式障碍如下。

(一)思维散漫

思维散漫指联想范围松散,缺乏固定的指向和目的,即患者的思维缺乏目的性、连贯性和逻辑性。如患者讲了一段话后,其每句话的语法结构完整,但整篇谈话没有中心观念,缺乏观念之间应有的联系,使听者不得要领,不知道患者想要说明什么问题。严重者表现联想完全没有逻辑性,甚至是语词的堆积,不能组成完整的句子,称为思维破裂。比如,医师问患者姓名,患者回答:"我是一个兵。我要扫地。医师,我这件衣服好吗?……"。思维散漫主要见于精神分裂症,智能障碍等。

(二)思维贫乏

思维贫乏指思维数量的减少,概念缺乏。患者常感到脑子一片空白,想不出问题。临床表现患者回答问题时言语内容简单、空洞,自觉脑中空虚。如医师询问患者今后有什么打算?患者回答:"没有。"医师问患者家属探望时谈些什么?患者回答:"没什么。"医师问患者对住院治疗有什么看法?患者回答:"没什么看法。"思维贫乏多见于精神分裂症,脑器质性精神障碍。

(三)病理性象征性思维

病理性象征性思维指用无关的、不被大家所理解的具体概念来代表抽象概念,不经患者解释,别人无法理解。如患者不穿衣服在大街上走,医师问其原因,患者回答:"表示光明磊落"。病理性象征性思维常见于精神分裂症,也见于躁狂发作。

(四)语词新作

语词新作指患者自创新词、新字、图形、符号等,代替已被大家公认的概念。如患者指"尖"为心,称:"解剖鸡的心脏,是上面小,下面大,所以"尖"应该读"心"。语词新作常见于精神分裂症。

（五）持续言动

持续言动指回答问题时患者持续重复第一次答案，尽管提问者已经开始提下面的问题。如医师问患者今年多大年龄，患者回答："60岁"（回答正确）；医师又问其住址在哪里，患者仍回答："60岁"。持续言语主要见于脑器质性精神障碍，如痴呆，也见于其他精神障碍。

二、思维过程障碍

思维过程障碍又称思流障碍，指思维的联想过快、过慢，或中断。常见的有以下几种。

（一）思维奔逸

思维奔逸指思维的联想速度过度加快和思维量的增加。患者表现思维和谈话都非常快，一个概念接着另一个概念。患者讲话时，语量增多，语速变快。思维奔逸时常常伴有随境转移，音联意联。如医师问患者姓名，患者回答："鄙人姓张，弓长张，名字吗加上两个 X。今年 28 岁，生日 3 月 3 日，三月三，桃花开，本人是属猴的……"。病情严重时患者有思维压力感，患者感到思维大量涌现，临床表现患者讲话时滔滔不绝，不易打断。思维奔逸是躁狂发作的典型症状，主要见于双相障碍。

（二）思维迟缓

思维迟缓指思维的联想过度缓慢，与思维奔逸正相反。患者表现为讲话速度缓慢，应答迟钝。回答一个简单的问题需要花上很长的时间。思维迟缓者常常伴有动作和行为的迟缓或抑制，情绪的低落。思维迟缓是抑郁发作的典型症状，主要见于抑郁障碍。

（三）思维阻隔

思维阻隔指思维突然中断。患者表现为谈话时话题突然中断，联想突然受到抑制，片刻后以新的话题内容出现，但患者对此不能解释。如医师问患者为什么住院的？患者回答："我昨天来医院的。"停顿片刻，患者问："人为什么要理发？我可以看书吗？"思维阻隔主要见于精神分裂症。

（四）赘述

赘述指患者在叙述一件事时加入许多不必要的细节，无法简明扼要讲清问题。如医师问患者通过什么交通工具来医院的？患者回答："我乘 49 路公交车，从终点站，经人民广场，到淮海路，车上有两个人为一点小事争吵，别人劝了还吵，后来一个人先下去了总算不吵了。"赘述主要见于癫痫，也见于痴呆早期，或其他精神障碍。

三、思维内容障碍

思维内容障碍指妄想。妄想是一种病理信念，其内容与事实不符，与患者的文化水平及社会背景也不符合，但患者仍坚信不疑，难于用摆事实、讲道理的方法加于纠正。妄想属于精神疾病性症状，是重性精神障碍患者最常见的症状之一。

妄想是个别的心理现象。集体的信念有时尽管不合理，也不能归于病态，如宗教迷信。妄想的定义中虽然有"坚信不疑"，但在妄想的开始形成阶段，或妄想消失阶段，患者对妄想可以动摇。有些患者尽管对妄想坚信不疑，但其行为常常不受妄想影响，如患者一边坚信自己是伟大人物的亲戚，一边却安心地住在医院中。有时，妄想的内容虽然符合事实，但患者的推论并不是通过客观事实和逻辑推理得来的，如患者坚信配偶有外遇，"因为天在下雨，老天也为我感动"。妄想不能根据其内容是否"合乎常情"来定，因为现实生活是复杂的，对检查者来讲不可想象的事并不等于不会发生，关键在于患者的病态信念是如何得出的。

(一)鉴别

需要与妄想鉴别的心理活动。

1.偏见

正常人的成见和偏见是由人们的思想方法不正确或认识水平的限制造成的。

2.迷信观念

迷信观念是与当时当地的社会文化背景相联系的。

3.幻想

幻想时的内容可能离奇,但人们能够与现实区分,并不坚信不疑。

4.超价观念

超价观念是一种带有强烈情感色彩的先入之见,并在较长时间内占优势地位,使当事人以此来解释一切现象。不过,当情绪稳定或客观环境改变时,超价观念即可消失。

(二)分类

1.按起源

妄想按起源可以分为原发性妄想和继发性妄想。原发性妄想是一种无法以患者当前的环境和以往的心境可以解释的,不是来源于其他异常精神活动的病理信念。原发性妄想是精神分裂症的特征性症状。

原发性妄想常在下列妄想体验的基础上形成。①妄想心境:患者突然产生一种情绪,感到周围发生了某些与自己有关的情况,导致原发性妄想形成。②妄想表象:患者突然产生一种记忆表象,接着对之赋予一种妄想意义。③突发性妄想观念:妄想的形成既无前因,又无后果,没有推理,也无法理解。④妄想知觉。患者对正常知觉体验,赋以妄想性意义。

原发性妄想的共同特征是对某一心理现象(如情绪、记忆表象、知觉)赋以难以理解的特殊的妄想性意义。原发性妄想体验仅见于妄想形成的开始之时。

继发性妄想常与下列情况相关:①情感障碍,如抑郁发作时情绪低落产生的自罪妄想或躁狂发作情绪高涨时产生的夸大妄想等;②知觉障碍,如听幻觉基础上产生的被害妄想;③意识障碍,如意识模糊与错觉有关的后遗性妄想;④智能障碍,如轻度精神发育迟滞、脑器质性精神障碍、老年性痴呆等因推理、判断、记忆缺损所产生的继发性妄想;⑤强烈的精神刺激,如等待审判、亲人的突然死亡所致的心因性妄想。

2.按内容

妄想分类按其内容划分,常见的妄想有以下几类。

(1)被害妄想:这是最常见的妄想。患者感到正在被人迫害、监视、跟踪、窃听、诽谤、诬陷、毒害等。被害妄想常见于各种精神疾病状态,伴有幻觉的被害妄想多见于精神分裂症。

(2)关系妄想:关系妄想较常见。患者感到周围的一事一物均与自己有关,或具有某种特殊意义。前者称为牵连观念,后者称为特殊意义观念。如患者认为报刊、电视中的内容都与自己有关,有些是明着讲自己,有些是暗着讲自己。关系妄想多见于精神分裂症,也见于其他各类精神疾病障碍。

(3)夸大妄想:患者认为自己是重要人物、出身名门,有特殊才能,有巨大财富等。如患者坚信自己是某个领袖人物的亲戚,家中有许多的钱财等。夸大妄想常见于躁狂发作,也见于精神分裂症、脑器质性精神障碍。

(4)自罪妄想:自罪妄想又名罪恶妄想。患者将过去的缺点错误无限上纲,看成是很大的罪

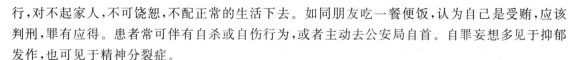

行,对不起家人,不可饶恕,不配正常的生活下去。如同朋友吃一餐便饭,认为自己是受贿,应该判刑,罪有应得。患者常可伴有自杀或自伤行为,或者主动去公安局自首。自罪妄想多见于抑郁发作,也可见于精神分裂症。

(5)虚无妄想:虚无妄想又名否定妄想。患者认为客观存在的物质已不复存在,一切都是虚假的。如患者感到自己的胃肠已消失,因而不必吃饭,也没有饥饿感。虚无妄想多见于抑郁发作,也见于精神分裂症、老年期精神障碍。

(6)疑病妄想:患者深信自己患了某种严重疾病,如癌症、艾滋病等。一系列详细检查和反复的医学验证都不能纠正患者的病态信念,常伴有反复就医的行为和焦虑不安的情绪。疑病妄想常见于抑郁发作,尤其中老年患者,也见于精神分裂症。

(7)嫉妒妄想:患者捕风捉影地认为自己的配偶另有新欢,坚信配偶对自己不忠,常跟踪、逼问配偶,以求证实;甚至对配偶或第三者采取攻击行为。嫉妒妄想常见于精神分裂症、偏执性精神障碍等。嫉妒妄想男性多于女性,夫妇双方条件相差大者,更年期患者容易发生。

(8)钟情妄想:患者认为自己被异性看中、所爱,因而眷恋、追逐对方。患者钟情的对象常常是名人如影星、歌星等。钟情妄想可以是突发的,也可以在一次见面之后产生。如在一次演唱会上向明星献过花,其实对方根本不认识他(她),也没有任何意思,但患者坚信不疑。钟情妄想多见于精神分裂症。

(9)影响妄想(或称被控制感):患者觉得自己的一言一行都受到外界某种力量的控制,如电波、仪器、光等,因而不能自主,常伴有与妄想内容相应的行为。如患者感到自己的行为受到情报部门的控制,情报部门在自己的大脑中安装了特殊仪器,然后操纵他的一举一动,连讲话的声音和内容也是借患者的大脑和喉咙。影响妄想是诊断精神分裂症的重要症状之一。

(10)被偷窃妄想患者认为自己家中所收藏的东西被人偷窃了。这类妄想多见于老年期精神障碍或更年期偏执状态。

(11)内心被揭露感:又称被洞悉感,读心症。患者认为自己所想的事虽然没有讲出来,但确信已经被所有的人知道了,所有的人都在议论自己,搞得满城风雨。如患者称:"我想什么,别人马上就有反应。我想吃饭,别人就用筷子敲碗。"内心被揭露感见于精神分裂症。

(12)其他常见的妄想:有非血统妄想、宗教妄想、着魔妄想等。妄想根据结构的严密性,即妄想的推理系统化程度分为系统妄想和非系统妄想。妄想结构的严密性或系统性,取决于患者人格的完整性。通常,中年人的人格比青年人稳定。因此,中年患者的妄想常常比青年患者来得系统,常常需要经过调查研究,方能明确患者的现象是否属于妄想。尤其,偏执性精神障碍患者的人格比精神分裂症妄想型患者的人格更加完整,妄想也就更加系统化,临床判断也就更难。妄想可使患者采取种种行为,如攻击、自伤、反复就诊等。妄想是否付诸行动,取决于患者的人格是否完整,取决于患者对妄想内容的评估。

四、思维属性障碍

思维属性障碍又名思维占有障碍,指患者感到头脑中的思维不受自己控制,或者体验到思维不属于自己,受外界控制。常见的有以下几种。

(一)思维插入

思维插入指患者认为自己大脑中的某些想法不属于自己,而是外界有人通过某种技术放入自己的大脑,自己在被别人利用。比如患者告诉医师:"气功师傅用气把师傅的思维放入自己的大脑,来控制自己。我现在的思维一部分是自己的,还有一部分是师傅的。"思维插入常见于精神分裂症。

(二)思维抽去/思维被窃

思维抽去/思维被窃指患者认为自己的思维没有了,被外界偷走了;并常常有思维中断现象。比如患者称:"特殊部门用一种高科技手段把我脑子中的思想都抽取了,脑子不舒服,想不出问题。他们在考验我,拿我做试验。"思维被窃常见于精神分裂症。

(三)思维播散

思维播散指患者觉得自己的思维即使不讲出来别人也会知道,好似新闻被广播,人人皆知,称为思维广播或思维播散。如患者在回答医师问题时称:"你们不要装了,其实你们都已经知道,还要故意问我。我的想法还没讲出来就已经通过电视、广播全世界都知道了,你还不知道?至于用什么方法从我脑子中发出去的,我也不知道。"思维播散常见于精神分裂症。

(四)强迫观念

强迫观念指一种反复出现的思维,表现为一种想法、冲动等,尽管患者明知不对、不必要、不合理,但很难克服和摆脱。抵抗是强迫观念的特征,也是与妄想鉴别的要点。通常,强迫思维的内容是不愉快的、痛苦的。患者认为这些想法是没有意义的,甚至是不可告人的。强迫思维主要见于强迫症,也见于抑郁症、精神分裂症。常见的强迫思维如下。

1.强迫思维

强迫思维指患者重复、持续的出现一些想法,如怕接触细菌、病毒,怕染上某种疾病或把疾病传给别人;或反复出现某些淫秽或亵渎神灵的想法。

2.强迫性穷思竭虑

强迫性穷思竭虑指患者不停地思考,明知不必要,却一遍又一遍地想。如为什么月亮会发光?先有鸡还是先有蛋?

3.强迫怀疑

强迫怀疑指患者对已做的事不停地怀疑或担忧,如门是否已关,电闸是否已切断。

4.强迫冲动/强迫意向

强迫冲动/强迫意向指患者反复出现某种冲动的欲望,虽然从不表现具体行动,但使患者感到非常紧张害怕。如攻击别人、采取危险行动、或社会不容许的违法行为等。不管冲动欲望如何,患者都认识到这是不合理的,并且不想采取行动。这是与妄想鉴别的重点。

5.强迫回忆

强迫回忆指患者对往事、经历反复回忆,明知没有实际意义,但无法摆脱,不断回忆。如不断回忆电视中的情景,一遍又一遍地重复回想。

6.强迫性对立思维

强迫性对立思维指患者摆脱不了与自己的认识相对立的想法的纠缠,而感到非常痛苦。比如听见"和平""友好",马上出现"战争""敌人"相反的词语。

(李 静)

第四节 意识障碍

意识在临床医学中指患者对周围环境及自身能否正确认识和反应的能力。它涉及觉醒水平、注意、感知、思维、情感、记忆、定向、行为等心理活动/精神功能,是人们智慧活动、随意动作和意志行为的基础。

意识障碍指意识清晰度下降和意识范围改变。它是脑功能抑制所致。不同程度的脑功能抑制,造成不同程度的意识障碍。意识障碍时许多精神活动都受到影响,表现为感觉阈值升高,感知清晰度下降、不完全,甚至完全不能感知;主动注意减退,注意力集中困难;思维能力下降,难于形成新的概念,思维联想松散,或缓慢,内容含糊,抽象思维和有目的思维困难;情感反应迟钝、茫然;记忆减退,常有遗忘;行为和动作迟缓,缺乏目的性和连贯性;定向障碍,表现为时间、地点、人物的定向错误,通常时间定向最早受累,其次地点定向,最后人物定向受损。定向障碍是临床上判断患者有无意识障碍的重要标志。

临床上常见的意识障碍有嗜睡、昏睡、昏迷、意识混浊、谵妄、梦样状态和朦胧状态。

一、嗜睡

嗜睡指患者的意识水平下降,如不予刺激,患者昏昏入睡,但呼叫或推醒后能够简单应答,停止刺激患者又进入睡眠。此时,患者的吞咽、瞳孔、角膜反射存在。

二、昏睡

昏睡指患者的意识水平更低,对周围环境及自我意识均丧失,但强烈刺激下患者可以有简单或轻度反应。此时角膜反射减弱,吞咽反射和对光反射存在。

三、昏迷

昏迷指患者的意识完全丧失,对外界的刺激没有反应,随意运动消失。此时,吞咽、角膜、咳嗽、括约肌、腱反射,甚至对光反射均消失。

四、意识混浊

意识混浊指患者的意识清晰度受损,表现似醒非醒,缺乏主动,强烈刺激能引起反应,但患者的反应迟钝,回答问题简单,语音低而慢,有时间、地点、人物的定向障碍。此时,吞咽、对光、角膜反应尚存在。

五、谵妄

谵妄指患者除了意识水平下降外,还有记忆障碍和时间、地点定向障碍,常常伴有幻觉、错觉、情绪和行为的障碍。此时,患者的意识水平有明显的波动,症状呈昼轻夜重,伴有明显的错觉和幻觉,多数为视幻觉和视错觉,偶见触幻觉和听幻觉。幻觉和错觉的内容多为恐怖性的,形象生动逼真,如可怕的昆虫、猛兽、毒蛇等,常常伴随紧张不安、恐惧等情绪反应。思维活动困难,思维不连贯,理解困难,对环境的曲解和错误判断可以形成短暂的妄想,内容常为迫害性的。行为缺乏目的性,可在幻觉和妄想的支配下出现逃避行为、自伤行为和伤人行为。睡眠节律紊乱,白天昏昏欲睡,晚上兴奋不宁,将梦境与现实混淆。自我和周围定向障碍。意识恢复后常常部分或全部遗忘。谵妄常由感染、中毒、躯体疾病所致急性脑病综合征引起。

六、梦样状态

梦样状态指患者表现像做梦一样,完全沉湎于幻觉、妄想之中,对外界环境毫不在意,但外表好像清醒。对其幻觉内容过后并不完全遗忘。迷茫状态、困惑状态和梦呓状态都可纳入意识梦样改变的范围。睡眠剥夺或过度疲劳均可以引起梦样状态,精神分裂症、某些药物如致幻剂也可引起梦样状态。

七、朦胧状态

朦胧状态指患者的意识活动范围缩小,但其意识水平仅有轻度降低。患者对一定范围内的各种刺激能够感知和认识,并能作出相应反应,但对其他事物感知困难。具体表现为患者集中注意于某些内心体验,可有相对正常的感知觉和协调连贯的行为。但对范围外的事物都不能正确感知和判断,仔细检查可以发现定向障碍,片段的幻觉、错觉、妄想及相应的行为。常为突然发生、突然修正,持续时间为数分钟至数天,好转后常不能回忆。朦胧状态可有多种原因,其中器质性原因有癫痫、脑外伤、脑血管疾病、中毒等;心因性朦胧常见于分离性障碍和心因性精神障碍。

(孙晋柱)

第五节　动作及行为障碍

动作指简单的随意和不随意的运动,如点头、弯腰。行为则指为达到一定目的而进行的复杂随意运动,它是一系列动作的有机组合。一定的行为反映一定的思想、动机和目的。但这两个词常被合用或互为通用。精神障碍患者由于认知、情感和意志等活动的障碍,常导致动作和行为的异常,称为动作及行为障碍,又称精神运动性障碍。

动作及行为障碍分为精神运动性兴奋、精神运动性抑制、其他特殊症状和本能行为异常4类。

一、精神运动性兴奋

精神运动性兴奋指患者的动作和行为增加,分协调性兴奋和不协调性兴奋。

(一)协调性兴奋

协调性兴奋指患者的动作和行为的增加与其思维、情感活动是一致的,与其思维和情感活动的量的增加相协调的,是有目的的、可以理解的,身体各部分的动作与整个精神活动是协调的。例如,情绪激动时的兴奋、轻躁狂时的兴奋、焦虑时的坐立不安都是典型的协调性兴奋。

(二)不协调性兴奋

不协调性兴奋指患者的动作和行为的增加与其思维、情感是不一致的。表现为动作单调杂乱、无动机、无目的,令人难于理解。患者的动作行为与其整个精神活动不相协调,与外界环境也不相协调。如精神分裂症紧张型的紧张性兴奋,青春型的愚蠢行为和装怪相、做鬼脸等。意识障碍时也可出现不协调性兴奋如谵妄状态。

二、精神运动性抑制

精神运动性抑制指患者的整个精神活动的抑制,表现为动作、行为的明显减少。常见以下几类。

(一)木僵

木僵指患者的动作和行为明显减少或抑制,并常常保持一种固定姿势。严重的木僵称为僵住,患者不言、不语、不动、不食,面部表情固定刻板,保持一个固定姿势,僵住不动,大小便潴留,对刺激缺乏反应。如不治疗,可维持很长一段时间。轻度木僵称为亚木僵,表现问之不答、唤之不动、表情呆滞,但在无人时能自动进食,自动解大小便。木僵常见于精神分裂症,也见于抑郁症、急性应激障碍及脑器质性精神障碍。

木僵常见于精神分裂症,称为紧张性木僵。抑郁症发作严重时也可出现木僵,但一般程度较轻,如与患者讲述不愉快的事,可以引起患者表情的变化(如流泪等),称为抑郁性木僵。突然的严重的精神刺激可引起心因性木僵,一般维持时间很短,事后对木僵时的情况不能回忆。脑部疾病,尤其第三脑室及丘脑部位的病变也可产生木僵状态,称为器质性木僵。

(二)蜡样屈曲

蜡样屈曲指患者静卧或呆立不动,但身体各部位却可以任人随意摆布,即使把他(她)摆成一个很不舒服的位置,患者也可以维持很长的时间。由于患者的临床表现像塑料蜡人一样,故称为蜡样屈曲。此时,患者的意识清楚,事后能够回忆。当患者躺在床上把他(她)的枕头抽去,患者仍可悬空维持,称为空气枕头。蜡样屈曲是一种被动服从,常见于精神分裂症。

(三)缄默症

缄默症指患者缄默不语,不回答问题,有时以手示意。见于精神分裂症和分离性障碍。

(四)违拗症

违拗症指患者对于要求他做的动作不但没有反应,反而表现抗拒。如医师要患者躺下,患者却站立不躺。患者做出与对方要求完全相反的动作称为主动性违拗;拒绝别人的要求,不去执行称为被动性违拗。有些患者甚至连口水也不咽下去,大小便也不解,称为生理性违拗。违拗常见于精神分裂症,常在木僵的基础上出现。

三、其他特殊症状

(一)刻板言动

刻板言动指患者不断地、无目的地重复某些简单的言语或动作,可以自发产生,也可以因提示而引起。如反复的摇头、解纽扣等。常见于精神分裂症。

(二)持续言动

持续言动指患者对一个有目的而且已完成的言语或动作进行无意义的重复。持续言语经常与持续动作同时出现。如医师问患者几岁了?回答:"33 岁。"(回答正确)。医师又问他做什么工作?还是回答:"33 岁。"需要反复多次后,患者才正确回答具体的工作。持续言动多见于脑器质性精神障碍。

(三)模仿言动

模仿言动指患者对别人的言语和动作进行毫无意义的模仿。比如医师问患者姓名,患者也重复:"叫什么名字?"常见于器质性精神障碍,也见于精神分裂症。

(四)作态

作态又称装相,指患者用一种不常用的表情、姿势或动作来表达某一有目的的行为。如患者做出古怪的、愚蠢的、幼稚的动作、姿势、步态与表情。以某种特殊的姿势来握手、写特殊的字等。患者用词特殊、表情夸张、行为与所处环境不相称,称为扮鬼脸。常见于精神分裂症和器质性精神障碍。

(五)强迫动作

强迫动作指患者明知不必要,却难于克制而去重复地做某个动作,如果不去重复患者就会产生严重的焦虑不安。常见的强迫动作有强迫性洗手、强迫性检查门锁、强迫性记数等。强迫动作常常由强迫思维引起,常见于强迫性神经症(强迫症),也见于精神分裂症、抑郁症。

(六)冲动行为

冲动行为指患者突然产生的,通常引起不良后果的行为。常见于人格障碍、精神分裂症等。

四、本能行为异常

本能行为分为保存生命的本能行为和保存种族延续的本能行为两大类,具体表现为安全、饮食、睡眠、性需要等。常见的本能行为异常有以下几类。

(一)自杀

自杀指保存生命本能的障碍。常见的自杀原因有受到外界强大的压力;因为一时的感情冲动;为了达到某种目的,弄假成真;各种精神疾病,以抑郁症最为常见。自杀的形式多种多样,与当时的条件有关,常见的有跳楼、投河、自缢、服毒、自刎、开枪等。自伤也属于本能行为障碍,指没有死亡动机或没有造成死亡后果的自我伤害的行为,多见于精神发育迟滞、分离性障碍、精神分裂症。

(二)饮食障碍

饮食障碍指维持生命所需物质摄入行为的障碍。常见以下 4 种形式。

1.食欲减退

食欲减退在精神疾病中抑郁症抑郁发作引起的食欲减退最常见,其次为神经性厌食。许多躯体疾病也可以产生食欲减退的症状。

2.食欲亢进

在精神科指经常的暴饮暴食。多见于精神发育迟滞或精神分裂症,也见于躁狂症躁狂发作、分离性障碍等。

3.拒食

拒食指精神疾病患者因猜疑怕中毒、幻觉、妄想、意识模糊及木僵等症状基础上出现的拒绝进食的行为。

4.异食症

异食症指嗜食普通人不吃或不常吃的东西,如泥沙、石灰等。钩虫病患者因体内缺铁也可以出现异食症。痴呆患者因丧失判断力而乱吃东西不属于异食症。

（三）睡眠障碍

睡眠障碍指睡眠觉醒周期性变化的障碍。常见的睡眠障碍有以下几种。

1.失眠症

失眠症表现为入睡困难、多梦、易醒、早醒等。失眠是最常见的临床症状之一,可由多种原因引起,多数是神经症的表现。有些患者虽然已经睡着过,但却没有睡过的感觉,并出现严重的焦虑,称为主观性失眠。

2.嗜睡

嗜睡常由衰弱引起。有些患者表现不可抗拒的进入睡眠状态,但持续时间短暂、易叫醒,称为发作性睡病。

3.睡行症

睡行症又称梦游症,指患者在夜间睡过一阵后起床活动,行为呆板,意识恍惚,问之不答或者含糊回答。活动一阵后患者又回床上睡,次日不能回忆。该病多见于儿童和癔症患者。

（四）性功能障碍

由多种原因引起,分为器质性性功能障碍和功能性性功能障碍。性器官或脊髓疾病常引起器质性性功能障碍。功能性性功能障碍则由心理因素、人格障碍、神经症、躁狂症、抑郁症、各种精神疾病等引起。常见的性功能障碍为性欲亢进、性欲减退、性欲倒错等。阳痿、早泄归在性欲减退。恋物、露阴、施虐与受虐等都属于性欲倒错。

（孙晋柱）

第四章

精神性疾病的心理疗法

第一节　精神分析与分析性心理疗法

一、定义与概念

精神分析是指由奥地利精神医学家弗洛伊德于 19 世纪末所开创的一种特殊心理疗法。其特点是经由分析来了解患者潜意识的欲望与动机,认识对挫折、冲突或应激的反应方式,体会病理与症状的心理意义,并经指示与解释,让患者获得对问题之领悟;经过长期的治疗,善用患者与治疗者所产生的转移关系,来改善患者对人的关系,调整心理结构,消除内心之情感症结,以促进人格之成熟及适应能力。

精神分析的基本态度,是认为一个人的心理与行为,不管是正常或病态的,都由各种因素相互影响,以动态的形式发生,且可追溯了解其因果关系,了解其意义,称为精神因果决定律;因此也可说是动态精神医学的基石。从心理疗法的种类说来,精神分析是注重个人的内在精神活动,是长久性的治疗,属于个人的长期性心理疗法。因其焦点在深层的精神材料,注重内心的情感与欲望,也被称为深入的心理疗法。

早期且传统的精神分析,其实施方法是让患者躺卧在沙发上,不面对着治疗者而进行,以便患者自由联想,容易使潜意识的意念表达出来。通常患者每周治疗五次,经历数年的分析工作,可说是很费时的医疗方法。近年来的心理疗法者,不采用其传统方式,只运用精神分析的机制与原则,而采用面对面的普通面谈方式,以每周一次,在数月之内短期进行其治疗工作,是称为"分析性心理疗法",可说是较普遍且实用的治疗方式。

二、精神分析的理论演变与发展

当弗洛伊德于 1887 年在奥地利的维也纳初创精神分析的时候,对心因性病理的了解是以症状富于戏剧化的歇斯底里(即癔症)的临床经验为基础。根据癔症患者的描述,弗洛伊德认为"神经症"的病因与患者幼小时的早期心理创伤有关,常源于亲子间之恋母情结。再者,对于易于丧失意识状态的分离障碍患者,经催眠的方法,可发现精神活动会在有意识与无意识状态下进行,经由内心的审查,压抑作用,可存在且表现在不同层次的意识状态。由这些心理机制之了解,弗洛伊德是发觉一个人所表现的奇异精神症状,经仔细分析,往往可了解其所象征的心理意义与作用。

由于19世纪末,在当时之学术里牛顿物理学正为盛行,一般学者都接受机械论的观念,认为宇宙万物都受"能"与"力"之支配;并以液体的压力观来了解物能现象,即压力过多,则产生危机,需疏泄其压力。弗洛伊德也受此物理观念影响,是说明一个人的心理与行为是源于与本能有关的欲望,列举与生死有关的生存本能与死亡本能,与生殖有关的性本能及与破坏有关的攻击本能;并进一步说明一个人假如其欲望受到压抑或牵制而无法满足其本能时,而造成问题,形成病理症状。其治疗方针是在使患者能经由"宣泄",发泄被压抑的情感,或满足未能满足的欲望。很显然的,这种早期的病理观根源于当时维也纳社会里,对于男女性欲的保守风气,所产生的歇斯底里的病情。日后学者发现不能广泛用于各种不同的病理情况,需加修正。

通过对患者仔细研究而获得的早期经验,弗洛伊德提出儿童的性心理发展学说,认为一个人从出生以后,在其儿童阶段就有与性广泛有关的心理与生理功能,经由不同序的阶段,即经由口欲、肛欲、性欲、潜伏及异性各期而发展走向成熟。至于个人的心理活动,可归属于"原我""自我"及"超我"之心理结构。即原我乃最原始的我,依照"享乐原则"表现本能与欲望;自我对内应付原我之需要及超我之管制,依照"现实原则"应付且适应外在之现实;而超我乃依好坏之批判,督管自我之执行。基于此人格结构的设想,说明一个人内心含有不同功能的自己,可解释我们为何内心会有冲突或矛盾的现象,也可说明压抑的心理作用。

不用说,弗洛伊德的这些观念曾受了当时达尔文的进化论思想的影响。即认为个体与群体一样,其一生依序进展与成熟,包括心理功能。至于在"原我"境界里,其思考和程序依"原本思考法则"而进行,不受时间、空间等现实因素的限制,而主以凝缩或象征形式表达其意念;而"自我"则以较成熟的"继发思考法则"来思考、沟通且表达,也是源于从"原本"发展到"成熟"的进化论观。

弗洛伊德对自己的学说常常做修正。譬如,在治疗技术上,早就发觉催眠术的效用有限,改而采用不用催眠的"自由联想法"来探索且分析非意识的精神材料。他发现倾诉的治疗效用短暂,改而专心于患者对分析者所产生的"转移关系";并把治疗的重心放在处理在分析过程所表现的"阻抗作用"。后期,把本能的种类减少,放弃"死亡本能"的说法。由于其早期的精神分析,主要焦点放在如何分析个人的潜意识境界的精神活动,并满足个人的原我需要,被称为"原我之精神分析时代"。

19世纪末或20世纪初的弗洛伊德的门徒或后继者,对精神分析的理论继续进行修正,并有可观的理论贡献。由于当时的物理学已由机械学进展到电磁学说、相对学说,已放弃单纯之物理因果看法;受此种学术界的影响,弗洛伊德的后继者也改进了看法,对心理上的病理不认为单是早期心理创伤的后果,而是与整个早期经验与日后的生活态度有关。由于这些后来的精神分析家大都从欧洲来美国,与新的社会与文化环境接触,深深体会文化对人的心理与行为的影响。再者,由于他们与社会心理学家相处且受其思想影响,大大体会到人的精神与心理不单受生物本能的支配,还深受社会与文化背景的浓厚影响,而且与人际关系有关,因此更正了精神分析早期对本能重视的学说。这批后继者主张文化与人际关系理论。他们对本能的看法也作了修正,特别是把人的"攻击心理"看成后天因素而表现的继发现象,而不是人的原本欲望与本能。他们把临床工作与研究从歇斯底里扩充到各种神经症,也关心常人的环境适应障碍。因此,他们强调人的心理与行为要从人际关系来了解,主张治疗的重心在促进人际关系上的适应,而非弥补孩童早期所受的内心创伤。这些后继者的理论修正,把精神分析带进了"新弗洛伊德时代"。

到了20世纪中叶,有一些精神分析家把焦点从"原我"转移到"自我"的境界。弗洛伊德原先认为"自我"是处理本能与现实而发展的功能,是本能与外界冲突的产品。可是后来的Hartmann,Kris与Loewenstein修正了其看法,强调"自我"的发展并非全基于与本能的冲突关系而来;"自我"本身的功能包含诸多,自幼即以判断、记忆、知觉等功能自主发展,与心理冲突毫无关系,称为"非冲突性之自我"。这样就澄清且划清人格之结构理论。

紧接着,Erikson也以人际关系及社会功能的眼光说明个人的心理发展,称之"社会心理发展学说",以补充弗洛伊德的"性心理发展学说"并冲淡有关性的色彩。弗洛伊德之女 Anna Freud 对于"自我的防卫机制"也作了有系统的划分与阐明。即把压抑、外射、隔离、升华作用等各种自我防御机制划分,根据原本、不成熟或成熟的程度归类,并与人格发展程度相配合,并且间接地强调治疗目标在于促进个人的自我适应。这些学者可说是将精神分析的机制重心从早期的"原我"转移到"自我",被称为"自我之精神分析时代的贡献者"。

近年来,精神分析的趋向在于关心"对象关系"。具有精神分析素养的动物行为学家 Harry Harlow,通过动物实验来研究早期的母子关系。他分别以绒毛及铁丝制造两种不同的假母猴模型,以便能通过实验观察幼猴对母猴的行为。结果他发现年幼的猴子会跟能抓能抱的绒毛做的假母猴模型发生密切关系,而与有奶并能供饮喝,但由铁丝做而刺身的假母猴不亲近。因此说明幼猴的发展行为主要不是受饮喝的本能欲望,而与能抱能抓的对象有关。接着,儿童心理专家Bowlby经由观察托育所的婴儿发现,假若因缺少养育员,而婴儿少被抱时,会发生发展上的障碍,也会呈现心身不良症状,而提出与对象产生适当的接触来往是很重要的发展因素。也就是说,没有适应的对象关系经验,个体可能产生心理与行为上的反常;而心理疗法的要点,乃在纠正且弥补其发展上的对象关系。

从发展的过程看来,一个人的对象关系也是随发展阶段逐步变成成熟的。在婴孩时期,年幼的婴孩把自己与外人(包括自己的母亲)的界线尚未区别,犹如你我混在一起,没有"自己"与"你"的认知与感觉。到了一两岁的幼童,逐渐产生自我感,与自己的父母或他人产生区别与界线,建立所谓的"自我界限"。到了三四岁的孩童,不但能区别自己、你与他人,还能区别同性与异性的他人,感到三人间的微妙情感关系,跟自己的父母还会产生三角的特殊情结关系。换句话说,对象关系与自我界限随发展阶段逐步进展。

这种对象关系的想法,再加上认知发展的观念,说明许多"边缘人格障碍"或精神分裂症者的病理,也提供对这些病态的治疗原则。边缘人格障碍者,犹如精神分裂患者,对象关系的发展有障碍,并且缺乏健全的"自我界限",不善区分自己的内在欲望与外在的现实关系。其治疗要点是不可向患者分析内心的症结,不宜把原本思考的精神材料"意识化";而相反的,心理疗法的方针在于协助患者压抑、控制与本能有关的原本欲望,并且修正培养关系。这与歇斯底里的分析治疗刚刚相反。

总之,精神分析治疗从创立以来,已经经过很多世纪,其理论与实行的对象与方法也日新月异。经不断地修正,其主要的重点被保留下来。即:要以动态的眼光来了解人的心理、行为及病情的形成;要把注意点从意识层次推广到非意识境界,以便能较有深度地了解人的动机与行为表现;并且能通过指导说明来提高患者对自己的心理与病情的领悟,以便促进行为反应的改进与成熟。这也就是以精神分析的机制为基础的"分析性心理疗法"的基本原则。

三、治疗原理

传统的精神分析也好,广用的分析性心理疗法也好,都认为治疗的基本原理在于由治疗者的"解释"来协助患者能对自己的心理动态与病情有所领悟与了解,特别压抑的欲望,隐蔽的动机,或不能解除的情结等,通过由"自知力"的获得,了解到自己的内心,洞察自己适应困难的反应模式,能进而改善自己的心理行为及处理困难的方式,间接地解除精神症状,并促进自己人格的成熟。所谓知难行易,能懂得自己的心理,随着也就能自己去操纵自己的行为,消除困难。

可是要去体会自己内心隐藏的动机,面对潜意识境界的情结,或者去了解自己心理与行为上的缺点,并非容易,往往会遭遇到心理上的阻抗,阻碍自知力的形成,称为"阻抗现象"。"阻抗现象"通常以各种形式表现出来,如正面反驳治疗者的解释、拒绝说明、不愿听取,甚至停止治疗等。所以如何适时且适当的供给指导解释,并能较好地处理患者的阻抗作用,是治疗上的技巧。

假如患者的病情因内心里有说不出的痛苦或矛盾,不能表达的症结,或不可满足的欲望,而一直闷在心里受折磨,治疗的要点在于协助患者能透露其矛盾,表达其苦闷,发泄被压抑的情感,以便取得心理上的舒畅。对于这样的情况,治疗的技巧在于不能以批判的态度,应以"同理心"体会患者的心理情况与处境,听取苦闷,使患者能"宣泄",表露内心的感觉与情欲。

虽然分析的治疗是在促进患者对自己心理的了解,获得认知上的"自知力",但是"自知力"不止于认知上的了解,而需连带地影响到情感上的变化。所以不只是理智上地了解,而是情感上的体会及行为上的表现。精神分析的理论,特别强调情感与欲望是行为的主要原动力,如何纠正、更改感觉、情绪与情感,是治疗的焦点。

分析性的心理疗法,其重心不只在于解除精神症状,而在于改进患者对于现实的心理适应方式。这包括对内如何处理自己之欲望的要求,调节超我的适当控制,以较有效的方式来应付外界之现实要求。也就是说,治疗的范围要包括内在精神、人际关系、现实的适应。其最终目标乃在促进自我性格的成熟。因此治疗的目的要与患者协商,依患者的需要与治疗动机而调节治疗之期间与范围。

四、治疗方法与步骤

(一)心理活动的探讨

为了广泛了解患者的心理,治疗的开始要仔细检查患者的个人史。这包括听取患者的家庭背景、亲子关系、早期的性心理发展及日后的生活经验。

为了有深度地了解患者的心理活动与潜意识境界,适时要分析患者的幻想、白日梦、日常错误、失言、笑话或梦的内容。因为这些精神产品较不受理智约束,呈现原本,思考的精神材料,可帮助治疗者去了解接近潜意识的精神状况、本能的表现、早期存留下来的情结与动机等。

心理活动的探讨,也要包括患者曾所遭遇的心理挫折或情绪上的应激,以及患者对挫折或应激的处理反应。特别要注意患者所使用的"心理自我防御机制"了解患者常用的反应模型。所谓"心理防御机制",指我们在潜意识中所使用的心理机制,如"否定作用""合理化作用""升华作用"等,一个人用来把个体与现实的关系稍为更改一下,以保护自我,免受过分的刺激与痛苦的心理作用。

(二)综合了解心理

为了有意义而且充分了解患者的心理与病情,在治疗过程当中,治疗者常要注意一些原则,徘徊于不同的层次，以便连贯各种资料，全盘的体会了解。即：要从"过去"来了解"现在"——由于一个人的所作所为，心思或态度，都与过去有关，根源于过去的经验，因此仔细研讨过去的生活与体验，常可了解目前的行为动机与理由。当患者描述幼小或过去的事，治疗者要帮助患者去思考如何影响现在；而谈现在的事，就要考虑与过去的经验有何关联。如此徘徊且连接过去与现在，可增加了解。

连接"有意识"与"无意识"之境界——当患者在披露自己内心潜意识的欲望或行动时，要去思考如何与意识境界的表现有关。如此寻找各层次意识活动的相关关系，可帮助我们体会与说明心理与行为的真面目。

发掘"理智"与"情感"的相关——假如患者一直很理智地思考、说明、解释，则注意没表达出来的感情，或被隐藏的感情是什么；假如患者满腔都是情感，很生动丰满的情绪，则替患者连贯所缺少的逻辑关系，调整前后的因果。

比较"会谈"里的实际观察与"外界"的行为——患者在会诊场合里，与治疗者所发生的行为表现或关系，是实在且很珍贵的资料，可用来与患者口头所描述的，在外面的生活环境里所发生的心理行为，作为对照之用。特别是当患者与治疗者表现特殊的"转移关系"时，最好能好好运用。所谓转移关系，指患者把过去自己幼小时，在自己生活经验里，与对自己很重要的人物，如养育自己的父母的情感关系，在不知不觉之中转移而表现在跟治疗者之关系上。这种转移出来的关系，不但可供诊断了解之用，体会幼小时与父母等重要人所经历的关系，还可进一步用来纠正修改之用。过去所发生的关系、在会诊里所观察到的关系表现、在外界实际生活里所呈现的关系反应，这三者资料可用来相互验证，同时供治疗上的应用。如何善用"转移关系"来纠正患者的对人关系，是分析性心理疗法的特色之一。

（三）指导解释

对于患者的心理动态及病情的来龙去脉，治疗者逐渐了解之后，同时还得趁机逐渐向患者指导说明。这种"解释"在实际施行时，值得注意以下技巧上的事。

指导的时机与方式——所谓忠言逆耳，别人对自己的行为所指点的事，我们常会觉得不顺耳，会有所反应，何况连自己都未曾知晓的潜意识动机或者情结，被治疗者提出来时，有时难免会有阻碍反应。所以治疗者要指点解释，要等候时机的成熟，并且考虑指点的方式。通常可首先以疑问的方式提出，进而以间接、暗示或默认两可的方式尝试，再以显著的事实表现为根据而说明对证，如此以渐进的方式进行。最重要的是，千万不能凭治疗者主观的推测，而擅自解释。最好依患者自己所说的资料或事实做指点与解释，可让患者体会接受。有时，治疗者还可避免开门见山的说明，经由暗示让患者自行领悟，也可说是上策的方法。

阻抗作用之处理——由于患者对于自己的心理动机或病情根源意识化时，会以各种方式呈现阻抗现象，有时还阻碍治疗工作，非注意处理不可。通常的办法，乃事先向患者解释对可能发生的反应先作心理准备。并且鼓励患者对于指导的恰当与否能提出批评，避免以行动反应，甚至停止治疗过程，不继续接受治疗，以免被指点解释。

情感上吸收与转变——向患者做指点解释，切忌将指点变成认识上的同意或理智上的接受。特别是习于听从权威者的患者，以顺从的方式讨好治疗者，毫无考虑的接受治疗者的病情解释，常无济于事。真正的治疗，希望发生在情感上，有内在的影响，可吸收且改变情感的反应。

（四）工作修通

总结说来，分析性的心理疗法，可能要经历长久的过程，由自己对病情的了解，进而改变自己的态度与做法及对心理困难的适应方式。认知上的病识（或"自知力"）只能做引导，但还得经由再三的鼓励督促，重复练习，才能逐步改善自己的心理状态，促进自己情绪上的成熟。这也是治疗上最重要的过程，被称之"工作修通"。

五、结语

虽然精神分析在其早期的发展，需以数年长期的方法来摸索与研究人的深层心理，也需依赖每周五次的频繁次数来进行治疗工作，但经过长年的经验与知识，以及对于治疗者训练的改进，我们已了解只要运用其学理，便可用通常的方式来进行"分析性"的心理疗法工作，不但实际且有效。精神分析或分析性的心理疗法，其特色是能提高我们对人的深层心理的了解，以及对患者病性的动态把握。在临床上，对于因受特别情结或心理挫折而呈现"神经官能症"或"环境适应障碍"的患者有用。同时也可运用对人的深透性了解的特性，来补助各种其他方式的心理疗法，以及我们日常对各种精神疾病患者的医护工作。

由于精神分析或分析性的心理疗法，要与患者发生很接近而且奥妙的治疗关系，况且要能分析潜意识的精神材料，也要能把握和处理患者所呈现的转移关系，需经过严格而且有系统的训练。除了学习有关知识之外，还得接受有经验的治疗者的督导，才能学到这种特殊的心理疗法。

（李　静）

第二节　支持性心理疗法

一、定义与概念

支持性心理疗法是基础性的心理疗法模式，其主要特点是供给支持，善用患者的潜在资源与能力，协助患者渡过危机、应付苦境，以较有效的方式去处理所面对的困难或挫折。从医学史的眼光说来，支持性心理疗法的名称原来是分析性心理疗法在欧美全盛的 20 世纪 40～50 年代，被精神科医师所使用的。当时用来指称：对不适合长期性分析治疗的患者而施行的治疗模式；是短期、不做深度分析的治疗方法，带有次要性的含义。可是到了 20 世纪 60 年代以后，社区精神医学的观念萌芽，注重大众化的心理卫生工作，需长年施行的分析治疗逐渐被认为不切实际，短期且支持性的心理疗法被肯定是适合社会广大需要的治疗模式，其运用价值得到认识。

严格说来，与分析性疗法或行为疗法比较起来，支持性治疗并非基于特殊且成套的理论，只是依据应激与挫折的一般观念来发挥治疗效果。所谓应激的观念，是认为个人对应激的反应与适应受诸多因素的综合影响，包括应激本身的严重程度、对挫折的看法与感受、支持资源的多少、应付困难的潜在能力与适应方法等。应激原的严重与否是首要关键。一般说来，丧失长年要好的配偶总比失掉工作对其的打击性大；被人强暴总比摔跤受伤其创伤性较严重；房子被烧了总比家具被偷了要更难受。挫折越重大，越难于接受与适应。接着是对应激的感受。即使是同样的挫折，每个人有不同的看法与感受，相对的改变挫折的严重性。譬如，有人很重视金钱，丢了几块钱就受不了，情绪变得很忧郁，甚至不想活；可是有些人能看得开，情绪反应不会那样厉害。有些人遇到事故外伤，经开刀割掉一条腿，却能以"塞翁之马"的态度去面对且接受复建工作；可是有些人却会看成是很糟糕的残疾，是人生的末日，无法适应。随着个人的性格，过去的生活经验，每个人有不同的应付困难的忍受力、适应能力及处理方法，这些个体对应激的适应能力与方法是影响适应结果的另一因素。可是还有一样重要因素却是是否有充足的支持资源来帮忙且扶助个体去面对困难。所谓支持资源指的是以下两方面：一方面为客观条件，如是否有所需财源、设备或人际关系等；另一方面是心理方面的，如能否有人给予鼓励、安慰、支持、提供意见等。换句话说，当一个人心情苦闷、颓丧、烦恼时，是否有亲人、朋友、同事或领导能供给精神上的安慰或帮助，会左右遇难者的适应结果。支持性心理疗法就是运用此观念，从这几种方向分别着手，去减少挫折、改变对挫折的感受与看法、建议适应的方法、供给所需的精神支持，协助患者去面对与处理挫折，因此称为支持性的治疗。

二、基本施行方法

支持性治疗的实施，首要在于能与患者建立良好的关系，能以"同理心"的心态来体会患者的处境，并且以"职业性"的立场关怀患者的困难，让患者能感到治疗者关心他，可信任治疗者，并可依靠治疗者来解决困难。有了这种基本的、正性的治疗关系，就能施展治疗的措施。至于治疗上的方式，不外依赖几种常用的技巧与方法。下列是这些常被使用的基本方法。

(一)细听倾诉

心理疗法的首要技巧就是能细心地去听取患者的申诉，充分了解病情。从支持性治疗的角度说来，治疗者要能以"同理心"的心态来听取并理解患者的处境，是很重要的工作。所谓"同理心"跟常人所说的"同情心"有所区别。当一个人以情感的层次去"同情"另外一个人时，往往会卷入激动性的情感的圈子里，失去其客观性，减少以旁人角色供给协助的功能。至于"同理心"要求以理智的层次去体会(故称是同理心)，能客观性的供给协助，是心理疗法者宜具有的心态。治疗者能让患者倾诉内心的痛苦与烦恼事，可发生情感的"宣泄作用"。有些人心理上有许多烦恼的事，可是没有家人或亲近朋友可诉苦，或者由于特别理由，不能把烦恼的内容透漏，累积在心里，很是苦闷。治疗者能让这样的患者在被保护的治疗会谈环境里尽量倾诉发泄，有治疗的功效。所谓保护性的会谈环境，是指在适当的私自场所，进行单独会谈；而且治疗者能向患者保证医疗者对患者保护"隐私权"的职业义务，让患者能较无所顾忌地谈吐内心事。

让患者倾谈内心事时，治疗者同时要顾虑到患者因倾诉吐露心事而可能发生的不良反应。譬如，有些人因性格刚强，或很要面子，向他人(治疗者)透漏自己内心情感、表露心情弱点而感到尴尬或后悔，产生负性作用，宜慢慢调节进行。有少数患者，因向你透漏了很私人性的心事，潜意识地相对地要求治疗者能对他保持很私人性的特别关系，产生医疗者与患者关系上的曲折。还有，有些患者，如精神疾病患者或边缘型人格障碍的患者，对原本精神活动的驾驭能力欠佳，过分透漏摸索潜意识的心理资料，会破坏心态的稳定性，加重病情，应能适可而止。

一般说来，细听倾诉，不仅能了解病情，主要的，还可让患者感到治疗者肯花费时间去听取患者，关心患者，而感到安慰且放心，是治疗上的基本效果。

(二)支持与鼓励

当一个人面对心理上的困难或痛苦时，最需要的，莫过于他人的同情、安慰、支持与鼓励。特别是一个人单独面对问题，心理负担很大；或者长期应付困难，丧失斗志；或者面对的应激很大，难于应付时，特别感到需要旁人的协助或鼓励。这就是支持性治疗的用处，能适当地给患者支持与鼓励。

可是需要注意的是,治疗者不能只一心一意地支持而失掉调节性的判断。成功的治疗者要能评估患者的自我能力,判断所需的支持程度,适当的供给帮助。要能运用患者的潜在能力,自行痊愈,不能过分保护,让患者依赖治疗者,失掉自行努力适应的机会。

(三)说明与指导

有些患者的烦恼是源于缺乏知识,或受不正确观念的影响。这时治疗者可供给所需的知识,纠正错误的想法,可减除烦恼的来源。譬如,年轻人对心身发育上的问题不了解,可加以说明与指导。许多人不知道疾病的事,因无知而烦恼,治疗者可供给医学知识,减除不必要的担忧。年纪大的人对年老的问题不知道、误解或不关心,可适当地指导他们如何适应年老阶段。许多精神疾病患者的家属,对患者不知如何对待,需要教导应付关照的要领。

(四)培养信心与希望

心理疗法的基本功能是帮助患者培养希望,让患者有信心与动机去处理自己面对的困难。施行支持性的心理疗法,特别要能注意这一点,经由鼓励与协助,来培养希望。治疗者可以指出患者具有的长处,问题的可解决性,并许诺供给支持,共同去处理困难。这样,患者就较能感到生机的存在,产生动机去尝试。作为治疗者,千万不要凭空保证,也不能夸大事实,要能就实际情况而加以说明,建立可行的出路。

(五)调整对应激的看法

由于挫折的轻重可由主观的看法而有所不同,支持性治疗的技巧之一是协助患者对应激或挫折做重新的评估与了解,经由感受层次的改变,减轻对挫折的反应。比如,父母对青春期的子女顶嘴不听话很生气,可帮他们了解年轻人能表达他们的意见是好现象,可让父母变得不感到那么生气,可以较冷静地管教自己的子女。对于刚失去工作,因下岗而苦闷灰心的人,可帮助他们想这可能是重新安排自己将来的机会,好好考虑往哪个方向去发展将来的前途。"改观重解"是家庭疗法者常用的技巧,也是支持性治疗使用的治疗要领之一。

(六)控制与训练

有不少患者缺乏适当的自我控制,随心所欲,任性所为。特别是成长中的年轻人,容易不加思考,冲动行事,需加以劝导与训练,帮助他们能自我管理,选择适当较成熟的适应方式。有些人缺乏生活经验,要帮助他们采取行动,从实际生活里获得处理问题的要领。善用行为疗法的原则来改善行为,也是支持性治疗的一种治疗任务。

(七)善用资源

支持性治疗的另一特性是协助患者去检讨自己内在或外在的各种资源,看看是否充分运用了可用的资源。特别是别人可供给的协助常常被忽略,或者不愿意去使用,减少了应付困难的力量与资源。治疗者可就此方向去着手,帮患者能伸手去接受家人、朋友或社会存在的各种单位或机构,去获得所需的支持。

(八)改变环境

有时所存在的困难超出患者的能力去处理时,治疗者可把工作范围扩大,替患者去改变外在困难,好让患者可以应付。譬如,年纪小的学生,无法适应学校的环境,包括跟同学或老师的相处的问题,有时可经由与老师的联系与商谈,可改变情况,让小孩可以应付。同样的,年纪大的人,可间接地调节处理社会存在的环境,让老年人较容易生活,也是折中的办法。

(九)鼓励功能性的适应

心理疗法的最终目标是协助患者养成习惯,能以较有效、较有功能、较成熟的方式去处理问题或解决所面对的应激。这也是支持性治疗的主要原则,包括帮助患者能从事预防性的措施,事先就做防患的事,减少应激的扩大。

三、治疗功效与运用范围

就上面所说明,支持性心理疗法的治疗机制有几点,主要在给患者提供安全感,因感到有人做后盾支持他而安心,并对自己困境的解脱感到有希望,能较有信心地去发挥自己的潜在力量去克服并获得康复。这些治疗机制并没有特殊性,是分析性疗法、行为疗法、认知疗法等各种治疗模式里基本上都依赖的功效;也是传统性、民俗性或土著性心理辅导所依赖的共同治疗因素;因此被称作是"非特殊性"的治疗功效。施行支持性治疗时,要特别注意发挥运用这些治疗机制。

从临床的角度,支持性治疗的主要用途有几种。第一种情况是患者刚遭遇急性的挫折,面临重大创伤或应激时,需要马上施行支持性治疗,来帮助患者渡过危机。第二种情况是患者已患了精神疾病,接受药物治疗或其他躯体性治疗时,宜同时进行支持性治疗,帮助患者了解病情,懂得药物治疗的功效与使用原则,并协助患者去处理日常生活里面对的困难,可提高复愈的效率。第三种情况是患者患有慢性的精神疾病或人格障碍,精神适应力减退,需要时时支持来减轻或避免病情的恶化。

总之,支持性心理疗法可说是基本的心理疗法模式,理论简单,技巧单纯,初学者也容易学习使用。可是治疗者学习到分析性的心理疗法,能有深度的体会人的心理与病态,也懂得行为疗法或认知疗法的治疗观念与要领时,倒过来施行支持性治疗时,便能深入浅出,善用各种理论与技巧,能熟练施行基本的支持性治疗。

(李　静)

第三节　认　知　疗　法

认知疗法产生于20世纪60~70年代。当时精神分析和行为疗法学派在心理疗法领域中是占有优势和领先地位的两大学派。认知疗法的创始人最初所分别接受的正是这两大学派的训练。在临床实践中,AT Beck和A Ellis出于对精神分析治疗在理论上和实践中的缺陷的不满,逐步摒弃了精神分析学说,创立了自己独特的治疗理论和技术方法,即认知疗法和理性情绪疗法。而D Meichenbaum则是在其做博士论文的实验研究中对所接受的严格的行为疗法训练及观点产生了疑问,并在科学研究及临床实践的不断探索中发展了其认知行为矫正法。

Beck的认知疗法、Ellis的理性情绪疗法和Meichenbaum的认知行为矫正法目前仍是认知疗法学派中的三大主要疗法。除此之外,在认知疗法学派中还包含着许多不同的治疗观点和方法,如Fiegenbaum的系统固有性认知疗法等。不同的认知疗法各有其不尽相同的理论观点、治疗过程和方法,但都具有一个共同的特点,即认知疗法认为人的思维对其情感和行为具有决定性作用。认知疗法认为人的情绪困扰、行为问题或各种心理障碍均与人的认知和认知过程有关。因此,这一学派中的各种疗法均重视人的信念及思维过程在调节情绪及行为中的作用,以改变认知为主的方式来达到消除或减轻各种心理问题及障碍的目的,认知疗法即因此而得名。

在改变认知的过程中认知疗法主要通过下列三种途径:①发现现存的信念与事实之间的矛

盾;②改变信念的建构系统;③对认知加工过程中的不合逻辑之处达到领悟。各种认知疗法在以上三种途径对患者进行帮助的过程中都注重强调理性的作用,强调要改变认知必须付诸实践,强调要产生真正的改变必须不断的消除旧的不合理的认知的影响,不断巩固新的合理的认知。此外,认知疗法的各种疗法经常同时采用多种行为疗法的接受与方法,许多人因此又将认知疗法学派称为认知行为疗法学派。

在各种认知疗法中,影响最大,最具代表性的疗法当属 Beck 的认知疗法。因此本节将重点介绍这一疗法的主要理论观点及技术方法。

一、认知疗法的理论观点及有关概念

Beck 在 20 世纪 60 年代以精神分析的方法对抑郁患者的想法和梦进行研究时发现,抑郁并非是像精神分析所解释的那样由"指向自身的愤怒"所致,而是由自我挫败的思维方式所致。进一步的研究使他确信,消极的认知偏向是抑郁产生的根源。他由此开始逐步建立了认知疗法的理论观点和技术方法。

Beck 在 20 世纪 60 年代中期将对抑郁及其他一些心理障碍的产生及治疗起作用的认知成分区分出三种水平,即:①自动式思想;②图式或内部假设;③认知的歪曲。

(一)自动式思想

自动式思想是介于外部事件与个体对事件的不良情绪与行为反应之间的那些思想。大多数患者并不能意识到这些思想的存在,因为他们对这些思想是如此的习惯,这些思想是如此经常地自发地产生,导致不专门注意就不会意识到其存在。例如,抑郁患者对他们自身、对自己周围世界、对自己的未来具有极端的负性的想法(抑郁的认知三联征),这使得他们常常感到自己毫无价值、内疚和无望。对于焦虑症患者而言则常常存在着面临危险的思想。由于这些思想存在于认知的表面层次,经过认真思考是能够被患者和治疗者意识到的,因此自动式思想近年来也被研究者界定为前意识水平的产物。

(二)图式或内部假设

Beck 认为图式是人们从童年期开始通过生活经验建立起来的一种相对稳定的内部心理模式,它包括个体和世界的许多方面内容,个体可参照这些内部模式对外界事物进行感知、编码、记忆等信息加工活动。作为相对稳定的认知结构,图式既可以是积极的、适应性的,也可以是消极的、失调性的。例如,抑郁症患者早年经历所形成的认知模式使他们倾向于过多地采用消极的评价和解释事件的方式,从而构成抑郁的易感倾向,这在抑郁症的发生和发展中起着决定性的作用。这种功能性失调的图式或假设也被称为功能失调性态度。

(三)认知的歪曲

认知的歪曲将功能性失调图式与自动式思想联系在一起,使个体在面临一定的事件时产生消极的自动式思想。这些信息加工过程中所出现的一系列逻辑错误,被称为认知的歪曲。常见的认知的歪曲包括以下几种。

1.任意的推断

在缺乏事实根据的情况下,武断的作出结论。

2.选择性概括

仅仅根据个别细节,不考虑其他有关信息,就对整个事件作出结论。

3.过分概括化

在一件或很少的几件孤立的事件的基础上就得出一般性的规则或结论,并将其应用到其他情境中去。

4.两极式思维

即极端式思维,把生活看作是要么全对,要么全错,非黑即白,没有中间色彩。

5.过分夸大或过分缩小

指夸大自己的失误或缺陷的重要性,而贬低自己的成绩或优点。

6.个人化

在缺乏相应联系的情况下,把外部事件的发生全都归因于自己,主动为他人的过失承担责任。

例如,某中年妇女,平时身体好,每天进行体育锻炼。某次体检时医师说心电图有点问题,平时注意一点就行。此后开始关注自己的身体状况,特别是心脏的感觉。逐渐出现胸闷,自己有意识地大口喘气等现象。工作仍勉强坚持,但不再进行任何体育锻炼,反复求医,对此极度恐惧。其每次感觉不好并感到恐惧时的自动式思想是:"我可能要不行了",其内部的功能性失调图式或假设为:"心脏病一旦发作,人就会死去。"其自动式思想及图式包含了下列两种认知的歪曲。①过分夸大:她只是有不好的感觉,如胸闷,自己将其夸大至极端,认为是濒死的信号。②任意的推断:其是否有心脏病还未有定论,而且其反复就医过程中医师也说过她不会有问题;从最坏的角度考虑,即使是其真的患了心脏病,情况也不会像她想象的那样严重。因此该图式是在缺乏事实依据下的任意的推断。

从上述例子来看,认知疗法认为一个患者的负性自动式思想背后必有功能性失调的图式或假设,而每种自动式思想及图式或假设均可能包含一种或几种类型的认知歪曲。认知疗法中最重要的问题是使患者一步步认识到这些逻辑性错误,并促使其产生认知性的改变。

二、认知疗法过程与常用技术方法

(一)治疗过程

认知疗法的治疗过程约持续12周,治疗者与患者会谈15次左右。治疗可按重点的不同大致分为治疗初期、中期和后期这样3个阶段:治疗初期的任务包括:建立良好的治疗关系,找出和确定患者的问题。认知疗法认为良好的治疗关系是治疗成功的基础,治疗者应以真诚温暖、共情理解和接纳的态度对待患者,与其建立一种相互信任的关系。只有在治疗者与患者之间建立起治疗的合作关系时,治疗才能产生最佳效果。与此同时,治疗者要按照认知疗法的理论框架,找出和确定患者的主要问题,并着手制订针对靶向问题的应付策略。此阶段中治疗者应充分利用各种技术方法使患者了解到其情绪和行为与认知之间的关系,着重了解消极的自动式思想与情绪变化、行为不适之间的关联。

由于认知疗法认为由个体的早期经历形成的功能性失调假设在一定的刺激下被激活,产生消极的自动式思想;这些自动式思想又导致了个体产生情绪和行为方面的问题;而情绪与行为方面的问题又反过来加强了消极的自动式思想。这种消极情绪、行为和认知的交互作用,形成恶性循环,使问题更加严重。因此,在治疗中仅仅认识消极认知与情绪、行为之间的关系还不够,在治疗中期治疗者还必须采用各种技术方法,特别是认知改变的方法,帮助患者矫正其消极的自动式思想,应用新的观念行事,以改善其症状。在此基础上,还须帮助患者认识那些消极的自动式思想背后潜在的功能性失调假设,使患者及早掌握和学习新的概念,通过不断的反复复习和应用合理的反应方式,改变那些失调性思想。

当患者的症状改善、消极情绪减轻时,治疗开始转入后期的工作。此时治疗工作的重点由注意患者在对待特殊问题时所具有的假设(如我不可能得到晋升)转向改变被患者当作普遍规律的假设(我永远也不可能得到我所向往的成功)上来。这些具有普遍意义的假设往往是形成患者各种问题的症结所在,与其经历和体验有关,是患者在其成长发育的过程中形成的。认知疗法就是要拮抗这些适应不良的假设,以新的、更为现实的认知系统来取代之。随着患者的认知更为趋近现实,治疗会谈的次数逐渐减少,在患者症状改善并学会了自己去认识、拮抗其自动式思想和适应不良的假设时,即可结束治疗。

(二)常用治疗技术和方法

认知疗法在对患者进行治疗的过程中主要采用认知及行为的方法帮助患者产生改变。认知疗法认为治疗最关键的问题是要完成识别和检验自动式思想,识别和改变功能失调性假设这两项任务。围绕着这两项任务,认知疗法常采用以下几种技术和方法。

1.识别负性自动式思想

自动式思想是介于外部发生的事件和个体产生的情绪体验、行为之间的那些想法。大多数患者不能意识到这些想法的存在及其与自己情绪及行为的关系。患者在认知疗法过程中要首先学习识别这些想法,特别是在愤怒、焦虑、抑郁等情绪之前出现的那些思想。治疗者可以采用提问的方法以帮助患者识别自动式思想,还可采用以填空的方式引导患者发掘这些想法。例如,事件或情境作为A,所产生的情绪和行为作为C,努力寻找其间的想法B。如果这样做仍不能查出自动式思想,可以采用让患者想象当时的情境的方法或采用角色扮演的方式来寻找那些想法。

2.检验负性自动式思想

治疗者和患者一起把患者的自动式思想作为一种假说加以检验。通过对其想法的系统而尖锐的提问使患者重新考察自己的想法的正确性,促使其负性的想法发生改变。在这一过程中向患者提出的问题主要有:"这样想有什么证据?""是否有其他可供选择的思路?""如果事情真的是像你所想象的那样发生了,它是不是有你想象的那么坏?"等。

检验负性自动式思想除了上述认知的方法之外,还可以采用行为的治疗方法,即治疗者与患者一起设计出检验患者的自动式思想的治疗作业,让患者在实践中体验其想法是否合乎实际,是否真有道理。例如,许多患者认为自己是他人注意的中心,他们的一举一动都受到别人的关注和评论。治疗者可以和患者一起拟定作业计划,让患者衣着不像以前那样整洁地沿街散步,并记录他人对他的反应和次数,其结果患者会发现实际上很少有人会专门注意他的言行。

3.识别功能失调性假设

负性自动式思想的产生源于功能失调性假设。因此在治疗中一旦患者能够较熟练地识别和检验其自动式思想,治疗的重点就应转向对功能失调性假设的工作上了。这些假设虽然是影响患者行为的规则,但却不为意识所察觉,因此识别这些假设常常需要采用推论的方法。方法之一是从经常出现的自动式思想中查找其主题,同一类负性想法源于相同的假设。方法之二是从自动式思想中反映出来的逻辑错误发现功能失调性假设,这是因为自动式思想中的逻辑错误常常来源于有关的假设。

此外,还可以通过追根寻源的方法反复询问患者如果某一事件真的发生了对患者意味着什么?例如,某一患者认为某事对她来说是重要的,因此一定要去做,并一定要做好,没有完成对她

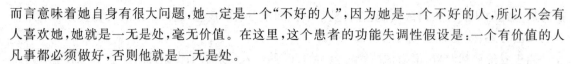

而言意味着她自身有很大问题,她一定是一个"不好的人",因为她是一个不好的人,所以不会有人喜欢她,她就是一无是处,毫无价值。在这里,这个患者的功能失调性假设是:一个有价值的人凡事都必须做好,否则他就是一无是处。

4.盘诘功能失调性假设

识别功能失调性假设是为使其发生改变,而促使其产生改变应采用盘诘功能失调性假设的方法。这一方法主要从下列几个方面启发并使患者意识到其假设的问题。

(1)假设是否符合真实情况,是否是现实可行的?例如要求自己事事必须成功的假设是不合理的,并非现实可行的。

(2)假设有哪些不利的方面?例如,极端完美主义的假设虽然有可能促使个体去争取成功,但可能激发个体强烈的焦虑反应,并因害怕失败而导致回避行为,这种对不利方面的认识有助于促使患者对假设的重新思考与选择。

(3)假设从何而来?如果假设是童年焦虑与长期生活经验中形成的,通过检验发现其与当前情况不相适应,则可使患者对此假设保持距离,有利于修改假设。

(4)有什么可供选择的假设可以更好地替代那些功能失调性假设?功能失调性假设中常可以找出各种认知歪曲的逻辑性错误,并常常包含"必须""应该"等词。如"我必须事事成功,否则就一无是处",治疗者可帮助患者认识到这是一种两极式思维,可以选择将其改为:"我希望事事都能成功,即使某事不成功,我还是我,既有优点也有缺点。"

由于功能失调性假设由来已久,不可能很快改变,需对其反复进行盘诘,与此同时还应采用各种行为疗法的技术和方法,使患者在其实际行动中对其假设的不合理之处及新的思维的合理之处有所体验。如设计切合实际的方法使患者在其生活中对假设进行验证等。

5.认知的家庭作业

认知的家庭作业对于帮助患者产生认知性改变是一种非常有效的方法。第一种方法是可以让患者写出所有导致其不愉快情绪产生的消极想法和认知,然后治疗者与患者一起讨论并找出相应的积极的想法和更为现实的认知来取代,把这两种想法和认知分两列写在纸上,让患者经常对照两者的不同并学习认识和改变自己的负性认知。第二种方法是认知作业表,要求患者每天记录并监察自己的自动式思想及情绪表现,并采取百分制方法对自动式思想和情绪的程度进行计分。通过逐日记录和监察,使负性的自动式思想逐步减少,情绪逐步得到改善。认知作业表除了可进行记录和监察之外,还可以每天每隔一段时间作定时记录,从中发现情绪变化的规律和有关的影响因素,然后找出适当的应付方法以减轻或消除不良情绪的影响。

认知疗法从 Beck 对抑郁患者的治疗开始到现在已有了极大的进步,与其他认知疗法一起推动着这一治疗学派的发展,成为心理疗法学派中最具影响力的一支力量。目前认知疗法中各种疗法已被广泛应用于治疗抑郁、焦虑症、恐惧症、强迫症、进食障碍、儿童问题、婚姻问题等,取得良好疗效,并开始用于对人格障碍、精神症状的治疗。

(时若欢)

第四节 行 为 疗 法

行为疗法是基于实验心理学的成果,帮助患者消除或建立某种行为,从而达到治疗目的的一门医学技术。

现代行为疗法只有近百年的历史。不同于其他心理疗法的一个明显特征是:行为疗法没有一位开山始祖,因而它没有一个统一始终、连续贯通的理论模式。从一开始,行为疗法的研究就呈现出一派百家争鸣的局面,很多学者各自独立地提出了行为疗法的种种理论。

一、行为疗法的基本理论

(一)经典条件反射

谢切诺夫是第一位在行为研究中以严谨的实验来取代哲学臆想和偶然观察的学者。他提出"所有动物和人类的行为实质上都是反射"。巴甫洛夫在此基础上做了更深入的研究。他发现,铃声这个无关刺激可以由于食物的强化作用而逐渐成为食物的信号,继而单独的铃声也能引起唾液的分泌。从一个无关刺激转变为具有某种信号属性的过程就是条件反射形成的过程。条件反射一旦建立之后,又能作为"无条件反射"引起第二级条件反射。例如,当狗已经形成了听到铃声便分泌唾液的条件反射之后,在响铃的同时又给它看一个彩色三角尺,它又可以习得只见彩色三角尺也分泌唾液的第二级条件反射。巴甫洛夫还研究了条件反射的泛化、辨别和消退作用。他用上述实验结果,来解释行为的建立、改变和消退。

(二)学习理论

代表人物华生(Watson JB),他从老鼠跑迷津的实验中观察到学习的作用。他认为不论如何复杂的人类行为都是学习的结果。复杂的学习行为遵循两条规律:①频因律,即某一行为反应对某一刺激发生的次数越多,那么这一行为反应就越有可能固定保留下来,并在以后遇到相同刺激时发生;②近因律,即某一行为反应对某一刺激发生在时间上越接近,那么这一行为反应就越有可能固定保留下来,并在以后遇到相同刺激时发生。

学习理论强调学习的作用,认为无论任何行为都可以习得,也可以弃掉。

(三)强化作用

强化作用的代表人物桑代克(Thorndike EL)仔细地观察了猫为了吃到笼子外面的鱼如何设法打开笼门的种种行为。他提请人们注意:美味的鱼是决定猫的行为的关键因素。他认为,行为的目的不是为了获得奖赏就是为了逃避惩罚。最初,动物对同一种刺激可能会作出几种不同的行为反应,但只有那些能给自身带来好处的行为反应更容易与这一刺激相联结,并在这一刺激重现时更有可能再发生;而那些会给自身带来痛苦的行为反应不易与这一刺激相联结,因而在这一刺激重现时再发生的可能性很小。桑代克称这一原理为效果律。他假定有一个"OK 反应"的神经机制,这一机制能强化"刺激-反应"的联结。

(四)操作性条件反射

斯金纳(Skinner BF)进行了著名的操作性条件反射实验。在一个后人以他的姓名命名的斯金纳箱中,安放有一根杠杆装置和一个食物盘。如果按压杠杆,就会有食物落入盘中。把一只饥饿的小白鼠放入箱中，它在寻求食物时可能偶然碰压了杠杆而获得了食物。如果这种偶然重复几次，小白鼠便会主动去按压杠杆。也就是说，它学会了按压杠杆来获取食物的行为。食物是对按压行为的奖励，因此这也称为"奖励性学习"。根据同一原理，斯金纳还设计了"惩罚性学习"的实验。操作性条件反射的实验有力的说明：行为的后果直接影响该行为的增多或减少。后果是奖励性的，该行为发生频度增加，称正性强化；后果是惩罚性的，该行为发生频度减少，称为负性强化。根据这一原理，可使行为朝预期的方向改变，逐渐建立全新的行为模式，称为行为塑造。

虽然行为医学的各种理论不尽相同，但这些学者都以"刺激-反应"的学习过程作为行为的主要解释。因此，行为疗法总的原理是：所有的行为都遵循学习的规律，变态行为也属于习得性行为，可以习得，也就可以弃掉。

二、治疗技术

(一)系统脱敏疗法

系统脱敏疗法的治疗程序具体如下所示。

1.评定主观不适单位

主观不适单位通常以五分制、十分制或百分制为度量单位。以五分制为例，0分是心情完全平静，5分则是极度不适。让患者用此标准衡量他在各种情景中的主观感觉，并向医师示意或报告。

2.松弛训练

一般要经过6～8次训练才能完成，每次20～30分钟，让患者坐靠在沙发或藤椅上，双臂放于扶手，呈随意舒适的姿势。室内环境优雅、光线柔和。首先让患者体会紧张和松弛的区别。例如，握紧拳头，然后松开；咬紧牙关，然后松开。领会紧张与松弛的主观差别之后，开始练习放松前臂（前臂放松最容易掌握，故安排在最先练习），然后依次放松头面部、颈、肩、背、胸、腹及下肢。如能借助于肌电反馈仪，则训练进展更快。

3.设计不适层次表

将曾经引起患者主观不适的各种刺激因素搜集并记录下来，让患者根据自己的主观体验评定每一种刺激的严重程度。然后依次排列成表。这个层次表可以由同一刺激因素的不同程度构成。不适层次表也可以将多种不同的刺激源，按其引起的不适程度依递增次序排列。

不适层次表的资料来源于病史、问卷检查结果及与患者的交谈。一般只列出患者以为最重要、最常见的精神刺激。排次应由患者完成或得到患者认可。不适层次表的制订关系着治疗的成败。关键是：最低层次的紧张不适，应小到足以能被全身松弛所抑制的程度。而且各层次之间的级差要均匀适当。级差过小会拖长疗程、事倍功半。级差过大，欲速则不达，导致治疗失败。

4.系统脱敏

仍以社交恐惧症为例。由最低层次开始脱敏。

治疗者指令：请闭眼想象你正面对着你父亲。

（患者闭目想象，当想象中的表象逐渐清晰并如身临其境后，以手势向治疗者示意已进入角色。）

治疗者询问：请告诉我你感受如何？

（患者以一个手指示意不适程度为1，表示有些紧张。）

治疗者指令：抹掉头脑中的想象，放松全身肌肉。

（患者停止想象，放慢呼吸，依次放松全身肌肉。几分钟后患者示意不适程度为 0，表示心情恢复平静。）

治疗者指令：再次想象你正面对着你的父亲。

（患者闭目想象……）

经过想象、放松、再想象、再放松……，如此重复多次以后，患者在想象中面对父亲的紧张感觉逐渐减轻。直到患者示意在想象中面对父亲已不再紧张时，方算一级脱敏。然后想象与同事会面、与上司会面……逐步升级，如法炮制。最后，在置身于与男朋友的父母相处的想象中仍无紧张的感觉时即算脱敏完毕。在脱敏期间或脱敏之后，将新建立的反应迁移到现实生活中，不断练习，巩固疗效。

脱敏过程需 8～10 次，每天 1 次或隔天 1 次，每次 30～40 分钟。

系统脱敏疗法主要用于治疗恐惧症，也可用于癔症。

（二）冲击疗法

治疗程序：向患者认真地介绍冲击疗法的原理和过程，如实地告诉患者在治疗中必须付出的痛苦代价。患者和家属同意后在治疗协议上签字。进行必要的体检，排除心血管疾病、癫痫等重大躯体疾病。

冲击疗法主要用于恐惧症。优点是方法简单、疗程短、收效快。缺点是它无视患者的心理承受能力，患者痛苦大，实施难。与系统脱敏疗法的比较研究表明，此法不宜滥用和首选。

（三）预防法

预防法由 Meyer 等（1971）首先提倡。他们要求那些以强迫性仪式动作为主诉的患者，在想要进行仪式动作之前向治疗者报告，并在治疗者的鼓励、监督下克制自己不做仪式动作。在克制的初期，患者会出现明显的焦虑、烦恼，如果克制持续下去，焦虑和烦恼会有所减轻。在成功地预防一次仪式动作的发生之后，患者会信心倍增，鼓励患者继续效法自己的成功。随着预防成功的次数增加，逐渐撤销监督人。

如治疗一位强迫性洗手的患者，让他接触一件不太干净的物品后克制自己不去洗手，治疗者陪伴左右随时给予鼓励。或者安排患者从事其他活动。活动一个接一个，安排紧凑，让他无暇顾及其他。

第一次预防成功的意义十分重大，为了确保首次预防成功，最初的治疗最好安排在医院进行。因为在治疗的最初阶段，患者非常需要治疗者的帮助、鼓励、解释和监督。有了若干次成功的经验之后，患者可单独实践几次，然后在现实生活中去巩固疗效，氯米帕明可以作为一种辅助药物，特别是当患者有明显抑郁症状时可增强预防效果。

预防法主要适用于治疗强迫症。

（四）厌恶疗法

当某种不适行为即将出现或正在出现时，当即给予一定的痛苦刺激。如给予轻微电击、针刺或催吐剂，使其产生厌恶的主观体验。经过反复实施，不适行为和厌恶体验就建立了条件联系。以后当患者欲施行这一行为时，便立刻产生了厌恶体验。为了避免这种厌恶体验，患者只有中止或放弃原有的不适行为。

例如，治疗同性恋时让患者坐在一个特殊的装置上看录像，录像中有迷人的同性或异性镜头交替出现。当患者喜欢的同性镜头出现时，装置便自动电击患者。待到出现异性镜头时则电击自动停止。持续播映录像，患者逐渐对同性镜头恐惧厌恶，对异性画面产生好感。经几次治疗之后，变换装置。此时患者可操纵一按钮，自行控制画面的定格时间。条件是同性镜头出现后一秒钟便有电击，异性镜头出现时电击停止。可见患者逐渐有意识地选择异性镜头，一旦出现同性镜头，也是一晃而过，尽管尚未被电击。

对酒瘾的治疗可使用阿扑吗啡。阿扑吗啡是一种有催吐作用的药物，通常在注射后几分钟，便引起强烈的恶心和呕吐。治疗时先注射阿扑吗啡，几分钟后让患者饮酒，几乎在饮酒的同时阿扑吗啡的药性发作，患者即感恶心呕吐。反复几次之后，患者的饮酒行为与恶心呕吐形成了条件反射。于是，只要饮酒便会恶心呕吐，为了避免恶心难受，患者只好弃而不饮了。

厌恶疗法应该在严格控制下使用，因为目前尚有两个争议的问题：一是技术方面的问题，二是伦理学问题。

厌恶疗法主要适用于露阴癖、恋物癖、同性恋，对酒瘾、强迫症也有一定的效果。

（五）阳性强化法

阳性强化法分四个步骤。

（1）确定改变的靶行为，并由专人（治疗者或经过训练的护士、家属）随时记录。例如，记录一位精神分裂症患者污言秽语的次数。

（2）确定这一行为的直接后果是什么。如这位患者污言秽语时是不是病友围观他？是不是医护人员关注他？而在安静的时候却无人注意他？如果是，那么可能正是被关注这一结果强化了患者的污言秽语的行为。

（3）设计一个新的结果取代原来的结果。例如，当患者污言秽语时旁人不予理睬、给予忽视，而在其安静时给予关心、给予强化。

（4）强化实施：治疗执行者应如实记录患者的不适行为和正常行为，并在其出现正常行为时立即给予强化物，而在其他的时候却不给。强化物可以是患者喜爱的某种活动、某种享受抑或仅仅是赞许的目光。

精神疾病房中常使用的阳性强化法是代币法或奖券法。当患者出现良性行为时，奖以代币券，代币券可以兑换成患者喜爱的东西，如食品糖果、电影票等。

阳性强化法主要用于慢性精神分裂症、儿童孤独症、癔症及神经性厌食症和贪食症。

（六）消极练习法

消极练习法产生于对华生"频因论"的异议。Dunlap 发现，习惯性肌肉抽动、口吃、吮吸手指、咬指甲等症状，可以通过有意识地重复这些动作而减轻。例如，一位强迫性洗手患者，每天洗手十几次，每次要洗数分钟，欲罢不能，十分痛苦。使用消极练习法治疗，安排患者照例每天洗十几次，每次洗手时间延长到十五分钟。患者起初十分乐意，不久开始觉得洗涤时间过长，非洗不可的欲望逐渐减弱，最终对洗手产生厌烦。

消极练习法与厌恶疗法不同，它并未给患者附加一个另外的痛苦的刺激；它与冲击疗法也不一样，它要求患者重复完成的正是他原来嗜好的行为。消极练习法的原理是因多次重复一个动作后引起了积累性抑制。

消极练习法主要适用于习惯性肌肉抽动、口吃、强迫症，以及某些神经性贪食、性心理障碍。

（七）自我控制法

自我控制即鼓励患者学会控制自己的感情和行为。它没有一个特定的治疗模式，常用的治疗方式有 Geodiamond 建议的操作性条件反射方法和 Bandura 推荐的自我奖励法。归纳起来可分为两个步骤。

1.自我监督

在自我监督阶段,患者应将自己的不适行为详细记录。如吸烟,每天吸多少支?都是在什么情况下吸的?与精神应激有关还是与社会交际有关……。通过一段时间的记录,使患者逐渐正视吸烟这一事实并意识到问题的严重性。

2.自我强化

自我强化指患者在自我控制成功时奖励自己。奖励的分量要与成功的大小成正比。如烟量减少后,可奖励自己几顿美味佳肴,彻底戒烟后可奖励自己几套渴望已久的时装或一次观光旅游的机会。

在自我控制疗法中,患者本人起关键作用,治疗者几乎只能提出一些建议。如果发现患者的不适行为在某种特定环境中最易发生,则让患者暂时避开这种环境。当患者的自我控制能力有所增强之后,再逐步接触这一环境。

自我控制法适用于各种不适行为。

(八)模仿法

模仿法由 Bandura 首先倡导,他在实验中观察到,怕狗的儿童在示范者的表率作用下易于消除恐惧,敢于逐渐与狗接近。但如果没有人示范,尽管你告诉儿童们狗是如何的温顺驯良,儿童们依然不敢接近狗。他认为人类很多行为是通过模仿建立起来的,因此也可以通过示范,然后让患者模仿的方式培养正常行为。

模仿法主要用于儿童集体治疗。

(九)认知行为疗法

经典的行为疗法只强调行为的变化,而很少关注认知过程,以避免滞留于对一些无法证实的内心活动的争论。但实际上行为如果发生变化,认知不会一成不变。认知与行为不仅常常结伴而行,也可互为因果。Beck 等提出认知行为疗法主张矫正行为应与矫正认知相结合。如他们认为,抑郁性神经症患者总是把事情看得过分严重,易把别人的无意和善意理解为有意及恶意,于是就有相应的情绪和行为产生。显然,要矫正患者的行为,势必要矫正他的认知。

认知行为疗法可分三个步骤:①找出与不良行为有关的错误认知。②寻找证据论证这一认知的错误。③分析错误认知的根源,重建新的正确的认知。

实际上,所谓认知行为疗法与传统的行为疗法已有很大差别,所以大多数情况下又被称为认知疗法,去掉其间"行为"二字。

认知行为疗法多用于抑郁性神经症。对轻、中度抑郁患者的疗效可与抗抑郁药物匹敌。经严格的多中心对照研究证实,具有我国文化特色的中国道家认知疗法对焦虑性障碍疗效甚佳。

(十)生物反馈疗法

生物反馈疗法是利用现代电子仪器,将人体内部的某些生理功能检录下来,并放大,转换成声、光或数字信号,经显示系统反馈给个体,使个体根据反馈信号学习调节控制自己的这些生理功能,达到预防疾病的目的。

传统的观念认为骨骼肌能够随意控制,而内脏活动则是不可以随意控制的,因而支配后者的神经系统被称为自主神经系统。现代研究发现,所谓随意和不随意之间并无截然划分。Mille 使用箭毒剂抑制小鼠随意肌的活动,然后以刺激鼠脑的"快乐中枢"作为奖励,强化小鼠的心跳加快或心跳减慢。结果是,在没有随意肌的参与下,像心跳这种内脏活动也能够通过操作性条件反射的训练得以随意控制。

在精神科的治疗领域中,生物反馈常常与松弛技术相结合。常用的生物反馈有:

1.肌电反馈

在皮肤表面可测量到肌肉收缩的电位,从松弛到紧张状态在 $2\sim20~\mu V$。大多数情况下,肌肉紧张程度与情绪焦虑程度呈正相关,额部肌电尤有代表性。额部肌电电极的标准安放位置于双侧眉弓上 2.5 cm 处。也可根据治疗需要将电极安放于其他部位。一般把肌电转换为声音信号,这样便于患者在闭目状态下仍可获得反馈信息。每次训练之前要制定一个具体指标,并以此指标为阈值,达到阈值,反馈出轻松的音乐作为奖励信号,未到阈值则否。指标制订应适当,最好定在奖励与否各占一半的水平。指标太低,轻而易举就可获得奖励,进步太慢;指标过高,患者很少得到强化信号,便失去信心。根据患者的学习成绩逐渐朝正常方向调整指标。

大多数患者经过 6~8 次训练便可学会控制额肌的紧张水平。关键是脱离反馈仪后要保持成绩、反复操作,直到运用自如。临床实践表明,肌电反馈对焦虑症状、失眠及紧张性头痛有肯定效果。

2.皮电反馈

皮电指两点皮肤之间的导电性。电极的标准位置为示指和无名指掌面的末端。皮电受汗腺的影响,汗腺受控于自主神经。在紧张、焦虑、恐惧状态下,皮电总是呈增高趋势。因此,皮电被认为是反映情绪变化的较为稳定可靠的生理指标。

皮电反馈疗法多用于各种神经症。

3.皮温反馈

皮肤温度受局部皮肤血管舒缩功能及汗腺的影响,可在一定程度上反映自主神经功能的变化。皮温电极通常安放于手掌面。正常手指皮温为 33 ℃左右。训练手指皮温升高可治疗血管性偏头痛、雷诺氏病及某些自主神经功能障碍。

4.脑电反馈

一般采用额极双导联,经过长期训练可改变脑电的频率和波幅。国外多用于癫痫的治疗。精神科可用于焦虑症、抑郁症及失眠的治疗。

5.心率、血压及其他内脏功能反馈

通过相应的仪器可反馈心脏、气管及胃肠运动等各种内脏功能,训练提高患者对这些器官的控制能力,治疗相应的心身疾病。

(时若欢)

第五节 团 体 疗 法

一、定义

团体疗法是一种由一小组来访者和治疗师通过定期交谈、讨论问题等方式解决来访者心理问题的心理-社会治疗方式。

二、发展过程

团体治疗在第二次世界大战之后才得以广泛传播,并吸收了许多心理疗法技术,如心理动力学、行为主义、现象学等。Fritz Perls 格式塔团体治疗中,治疗师每次只对一个团体进行治疗。其他如 JL Moreno 的心理剧则强调成员之间互动。心理剧要求团体成员在治疗师的指导下将相关具体情境表演出来。在 Moreno 心理剧影响下,20 世纪 60 年代出现了许多新的团体治疗方式,如邂逅小组、敏感性训练、马拉松团体、互动分析等。马拉松团体持续很长时间,为的是消磨成员心理防御,鼓励更多互动。除了满足团体中个别治疗的需要,团体治疗还使用了团体治疗以外的一些方法,其中包括 Kurt Lewin 20 世纪 40 年代的 T-小组训练。

团体治疗可以在不同地方开展,包括病房和门诊。团体治疗可以用来治疗的精神障碍也有许多种,如焦虑、情感障碍、人格障碍等。从 20 世纪 80 年代开始,从团体治疗中借鉴来的治疗技术也被广泛用于自助小组。这些小组主要由一些某方面存在具体问题的人组成。如单亲、摄食障碍、毒品成瘾、儿童受虐待等。这些小组与传统意义上的团体治疗的主要区别在于没有精神卫生专业人员指导。

严格来说,自助小组如对滥用酒及控制体重等治疗,均不属于心理疗法范畴。这些自助团体因为给成员提供了社会支持、认同和归属感等,因而对团体中绝大多数人有益。自助团体成员定期聚会并讨论一些共同关心的问题,如酗酒、摄食障碍、亲人丧失或抚养孩子等。团体治疗不受治疗师管理,而是由一个非专业的小组长、团体成员或全体成员管理。

三、治疗的目的

团体治疗的目的是努力给成员提供一个安全舒适的地方。成员不但可以理解他们自己的思想和行为,而且还能给其他人提供建议和支持,最终解决相关问题。另外,如果治疗安排科学,那些有人际交往问题的成员就可以从团体治疗中获益。

四、主要治疗技术

团体治疗通常由心理疗法师、精神科医师、社会工作者及卫生专业人员来开展。有些治疗团体还安排两位治疗师负责治疗。成员是根据他们想从团体治疗中获得什么及他们能给团体成员提供什么来选拔的。

治疗团体可以是同质或异质的。在同质性团体中,成员通常有类似问题,如患有抑郁症。异质性团体中则将不同心理问题的人放在一起。参加团体治疗的成员人数不等,通常不超过12 人。团体治疗在治疗次数上也有限定的和不限定两种。团体治疗开始以后对新成员也有不接纳和接纳两种。

治疗次数根据团体组成及目标而定。例如,如果团体治疗是物质滥用住院来访者治疗计划的一部分,即短程团体治疗。长程团体治疗可以长达半年、一年或更长。治疗方法根据团体治疗的目标及治疗师的经验而定。基本技术包括心理动力学、认知行为和格式塔等。

(一)鼓励成员开放和诚实讨论问题

在团体治疗中,成员被鼓励开放和诚实讨论他们的问题,帮助其他成员就遇到的问题提供建议、理解和共情。团体治疗没有规则,只要成员在团体中能最大限度地发挥其潜能就行。但大多数治疗团体通常有其基本要求,并在第一次访谈中讨论清楚。来访者被告知不得将治疗过程的所见所闻告诉团体以外任何一人。这样做是为了保护其他成员的隐私权。他们另外还被要求不允许在治疗以外的地方与成员见面,因为其所带来破坏作用可能对团体治疗产生负面影响。

(二)治疗师主要任务是指导团队自我发现

根据团队的目标、训练及治疗师的风格,治疗师可以指导团体互动或允许团体自己决定行动方向。通常情况下,治疗师都采用这两种方法,当团队走得太远时指导一下,或由他们自己来设置进度。治疗师可以单纯通过强化积极行为来指导团体。例如,如果一个成员向另外一个成员传达共情,或提出一个建设性建议,治疗师即时点评该行为对团体的价值。在几乎所有团体治疗情境中,治疗师都强调团体成员的共同特质,以便让成员获得一种团体认同感。通过这一技术,团体成员认识到其他人跟自己一样有着类似问题,并为以后分享、互动和改变打下基础。

(三)团体互动是心理疗法的一部分

团体治疗有比个别治疗无可比拟的优点。有些来访者在团体治疗中会感觉比与治疗师单独在一起时更加真实自如。治疗师通过观察成员间的互动,向成员提供成员无法获得的信息。来访者能通过倾听其他人讨论问题获得帮助,他们同样可以通过目睹别人症状改善看到希望,或体验到帮助别人后的成就感。团体治疗还向个体提供学习的机会。成员可以通过模仿别人的积极行为而习得该行为。除了彼此学习外,团体中培养起来的信任和凝聚力可以促进成员的自信和人际交往技能。团体治疗还给个体提供了一个安全环境,那里成员新学到的技能可以得到使用和检验。另外,在纠正不良家庭互动方面,团体治疗可以向成员提供观察学习的机会。最后,团体治疗的特点是成本低效益高,因此客观上减少了治疗师的时间消耗。

当然团体治疗也有弊端。例如,有些成员会因为在团体中公开谈论自己的问题和感受而感到不舒服。有些团体反馈对成员有伤害作用。另外,团体互动过程本身会成为一个讨论焦点,会花费大量时间,甚至成员来参加治疗的主要目的有时会被忽视。

五、治疗准备

成员通常由心理疗法师或精神科医师转诊参加团体治疗。团体治疗开始前,治疗师通常会安排一次简短面谈来决定该团体是否适合该来访者。这种面谈同样需要治疗师决定来访者的加入是否对团体有益。治疗开始前,治疗师通常会向来访者提供一些有关治疗的基本信息,主要是成功的秘诀,如开放性、倾听别人、风险等,以及一些团体规则如隐私保密等。另外,还有一些有关团体治疗的教育性信息。

六、治疗结果

长程团体治疗结束时可能会引起有些成员悲伤、被遗弃、愤怒及被拒绝等体验。团体治疗师应努力鼓励成员探索其体验或使用新习得解决问题的方法来培养一种治疗结束感。治疗收尾工作是治疗过程的重要部分。

相关研究表明,无论是团体还是个别治疗,最多只有85%的来访者能从中受益。在理想情况下,通过团体治疗,成员能对他们自己的问题获得一种更好的理解及习得一些人际关系应对技能。有些成员可能会在团体治疗结束后继续参加治疗,或者个别,或者团体。

七、治疗风险

有些脆弱的来访者可能无法忍受来自团体成员的攻击性或充满敌意的评价。那些在团体情境中有沟通障碍的来访者可能有治疗脱落风险。如果对他们的沉默不做反应或不与他们交往，他们可能会感到更加孤独而不能将自己认同为团体中一员。因此，治疗师通常需要努力鼓励沉默寡言的成员在治疗一开始就加入进来。

八、禁忌证

有自杀、他杀、精神障碍或正处于急性发病期的来访者不适合参加团体治疗，除非其行为或情绪状态比较稳定。根据心理和行为功能水平不同，认知功能受损的来访者，如患器质性脑病或脑外伤的人同样不适合团体治疗。有些社会功能存在病理性缺陷的来访者也不适合通常意义上所说的团体治疗。

（时若欢）

第六节 人本主义疗法

一、定义

人本主义疗法是一种强调人的唯一性及有能力控制自己命运的理论和治疗方法。人本主义的典型治疗方法是 Rogers 提出的来访者中心疗法。来访者中心疗法是一种将治疗过程的责任放在来访者身上，治疗师只起到非指导作用的治疗方法。

二、发展过程

人本主义心理学产生于 20 世纪 60 年代，当时是作为对心理动力学及行为主义的反叛而崛起的。人本主义者反对心理动力学有关人对快乐自私追求是其行为根源的悲观主义论点。他们还认为，行为主义有关人的行为取决于环境影响，将人看成机器的观念并不能充分解释人类行为。人本主义纠正了心理动力心理学家及行为主义者把人的行为当成受个人控制以外的因素主宰的观点，强调人的内在潜能，人有决定自己命运的能力。人本主义心理学的最终目的是帮助人发挥自己的潜能，实践自己的能力。人本主义心理疗法有两个理论取向。

第一个理论是 Rogers 倡导的"来访者中心疗法"。其基本理念是，相信人的经验，并且认为自我是自我实现的最重要因素。在来访者中心疗法中，变态行为被看作是个体不相信经验的结果，导致对自我歪曲和错误的看法，现实的"我"和理想的"我"之间存在一种不协调。来访者中心治疗师试图通过传递共情、温暖和无条件关注帮助来访者认识到，不管来访者说什么做什么，始终是一个有价值的人，从而让他们获得自我理解和自我接纳。Rogers 认为心理疗法应放在一个来访者和治疗师密切关系建立起来的支持性环境中。Rogers 所讲的"来访者"不是"患者"。传统意义上医师和患者之间的关系带有强烈的医师优越感和权威性，充满了对患者的藐视和拒绝。这样会破坏治疗师与来访者之间的平等关系。在来访者中心疗法中，来访者决定治疗的总体方向，而治疗师只是通过非正式的提问来帮助来访者提高其对问题的顿悟和对自我的了解。

人本主义第二个影响较大的理论是 Abraham Maslow 的理论。Maslow 认为人的天性是善良的，并且天生有一种自我实现的潜能。他还认为，人的需要发展呈金字塔状，从低级到高级逐个实现,最后达到自我实现。首先是满足生理和安全需要,然后满足归属需要,继而是人自尊的需要,最后才是自我实现的需要。Maslow 认为心理问题源于自尊需要的满足困难,因此影响自我实现。治疗的目标是纠正人对自我的错误看法,提高自尊,并使他们继续朝自我实现方向发展。

三、对治疗师的要求

Rogers 认为成功治疗的关键不是治疗师的技能及所受训练,而是治疗师的态度。治疗师的三种态度,即一致性、无条件积极关注及共情,对来访者中心疗法的成功至关重要。

(一)一致性

指的是治疗师的开放性和坦诚,愿意抛弃治疗师的职业面具,坦诚地与来访者进行沟通。这样做的治疗师在治疗过程中能获得来访者所有的体验,并与来访者进行最大限度的分享。但是一致性并不意味着治疗师将自己的个人隐私告诉来访者,或将治疗的重点通过任何形式转移到治疗师自己身上。

(二)无条件积极关注

指的是治疗师无条件、全方位接受来访者的思想、情绪、行为和个性特点等。治疗师在与来访者沟通时通常使用的方法是耐心倾听,不随便打断、下判断及提出建议。这样做的目的是为来访者创造一个安全气氛,让其畅所欲言,自由地探索和分享个人痛苦、敌意、防御性或变态思想和情绪,而不用担心会遭到治疗师的拒绝。

(三)共情

即精确的、共情的理解。治疗师需要站在来访者的角度努力理解来访者的想法和情绪,治疗过程中对来访者表达的一切表现出敏感和理解。在其他心理疗法过程中,共情是开展治疗的先决条件。但在来访者中心疗法中,实际上共情就是治疗过程的一个主要组成部分。传递共情的主要方法是对来访者所说内容进行细致入微和准确地积极倾听。另外,来访者中心疗法中治疗师还使用一种叫反映的技术,主要是必要时,治疗师用自己的话对来访者所说的内容加以解释或概括。这种技术表明治疗师在细心准确倾听,并且通过另外一个人的复述给来访者机会,检查其思想和情绪。总之,在治疗师传递共情过程中,来访者会将其表达的内容逐渐细化和精确化。

四、治疗目标

来访者中心疗法的两个主要目标是提高自尊和经验开放性。在治疗过程中,治疗师应努力培养来访者做相应改变,包括理想的"我"和现实的"我"之间的一致性,更好地理解自我,减少防御性、罪恶感及不安全感,与他人建立更为积极和舒适的关系,提高现实情境下体验和表达自我情绪的能力。20 世纪 60 年代初,来访者中心疗法与人类潜能运动结为联盟。Rogers 采用了如"个人中心疗法"和"存在方式"等术语,并开始关注个人成长和自我实现,他甚至创造性地使用了邂逅小组,采用了 Kurt Lewin 等人首创的敏感性训练。

五、治疗影响

尽管来访者中心疗法与精神分析、认知疗法和行为疗法一样被看作是主要心理疗法流派之一。但 Rogers 的基本治疗理念对其他学派的影响甚至大于对来访者中心疗法本身的影响。他提出的许多理念和方法早已在世界范围内被不同流派的心理咨询师和治疗师以一种折中的观点整合进各自的咨询和治疗中。

（时若欢）

第七节 家庭疗法

一、定义与概念

家庭疗法顾名思义,是针对家庭为对象而施行的心理疗法,与以个人为对象的个人心理疗法不同。家庭疗法的特色,是把焦点放在家庭各成员之间的人际关系上,不大注重各个成员的内在心理结构。家庭疗法的主要出发点,是把家庭看成为一个群体,需以组织结构、交流、扮演角色、联盟与关系等观点来了解;并依"系统论"的观念来体会此家庭系统内所发生的各种现象。即系统内任何成员所表现的行为,都受系统内其他成员的影响;个人的行为影响系统,而系统也影响成员。这种紧紧相关的连锁反应,可导致许多所谓病态的家庭现象;而一个人的病态行为,也常因配合其他成员的心理需要而被维持。基于此种观念,家庭疗法学者认为,要改变病态的现象或行为,不能单从治疗个人成员着手,而应以整个家庭系统为其对象。

家庭从一对夫妻结婚成家,到生育子女,养育子女,子女长大后离开家,接着夫妻年老、丧偶、去世为止,要经历所谓"家庭发展"的阶段。在各个阶段需面对特殊的心理课题,也会遭遇各种不同的心理问题。从临床上说来,假如一个家庭在其发展过程中,发生困难,在家庭结构、组织、交流、情感表现、角色扮演、联盟关系及家庭认同等方面有不适应的现象,影响其家庭的心理状态,难由家人自行改善或纠正时,宜由专业人员协助辅导,经由家庭疗法来改进其家庭心理功能。

假如问题的核心是在夫妻关系,而治疗是针对着一对夫妻,称为婚姻治疗。但因夫妻是家族的一部分,实际上也是家庭里各轴关系当中最重要的一轴,所以针对着夫妻做的心理疗法,也可说是家庭疗法的一部分或一种,可包括在广义的家庭疗法中。但是因为在实际执行夫妻治疗时,所关注的范围主要在夫妻身上,常以治疗者与一对夫妻的形式进行,不包括子女在内,且需使用与家庭疗法不同的技巧与要诀来进行,因此婚姻治疗常与家庭疗法分开讨论。

二、家庭疗法之发展

虽然以精神分析为代表的个人心理疗法,在理论上很注意患者与父母的人际关系,但其基本态度是专心于研讨父母对子女心理发展有何影响;而透过患者与治疗者的关系,来间接改善患者对家人的想法与态度;在治疗过程上,治疗者不与患者父母或其他家人接触。这可说是个人心理疗法一向的特点。

可是在第二次世界大战时,美国的精神病学界,因战争而人手不足,基于现实情况,才开始考虑多运用患者的家人来照顾患者;并起用社会工作者,与患者家属接触,共同护理患者,把医疗的体系推广。在此时代环境下,精神分析家 Nathan Ackerman 著书,提倡治疗者宜把着眼点从患者的"个体"立场推展到"家庭"的整体,才能体会较广的心理层次,并且了解对"家庭"这一生活单位的心理结构与功能。Ackerman 的观点,可说是对家庭疗法的最早倡导。

在 20 世纪 50 年代,更有不少临床研究者先后从事以家庭为单位的心理研究。如著名的人类学家 Gregory Bateson 研究精神分裂症患者的亲子反应行为,而提出"双重约束"的观念。即精神分裂症患者的父母,特别是母亲,常向患者提出两种相反约束的要求,使患者无所适从,产生心理的矛盾,表现奇异的反应;Lyman Wynne 则观察到所谓"假互相感应"的交流反应现象。即精神分裂症患者的家属之间,在交流谈论时,表面上很容易表现相互同意,好似彼此之间很有共同感应;但经仔细分析,则可发现他们各个同意感应的理由却相差得很远,毫无相干,有"牛头不对马嘴"之情况,表示有认知与交流上的毛病。至于精神病学专家 Theodore Lidz 则说明精神分裂症的家属,常分裂成相对抗的小团体,呈现"分裂"的现象的病态家庭人际关系。

这一类早期临床研究的主要贡献,乃在启发和督促我们以"家庭系统"的眼光来了解家庭。并从"家庭"的立场来体会个人病情的根因与发展。不过,此一时期的家庭研究完全以严重的精神疾病,即精神分裂症者的家属为研究对象,难免有偏,不能以其发现一概而论。而且其观点仍受于当时之精神分析理论的影响,采取因患者的父母有毛病,致使其子女发生精神疾病态的看法。因此 Murray Bowen 有通过三代相互影响,终因累积后果而产生精神分裂症的想法。甚至有人提出"制造精神分裂之母亲"的极端说法。

到了 20 世纪 60 年代以后,有不少家庭研究者与家庭疗法者把研究对象扩大,推广到包括神经症、行为问题的家庭,根据其临床或研究经验,发表对家庭行为之新知识。如 Don Jackson 提出"内稳态机制"的看法,主张家庭的心理与人际关系里,有相互牵制与影响之机制,任何各人或家庭局部的变化都会影响全体的家庭系统,而且家庭系统往往倾向于维持和稳定其原有情况,企图保持稳固不变,阻碍变化或改进。Bowen 则提出"未分化之自我群"之理论来说明有些家庭里的成员,在心理发展上未发展成熟,各个成员间的"自我界限"没有好好分化,犹如一大团阿米巴群体。他也指出,有些家庭里的父母与子女会产生强烈的"三角关系症结"。Jay Haley 与 Salvador Minuchin 原先一起工作,分别强调以家庭之人际角色扮演情况来了解"家庭之结构";同时主张对于家庭结缺陷或有病态的家庭,其治疗之着眼点宜放在成员间之上下关系、角色与权力之调整与建立。这种家庭疗法方式称为"结构性家庭疗法"。

在此期间,家庭研究者与家庭疗法者对于"家庭"的心理功能、结构与病态行为逐渐有了完整且有系统的知识与了解。其关心的家庭对象,也逐渐由严重的精神患者的家属,扩充到一般性家庭问题的家庭了。同时由于临床心理学家及社会工作者的加入,治疗者的阵容大大增加。在此阶段的家庭疗法者,因为要强调对家庭的看法,在其治疗技巧与习惯上,通常过分严格的要求全家成员都要参加家庭疗法的会诊。同时还因治疗者各自的性格与技巧之不同,过分强调各自的派别,可说是发展上的过渡现象。

到了 20 世纪 70~80 年代,在欧美各地分别成立许多以"家庭疗法"为主的中心及诊所,除了大力推行家庭疗法之外,对理论上的修正也有所贡献。譬如,以往认为子女的心理失常与幼小时的情绪发展有关,是早期父母养育不适的结果;现在已被家庭研究者修正,认为子女与父母"相互"反应与影响,形成亲子间之家庭病理,而不是单方的因素。再者,父母的特殊交流或养育,其本身可能就是潜伏性精神疾病理的表现,与子女的精神异常是同一根源,是"共病"的现象,而并非父母的特殊行为和养育方式引起子女精神异常,有因果之关系。

虽然早期家庭疗法者的研究,主要依据对于精神分裂症的家属观察,而目前的精神疾病医学已认为严重的精神疾病大致与生物因素有关,少数由于家庭的心理因素而发病;可是从精神分裂症的家庭里所观察到的严重家庭病态的说明与假说,对轻微精神疾病患者或甚至于通常人的家庭问题的了解,仍然极有帮助。

现代的家庭疗法已经不再强调对"全家"施行家庭会诊;所强调的,是以"家庭系统"的观点与取向来了解家庭与个人的心理与行为。也就是说,在治疗技巧上,可能只看单人,或家庭的部分成员,但其治疗的重心乃在如何运用家庭结构、交流、角色扮演等观念来改善人际关系。换句话说,家庭疗法的要点是以系统论学的"观念"来治疗家庭,而非必以家庭团体为治疗单位来进行治疗工作。

三、家庭疗法之目标与病情了解

家庭疗法的目标,乃在协助一个家庭消除异常或病态的情况,以便能执行健康的家庭功能。所谓健康的家庭应有健全的"家庭结构",适当的领导、组织与权威分配,没有散漫或独权的现象;成员间的角色清楚且适当,没有畸形的联盟关系。健康的家庭有良好的交流,能维持交流功效;成员间有情感,相互提供感情上的支持,能团结一致应付困难;对内有共同之"家庭认同感",对外有适当的"家庭界线"。一个家庭能面对"家庭发展"上的课题,按部就班的成长适应。一个健康家庭在其生活里能有适当的家庭仪式与规矩,也有家人共同生活的重心与方向。

要施行家庭诊断与治疗之前,治疗者要了解所谓"个人"与"家庭"之间的各种病理关系。即个人的症状与家庭的心理问题的各种相互关系。譬如说:家庭可能是个人问题发生的摇篮;如果一个人婚后常对自己的配偶缺乏信任,怀疑配偶会不会有不忠诚的行为,这可能与小时候父母相互欺骗,缺乏互信关系有关。个人问题也可能是家庭问题的表现,比如说,妻子常常抱怨身体不适,可能是因为家里常为了子女的管教问题而与丈夫争吵的关系。家庭问题也可能是对个人问题的反映,比如小孩生病要开刀,引起全家心情不安宁。有时候,个人问题与家庭问题两者是毫无相关的共存现象,比如儿子为了最近要考大学而心情紧张,而刚好父亲也要退休,因而担心未来的事。换句话来说,我们需要以动态的眼光,确实了解到"个人的心理问题"与"家庭心理问题"有何种关系。能正确认识诊断之后,才能进一步决定如何处理个人与家庭的心理问题。

在上述各种情况里,家庭疗法者最要关心注意的情况是:所谓个人所表现的症状,实际的根源是家庭里的人际关系问题,即是家庭问题的表现,要依靠家庭疗法,才能解除个人的症状。明显的家庭人际关系问题,如夫妻间的感情纠纷,父母对子女的养育问题,亲子间的冲突等,都是适合施行家庭疗法的情况。

四、家庭疗法的进行方法与技巧

由于家庭是由有血缘关系的成员所组成的小群体,有长期且特殊的情感与关系存在,且日日生活在一起,已有其固定的家庭行为模型,在治疗上需注意和提醒此要点。在治疗初期,治疗者要费心地与家人"结合",以能被家人接受,成为家里的"自己人"。但是在治疗过程中,则要时时能以"自己人"及"外人"之双重眼光来了解情况,并进行所需的治疗工作。在家庭疗法时,治疗者需要相当地主动积极,有效地处理各种情况,包括冷场或激烈争吵的场面;能注重成员的多方参与,不能忽略任何各个成员,包括小孩在内;基本上要能尊重家庭里原有的权威阶级,不侵犯家长权威,但必要时要能适当地制强佐弱,维持家庭内的平衡。总之,治疗者要能兼此顾彼,注意保持平衡但中立的立场。

有些家庭很保守和守密,不轻易地让"外来的"治疗者知道他们家里的困难,有时甚至会以"家丑不可外扬"的态度隐瞒问题。面对这种情况,治疗者可运用家庭成员,特别是天真的年幼子女,来谈论他们对家的看法,可经由家里的小成员侧面提供家庭里隐蔽的问题,以便公开化后可正面的去面对处理。有时可让家里的所有成员,包括父母与子女,各个轮流谈论和表示他们对自己家庭的看法,特别是他们最担心的,或者是认为需改善的家里的事。这样可制造机会,让家人表现各个不同的看法,各自的观点和关心,可促进家人的沟通,并让家人了解各个成员对家庭不同的要求,引导他们去研究如何满足相互不同的心理需要。

俗话说,"孤掌难鸣""一个巴掌打不响"。西方人也说"It takes two to tango(有两人才能跳探戈舞)"说明人际关系相互的性质。实际上,家里的各个行为也是如此。也就是说,小孩被宠,一定要有人宠他;有人偷懒,一定有别人让他偷懒;有人啰嗦,一定有人不理会,不反映或处理,才会一直啰嗦。治疗者要以这样的眼光来体会家里的行为,也要帮助家人以这样的看法去了解家里的人际行为。妻子心情不好,丈夫是否做了什么事,或没做什么事,让妻子不高兴;孩子不想上学,想待在家,是否有人(母亲)内心里想让孩子待在家,是否没人(父亲)出来说话,坚持孩子一定要上学。以这样的眼光来追究家里的行为,就不会变成是妻子、丈夫或孩子的"个人"问题,而变成需彼此都要一起去关心和改善的"家人"课题。这也是家庭疗法的要诀之一。

在治疗进行过程中,我们需了解事情发生的来龙去脉,从过去来体会目前的问题。但治疗者要注意不要过于推敲往事,不追究是谁的过错,因过分追究过去问题的来源,处理不妥善,有时只会增加家人间相互谴责的倾向,诱发不必要的怨恨。原则上,家庭疗法者要多注重家庭目前需要改善的是什么,同时如何让家人去着手改正。

家庭疗法者常采用一些技巧,如"转负为正"或"改观重解"。因为任何事情都可以从不同的角度去观察和说明,对于家人所埋怨或生气的"负面"事,治疗者可协助家人以"正面"的想法来体会接受。如丈夫时常因工作而晚归,妻子抱怨丈夫不关心家人,治疗者可转个角度说明是因为先生肯负责,想专心工作才能很好维持家庭的收入;进入青春期的孩子最近常和父母顶嘴,可改而解释为子女已长大,能表达自己的意见,是能独立自主的好现象等。所谓"改观重解"就是换一个角度,改一个观念对一件事情重新了解与评价。一个家庭需培植正面的情感,更改变认知上的看法,学习转负为正的态度,对家人有益。

虽然旁观者清,但往往当局者迷。家人也不例外,常对自己家里的人际关系看不出来有何特点,也不知自己有何偏见或忽略。为了帮助家人领悟自己家里的行为特色,治疗者有时使用具体的方法,来帮助家人。如让家人更换座位,让过分亲近儿子的母亲远远与儿子分开坐,让不跟儿子亲近的父亲靠近儿子而坐;或让离不开母亲的女孩,坐到姐姐的旁边,让大家观察女儿跟母亲如何反应,以具体的座位远近来象征性的谈论家人成员间情感关系。或者让父母与年轻人站起来比较身体的高低,来帮助父母具体的体会他们的子女已经过青春期,身材已经跟大人一样高,需开始以"成人"对待,而不能老是当"小孩"看待等。为了了解家人的相互关系,以及家人彼此相互的心理知觉,治疗者可叫家人就位置与距离远近排出他们心目中的家人关系,称之"家庭形象雕塑",这也是诊断与治疗家庭结构与情感关系的具体措施之一。

家庭疗法者常使家人共同协商,决定他们一家人想更改的行为。这样不但可以促进家人的交流与协商的功能,还因是他们自己寻找制定出来的更改目标与课题,较能有动机去实行,在此情况里,治疗者要鼓励家人针对"自己"或"我们"来自愿提议要改变什么,而避免指使"你"或"他"要更改什么的要求;否则只会重复家里夫妻或同胞之间,相互指责且推卸责任的恶性循环。

最重要的,所要改善的行为,要让家人在治疗当场实际练习改变。因为家庭的行为要改变时,也就是要打破旧的系统而建立新的系统时,往往会发生阻力,不能轻易更改其原有的平衡。

因此在治疗者面前练习,治疗者能实际观察,并发觉家人企图改变时所遭遇到的困难与阻力,适当的处理并给予协助。经由家人相互扮演不同的角色,可帮助家人对彼此及自己的行为更进一步客观的认识,进而求其改善。不用说,协助家人如何能对成功的更改能及时加以奖赏,经过适当的鼓励,相互促进行为的更改,也是治疗上的重要一环。

总之,家庭疗法的要点乃在忽视过去,注重目前,以系统的眼光了解家庭问题,并策动家人行为的实际改善。家庭疗法要善用家庭原有的正性情感,并发挥家庭里存在的各种心理资源来启发进步。

五、家庭疗法之各种模式

以上所说明的,是家庭疗法上需注意的共同要诀。但在实际进行治疗时,则可随治疗的机制重点,进行不同的治疗模式。

(一)结构性家庭疗法

结构性家庭疗法的注重点放在家庭的组织、关系、角色与权力的执行等结构。使用各式各样的具体方法,来纠正家庭结构上的问题,促进家庭功能。譬如,家庭成员间的自我界限划分不清,犹如黏在一起的混合体,没有各自的自主独立的角色,可用"家庭形象雕塑"的技巧帮助家人了解,并把治疗的重心放在建立家庭成员间的适宜界限。假如家人成员之间的角色扮演不妥当,包括夫妻、父母、亲子或同胞间的关系与角色不适当,甚至颠倒,则治疗的重心放在角色扮演的纠正。特别是父母与子女间所产生的三角性冲突与情结,更要纠正改善。成员间的沟通方式,权威的分配与执行,情感上的亲近与否,都是家庭结构上的问题,也是促进家庭功能的要点。

(二)行为家庭疗法

行为家庭疗法之着眼点放在可观察到的家庭成员间的行为表现,建立具体的行为改善目标与进度,充分运用学习的原则,给予适当的嘉赏惩罚,促进家庭行为的改善。

(三)策略性家庭疗法

策略性家庭疗法的特点,是对家庭问题的本质有动态性的了解,并建立一套有程序的治疗策略,着手更改认知上的基本问题,以求有层次地改变家庭问题。譬如,年岁已大的孩子,仍依赖母亲,还无法独立自主,向外去找朋友和社会化,治疗的策略应先把重心放在如何协助母亲去"放走"自己的孩子,不要舍不得,放不下心;接着探讨为何父亲没有发挥父亲的作用,去协助自己的妻子,帮孩子长大;可能要把治疗的要点移到父母所扮演的角色,或甚至是夫妻间的情感问题,以便解决因夫妻关系不亲近,妻子得不到丈夫的感情温暖,把情感的重心放到孩子身上,不放走孩子,潜意识的希望孩子一直长不大,陪伴自己,弥补自己的心理空虚。策略性家庭疗法就是要了解这些事情的来龙去脉,并策略性的计划治疗的先后步骤。

(四)分析性家庭疗法

分析性家庭疗法乃以心理分析的眼光了解家里各成员的深层心理与行为动机,亲子关系的发展,主要着手了解且改善情感上的表达、满足与欲望的处理,促进家人的心理成长。

(五)综合性家庭疗法

综合性家庭疗法采取各种不同的学派与治疗机制,随家庭的问题及治疗上的需要,灵活而选择性地综合运用。这是家庭疗法近年来的倾向。

六、家庭疗法之步骤

不管运用何种治疗模式,家庭疗法的进行,从开始到结束,应依前后阶段而异。

(一)开始阶段

因大部分接受治疗的人,对家庭疗法均不太熟悉,在治疗开始初期时,宜将家庭疗法的性质作简要的解释,说明互相要遵守的原则,以便使治疗工作顺利进行。治疗者在早期时,要用心去让家人接纳成为自己人,并共同寻找问题的所在及改善的方向。

(二)中间阶段

运用各种具体方法,协助家人练习改善个人及彼此之间的关系。在这一阶段,最重要的是要时时去处理家庭对行为关系改变所发生的阻力,适当的调整家庭"系统"的平衡变化与进展,以免有些成员变好时,另一些成员却相对地变得更坏。犹如站在跷跷板上,一边上来,另一边却下去,家庭整体不能稳重平衡的进展。

(三)终结阶段

养成家人能自行审查、改进家庭行为的能力与习惯,并维持已修正更改的行为。治疗者宜逐渐把一家的领导权归还给家人,恢复家庭的自然秩序,以便在治疗结束后,家人仍能维持良好的功能,并继续发展及成熟。

七、结语

由于现代社会里的家庭结构、夫妻与亲子关系都在面临剧变,家庭关系受到不稳定因素的影响,家庭疗法特别有其需要。随着社会与文化环境之间,家庭与婚姻的制度和性质也会有所不同;因此在家庭疗法时,要考虑和配合里所强调的人际关系与价值观念,以及社会所期待的家庭关系来进行。

(李　静)

第八节　森田疗法

20世纪20年代,在欧洲由Freud创始了精神分析的心理疗法,同时代由日本的森田正马(1874—1938年)创立了以东方文化为背景的森田疗法,森田疗法是以治疗神经症为特点的心理疗法,其本质是通过亲自体验去理解以达到治疗目的,是一种超越言语和理性的治疗方法。

一、有关森田疗法的命名

森田疗法用"森田"这个姓来命名。森田正马生前并没有将此法称为森田疗法,只称它是对神经症的特殊疗法。所谓森田疗法只是在他故去后,他的弟子们用他的姓来命名。

随着时代的发展,森田的继承者对该疗法进行了不断地修改及多方面的研究。修改后的森田疗法称为新森田疗法。由于森田疗法是通过亲自体验去理解,同时需要自我实现所必需的不断创造性,因此新森田疗法的代表之一天本大原健士郎提议取名为"创造性的体验疗法"。还有人把森田疗法称为"不问疗法""家庭疗法""顺其自然疗法""洞察疗法"等,但目前仍沿用森田疗法这一名称。

二、森田疗法的理论

(一)(森田)神经质

森田在表达神经症时不用神经症这一概念,而采用神经质(后改为森田神经质),森田的神经症理论简单地说是一种素质论,神经质的倾向任何人都有,他把这种倾向强烈者称为神经质。森田的神经质包括普遍神经质(神经衰弱)、强迫观念(恐惧症)、发作性神经症(焦虑症)。

(二)疑病性素质

森田把神经质发生的基础称为疑病性素质,具有这种素质的人对自己的心身过分地担心,在某种情况下,把任何人都常有的感受、情绪、想法过分地认为是病态,并对之倾注、苦恼,实际上什么病也没有,却主观上渐渐地构成病,也就是说自然的生理、心理现象都人为地认为是病态,并注意力集中于此种感觉上,使之对此感觉更加敏感,进一步导致注意力更加集中。

(三)生的欲望和死的恐怖

森田认为神经质的人"生的欲望"过分强烈,他所指的生的欲望包括自我保存、食欲等本能到想获得被人们的承认、向上发展的那种社会心理的欲望。而死的恐怖中包含了在对欲望追求的同时,怕引起失败,对死及疾病的恐怖,害怕各种具有心理价值的东西失去等。这种恐怖可以称为焦虑,死的恐怖与这种焦虑具有相同的意义。

生的欲望和死的恐怖二者平衡时,则身心健康,两者对立则死的恐怖便会占优势成为引起神经症病态的根源。

(四)心理机制——精神交互作用和思想矛盾

森田认为神经质发病最重要的是疑病性素质,对症状发展起重要作用的是精神交互作用,所谓精神交互作用是指在疑病基础上所产生的某种感觉,由于注意力的集中使此种感觉更加敏感,过敏的感觉进一步使注意力更加集中并逐渐固定,从而形成症状,形成疾病,而人的主观、客观、情感与理智、理解与体验之间常有矛盾,森田称为思想矛盾,如用理智去解决这些矛盾就会导致精神交互作用,精神交互作用是一种心理机制的表现,而思想矛盾是促使精神交互作用发生、持续下去的动力机制,这在神经质的发病中占重要地位。

以上是森田的主要理论,森田的继承者对他的理论继承的同时,又进行了不断地修改,被称为新森田疗法。其中森田的高徒日本的高良武久是新森田疗法的先驱者。他指出神经质者由于疑病情绪使之对事实的判断失去真实性或歪曲之,所以患者的主诉与事实有很大的差距,高良把它称为"神经质者的虚构性"。高良的学说更易理解。

大原健士郎是高良的弟子,大原等首先尽可能地收集了至今还保留下来的森田的著作、论文、座谈会记录等,由森田的词语形成森田的理论,并用浅显、熟悉的词汇汇集成森田疗法用语。

大原论述了森田理论中最主要的概念,诸如疑病性素质与生的欲望、死的恐怖的关系,他认为疑病性是精神能量的源泉,这种精神能量如果指向建设性的人生目标,发挥出来形成生的欲望就是健康人的状态。如果因某种情况受到挫折,精神能量仅仅指向自己的心身变化,就会由于精神交互作用或思想矛盾等的心理机制产生焦虑,使之注意固定于自己的心身变化,而不再指向外界,森田疗法是把指向自己心身的精神能量转变成指向外界的操作方法。

田代信维也是新森田疗法的代表之一,他从精神生理角度去探讨新森田疗法,把森田疗法的各个治疗期与人类的社会自我发育相比较如表4-1。

表 4-1　各个治疗期与人类的社会自我发育比较

治疗的各期	发育过程	社会的自我发育
一	乳儿期	活动性
二	幼儿期	自发性
三	学龄期	自主性
四	青春期以后	协调性

另外田代还引用了 Maslow AH 的欲望阶段来说明森田疗法使神经症患者烦恼变化的经过,他认为神经症患者由于从认知的评价到意志的过程被心理冲突所中断,加重了不安,促使欲望变成对死的恐怖,由于对意志的作用,使注意指向情绪影响的行为和症状,通过精神交互作用使患者被症状所束缚,不得不逃避现实问题。森田疗法可影响精神功能的多方面,使之形成良好的认知评价、意志情报,精神活动不再陷于恶性循环中。

三、森田疗法的实施

(一)原方法的操作

1.住院式

森田疗法的基本方法是住院治疗。对住院患者:①简单说明疾病的状况性质和预后。②概要说明治疗经过:绝对卧床、轻作业、重作业直至外出。③对患者的疑问,医师回答是:即使有疑问,也要按说明那样去做。④住院期间断绝与外界联系。森田把住院时间定为 40 天。

(1)第一期:把患者隔离起来,禁止患者与他人会面、谈话、读书、吸烟及其他消遣的活动。除进食,大小便外几乎绝对卧床。其主要目的是从根本上解除患者的精神烦闷,使其产生解脱烦闷的体验,其次是使心身疲劳得到调整。使患者体验,让苦闷任其自然,那么烦闷和痛苦就会通过情感的自然规律逐渐消失。

(2)第二期:第二期也同样,禁止交际、谈话、外出,卧床时间限制在 7~8 小时,白天一定到户外接触空气和阳光。此期开始写日记。此期主要是促进患者心身的自发活动,患者为了个人健康,越来越渴望参加较重的劳动,以此为标准转入第三期。此期大体上是 4~5 天至 7 天为宜。

(3)第三期:进入第三期让患者可随意选择各种重体力劳动,如拉锯、田间劳动、庭院劳动、手工等的工作。与此同时加上读书的内容。此期主要指导患者在不知不觉中养成对工作的持久耐力,有了自信心的同时,使患者反复体验对工作成功的喜悦,以培养其勇气,唤起对工作的兴趣。在此期,不同的患者,所需时间不同,以 1~2 周为宜。

(4)第四期:此期进行适应外界变化的训练,为各自回到实际的日常生活中做准备。至此,把自己的一切都看成病态,被病态所束缚的患者,洞察到自己顺其自然的常态,从根本上促发其自然治愈力。

住院式森田疗法中,患者书写以行为为准则的日记。同时,森田还定期召开讲座式的集体心理疗法。住院式森田疗法大体 40 天。

2.门诊式

森田疗法的治疗原则是"任其自然地接受情绪,把应该做的事作为真正的目的,行动的准则"。即所谓的"顺其自然"。就是说对情绪或症状任其自然,不管怎样都要像健康人那样去运行是最重要的。

用上述原则进行门诊治疗、通信治疗、生活指导,都得到充分的效果。还有仅读森田疗法的科普书籍而治愈的患者。

门诊治疗也让患者写日记,医师用评语进行指导。日记上不要诉说主观的苦恼,仅仅具体叙述每天的生活。

(二)新森田疗法的操作

目前在日本进行森田疗法的医院已经不是所谓的经典形式,可以说是新森田疗法的操作。

森田把住院治疗时间规定为40天,而现在,森田疗法的实施者根据自己的经验,公认40天时间过短,现代住院时间大致为3个月。森田的继承者们,把森田疗法的原则,根据自己的经验,作了各种修改,努力创造出了所谓的新森田疗法。

在现代化社会中,让患者接受治疗的方法,去忍受痛苦常常必须增加解释的次数,甚至并用抗焦虑药。在作业的内容上,也多数把绘画疗法、音乐疗法、娱乐疗法、体育疗法等应用到作业中去,使之与现代生活相适应。

森田把第二至四期严格区分开,新森田疗法的多数人采用森田疗法的理论,但各期没有严格的界限,仍然有明显效果。

森田提倡"日日是好日""日新又日新"。对此,森田解释为"工作和学习的一天则是好日,否则就是不好的一天"。不被情绪所束缚,过着对人生有意义的生活。"日新又日新"是说今日比昨日,明日比今日是更有意义的人生。今日是新的一天,它包含着无止境的创造性。

新森田疗法不仅限于治疗神经症,而适应证在不断地扩大。例如,药物依赖、酒依赖、精神分裂症、抑郁症等,都得到治疗效果(对于后两种疾病的患者,主要是进入缓解期以后,这些患者采用森田疗法,不是正规地由绝对卧床开始,而是从作业期开始)。

住院式森田疗法,首先由单人病室内的绝对卧床开始,在此期的7天中,一个人卧床,除进食、洗漱、大小便之外应安静地躺着,禁止一切消遣的活动。由护士对患者进行监护。每天主管医师有一次短暂的查房,以了解身体情况。

绝对卧床后进入轻作业期,此间仍禁止使用肌肉的活动。主要是对外界的观察及小组活动的见闻及诸如扫地、散步等轻体力活动,同时由主管医师指导写日记。轻作业期为3~7天。此期一结束,即进入重作业期。从这时参加全部的活动安排。此后进入适应外界变化的训练。

在采用森田疗法的过程中,还应用家庭疗法,在调整家庭成员的关系上下功夫。因为新森田疗法学派认为,神经症的病因与家庭内动力有关,这样既提高了疗效,又扩大了森田疗法的应用范围。

新森田疗法住院式的也为四期,即第一期:绝对卧床期;第二期:轻作业期;第三期:重作业期;第四期:社会康复期。

四、森田疗法的特点

(一)不问过去

森田疗法与精神分析疗法有许多不同,但最大的不同是不追溯过去,而是重视现实生活。通过现实生活去获得体验性认识,启发患者"从现在开始","让现实生活充满活力","像健康人一样生活就会变得健康",回到现实中去追求健康人的生活态度。

（二）强调症状只不过是情绪变化的一种表现

森田的理论强调神经症的症状，只不过是由于情绪变化，把正常心身状态的变化视为病态而已。

（三）不问情绪只重视行动

森田理论认为人的情绪不可能由自己的力量所左右，而行为可由自己的意志所支配，强调通过改变患者的行动，促使情绪的恢复，用"顺其自然""事实唯真""按照健康人那样做，便成为健康人"等原则来指导治疗。

（四）患者在现实生活中接受治疗

森田疗法不用特殊设施，在现实环境中，一方面让患者作为正常人过普通人的生活，一方面给他们以生活指导似的治疗，通过现实生活中的活动，使患者从症状的束缚中解放出来。

（五）性格修养

通过治疗中的生活方式训练，指导患者努力发挥性格的长处，避免短处，逐步陶冶其性格。

（六）身教重于言教

森田疗法要求患者做的，不仅仅是用头脑去理解，而要他们去身体力行，所以医师的示范作用尤为重要。在传统的森田疗法医院里，在医师们与患者共同的生活中，给患者以生活上的指导，因此容易形成独特、健全的人际关系。

五、森田疗法在中国的现状

（一）学习传统文化加深对森田疗法的理解

中国的传统文化，是由儒、道、佛三家思想混合而成的，即三教一体的文化底色，儒家的入世主张鼓励努力向上，而道家、佛家的处世思想却让民众富有自我防卫的力量，帮助他们缓解不安和克服挫折感。现代社会中，个人要在急剧变化和激烈竞争的环境中维持其现状，传统文化的支持不可忽视。

森田疗法的另一个重要观点是"忍受痛苦，为所当为"。老子鼓励受苦、忍辱，认为这样更容易走向成功。孔子很强调行为，提出"君子耻其言而过其行"，意思是说得好听，超过了实际行动是可耻的。森田理论非常重视行动，提出"重在行动，行动改变性格"。提倡行动，提倡奉献。反复采取新行动，养成新的思维方法的同时，也养成新的情感态度，从而塑造新的性格，在为他人奉献的过程中调整和完善自我，而达到治愈。

（二）应用范围及适应证更加扩大

从事森田疗法的人员迅速增加，求助于此疗法的人数也越来越多，求助者们涉及问题的种类及专业领域也日益扩大。

最初，求助者仅限于神经症患者、精神科的患者，问题也只限于症状本身，但随森田疗法的普及很快由专科医院扩大到综合医院，由医院扩大到中学、大学，由治疗疾病扩大到健康指导，由治疗（森田）神经质扩大到治疗包括癔症在内的多种神经症、精神分裂症和抑郁症的恢复期甚至慢性期、人格障碍、酒药依赖、行为障碍、躯体形式障碍及躯体疾病所伴发的心理障碍等。

（三）继续采用心理学、生物化学、生理学等方法对临床实践进行研究

采用 MMPI、EPQ、SAS、SDS、SCL-90 等心理测查方法，对卧床期前后、出入院前后进行测查或者追踪调查，证实了森田疗法卧床期及其全过程的有效性，追踪调查还证实了合并森田疗法治疗神经症的远期疗效，要优于单用药物。生物化学的研究测定尿中 $MHPG \cdot SO_4$，提示卧床期结束时患者尿中 MHPG·SO$_4$ 较卧床前有增加的趋势,但无显著性差异。卧床期的 MHPG·SO$_4$ 的变化与应激状态时的变化类似。生理学的研究,如连续测查卧床期的血压、脉搏、呼吸的变化提示其变化与心理活动有关。脑电图及 5-羟色胺浓度的研究显示:森田疗法卧床期血浆 5-羟色胺浓度、N$_2$ 波幅及其复杂度的变化均表示卧床对患者各方面都产生了一定的影响,可能卧床期对大脑皮质的激活和认识状态发生了影响。

除上述研究以外还对其理论与其他疗法进行对照研究。如住院式森田疗法治疗神经症患者心理转复机制研究,对 90 例患者采用日记分析、量表评定、临床观察等方法对森田疗法各期中的心理变化过程综合分析,结果提示患者在森田疗法各期中有各自的心理特点,各期有其不同的治疗方面。住院式森田疗法绝对卧床期的作用及其初步改进对绝对卧床期的作用机制进行了初步探讨,并结合临床实践对此期的治疗期限、治疗指导原则等进行了改进,结果还提示此期的疗效是整个治疗的关键。森田疗法治疗机制的再研究认为森田疗法的作用点在对患者的错误心理应对方式上,在改变这一方式上有独特的作用。此外,还有采用森田疗法与认知疗法、行为疗法、内观疗法的对照研究。

(四)互助组织的数量继续增加

各种不同命名的"生活发现会",不仅在医院、社区,而且在大学里均有这样的互助组织。例如,清华大学的生活发现会,给大学提供了一个广阔的社交天地,大学生们通过互助,从中体验关心他人的快乐,找到群体的归属感和情感的共鸣。对大学生的人格完善起到积极的作用。

(五)多采用以森田理论为指导的心理疗法的整合

中国学者在临床实践中,多以森田理论为指导,结合认知疗法、精神分析疗法、行为疗法、催眠疗法,甚至中国道家的人文哲学、人生指导等来提高心理疗法的效果。如采用融合认知疗法、精神分析疗法、支持疗法、中国道家思想理论及行为训练、人生指导为一体的整合的方法。

其作业的内容也根据具体条件而多种多样,如跑步、骑车、钓鱼、农田劳动等,使患者在现实生活中度过,重在行动的每一天——充实的每一天。

(六)治疗方法多样化

在原四期治疗的基础上又增加了治疗准备期,此期主要向患者介绍森田疗法的理论及治疗方法,提高患者对森田疗法的认识,消除患者对治疗的顾虑,激发患者的治疗愿望。此种做法早已被国内的同道们普遍应用。关于每一期的时间也有不同。多数绝对卧床期为 7 天,但也有的为 10～14 天;第二期(轻作业期)多为一周;第三期(重作业期)及第四期(社会实践期)多因人及病情而定。有的治疗者将第四期完全在院外进行,定期(每周一次)到门诊接受医师指导,与门诊式森田疗法相同。关于门诊式住院式的采用,除由病情而定外,还由不同设施的条件而定,有的场所只采用门诊式而无住院的设施,有的二者兼有,还有的仅用住院式治疗的。门诊式和住院式多采用个别治疗和集体治疗相结合的方式,也有只进行个别治疗的。

六、21 世纪森田疗法在中国的发展趋势

自 20 世纪 80 年代以来,森田疗法与中国心理疗法及咨询工作一样发展很快,在全国范围内已有数不清的专科医院、心理咨询门诊或"中心"在开发不同形式的森田疗法,来求助的人多数是神经症患者和有各种烦恼或心理困难的人。真正给这些求助者以有效的帮助,需要训练有素的治疗者。因此,必须要开展有计划、有系统的理论和实践的培训工作。此外,为加深治疗者及社会对森田疗法的认识,还必须继续对其理论与中国传统文化的联系加深研究。为适应社会发展

的需求及求助者的需要,其治疗范围和适应证将会继续扩大。为探讨其治疗机制,使其治疗方法更适合中国国情和提高疗效,对其临床实践,尤其是卧床期的研究会更加深入,方法会更加多样化。互助组织也会更多、更普遍地推广到社区、大中院校去。根植于东方文化的森田疗法,在21世纪的中国将更放异彩。

(李　静)

第九节　心　理　咨　询

咨询这一术语,在中外的词语含义上有询问、商议、建议、忠告的意思,最早的是1909年F Parson出版了《职业选择》一书,为人们选择职业提出有价值的建议,以后咨询作为在许多领域中帮助人们探索、研究问题的活动被广泛加以应用。到了20世纪60年代在世界不少国家的社会上遍及各行各业,咨询名目的繁多,涉及问题之广,服务面之大,影响之深远,以及取得的社会效益都是举世瞩目的。

确定地规定咨询的定义有一定困难,但为大家所承认的简单的定义即咨询即可提供帮助,咨询就是帮助人们去探索、研究问题,使人们自己决定他们应做什么。社会中咨询是一项广泛的活动,并以多种形式表现出来。心理咨询指的是在心理方面给咨询对象以帮助启发、辅导,通过心理咨询过程,咨询者从旁帮助来询者认识他自己的经验,帮助来询者获得更多、更强的自助、自强能力。咨询最终目标是使求询者潜在能力得以充分发展.从而促进身心健康发展。心理咨询对象主要是正常人。来询者如有精神疾病问题,应由精神科专业医师承担咨询任务。心理咨询包含有两方面含义:一是指咨询心理学,它是近年迅猛兴起的心理学的一个新的分支学科,有其专门的理论和专门技术方法,心理咨询人员都必须受过此种专业的训练。二是指咨询服务,接受专门训练并取得咨询员资格的人才能承担咨询服务事宜。

国外一些国家对专职心理咨询人员的专业水平和资历的要求是很严格的。以美国为例,专职心理咨询人员包括心理医师需要取得博士学位,咨询员和社会工作者两者都需要取得硕士学位才能承担,所有的人都要经过一年以上的实习训练并经严格考核批准才能拿到合格证书。在美国现在一部分心理咨询仍由精神科医师担任,这里要特别提出的是心理咨询人员与咨询对象两者之间的相互关系,是与精神科医师和患者之间的相互关系是不相同的。心理咨询人员(精神科医师以外)都不把被咨询者当作患者看待,而只把他们看作是上门求救的人,在心理咨询过程中咨询人员不以医师姿态出现,不给人以"医师问患者答"的感觉印象,他们一般都十分尊重被咨询者,并尽力与被咨询者建立一种相互信赖、相互尊重的平等友好的态度和关系,咨询人员把自己看成是帮助人员,帮助他出些主意、想办法,但只做启发并不代替被咨询者,也不指使他做什么,不要求咨询对象接受他不愿接受的认识或治疗方法,咨询人员更要自觉地主动避免把自己所提出的观点、立场强加于被咨询者,这是绝对不可以的。总之咨询人员最好以客观的、中立的态度提供意见,由被咨询者考虑,由被咨询者自由选择和作出决定。

一、心理咨询遵循的基本原则

心理咨询中普遍应用的是CR Rogers的心理咨询和心理疗法方法。Rogers认为最主要的、关键性原则是咨询人员和来询者之间建立一种特殊的咨询关系,他的见解为广大学者所赞同。所谓的情感协调的相互关系,就是说,咨询人员和来询者之间在认识、情感和意志上的统一,是一种积极的情感关系,这种关系能加强咨询人员对来询者的心理影响。首先咨询人员能够设身处地地体会来询者的情感体验,表现为咨询人员能深刻地体察咨询对象的心理活动,分享后者的心理反应,这就是所谓的共情。由于共情就促进和强化了咨询人员和咨询对象之间的密切融洽关系。这对咨询对象积极的自我坦露非常重要。它极大地强化了对咨询对象施加精神影响的作用。在一定程度上,这也是共情的最终目的。共情是心理咨询的基础,又具感情协调的先决条件。建立了共情的相互关系即可解除咨询对象的顾虑和负担,加强感情协调关系的发展,加速心理咨询的顺利开展。对取得共情和建立感情协调关系方面有一些经验,如通过以下方式方法即可达到这一目标。

(一)接受

指给予被咨询者无条件的积极关注,把被咨询者看作是一个完全独立的人,尊重被咨询者的感受和经验,不管被咨询者态度是积极的,还是消极的都一概加以尊重,这就为患者提供了安全的咨询关系。咨询人员对被咨询者在咨询过程中的思想和行为表现都不加直接的是非评价,而是鼓励他们自己判断个人的行为表现。这也是心理咨询关系区别一般的亲属、朋友和师生关系的关键,它也是被咨询人实现自我坦露,加强自助能力的前提。心理咨询人员要切忌以长者的口吻与受咨询者谈话,也要注意切不可以自己对事物的主观态度来影响被咨询者的认识、情感和意志。如一位被咨询者是一位厌学的学生,但从小学时就不喜欢阅读,贪玩,在班上恶作剧,在家庭中不守纪律,受到父母批评反而有时打骂母亲,中学以后对学习产生更强烈的抵触情绪,致使阅读能力很慢,在心理咨询过程中咨询者并没有对该学生上述缺点做任何批评,只鼓励他谈出当初不喜欢学习的主观和客观原因及当前的阅读困难,并在这一过程中一再感情沟通。这样的结果,这一学生渐渐认识到他的阅读能力差是他对抗教师和父母管束的一种方法和措施。有了这种认识以后,他对学习的认识、情感都发生了可喜的改变,学习不再是一种负担,阅读兴趣,决心大大增强。另外,还要遵循不指示原则,即心理咨询者不对被咨询者的咨询问题提出直接的建议或指示。心理咨询者不同于一般医师,他不将自己看作医师,当然他们也不具有医师对患者的某种权威性,他们对被咨询者的最大效应来自他对对方的最大感情沟通。咨询人员要尽可能避免对被咨询者所提问题给予正面的、直接的回答,否则不但会失去他对心理咨询关系所应持的中立立场,也使得被咨询者易于对他产生依赖心。这会对被咨询者的自动能力的培养产生负强化作用,而与"帮助人,自助"的原则是背道而驰的。

(二)理解

按照 Rogers 的意见,它是心理咨询的实质所在,指的是咨询者能敏锐地、设身处地地理解被咨询者的思想、感情,正像被咨询者一样看待它并让被咨询者体验到咨询者业已接受了它。这样,被咨询者才可能体验到充分的信赖和安全感,他们从而才能自由自在地探索本人深入的一般不讲出的情绪、经验,被咨询者在不断深入理解中更能深刻地发现和理解自己。咨询人员积极地体验被咨询者本人的精神刺激因素和所产生的情绪反应。例如,一位学习非常刻苦,但学习成绩下降的女大学生,在会见咨询者时大谈其学习课程多么要求严格,同学们自顾不暇,和本人学习上的无助感时,咨询者在此时问了一句:"你是不是对你自己的智力和能力产生了怀疑?"这一句话正中"要害",女学生感到受到极大的理解和支持,也使她更加明确自己问题的症结所在。另外,一例某中学女学生患有考试焦虑,表现在考场上焦虑、紧张感非常强烈,伴有心悸、多汗,注意力不集中、思维能力明显下降甚至坐卧不宁、精力完全不能集中被迫退出考场。在会见时痛苦万分地详述临场时的各种体验,以及双亲师友对自己的殷切期望,谈到本来是班上成绩好的学生,现在成了劣等生,真没脸见人,说到此泣不成声,咨询者了解到她由普通中学转到重点中学,一切要求都特别严格,她开始感到学习压力很大,这给她带来了很强的自卑感和缺乏自信心。使得她每次考试就担心考得不如别人,从此每到考场时就万分焦急,无法集中精力。当会见时咨询员提问说:"你担心自己丧失了学习能力和交往能力了吗?"这句话抓住了焦虑的根源来自自卑而并非出自丧失能力,大大地激发了她的被理解之感。使得她更加认清自己问题的要害,从而加强了感情沟通。

正如美国咨询心理家 L Havens 所指出的那样,共情还有主动(如上例)和被动之分。被动的共情指咨询人员通过重复来询者的话,或沉默来强化后者的某种认知、情感体验。这里的"被动"一词绝没有任何消极的或贬义的意思。也指出过沉默是实现共情和感情协调关系的一个重要手段。例如,一位女性来询者,由于失恋来进行心理咨询,当谈到与男友关系时,伤心落泪,泣不成声。咨询人员没有讲任何话,而是递上一块纸巾,静静地等待她平静下来。咨询人员此时的沉默,它的潜在意义是表明咨询者知道你很伤心,并给她提供充分感情宣泄的时间,而不打扰她。这是对来询者的情绪状态的极大的共情。当然沉默的时间的长短要掌握适当。重复来询者的话,表明对来询者的尊重,特别是对他的关键部分加以重复是更有意义的。它也会有效地促进咨询过程中的共情和感情协调关系。

(三)表达

表达指咨询者把他的接受、理解,真诚地、自发地表达给被咨询者。咨询者被认为必须是真诚的,"他们运用的情感,言语行为应该是直率的,一致的,和以无条件的积极态度接受被咨询者,同时又是理解被咨询者心情和能像被咨询者一样看待事物的人",并且重要的还在于咨询不但要具有上述品质,而且还能把它表达出来,也就是说,能让被咨询者体验到这些品质。咨询者不只是通过他在咨询过程中的所作所为表现出他所应具有的上述品质,而且有意识地、主动地应用语言及解释、说明或讨论的各种机会,自然地、真诚地、坦率地表达出来。

(四)广提选择

指咨询者和被咨询者就咨询的问题开展积极讨论,通过各个方面来启发后者对他的问题解决的认识以加强他独立思考能力,不断完善自我,增加自立能力。广提选择不同于给人直接提建议,它的目的在于强化被咨询者通过自觉的努力以自己力量解决自己的咨询问题。咨询者要注意由被咨询者的客观实际出发,启发他着眼于多方面来考虑,力求改变自我认识,找出适应或应付环境或人际关系的最有效途径和方法。例如,大、中学生较多见的是紧张情绪,它是由于外部刺激或内部冲突和压力所引起的,紧张情绪对心理活动产生的明显的抑制作用。表现的症状主要是焦虑,记忆力减退,注意力不集中,坐卧不宁,有时还有心悸,出汗,周身不适等表现。常见有上课时听讲或发言紧张,考试紧张,阅读紧张,对新环境不适应,有时还可见社交恐惧症等。它的症状主要由于社会-心理因素所引起,可采用多种治疗方法。试举例说明广提选择的原则,学生紧张患者一,某男大学生一向性格内向,自尊心很强,平时孤僻,不喜交往,不开朗,不喜与人讲述内心体验,在小学、初中时学习成绩较好,但是高等学校考试时勉强录取,进入大学后又不能适应新的生活环境,考试成绩很不理想,因而产生强烈自卑感,感到自己缺乏生活能力,阅读时精神不集中,注意力分散,不能坚持阅读和学习,考试时产生莫名的焦躁和恐惧感。对待这样的受咨询者,首先咨询者能深刻地设身处地地了解他当前问题的主观感受和体验。咨询者能否准确地体会到学生在紧张时的感受及由此经受的精神和肉体上痛苦,是学生能否有效进行心理咨询的关键。情绪紧张往往能使被咨询人产生夸张化的和自我否定的认识,从而不能正确认识自我和自己的潜力,常产生自卑或对自己的偏见。咨询者在心理咨询中要让受咨询者意识到这些认识对其紧张情绪的作用和意义,通过询问、分析,咨询者与受咨询者就"紧张情绪是怎样发生的?""怎么重新认识和评价一些产生的原因?""紧张情绪与儿童时期的生活经历有什么关系吗?""与个人性格特点有什么关联吗?"展开讨论,咨询者注意对这些问题不做是非评论,主要在于提高受咨询者对他的紧张情绪的自我意识,而不是对它的批评。以后再进一步对如何寻找有利于克服紧张情绪的内部、外部因素问题提出讨论。咨询者根据个性特点和他对紧张的认识来启发学生积极地寻求帮助稳定情绪的条件和因素。还可以提出如何放松情绪,就如何主动避免或改变某种可能形成、产生紧张反应的境况或事件等问题展开讨论,最后还可就如何发展掌握自我控制能力等问题开展讨论。咨询者以真诚、耐心态度积极启发被咨询者克服心理障碍的认识,交给他一些应付或适应新环境或掌握自控能力的方法,鼓励试做。掌握自控是克服紧张情绪的最终目的。咨询者要处理好帮人启迪思路和给人直接提建议的关系,咨询者一定不要越俎代庖。应该多以商量的口吻与受咨询人交谈,多说:"你可以不可以",而不是"你应该不应该"的话。心理咨询应加强人对克服困难、完善自我的信心,广提选择可以促使被咨询者全面地、客观地认识其咨询问题的心理基础和解决方法,从而摆脱困境,更好地面对现实提高社会适应能力、自我认识能力。

二、咨询人员的素质与条件

如上所述心理咨询是一项复杂、涉及很多方面的工作,咨询对象是来自不同环境、职业,存在各种各样问题的,有独特个体特点的人,这就要求咨询人员要有针对性地对不同人格、心理特征的人们进行咨询服务。心理咨询工作的复杂和艰巨性也决定了心理咨询人员必须具有高尚的职业道德,全面的知识和良好的素质和专业修养。为了保证上述条件,许多国家都采取了制定相应法规,严格审查、训练制度和严格规定资格、考核办法,发放证书等措施,如在美国目前有20多个州制订了许可证办法,如经考核不合格的人坚决不能从事公开咨询业务,否则要追究法律责任。美国心理协会在1953年就颁布了各种心理学家的伦理标准,至今仍在不断修订之中。1981年制定的准则明文规定心理咨询人员有对咨询对象保守秘密等责任。关于咨询人员的必要条件我们考虑要包括以下基本内容。

(一)高尚职业道德

职业道德是作为本职工作必备的条件,首先要求咨询人员热爱心理咨询事业,咨询人员必须对咨询工作有高度责任感和事业心,必须了解咨询工作的重大意义,认真、慎重地处置咨询对象所提出的每一个问题。咨询人员要对咨询对象满腔热情,用真诚和爱心与咨询人员建立良好的咨询关系。其次心理咨询过程还必须尊重咨询对象的人格,满足他们提出的合理要求,还必须保护他们的利益,替他们保守秘密。平等态度对待咨询对象不论职务高低,贫富贵贱,男女老幼都要一视同仁给予同样的尊重、关怀和爱护。充分尊重咨询对象的权利和意愿也是保护他们利益的重要方面。

(二)积极钻研心理咨询业务

做到上述(一)项的各点还是不够的,还必须努力钻研业务、技术方法,虚心学习别人的经验,努力于业务实践,孜孜不倦地努力提高本人的业务水平。

（三）尽可能完善知识结构

现在处于科学知识大发展时代,作为心理咨询人员如何适应这个科学文化社会化和科学综合化发展的形势和咨询对象多方面的需求,只有不断完善知识结构尽可能对哲学、社会、教育、心理学、医学等科学知识和经验不断提高发展智力、培养能力,才能较好地完成咨询任务。

（四）优良的心理品质

任何职业都要求专业人员有相应的心理品质,心理咨询人员必要具有敏锐的观察力、创造性思维和坚强意志。咨询人员应以"高山仰之,素行行之;虽曰不能,心向往之"的精神为提高自己素质和业务能力不断进取,不断努力,以臻于完善。

（李　静）

第五章

精神分裂症及相关障碍

第一节　精神分裂症

精神分裂症是指一组病因未明的重度精神障碍,具有认知、思维、情感、行为等多方面精神活动的显著异常,并导致明显的职业和社会功能损害。本病多起病于成年早期(16~25岁),发病的高峰期男性在20~25岁,女性25岁左右。多缓慢起病,病程迁延呈慢性化和精神衰退的倾向。患病时通常意识清晰,临床上主要表现为妄想、幻觉、思维(言语)紊乱、动作与行为紊乱异常、阴性症状这五大症状的一种或多种,阴性症状主要是情感淡漠与动力缺乏。大多数患者缺乏对疾病的自知力,否认自己精神症状是一种病态。

早在19世纪末,现代精神病学的奠基人克雷佩林医师将这组精神异常定义为"早发性痴呆",强调其是一种早发(成年早期发病)的精神异常并伴有社会功能逐渐衰退性的疾病。瑞士精神病学家布鲁勒在1911年命名了"精神分裂症"这个疾病诊断名词,他强调这组患者以显著的思维和情感的障碍为主要表现,用4A症状来描述其精神症状:思维联想障碍、情感淡漠、矛盾意向和内向性。

精神分裂症在成年人群中的终身患病率接近1%(0.5%~1.6%),年患病率为0.26%~0.45%,男女发病率相似,但男性患者有更多的阴性症状与病程延长(两者与预防不良关系密切)。5%~6%的精神分裂症患者死于自杀,约20%的患者有一次以上的自杀企图,有自杀想法的比例更高,这是导致精神分裂症患者死亡率比常人高8倍的部分原因。精神分裂症患者遭受意外伤害的概率也高于普通人群,平均预期寿命缩短约10年。据估算我国目前有700万左右的精神分裂症患者。由此每年所造成的医疗费用支出、患者本人及家属的生产力损失是十分惊人的。该病的预后不良,大约2/3的精神分裂症患者长期存在慢性精神疾病性症状,社会功能损害明显,精神残疾率高。全国残疾人调查数据显示精神分裂症约占精神残疾人数的70%,是导致精神残疾的最主要疾病。

近年来,由于神经科学研究的快速发展显著促进了精神医学的发展。越来越多的脑影像学研究发现精神分裂症患者存在脑细胞的分化迁移、脑白质连接和不同脑区的灰质容积存在异常,全脑容积与前额叶、颞叶灰质减少。眼追踪运动与脑电参数的异常也可能成为精神分裂症的诊断生物学标记。这些发现使人们越来越清楚地认识到精神分裂症是一种神经发育性障碍,或者更准确说是大脑神经环路连接与功能的异常改变。越来越多的基因组学研究证据、后基因组时代的基因功能研究、蛋白质组学、表观遗传学的研究进展将发现更多与更有力的有关精神分裂症发生与发展的生物学标志物,揭示精神分裂症的本质与病理机制。

一、病因与发病机制

导致精神分裂症的确切病因仍不清楚,发病主要与以下因素有关。

(一)遗传因素

研究显示精神分裂症属于复杂的多基因遗传性疾病。推算该病的遗传率约为80%。精神分裂症患者的一级亲属平均终身患病风险为5%~10%。在同卵双生子或父母双方均为精神分裂症的子女中患病率上升到40%~50%,较一般群体高40多倍。寄养子研究发现精神分裂症母亲所生子女从小寄养生活在正常家庭环境中,成年后仍有较高的患病率。

遗传学研究中存在的困难:精神分裂症有家族遗传性,有多种临床表现型。要确定精神分裂症的致病基因有几大难点:首先是遗传模式不明,目前假定的遗传模式(单基因显性或隐性、多基因、潜隐模式)均不能很好解释现有的研究发现。其次是缺乏一致的表现型和家系的遗传同源性,而这是确定一种假定的遗传性疾病的遗传模式所必需的。此外,基因的表现型可以有多个特征,受多个基因位点控制,也可以是基因间相互作用的结果。即使是确定的基因型,由于其他遗传或环境因素的作用也可以有多个表型。由于上述原因,使得精神分裂症的遗传研究与结果的解释变得非常复杂。

(二)神经病理学及大脑结构的异常

选取已去世的精神分裂症患者进行尸解研究,有较多的证据发现在大脑前中颞叶(海马、内嗅皮质、海马旁回)存在脑组织萎缩,类似的表现也存在于额叶。CT检查可发现精神分裂症患者存在脑室扩大和沟回增宽,这些变化在精神分裂症的早期甚至治疗开始之前就已经存在。功能性磁共振成像(functional MRI,fMRI)和正电子发射成像等技术提供了在活体身上研究大脑功能活动的手段,精神分裂症患者在神经认知测试状态下,如进行威斯康星卡片分类试验(必须由前额叶功能参与完成的神经心理活动)时,并不出现前额叶活动的增强,提示患者存在前额叶功能低下。在精神分裂症的一系列脑结构损害中,最为确切的是存在侧脑室扩大,颞叶、额叶及皮层下的功能连接异常。

CT、MRI、PET、SPECT、fMRI、磁共振波谱(magnetic resonance spectrum,MRS)等影像学技术的快速发展,使直接在患者活体上进行脑结构和脑功能的研究成为现实。

1.结构影像学发现

精神分裂症患者的大脑发育异常得到了影像学研究证据的支持。因体素形态学分析方法的27个研究,32个不同的荟萃分析结果显示,精神分裂症患者较健康对照组在全脑体积、全脑灰质、前额叶的灰质和白质、颞叶白质和顶叶白质均存在不同程度的减少,而双侧侧脑室增大,从而许多学者提出了精神分裂症是一个进展性脑发育异常的疾病。另一个荟萃分析显示首发未用药的精神分裂症患者比健康对照者的大脑体积减小,在前额叶皮质、海马、杏仁核、基底节灰质有不同程度的减少,这提示大脑异常不是静态而是动态的过程。也有部分研究发现发病前的超高危人群有前额叶、颞叶和前扣带的体积减小。

弥散张量成像研究也提示精神分裂症主要存在额叶和颞叶的白质纤维异常,并涉及大脑左右半球相应脑区的联合纤维,如胼胝体;连接同侧半球各脑区的联络纤维,如扣带,钩束和弓状束等。支持精神分裂症的"连接异常假说",即精神分裂症存在多个脑区内部和脑区之间的连接异常。弥散张量成像研究也显示颞叶-边缘叶(包括扣带)和钩束、弓状束和胼胝体的白质有失连接。前额皮质各向异性低与男性患者高度的冲动及攻击行为有关,与阴性症状如情感迟钝及兴趣减低也相关。左侧前额叶及其连接的胼胝体膝部白质结构失连接可能与精神分裂症的患病风险有关,且该结构失连接可能是精神分裂症阳性症状和注意力、精神运动等认知功能障碍的病理基础。也有研究显示,额叶-颞叶-边缘脑区神经环路的结构异常可能是精神分裂症神经病理基础的关键,精神分裂症患者及其健康同胞均存在固有网络的功能连接异常。

2.功能影像学发现

功能脑影像学技术可以对脑血流情况及神经生化活动进行动态观察。fMRI对认知任务反应时的研究发现精神分裂症患者存在异常的网络反应,网络连接的异常部位主要涉及中内侧前额叶,网络间主要表现在与双侧额下回框部的功能连接增强。精神分裂症的病理生理基础与任务负激活网络和任务正激活网络的功能连接增强有关,而任务负激活网络的功能连接增强可能与精神分裂症的遗传易感性有关。精神分裂症的脑网络与脑功能链接出现了紊乱,这种紊乱可部分解释精神分裂症的认知和行为缺陷。静息状态fMRI发现精神分裂症患者的脑功能存在广泛失链接。精神分裂症的认知缺陷与前额叶失激活有关,从而提出前额叶皮质激活失常可能是精神分裂症的生物学标记。

精神分裂症患者前额叶皮质区的MRS研究结果显示精神分裂症的认知缺陷与谷氨酰胺和谷氨酸水平相关,尤其与谷氨酸峰值相关。正质子波谱分析采用N-乙酰天门冬氨酸/肌酸(NAA/Cr)值作为轴突功能损害和变性的替代指标。无论首发和慢性精神分裂症患者,还是具有分裂症状疾病谱的儿童(早发分裂症和分裂人格者)的NAA/Cr值和NAA值均下降,如在前额叶背外侧,中颞叶和扣带前回。这提示精神分裂症可能在发病早期阶段存在细胞异常。同时磁共振波谱结果显示在首发精神分裂者和慢性精神分裂症者的前扣带回皮质、右前额叶皮质、右丘脑、海马和小脑均存在膜代谢紊乱。研究较一致地表明,在未用药患者的海马和前额区NAA水平下降。而NAA作为神经元密度和活动性的一个功能指标,它的缺失是神经退化的标志,与尸检报道精神分裂症患者有神经元及神经纤维网的缺失相一致。

3.脑影像学的研究展望

对精神分裂症神经生物学病理机制的理解可能需要整合多种模态的影像学方法,进行更为深入的脑结构、功能和连接的研究,称为多模态的磁共振研究。如果多种模态的影像学发现均指向同一脑区或者脑网络的结构、功能和连接的异常,可能有助于识别精神分裂症具有特异性的生物学标记。多模态磁共振技术结合的研究趋势已经成为精神分裂症影像学研究的前沿。Benedetti等结合了结构性磁共振成像和fMRI两种方法探索了精神分裂症患者脑结构和脑功能的异常,研究发现患者在执行心理和共情的任务时出现颞上回的激活异常,同时体素形态学分析发现同一脑区出现灰质体积下降;Chan等采用结构性磁共振成像和弥散张量成像的研究方法在首发精神分裂症患者中发现了颞叶-顶叶的白质体积异常,同时采用纤维追踪发现了颞叶-顶叶区的平面各向异性和线性各向异性两个反应白质完整性指标的异常。最近一个研究结合了3种模态的磁共振成像技术,发现了腹侧前额叶和背侧前额叶均同时出现了结构、功能和连接的异常。多模态的磁共振研究为额叶、颞叶的结构和功能异常提供了更为一致的神经生物学证据,特别是前额叶与颞上回可能在精神分裂症的生物病理性机制中扮演了重要的角色。

(三)神经生化方面的异常

1.多巴胺假说

20世纪60年代提出了精神分裂症的多巴胺假说,即认为精神分裂症患者中枢多巴胺功能亢进。长期使用可卡因或苯丙胺,会在无任何精神疾病遗传背景的人身上产生幻觉和妄想。苯丙胺和可卡因的主要神经药理学作用是可以升高大脑神经突触间多巴胺的水平。而阻断多巴胺D_2受体的药物可用来治疗精神分裂症的阳性症状。PET研究发现未经抗精神疾病药物治疗的患者纹状体D_2受体数量增加,推测脑内多巴胺功能亢进与精神分裂症阳性症状有关。经典抗精神疾病药物均是通过阻断多巴胺受体发挥治疗作用的。研究还进一步证实经典抗精神疾病药物的效价与D_2受体的亲和力有关。为了明确抗精神疾病药物纹状体多巴胺D_2受体占有率与药物疗效与不良反应之间的关系,Kapur等对22名精神分裂症患者进行了研究,药物治疗2周后对所有患者行[11]C-raclopride PET显像,对纹状体多巴胺受体占有率进行研究。发现患者多巴胺受体占有率在38%~87%,并且与药物剂量高度相关,多巴胺受体占有率超过65%时,可达到满意的临床治疗效果;占有率超过72%时,血清中的催乳素浓度显著增高;超过78%时,可出现明显的锥体外系不良反应。这表明与多巴胺D_2受体结合是抗精神疾病药物起效及锥体外系不良反应的重要中介。

2.氨基酸类神经递质假说

中枢谷氨酸功能不足可能是精神分裂症的病因之一。谷氨酸是皮质神经元重要的兴奋性递质。使用放射配基结合法及MRS技术,发现与正常人群相比,精神分裂症患者大脑某些区域谷氨酸受体亚型的结合力有显著变化,如N-甲基-D-天冬氨酸受体的拮抗剂如苯环己哌啶可在受试者身上引起幻觉及妄想,但同时也会导致情感淡漠和退缩等阴性症状。非典型抗精神疾病药物的作用机制之一就是增加中枢谷氨酸功能。作用于N-甲基-D-天冬氨酸受体的甘氨酸位点的药物被认为是治疗阴性症状及认知功能损害有希望的新型药物。

3.5-HT假说

早在1954年Wolley等就提出精神分裂症可能与5-HT代谢障碍有关的假说。最近10年来,非典型(新型)抗精神疾病药物在临床上的广泛应用,再次使5-HT在精神分裂症病理生理机制中的作用受到重视。非典型抗精神疾病药物氯氮平、利培酮等除了对中枢多巴胺受体有拮抗作用外,还对$5-HT_{2A}$受体有很强的拮抗作用。$5-HT_{2A}$受体可能与情感、行为控制及调节多巴胺的释放有关。$5-HT_{2A}$受体激动剂可促进多巴胺的合成和释放,而$5-HT_{2A}$受体拮抗剂可使多巴胺神经元放电减少,并能减少中脑皮质及中脑边缘系统多巴胺的释放,这与抗精神疾病治疗作用及减少锥体外系不良反应均有关系。药理学方面的研究提供了有力证据,抗$5-HT_{2A}$受体药物利坦舍林通过抗$5-HT_{2A}$受体激活中脑皮质多巴胺通路,改善阴性症状和认知功能;非典型抗精神疾病药物既拮抗D_2受体,又拮抗$5-HT_{2A}$受体,故对阳性、阴性和认知症状均有效,如抗精神疾病药物利培酮就是氟哌啶醇(D_2受体拮抗剂)与利坦舍林($5-HT_{2A}$受体拮抗剂)的化学合成物。

(四)神经发育不良假说

英国的一项研究对生于某一年的一组儿童追踪观察至成年,对确认发生了精神分裂症的患者的既往成长记录进行回顾,发现患者在童年期学会行走、说话的时间均晚于正常儿童;同时有更多的言语问题和较差的运动协调能力;智商较低,在游戏活动中更愿独处,回避与其他儿童的交往。特别是近年来采用神经心理学测验证明精神分裂症患者存在认知功能缺陷。据此Weinberger和Murray提出了精神分裂症的神经发育假说:由于遗传因素和母孕期或围生期损伤,在胚胎期大脑发育过程就出现了某种神经病理改变,主要是新皮质形成期神经细胞从大脑深部向皮质迁移过程中出现了细胞结构紊乱,但不一定有神经胶质增生(胎儿期 6 个月以后神经损伤时会发生神经胶质增生)。随着进入青春期或成年早期,在外界环境因素的不良刺激下,导致心理整合功能异常而出现精神分裂症的症状。神经发育障碍假说还包括以下一些证据,如起病时就存在结构性脑病变和认知功能损害;细胞结构紊乱但无神经胶质增生;儿童期的认知和社交能力损害;神经系统"软"体征等。

神经营养因子参与了从神经管闭合到最终成熟的整个过程,包括神经细胞增殖、星型胶质细胞增殖、神经元迁移、轴索增殖、神经元凋亡、轴突磷脂化、树突剪切等。这些过程均开始于母孕期,但轴索增殖、轴突磷脂化和树突剪切将持续到出生后。主要的神经营养因子有神经生长因子、神经营养素-3(neuro trophin-3,NT-3)和脑源性神经营养因子。有研究发现精神分裂症可能与某些神经营养因子的基因编码有关。如在日本样本中发现精神分裂症患者 NT-3 基因启动区二核苷酸重复等位基因片段 A3/147bp 杂合或纯合的机会增加;NT-3 基因编码区的错义突变 Gly63-Glu63 与严重的精神分裂症(发病年龄<25 岁,病期持续 10 年以上者)有关。在白种人中的研究得到了近似的结果。此外,人们还试图探索其他神经营养因子及有关生长因子如睫状神经营养因子和胶质神经营养因子等的基因编码与精神分裂症的关系。

(五)子宫内感染与产伤

研究发现,母孕期曾患病毒感染者及产科并发症高的新生儿,成年后发生精神分裂症的比例高于对照组。一些关于精神分裂症患者出生季节的研究发现在精神分裂症患者中冬春季节(12 月～3 月)出生者所占比例比其他季节出生者高 10%。产科并发症,母孕产期营养不良,缺乏母乳喂养,孕妇在妊娠期吸烟、饮酒、接触毒物等可能通过影响胎儿神经系统发育增加子女成年后患精神分裂症的可能性。

(六)社会-心理因素

社会-心理因素包括文化、职业和社会阶层、移民、孕期饥饿、社会隔离与心理和社会应激事件等,这些社会-心理因素可能与精神分裂症的发生有关。临床上还发现,大多数精神分裂症患者的病前性格多表现为内向、孤僻、敏感多疑,很多患者病前 6 个月可追溯到相应的生活事件。国内调查发现,精神分裂症发病有精神因素者占 40%～80%。这些社会-心理应激因素对精神分裂症的复发也有重要的诱发作用。

二、临床表现

关于精神分裂症的主要临床表现,通常将精神症状分为感知觉障碍、思维及思维联想障碍、情感障碍及意志与行为障碍 4 个方面。但需要指出的是,由于有些精神症状的临床诊断一致性不高,故 Schneider 医师在 1959 年提出了所谓的精神分裂症"一级症状"。大量的临床诊断研究表明,医师对这些一级症状可以达成相当高的临床诊断一致性,因此,目前的精神障碍分类与诊断标准,都是以此作为诊断精神分裂症症状学标准的基本病状。Schneider 一级症状包括以下几种。①争论性幻听;②评论性幻听;③思维鸣响或思维回响;④思维被扩散;⑤思维被撤走;⑥思维阻塞;⑦思维插入;⑧躯体被动体验;⑨情感被动体验;⑩冲动被动体验及妄想知觉。需要指出的是,"一级症状"也并非精神分裂症的特异性症状,在其他一些精神障碍如双相情感障碍、脑器质性精神障碍中也可见到。

目前在临床上诊断精神分裂症主要依据精神状况检查来发现精神症状,通过临床症状来进行诊断。关于精神分裂症的主要临床表现,DSM-Ⅴ将精神分裂症的症状分为 5 个维度:妄想、幻觉、思维(言语)紊乱、运动行为的明显异常或紊乱(包括紧张症)及阴性症状,强调精神分裂症与精神病性障碍的定义是必须具有 5 个异常维度中的一个或多个。

(一)妄想

妄想的内容可能包括各种主题(如被害的、关系的、躯体的、宗教的、夸大的)。被害妄想(如坚信有人迫害自己或家人)是最常见的。关系妄想(如周围人的言行都是针对他的)也非常常见。夸大妄想(如相信自己有超乎寻常的能力、财富或名声)和钟情妄想[错误地相信另一个人钟情于他(她)]也能见到。有重要诊断意义的妄想有影响妄想、被控制感、被洞悉感、思维扩散、思维被广播等。妄想内容是奇怪的,甚至荒谬的不可理解。患者的行为往往受妄想的支配。

(二)幻觉

幻觉是没有实际外部刺激存在时出现的感觉体验。这种感觉清晰又生动,并不受自主控制。幻觉可以发生在任何感觉形式上,但在精神分裂症及相关障碍中,幻听是最常见的。幻听内容多半是争论性的或评论性的或命令性的。幻听还可以以思维鸣响的方式表现出来,即患者所进行的思考,都被自己的声音读了出来。精神分裂症患者也可出现其他少见的幻觉如幻视、幻触、幻味和幻嗅。幻觉必须出现在清醒的知觉状态下;那些在入睡前或觉醒前出现的短暂幻觉,正常人也有可能出现,诊断意义不大。

(三)思维(言语)紊乱

思维紊乱(思维形式障碍)通常可从个体的言语中推断出来。思维离题或不连贯表现为从一个话题跳转到另一个无联系的话题。更严重者的言语可能紊乱到完全无法理解,其语言组织毫无逻辑。部分精神分裂症患者表现为思维贫乏,患者自己体验到脑子里空洞洞,没有什么东西可想。交谈时言语少,内容单调,词穷句短,在回答问题时异常简短,多为"是"与"否",很少加以发挥。

(四)运动行为的明显紊乱或异常(包括紧张症)

明显紊乱或异常的运动行为可能表现为各种方式,从儿童式的"幼稚行为"到无法预测的激越。患者的任何目标导向行为都可能出现问题,导致日常生活的困难。

紧张症行为是对环境反应的显著减少。这包括对抗指令(违拗症),保持一个僵硬、古怪的姿态,完全缺乏言语和运动反应(缄默症和木僵)。它也包括无明显诱因时无目的的过多的运动行为(紧张性激越)。其他特征表现为刻板运动、凝视、扮鬼脸、木僵和学舌。

(五)阴性症状

阴性症状是精神分裂症的基本病状,多数精神分裂症患者都有阴性症状,但在其他精神病性障碍中并不显著。精神分裂症存在两个显著的阴性症状:情感表达减少和动力缺乏。情感表达减少包括面部表情、目光接触、讲话语调(韵律)的减少,以及通常在言语时用作加强语气的手部、头部和面部动作的减少。动力缺乏是指积极的、自发的、有目的的活动减少。个体可能坐很长时间,对参与工作或社交活动几乎没有兴趣。其他阴性症状包括语言贫乏、快感缺乏和社交减少。语言贫乏表现在言语表达减少。快感缺乏表现为对正性刺激缺少愉快体验和回忆过往愉快经历时愉悦性的减少。社交减少是指明显缺乏社交兴趣,可能与动力缺乏有关,但也可能是社交机会少的体现。

(六)前驱期症状

绝大多数精神分裂症患者在首次发病前的一段时间内就已存在感知、思维、言语、行为等多方面的异常(也可称为"亚临床状态"),这段时间称为精神分裂症前驱期。此时期常见的症状包括猜疑,奇特想法,抑郁,焦虑,情绪不稳,易激惹,记忆障碍,注意力不集中,对自我、他人、外界感知的变化及睡眠障碍,躯体不适等。有前驱期表现的人发展为精神分裂症的可能较大,这类人群被称为"超高危人群"。国外对超高危人群临床识别标准的研究已进行了近 20 年,有多个纵向研究使用一些诊断标准在普通人群中进行精神疾病发病风险的精神疾病转化风险研究,结果发现超高危人群在 1～2 年随访期内转化精神分裂症的比例高达 30%～35%。DSM-Ⅴ 修订过程中就提出了增加"轻微精神疾病综合征"这一新的诊断亚型,对前驱期的个体进行早期诊断与治疗,但因为目前尚缺乏强有力的研究支持证据,所以将该诊断亚型暂时放在有待进一步研究的类别之中。前驱期实施早期干预在很大程度上能预防精神疾病发生还未得到证实,需进行研究。

三、诊断与鉴别诊断

(一)诊断标准

国际诊断分类与标准有世界卫生组织出版的 ICD-10 和美国精神病学会出版的 DSM-Ⅴ。国内有中华医学会精神病学分会出版的 CCMD-3。本节介绍 ICD-10 和 DSM-Ⅴ 诊断系统中的精神分裂症诊断标准。

1.ICD-10 的精神分裂症诊断标准

(1)症状标准。在并非继发于意识障碍、智能障碍、情感高涨或低落等情况下,至少应该符合以下各项症状群第①、②、③项中的一项,或第④、⑤、⑥项中的两项,并持续 1 个月以上。①思维化声、思维插入或思维被夺取、思维被播散、被害妄想。②被控制妄想、影响妄想或被动妄想,或其他形式的怪异妄想。③第二人称、第三人称幻听或持续数周、数月以至于更长时间的其他形式的言语性幻听。④除以上所列举的具有特征性的妄想以外,存在任何其他形式的妄想,并伴有任何形式的幻觉。⑤情感反应不协调、情感淡漠、言语缺乏。⑥思维散漫、思维破裂。

(2)排除标准。若同时存在明显的抑郁或躁狂症状,假如不能够证实精神分裂症的症状先于情感症状出现,就不能作出精神分裂症的诊断;如果精神分裂症的症状出现在躯体疾病或中枢神经系统疾病中,诊断应参照中枢神经系统疾病或躯体疾病所致的精神障碍。

2.DSM-Ⅴ 的精神分裂症诊断标准

(1)有两项(或更多)下列症状,每一项症状均在 1 个月中有相当显著的一段时间里存在(如经成功治疗,则时间可以更短),至少其中一项必须是①、②或③:①妄想;②幻觉;③言语紊乱(如频繁地离题或不连贯);④明显紊乱的或紧张症的行为;⑤阴性症状(即情绪表达减少或动力缺乏)。

(2)自身障碍发生以来的明显时间段内,1 个或更多的重要方面的功能水平,如工作、人际关系或自我照顾,明显低于障碍发生前具有的水平(或当障碍发生于儿童或青少年时,则人际关系、学业或职业功能未能达到预期的发展水平)。

(3)这种障碍至少持续 6 个月。此 6 个月应包括至少有 1 个月(如经成功治疗,则时间可以更短)符合诊断标准(1)的症状(即活动期症状),可包括前驱期或残留期症状。在前驱期或残留期中,该障碍可表现为仅有阴性症状或有轻微的诊断标准(1)所列的两项或更多的症状(例如奇特的信念,不寻常的知觉体验)。

(4)分裂情感性障碍和抑郁或双相障碍伴精神疾病性特征已经被排除,因为:①没有与活动期症状同时出现的重度抑郁或躁狂发作;②如果心境发作出现在症状活动期,则它们只存在于此疾病的活动期和残留期整个病程的小部分时间内。

（5）这种障碍不能归因于某种物质（如滥用的毒品、药物）的生理效应或其他躯体疾病。

（6）如果有孤独症（自闭症）谱系障碍或儿童期发生的交流障碍的病史，除了精神分裂症的其他症状外，还需有显著的妄想或幻觉，且存在至少1个月（如经成功治疗，则时间可以更短），才能作出精神分裂症的额外诊断。

在 DSM-V 中，除了诊断标准中规定的 5 类症状外，认知、抑郁和躁狂症状领域的评估对区分不同精神分裂症谱系及其他精神病性障碍来说，是非常重要的。精神分裂症患者的认知缺陷是常见的，与职业和功能损害有关。这些缺陷包括陈述性记忆、工作记忆、语言功能和其他执行功能的下降，也有信息加工速度的减慢。感觉的加工速度和抑制能力也不正常，也发现有注意力降低。一些有精神分裂症的个体表现为社会认知的缺陷，包括推论他人企图的能力（心理理论）缺陷，注意一些不相关的事件或信号，并解释为是有意义的，也可能导致产生解释性妄想。这些损害在症状缓解时经常持续存在。

一些有精神疾病性症状的个体可能缺少对其疾病的自知力或觉知力（如疾病感缺失）。自知力缺乏对治疗不依从有重要影响，它预示了高复发率、非自愿治疗次数增加、不良的心理和社会功能、攻击性和不良的病程。

儿童期的精神分裂症的基本特征也是一样的，但是更难作出诊断。比起成人，儿童期的妄想和幻觉可能描述不清，视幻觉更常见，应该与正常的幻想相区分。许多儿童期发病的障碍（如孤独症）会出现言语紊乱，行为紊乱也是如此（如注意力缺陷/多动障碍）。在仔细考虑儿童期常见的其他障碍之前，不应把这些症状归因于精神分裂症。儿童期发病患者的症状，与不良预后的成人患者类似，以逐渐发病和阴性症状为主。那些后来被诊断为精神分裂症的儿童，更可能经历非特定的情绪行为紊乱和精神疾病理，智力和语言的改变，以及轻微的运动功能的发育迟缓。

晚期发病的患者（如 40 岁以后发病）主要是女性，其病程特征性地表现为精神疾病性症状，但尚能保留比较正常的情感和社会功能。

（二）鉴别诊断

1.重度抑郁或双相障碍伴精神疾病性或紧张症特征

精神分裂症与重度抑郁或双相障碍伴精神疾病性特征或紧张症之间的区别，取决于心境紊乱和精神疾病性症状的时间关系和抑郁或躁狂症状的严重程度。如果妄想或幻觉只出现在重度抑郁或躁狂发作时，则诊断为抑郁障碍或双相障碍伴精神疾病性特征。

2.分裂情感性障碍

诊断分裂情感性障碍，需要重度抑郁或躁狂发作与精神分裂症的活动期症状同时出现，心境症状还要存在于活动期的整个病程的大多数时间内。

3.精神分裂症样障碍和短暂精神病性障碍

精神分裂症需要有 6 个月的病程，而这些障碍与精神分裂症相比病程较短。精神分裂症样障碍的病程＜6 个月；而短暂精神病性障碍的病程＜1 个月。

4.妄想障碍

妄想障碍可以通过缺少精神分裂症的其他特征性症状（如妄想，显著的听幻觉或视幻觉，言语紊乱，明显紊乱的或紧张症的行为，阴性症状）来与精神分裂症相区别。

5.分裂型人格障碍

分裂型人格障碍可以通过持续的人格特征与精神分裂症相区分。

6.强迫症和躯体形式障碍

有强迫症和躯体形式障碍的个体也可能存在不良的自知力或缺少自知力,其先占观念可能达到妄想的程度。但这些障碍可以通过显著的强迫思维、强迫行为、对外表或体味的先占观念、囤积或聚焦于身体的重复行为,与精神分裂症相区分。

7.与精神疾病性发作有关的其他精神障碍

只有当精神疾病性症状的发作是持续的,并且不能归因于物质或其他躯体疾病的生理影响时,才能诊断为精神分裂症。有谵妄或重度或轻度神经认知障碍的个体,也可能表现为精神疾病性症状,但这些症状与这些障碍的认知改变的发生存在时间上的关系。物质/药物所致的精神病性障碍也可以表现为精神分裂症诊断标准的特征性症状,但它经常可以通过物质使用所致的精神疾病性症状的发生和在没有物质使用时精神疾病性症状的缓解的时间关系,来与精神分裂症相区分。

(三)实验室检查

在精神分裂症的实验室检查方面,近年来有不少重要的研究发现与进展,但尚未取得一致的有高敏感性与特异性的用于诊断的生物学标记,研究发现主要集中在脑电生理、脑影像学和神经心理测验等方面的异常发现,目前只能作为诊断的参考依据。

(四)病程与预后特点

精神分裂症在初次发病缓解后可有不同的病程变化,大约15%的患者可获得临床痊愈和良好的预后。大部分患者病程为渐进性发展,在反复发作后可出现人格改变、社会功能下降,临床上呈现为不同程度的精神残疾状态,每次发作都造成人格的进一步衰退和瓦解。病情的不断加重最终导致患者长期住院或反复入院治疗。有利于预后的一些因素是:起病年龄较晚,急性起病,明显的情感症状,病前人格正常,病前社交与适应能力良好,病情发作与社会-心理应激关系密切。通常女性的预后要好于男性。精神分裂症阴性症状对患者的功能预后和生活质量的影响较阳性症状更大。此外,阴性症状患者的照顾者的精神负担水平较高。阴性症状通常比阳性症状持续时间长,更难治疗及社会功能更差。针对精神分裂症阴性症状的治疗可能会有显著的功能收益。

四、治疗与预防

(一)抗精神疾病药物治疗

1.治疗原则

(1)全程治疗:抗精神疾病药物治疗是治疗精神分裂症最有效和最基本的治疗手段,一旦被诊断为精神分裂症,就需要尽早地实施有效的足剂量、足疗程的全程抗精神疾病药物治疗,全病程治疗包括急性期、巩固期和维持期的治疗目标与方法。

(2)首发精神分裂症治疗:尽早接受药物治疗,通常疗效较好。第一代抗精神疾病药物,主要为氯丙嗪、氟哌啶醇或奋乃静等,但不良反应较多。第二代抗精神疾病药物,如利培酮、奥氮平、喹硫平、齐哌西酮、阿立哌唑等已成为治疗精神分裂症的一线常用药物。这些药物对阳性和阴性症状均有效,有利于精神分裂症伴有的情感症状和认知障碍的改善;不良反应较少,耐受性好,服药依从性也好,有利于长期的药物治疗。因此,首发精神分裂症的药物治疗有利于提高患者总体疗效,增加康复水平,减低复发率,减少社会性衰退。

(3)慢性精神分裂症治疗:该型病程多迁延、症状未能完全控制,常残留阳性症状及情感症状包括抑郁及自杀。阴性症状和认识功能受损可能是主要临床表现,且多伴有社会功能的缺陷。治疗中应注意:①进一步控制症状,提高疗效。可采用换药、加量、合并治疗方法。②加强随访,以便随时掌握病情变化,调整治疗。③进行家庭教育,强化患者及其家属对治疗的信心。④加强社会功能训练。

2.药物治疗分期与措施

精神分裂症的药物治疗可分为急性期、巩固期、维持期治疗3个连续的阶段。

(1)急性期治疗。

治疗目标为:①尽快缓解精神分裂症的主要症状,包括阳性症状、阴性症状、激越兴奋、抑郁焦虑和认知功能减退,争取最佳预后。②预防自杀及防止伤害自身或危害他人的冲动行为的发生。

急性期治疗的具体措施。①首发患者:首发患者的治疗非常重要,它直接关系到患者的预后和康复。应该做到早发现、早确诊、早干预、早治疗;积极采用全病程治疗的概念;根据精神症状的特点及经济状况,尽可能选用疗效确切、症状作用谱广泛、不良反应轻、便于长期治疗、经济上能够负担的抗精神疾病药物;积极进行家庭健康教育宣传,争取家属重视、配合对患者的全程治疗。②复发患者:在开始治疗前详细了解过去的用药史,参考患者既往疗效最好的药物和有效剂量,在此基础上可适当提高药物的剂量和适当延长疗程,如果有效则继续治疗;如果治疗无效,应考虑换药或合并用药。复发患者的维持治疗应尽可能延长。同时进行家庭教育,宣传长期治疗的意义,以取得患者和家属的积极配合,提高服药依从性,有效预防复发。③急性期治疗的注意事项:于治疗开始前详细询问病史,进行躯体、神经系统和精神检查,同时进行各项实验室检查包括血、尿常规,肝肾功能,血糖,血脂,心电图等,了解患者的躯体状况。若患者为首次使用抗精神疾病药物,医师还不了解患者对所选药物的反应,应从小剂量开始,逐渐加量,避免严重不良反应的发生而影响治疗。首选单一药物治疗,除非两种单一药物治疗无效后才考虑其他方法。避免频繁换药,抗精神疾病药物的起效时间一般在2~4周,因此不应在短于4周时终止已开始的治疗,除非患者出现严重的、无法耐受的不良反应。根据疾病的严重程度、家庭照料情况和医疗条件选择治疗场所,包括住院、门诊、社区和家庭病床治疗;当患者具有明显的危害社会安全和严重自杀、自伤行为时,应实施非自愿住院治疗。

(2)巩固期治疗。在急性期的精神症状有效控制之后,患者进入一个相对的稳定期,此期如果过早停药或遭遇应激,将面临症状复燃或波动的危险,因此,此期治疗对预后非常重要。特别强调此期药物治疗的剂量与急性治疗期的剂量相同,此期称为巩固期治疗。

巩固期治疗的目的:①防止已缓解的症状复燃或波动;②巩固疗效;③控制和预防精神分裂症后出现抑郁和强迫症状,预防自杀;④促进社会功能的恢复,为回归社会做准备;⑤控制和预防长期用药带来的常见药物不良反应的发生,如迟发性运动障碍,闭经,溢乳,体重增加,糖脂代谢异常,心、肝、肾功能损害等。

巩固期治疗的场所:急性期治疗大多在医院中进行,在精神症状得到有效控制之后,患者不宜继续留在医院,因为长期住院会加重患者的退缩和功能减退,不利于社会功能的康复,所以建议此期以社区和门诊治疗为主,有条件的地区可以开展日间康复治疗。门诊治疗的患者应保证每月复查1次,在医师的指导下及时解决康复过程中遇到的困难和问题,以及时发现和处理药物的不良反应。

巩固期治疗的药物剂量:原则上维持急性期的药物剂量。除非患者因药物不良反应直接影响服药的依从性和医患关系或出现较为明显的、无法耐受的不良反应时,可以在不影响疗效的基础上适当调整剂量。

巩固期治疗的疗程:一般持续 3～6 个月。除非患者因药物不良反应无法耐受或其他原因时,可以在不影响疗效的基础上适当缩短疗程。

(3)维持期治疗。在疾病相对缓解后进入第三期,称为维持期。此期治疗的目的是预防和延缓精神症状复发,以及帮助患者改善他们的功能状态。

维持期治疗的重要性:①维持期治疗能有效地降低复发率。有研究证实维持用药组比未维持用药组的复发率明显降低,比值是 16％～23％比 53％～72％。②维持期服药治疗组的复发症状较未服药维持组的症状轻。③症状复发会直接影响患者的工作和学习功能,降低复发有利于患者社会功能的维持。

维持期治疗的剂量调整:维持期在疗效稳定的基础上可以减量。减量可以减轻患者的不良反应,增加服药的依从性及改善医患关系,有利于长期维持治疗。减量宜慢,减至原巩固剂量的 1/3～1/2,也可以每 6 个月减少原剂量的 20％,直至最小有效剂量。一旦患者的病情稳定,并且能够耐受药物的不良反应,则抗精神疾病药物的维持治疗最好是每天单次给药,增加对治疗的依从性。较低的剂量同样可以成功地预防复发。但随着第二代抗精神疾病药物在精神分裂症急性期的广泛应用,急性期治疗的药物剂量和不良反应已远远小于第一代抗精神疾病药物,因此维持期的减药似乎也不再十分重要,适用于第一代药物的减药原则受到冲击和挑战。但是有关专家认为维持期的药物剂量可以在急性期治疗的基础上根据患者的实际情况做适当的调整。首先,第二代药物均有程度不等的不良反应,对有些患者是明显和突出的,如静坐不能和体重增加等,适当减量可以减轻不良反应。其次,患者长期服用较高剂量后从心理上期待着减量,在一定条件下减量可以给予患者信心,并增进医患关系。所以无论是从患者的耐受性和接受程度还是经济上考虑,适当减量都是有益的。维持期假若患者服药的依从性差,监护困难,不能口服药物或口服用药肠道吸收差时,建议使用长效制剂,长效制剂同时也可作为急性期治疗的辅助药物。

维持期治疗的疗程。①首发患者:1989 年的国际共识建议首发患者维持期在 1～2 年。②复发患者:至少 5 年。《中国精神分裂症防治指南》中规定维持期的长短根据患者的情况决定,一般不少于 2 年。③特殊患者:对有严重自杀企图、暴力行为和攻击行为病史的患者,维持期的治疗应适当延长。

3.抗精神疾病药物的分类

目前抗精神疾病药物分为第一代抗精神疾病药物和第二代抗精神疾病药物,均主要用于治疗精神分裂症各种亚型和其他相关精神障碍。

(1)第一代抗精神疾病药物(经典抗精神疾病药物)。第一代抗精神疾病药物指主要作用于中枢 D_2 受体的抗精神疾病药物,包括以下几种。①吩噻嗪类的氯丙嗪、甲硫哒嗪、奋乃静、氟奋乃静及其长效剂、三氟啦嗪等;②硫杂蒽类的氟噻吨及其长效剂、氟哌噻吨及其长效剂、氯普噻吨等;③丁酰苯类的氟哌啶醇及其长效剂、五氟利多;④苯甲酰胺类的舒必利等。其中临床又将吩噻嗪类分为高效价药物如奋乃静、三氟拉嗪;低效价药物如氯丙嗪、甲硫哒嗪。此类药物自20世纪 50 年代以来,广泛应用于临床治疗各种精神疾病,主要是治疗精神分裂症。大量临床研究(包括在研制第二代抗精神疾病药物过程中作为标准对照药的双盲研究)及临床应用经验均证明第一代药物治疗精神分裂症阳性症状有效,但也提出了其用药的局限性。

第一代抗精神疾病药物主要作用于脑内 D_2 受体,为 D_2 受体阻滞剂。其他药理作用包括对

α_1、α_2肾上腺素能受体,毒蕈碱型 M_1 受体,组胺 H_1 受体具有阻断作用。临床上治疗幻觉、妄想、思维障碍、行为紊乱、兴奋、激越、紧张症状具有明显疗效。对阴性症状及伴发抑郁症状疗效不确切。

第一代抗精神疾病药物的安全性:经典抗精神疾病药物可引发多种不良反应,主要是引起锥体外系不良反应,包括类帕金森综合征、静坐不能(其发生率在 60%左右)、迟发性运动障碍(发生率 5%左右),影响患者的社会功能及生活质量,继而影响患者治疗的依从性,从而导致复发,带来不良的预后。氯丙嗪的不良反应主要为过度镇静、中枢和外周的抗胆碱能样作用,明显的心血管反应,如直立性低血压、心动过速、心电图改变,致痉挛作用,对心、肝、肾、血液等器官系统有毒性作用。氟哌啶醇的主要不良反应为引发锥体外系运动障碍,其发生率达 80%,迟发性运动障碍的发生率较其他抗精神疾病药物为高。该药对躯体器官作用较弱,虽无明显降低血压、加快心率的作用,但可引发心脏传导阻滞,有猝死患者报告。舒必利的主要不良反应为失眠、烦躁、催乳素水平增高相关障碍,如溢乳和闭经、性功能改变及体重增加。锥体外系不良反应在剂量大时可出现,也可出现心电图改变,一过性 ALT 升高。

第一代抗精神疾病药物的局限性:①不能改善认知功能,如药物不能改善执行功能、工作记忆、语言与视觉运动、精细运动功能。虽然有时能改善注意力的某些指标,但药物的抗胆碱能作用可能会使记忆恶化。②对核心的阴性症状作用微小。③约有 30%的患者其阳性症状不能有效缓解。④引发锥体外系和迟发性运动障碍的比例高,常导致患者用药的依从性不佳。还可能引起其他严重的不良反应。⑤药物对患者工作能力的改善作用较小。甚至由于过度镇静,而影响工作和生活质量。

(2)第二代抗精神疾病药物(非经典抗精神疾病药物)。第二代抗精神疾病药物与吩噻嗪类等第一代抗精神疾病药物相比,具有较高的5-HT$_{2A}$受体的阻断作用,即多巴胺(DA)-5-HT 受体拮抗剂,对中脑边缘系统的作用比对纹状体系统作用更具有选择性,主要包括氯氮平、利培酮、奥氮平和喹硫平等,今后这些药物比第一代抗精神疾病药物在精神病学领域有更广阔的应用前景。它们不但对阳性症状治疗效果较好,而且对阴性症状、认知症状和情感症状也有效;且锥体外系不良反应明显减少,也没有其他方面的严重不良反应。

第二代抗精神疾病药物按药理作用分为 4 类:①5-HT 和多巴胺受体拮抗剂,如利培酮、齐哌西酮、舍吲哚;②多受体作用药,如氯氮平、奥氮平、喹硫平、佐替平;③选择性 D_2、D_3 受体拮抗剂,如氨磺必利、瑞莫必利;④D_2、5-HT$_{1A}$受体部分激动剂和 5-HT$_{2A}$受体拮抗剂,如阿立哌唑。

第二代抗精神疾病药物的安全性:各种第二代抗精神疾病药物之间的药理机制不尽相同,对神经递质受体的作用也有差异,所以不良反应也各不相同。其主要不良有以下几方面。①锥体外系不良反应:第二代抗精神疾病药物比第一代的锥体外系不良反应要少而轻,并且与剂量的关系密切,即在治疗剂量的高端会出现锥体外系不良反应,此类药物有利培酮、齐哌西酮、氨磺必利、阿立哌唑、奥氮平,如利培酮日剂量>8 mg 时可出现较明显的锥体外系不良反应,而氯氮平和喹硫平的锥体外系不良反应发生率很低。②血清催乳素升高引起月经失调或泌乳,主要见于利培酮和氨磺必利。③心电图 QTc 间期延长,主要见于齐拉西酮、舍吲哚和硫利达嗪。QTc 间期延长可能是发生尖端扭转型室性心动过速的警告,临床一般将 QTc 间期延长>500 毫秒,或比基础值增加>60 毫秒,看成有引起尖端扭转型室性心动过速的危险,以及发展为心源性猝死的可能。④体重增加,体重增加以氯氮平和奥氮平最为明显,利培酮与喹硫平居中,齐拉西酮与阿立哌唑较少引起体重增加。体重增加与食欲增加和活动减少有关,体重增加容易并发糖尿病、高脂血症、高血压等。对体重增加明显者应该进行生活方式干预,也可以考虑口服降糖药二甲双胍来减轻严重的体重增加。

4.抗精神疾病药物的不良反应及其处理

(1)锥体外系不良反应:与药物阻断黑质-纹状体通路多巴胺受体有关,主要表现为类帕金森症、急性肌张力增高、震颤、静坐不能、迟发性运动障碍。传统抗精神疾病药物,特别是高效价类发生比例高,通常使用抗胆碱能药物对症处理,但对迟发性运动障碍不能使用抗胆碱能药物,最好换用其他新型抗精神疾病药物,特别是换用氯氮平或喹硫平可获得改善。

(2)过度镇静:表现为困倦、乏力、头晕,与药物对组胺 H_1 受体阻断作用有关,传统药物中低效价类多见(舒必利除外),新型药物中氯氮平、奥氮平比较明显。多在用药初期发生,宜缓慢加量,尽量睡前用药,避免有危险的操作活动。

(3)心血管方面不良反应:常见为直立性低血压和心动过速,也有发生心动过缓和心电图改变如 ST-T 改变及 Q-T 间期延长,与药物对肾上腺素能 α 受体作用有关。低效价传统抗精神疾病药物和氯氮平引起心血管方面不良反应较为多见,多发生于用药初期,可减缓加量速度或适当减量,低血压的患者应卧床观察,心动过速可给予 β 受体阻滞剂对症处理。

(4)内分泌改变:传统抗精神疾病药物可通过抑制下丘脑漏斗结节多巴胺受体导致催乳素分泌增高,表现为闭经、溢乳和性功能改变。新型抗精神疾病药物中利培酮也比较常见。目前无肯定有效的治疗方法,减药后症状可能减轻,如不减轻可考虑换用无此类作用的新型抗精神疾病药物,如氯氮平或喹硫平。

(5)体重增加和糖脂代谢异常:长期使用抗精神疾病药物可发生不同程度的体重增加,同时患者容易发生糖脂代谢异常,发生高脂血症、冠心病、高血压及2型糖尿病的比例增加。其中传统药物中低效价类,新型药物氯氮平、奥氮平发生比例较高。应对服用这些药物的患者检测血糖、血脂,建议患者注意饮食结构和增加运动。

(6)抗精神疾病药物与2型糖尿病:近年来,非典型抗精神疾病药物氯氮平、奥氮平等引起高血糖、2型糖尿病及酮症酸中毒的报道引起了广泛的关注。Sernyak 等报道了大样本、门诊治疗的精神分裂症患者使用经典与非经典抗精神疾病药物后2型糖尿病发生率为18%,发病率随年龄而上升,在60~69岁年龄组高达25%。这些药物引起血糖增高或糖尿病的机制并不是药物直接对胰岛 β 细胞的毒性作用,而是与体重的增加有关;推测其内在机制可能是产生了胰岛素抵抗。目前对肥胖和糖尿病的治疗与预防主要通过生活方式干预和药物干预的方法。行为干预方法有运动疗法和饮食控制,行为干预治疗能使患者摄食减少、活动增加,从而能减轻患者的体重。口服降糖药二甲双胍能增加肌肉组织对葡萄糖的摄取,从而达到减轻体重和改善胰岛素抵抗的作用。国内外也有一些研究用行为干预治疗或口服二甲双胍的方法来达到减轻抗精神疾病药物引起的体重增加和胰岛素抵抗。由于二甲双胍是胰岛素的增敏剂,能够直接影响糖代谢,影响胰岛素的分泌,从而达到减轻胰岛素抵抗的作用;而行为干预治疗可以减轻体重,但效果不如二甲双胍。二甲双胍能较好地改善胰岛素抵抗和减少发生代谢综合征,临床使用二甲双胍联合行为干预治疗对减轻体重增加和改善胰岛素抵抗的疗效比较好。其他可以减少体重增加的药物有西布曲明,SSRI类抗抑郁药氟西汀与氟伏沙明,H_2受体拮抗剂尼扎替丁、金刚烷胺等,但这些药物对干预抗精神疾病药物引起体重增加的疗效还需要严格的研究证实。

(7)胆碱能改变有关的不良反应:药物的抗胆碱能受体可导致口干、便秘、视力模糊、尿潴留等不良反应。传统药物此类作用较强,如患者不能耐受则减药或换用此类作用轻微的药物。

(8)肝脏损害:有过氯丙嗪引起胆汁淤积性黄疸的报道,比较少见。抗精神疾病药物引起一过性肝酶增高较为常见,多可自行恢复,可同时服用保肝药物并检测肝功能。

(9)癫痫发作:为较严重的不良反应,氯氮平较易诱发,其他低效价抗精神疾病药物也可诱发。减低药物剂量,如治疗剂量无法减到发作阈值以下,建议合并抗癫痫药物,或者换药。

(10)恶性综合征:属少见但严重的不良反应,主要表现为高热、肌紧张、意识障碍和自主神经系统功能紊乱如出汗、心动过速、尿潴留等。其发生率为 $0.2\%\sim0.5\%$,但死亡率高达 20% 。发生机制尚不清楚,可能与药物引起多巴胺功能下降有关,也可能与药物剂量过高、频繁换药、多种药物合并使用有关。一旦发生应立即停用所有抗精神疾病药物,补充液体,纠正酸碱平衡和电解质紊乱,物理降温,预防感染,可以试用多巴胺激动剂。

(11)粒细胞缺乏症:属严重不良反应。氯氮平引起较为多见,发生率在 $1\%\sim2\%$,为其他抗精神疾病药物的 10 倍,严重者可发生死亡。使用氯氮平的患者在最初 3 个月内应每周检查白细胞计数,以后也应注意检测。一旦发现白细胞计数低于 $4\times10^9/L$,应立即减量或停药,同时给予升白药和碳酸锂等药物。严重的粒细胞缺乏症应给予隔离和抗感染治疗。服用氯氮平而发生过粒细胞缺乏症的患者不应再接受氯氮平治疗。卡马西平可增加氯氮平引起粒细胞缺乏症的危险性,应注意避免以上两种药物合用。

(二)ECT

1.ECT 的适应证

(1)严重抑郁,有强烈自伤、自杀行为者;有明显自责、自罪者。

(2)极度兴奋躁动、冲动伤人。

(3)拒食、违拗和紧张性木僵。

(4)精神药物治疗无效或对药物治疗不能耐受。

2.ECT 的禁忌证

脑器质性疾病;心血管疾病;骨关节疾病;出血性疾病;稳定的动脉瘤畸形;有潜在引起视网膜脱落的疾病;急性全身性感染;严重呼吸系统疾病;严重肝、肾疾病;老年人、儿童及孕妇。MECT 无绝对禁忌证,安全性高、并发症少,但有些疾病也可能增加其治疗风险,需要加以注意:颅内肿瘤或其他占位性病变;新近的颅内出血;心脏功能不稳定的心脏疾病;出血或不稳定的动脉瘤畸形;视网膜脱落;嗜铬细胞瘤;可能导致麻醉意外的疾病如严重呼吸系统疾病等。

3.MECT 的具体操作方法

(1)治疗前准备:详细查体并做必要的辅助检查。患者在治疗前 8 小时(一般从前一晚 12 点开始)禁食禁水。治疗前排空大小便,摘除隐形眼镜及义齿,常规测量体温、脉搏、呼吸和血压。

(2)MECT 必须在专门的治疗室内进行,备有齐全的治疗护理用具、MECT 治疗机、麻醉药品及麻醉器械、供氧设备、急救药品及急救器械等,如有条件者最好配备麻醉机。治疗进行时,需麻醉师 1 名、医师 1 名、护士 2 名。麻醉师负责麻醉及升压人工呼吸,医师操作 ECT 机并观察药物用量及通电后的发作情况,一名护士作器材准备和静脉穿刺,另外一名护士负责药物接换、发作时的保护并协助观察。

(3)患者平卧于治疗床上,四肢自然伸展,解开裤带及领口,检查口腔,使用面罩式人工呼吸器吸氧数分钟,以保障自主呼吸停止后的氧需要。

(4)安放刺激电极:多采用双侧治疗电极,安放在头部两侧,每个电极中点位于耳垂与眼外眦连线中点上大约 2.5 cm 处。单侧电极即一个电极与双侧治疗右侧电极安放位置相同,另一个电极中点在两耳垂经颅顶的连线和鼻根与枕骨粗隆连线的交界点右侧 2.5 cm 处。

（5）治疗医师连接好脑电图、心电图、肌电图，监测血压、心电、脉搏及血氧饱和度，测量电阻。

（6）开通静脉通道，将预先准备好的 25% 葡萄糖溶液 40 mL 推注 10 mL 以确保静脉通畅后，依次推注以下 3 种药物：①阿托品 0.5~1.0 mg，用注射用水稀释至 2 mL 静脉注射以抑制迷走神经，减少呼吸道分泌物，并能防止通电时引起的迷走神经兴奋导致心搏骤停。②硫喷妥钠 0.5 g 用注射用水 25 mL 稀释后缓慢静脉注射做诱导麻醉，同时嘱患者计数。当入睡后，患者自行停止计数，呼之不应，肌肉和眼睑松弛，睫毛反射消失或迟钝，眼球固定或左右游移。③患者一旦入睡，则静脉注射生理盐水 2 mL 防止硫喷妥钠与氯化琥珀胆碱混合而发生沉淀，然后将氯化琥珀胆碱 50 mg 以注射用水稀释至 3 mL 快速静脉注射（10 秒注完）。1~2 分钟后即出现由面部口角开始向胸腹四肢蔓延的肌束颤动，然后全身肌肉松弛，腱反射消失，自主呼吸停止。此时为最佳通电时机。

（7）在给予麻醉药和肌肉松弛药的同时，给予高浓度大流量面罩升压给氧，使血氧饱和度尽量保持 100%。注意在开始通电治疗前，用含有生理盐水的注射器替换原来所用的含有肌肉松弛药的注射器，保持静脉通道通畅，以便必要时抢救使用。

（8）停止供氧，放置牙垫，给予电刺激。第一次治疗时可根据患者的性别、年龄、电极位置确定初始电量，在以后治疗中应该逐渐增加电量。双侧 MECT 一般接受初始电量的 1.5~2.5 倍电量，单侧 MECT 所需的电量更大，一般为发作阈值的 2.5~6.0 倍。有效发作表现为面肌、口轮匝肌、眼轮匝肌的痉挛现象，或者双侧下肢趾端的痉挛或抽搐状态。如果通电 20~40 秒无抽搐发作，或者出现短暂的非全身性抽搐，可重复通电一次，每次治疗通电次数不超过 3 次。

（9）发作结束后取出牙垫，升压给氧，保持血氧饱和度为 100%，观察至自主呼吸恢复，血氧饱和度不再下降，即可送入留观室。

（10）在留观室内监测血压、脉搏，予以低流量吸氧。观察至意识完全恢复，各项生命体征稳定，无明显头痛、恶心、胸闷、心悸等不适感时，方可离开留观室。治疗后 2 小时内勿进食及饮水。对年老体弱或伴有躯体疾病的患者，更应加强监护。

（11）MECT 的治疗次数和频率：MECT 治疗的最佳频率目前尚无定论，一般隔天 1 次，10~12 次为 1 个疗程。超过 12 次则达到 MECT 的疗效平台，不会产生进一步的疗效，继续使用 MECT 没有多大的意义。如果患者需要快速起效，前 3 次治疗可以每天进行 1 次，3 次之后改为隔天进行。MECT 用于长期维持治疗时，根据患者病情可以合并或不合并抗精神疾病药物，一般每 1~2 周行 1 次 MECT。有研究显示，相对于每天服用抗精神疾病药物，患者更乐于接受 MECT 维持治疗。

4.MECT 的不良反应

传统 ECT 具有诸多并发症，如头痛、关节脱位、骨折、心搏骤停、记忆力减退等。MECT 通过使用肌肉松弛药避免了骨折及其他骨骼肌损伤的发生，常见的并发症主要是头痛、肌肉疼痛、恶心，症状多比较轻微，一般在治疗停止数天后自行好转而无须特殊处理。

遗忘是较为常见的不良反应，国外研究显示至少有 1/3 的患者接受 MECT 之后出现了明显的记忆减退。多表现为逆行性遗忘，患者不记得行 ECT 之前数天至数周的事情。遗忘随着治疗次数的增加而逐渐加重，但一般会在 ECT 停止后的数周内得到恢复。ECT 导致记忆力损害的严重程度、持续时间与治疗方法密切相关，尤其是治疗电极的安放位置及刺激剂量，双侧电极比单侧电极更易于引起记忆损害，高刺激剂量比低刺激剂量更易于引起记忆损害。

另外,传统的 ECT 一般在抽搐停止后 10～30 秒自主呼吸恢复,但接受 MECT 的患者由于使用麻醉药物,自主呼吸恢复较慢,多在治疗后 5 分钟内恢复自主呼吸。如果不能及时恢复,要立即进行人工辅助呼吸。

MECT 除了上述不良反应以外,还有其他的一些局限。首先,MECT 实施起来较为复杂且有一定的危险性,需要全麻和吸氧,有可能会出现麻醉意外。其次,与传统 ECT 比较,MECT 的治疗费用相对较高;另外,MECT 无法获得一劳永逸的疗效,停止 MECT 后仍需要药物治疗或非经常性的 MECT 作为后续维持治疗以防止病情复发。

(三)心理疗法

对精神障碍患者及其家属的调查一致显示,心理疗法在精神健康系统中处于最受重视和常规服务之间,仅次于药物治疗。医师应将患者视为整体,应该很好地协调心理、社会治疗,药物治疗,功能恢复及治疗环境的关系(也就是治疗整合),并为可能的长期治疗过程提供持续的关怀。

1.心理疗法的目的

(1)减少精神疾病性症状引起的不良后果。

(2)减少负性情绪的发生。

(3)促进患者积极主动地预防复发和提高社会功能。

2.心理疗法技术

(1)一般性集体与个别心理干预:对待患者在康复中出现的问题进行干预,前 3 个月每月 1 次,每次 30～60 分钟,以后每 3 个月进行 1 次。心理疗法的重要任务是帮助患者领悟自己存在什么问题,和正常人的差距是什么？心理疗法的内容有让患者如何正确对待精神疾病。通过集体心理疗法从医护人员和其他患者那里了解坚持服药的重要性,学会药物自我处置方式从而提高服药的依从性,了解复发的征兆及自我应对方法,教会患者如何调节自我情绪,如何预防疾病复发,如何应付心理冲突和如何进行心理自救等知识。此外,让患者了解到不是我自己一个人才患这种病,自己不仅仅能够从小组得到帮助,如同病相怜、互相鼓励;自己也能够帮助别人,在集体心理疗法中充分体现自我的价值。

(2)认知行为疗法:近年来,认知行为疗法开始应用于治疗精神分裂症,特别是对于那些药物治疗仍残留精神症状的患者。治疗主要目标是针对药物不能消除的症状,减轻幻觉与妄想症状及这些症状产生的困扰。精神分裂症的认知行为疗法大致步骤如下:①建立并维持良好的治疗关系,形成治疗联盟,以及对患者进行评估;②针对导致症状持续存在的因素,发展应对策略;③应用"应激易感模式"帮助患者理解疾病及其症状;④帮助患者应对幻听和妄想等症状,减轻带来的应激与困扰;⑤识别患者的自动思维,处理患者的情感症状与对自我的负性评价;⑥发展应对症状恶化的策略,降低复发危险性,改善患者社会功能。认知行为疗法分为个体治疗与小组治疗两种形式,以个体认知行为疗法为主,小组认知行为疗法需要有经验的治疗师才能完成。精神分裂症的认知行为疗法有时间限定,通常患者需要接受每次 15～45 分钟,每周 1 次或每两周 1 次,共 15～20 小时的治疗,对于难治性患者则需要更长的时间。

(3)家庭疗法:在我国,绝大多数精神分裂症患者与家庭成员生活在一起,家庭关系与家庭支持的好坏是影响精神分裂症复发和转归的重要因素。家庭干预把治疗的重点放在改变家庭成员的人际关系上,治疗的过程是去发现与个体心理障碍发生、发展有关的家庭内部因素。"高情感表达"(对患者经常批评、责骂、显示激动或敌意)和缺乏关爱的家庭,患者的预后差,易复发。通过家庭干预治疗,可重新改变患者原来不适应的家庭关系,有利于患者有一个良好的居住环境。

另外,对患者及家庭成员进行相关知识的健康教育,积极开展家庭干预治疗,能唤起良好的家庭支持与家庭互动,提高家庭的监护质量,从而提高患者服药的依从性,对巩固疗效,预防疾病复发非常重要。良好的家庭干预治疗,还能给医师及时提供患者在院外的信息,以便及时调整治疗方案,并保证药物维持治疗的完成。家庭干预具有改善患者家庭负担、应对方式及增加对精神分裂症的知晓度,预防疾病复发与减少再住院等作用。有效的家庭干预至少需要 6 个月,长期的家庭干预(>9 个月)可显示出持久的疗效,持续 2 年或更长。目前有许多种家庭干预模式可以使用,如危机取向家庭干预,行为模式的家庭疗法,降低情感表达的治疗。

(4)社会技能训练:精神分裂症患者、特别是有大量阴性症状的患者,常常存在社会功能、工作能力等方面的障碍。社会技能训练主要应用学习的理论,纠正患者在日常生活、就业、休闲、交往等方面问题,提高或重获他们的社会技能。社会技能训练包括基本模式和社会问题解决模式。基本模式,也叫运动技能模式,是把复杂的社会问题分解为几个简单的部分,治疗师反复讲解、演练及患者角色扮演。多项研究证实基本模式对改善特殊社会技能有效,疗效可以持续 12 个月。社会问题解决模式包括以下几个方面的问题解决,如药物管理、症状处理、娱乐、基本交流、自我照料等。Marder 等比较了问题解决模式与支持疗法(两种干预的强度、频率及时间相同)对精神分裂症结局的作用,结果发现:2 年后接受社会问题解决模式训练的患者较接受支持疗法的患者表现出更好的社会适应性。Liberman 等给予精神分裂症患者 6 个月的问题解决模式训练或同等强度的职业治疗并随访 2 年,结果表明:接受问题解决模式的患者有 3 项独立生活技能得到了明显改善,与职业治疗组差异显著。Hogarty 进行了一项较大样本的社会技能训练研究发现,社会技能训练对于预防精神分裂症复发具有一定的疗效(1 年后,社会技能训练组 54% 患者未复发与接受其他心理和社会干预的对照组 30% 患者未复发),但第二年社会技能训练的优势并不明显。

(5)职业康复训练:由于社会歧视和功能损害等原因,精神分裂症患者的竞争性就业(拥有稳定的社会工作,而不是就业于康复机构)率低于 20%。近年来,精神卫生工作者与公共卫生决策者通过开设庇护工场和组织就业前培训项目帮助精神分裂症患者发展他们需要的职业技能。这些技能包括学习一些与工作相关的正式或非正式制度(如休假与病假制度、如何认识自己的上级、为什么要按时上班)及完成特殊任务的技能,其目标是增加患者竞争性就业的机会。研究发现传统的职业康复模式(训练与安置模式)可以促进患者适应庇护工厂的工作,但是对获得社会稳定工作的效果不明显。因此有学者发展了安置与训练模式,这种方法重点是尽最大可能支持竞争性就业。有 3 项支持性就业训练项目的随机对照研究,将支持性就业作为主要结局指标,结果显示:支持性就业训练较对照干预在促进患者就业方面具有优势,技能性项目组平均就业率为 65%,而采用其心理和社会干预的对照组为 26%。支持性就业训练对非就业纬度的效果不明显,在增强自信、改善生活质量与预防复发方面可能有效。

(6)认知康复治疗:认知功能障碍是精神分裂症的核心症状,常见的是记忆力、注意力、问题解决与执行功能的障碍。认知功能的改善可以带来生活质量的改善,也可以增加其他心理和社会干预效果,产生更好的功能结局。可用于改善精神分裂症认知功能的措施包括新型抗精神疾病药物和认知康复技术。认知康复技术可采用个体或小组形式,每位患者接受不少于 10 节,通常超过 20 节的认知康复训练来改善患者认知功能。精神分裂症的认知康复治疗包括几种不同的治疗模式,如认知增强治疗,重点包括在记忆力、注意力及问题解决能力训练和小组形式的社会认知训练两种训练。神经认知增强治疗,与认知增强治疗相似,还包括工作能力康复。个体执行功能训练,包括认知适应性、工作记忆和计划 3 个方面的训练,以及其他一些认知康复技术。

许多研究证实认知康复治疗可以改善精神分裂症认知功能。Wykes 等进行了一项认知康复治疗(每天 1 次、持续 3 月)与同样强度的职业治疗的比较研究。认知康复治疗的重点是改善患者的执行功能(认知适应性、工作记忆和计划)缺损,6 个月的随访发现:认知康复治疗组在改善认知功能与增强自信方面优于职业治疗组,但是在改善社会功能与精神症状方面优势不明显。Tswamley 综述了 17 项有关认知康复治疗对于精神分裂症作用的随机对照研究显示:不同方法的认知康复技术均可以改善患者的精神症状、认知功能及日常生活能力。

(7)积极性社区治疗:积极性社区治疗是由精神科医师、护士、社会工作者和职业治疗师等组成多学科的团队,提供治疗、康复和支持性活动。与一般的精神卫生服务相比,积极性社区治疗有几个特点:治疗在社区进行,强调团队服务,提供全面整体服务(包括用药、居住、生活费用及其他任何与个人成功生活的重要因素)。积极性社区治疗中每位治疗者通常负责 12 名患者,而在一般的个案管理中每位治疗者负责的患者多达 30 名。有关积极性社区治疗研究结果较为一致。Wisconsin 比较了采用积极性社区治疗 14 个月与标准治疗的慢性精神障碍患者的疗效,结果显示:在住院率、庇护性就业率、独立生活、家庭负担方面,积极性社区治疗要优于标准治疗。Bond 等总结 25 项有关积极性社区治疗的随机对照研究显示:与一般社区服务相比,积极性社区治疗降低了患者的住院次数与住院天数,增加了居住稳定性,改善了精神症状与生活质量。

(8)多元化干预:多元化干预是为(首发)精神分裂症患者提供专业化、住院或门诊综合干预服务,重点在于症状的控制与功能恢复。较著名的有澳大利亚早期精神障碍预防与干预中心倡导的综合干预模式,包括:一个流动性的评估与治疗小组;一个 16 张床的住院部;住院与门诊患者的个案管理;个体、小组与家庭疗法;药物治疗(重点强调低剂量的一线新型抗精神疾病药物及对难治疗性症状的治疗)。目前有几个评价多种的心理和社会干预对早期精神障碍影响的大样本研究。精神障碍的早期识别与治疗项目是一项为期 5 年前瞻性研究,研究对象为不伴情感症状的首发精神分裂症患者,目的是确定早期诊断与治疗是否可以带来更好的长期结局;所采用的心理和社会干预的方法包括个体支持性治疗、家庭作业、个案管理与药物治疗。丹麦进行了一项多中心研究,采用的综合治疗方法包括低剂量的新型抗精神疾病药物、积极社区治疗、家庭心理健康教育和社会技能训练;初步研究结果显示:与标准治疗相比,综合干预提高了精神分裂症的临床结局及治疗依从性,在随访 1 年与 2 年均显示一致的结果。

在药物治疗的基础上进行有效的心理和社会干预可以进一步改善精神分裂症的不良结局。改善症状、降低复发率、增强社会功能、促进精神分裂症患者回归社会是心理和社会干预的主要目标,但单一的心理和社会干预治疗往往不能够获得这些目标。当前,对精神分裂症患者倾向于实施多元化的综合干预,这将是今后一段时间有关精神分裂症研究的重点。

(四)物理治疗

经颅磁刺激技术(transcranial magnetic stimulation,TMS),是 Barker 等人创立的通过头皮刺激大脑皮质运动区、脊髓神经根或周围神经,并在相应的肌肉上记录复合肌肉动作电位的一种皮质刺激法。该技术因具有无痛、无创、操作简便和安全可靠等优点和功能独特,很快被应用于临床。重复经颅磁刺激(repetitive transcranial magnetic stimulation,rTMS)是在 TMS 基础上发展起来的新的神经电生理技术,它将磁刺激器的刺激频率由原来的 0.3～1.0 Hz 提高到100 Hz,可通过不同频率刺激对皮质产生兴奋或抑制作用,开辟了临床应用的新领域。在临床上,rTMS 能影响认知功能、言语功能和情绪等,也被用于精神分裂症的治疗。

关于 rTMS 治疗精神分裂症的研究,用强度 100% 的 TMS 刺激左右侧前额叶,结果显示 rTMS 对精神疾病性症状无治疗作用。用 1 Hz 的 rTMS 刺激左侧前额叶,发现 rTMS 对患者的焦虑、紧张、坐立不安有效,对精神疾病性症状的评分上无改变。刺激相同部位发现对 6 例精神分裂症患者的阴性症状均有效。初步提示左侧前额叶是阴性症状的治疗区域。有人对 20 例精神分裂症患者采用高频 rTMS(10 Hz)治疗,并用假刺激进行平行对照,刺激前后用临床量表和 SPECT 进行测量,结果显示研究组阴性症状评分明显下降,阳性症状加重;两组患者用 SPECT 均未检测到相应脑区域血流量的变化。有研究采用随机对照试验,治疗有阴性症状的精神分裂症患者,分为 20 Hz 刺激研究组和假刺激对照组,治疗 2 周,随访 8 周,部位为左侧背外侧前额叶皮质,结果未能发现两组阴性症状量表评分有显著差异。另有人采用随机对照试验,分为 10 Hz 刺激研究组和假刺激对照组各治疗 10 天,刺激强度 110% 运动阈值,每天 20 串,刺激前后进行阴性症状量表及情绪、认知测评,并于结束后两周进行随访,结果显示两组阴性症状缓解率无显著差异,在随访中研究组认知功能比对照组有显著改善。

低频 rTMS(通常是 1 Hz)被用来治疗幻听,并且已经被一些研究证实,但是也有与之相矛盾的结果。有人在 4 次连续试验中用低频 TMS 治疗精神分裂症患者的顽固性症状。一开始低频 TMS 在治疗 3 例耐药性的精神分裂症患者幻听时出现令人充满希望的结果。在对 12 名精神分裂症患者进行以假刺激为对照的交叉试验中,8 例患者顽固性幻听明显改善,但是对于其他症状,真性刺激和假性刺激并无明显差异。一项双盲对照试验,24 名患者随机接受 1 Hz 的真假性刺激 9 天,用自制的顽固性幻听量表和阳性阴性症状量表评估,结果研究组和对照组有显著差异。另一项采用双盲的平行设计,将每天至少出现 5 次幻听的 50 例患者随机分配到研究组和对照组,研究组在左侧前额皮层接受频率 1 Hz,强度 90% 运动阈值,对照组接受假性刺激,刺激前后用临床大体印象量表(CGI)评定,结果显示研究组 CGI 分数明显改善,幻听次数显著减少。此研究还显示有 52% 的患者对治疗效果的维持能长达 15 周或更长。还有一项进行交叉试验,患者组采用 10 Hz、100% 运动阈值、20 串/天刺激,对照组是假性刺激,结果显示真假性刺激后患者的幻听均有改善,但试验组和对照组并无显著差异。有人对 1 Hz 治疗幻听的研究进行了 Meta 分析,治疗部位均为左侧颞顶皮层,结果显示 rTMS 可以有选择性地改变幻听中的神经生物学因素。

(孙晋柱)

第二节　持久妄想性障碍

一、概述

持久妄想性障碍又称为偏执性精神障碍,是一组以长期持续性妄想为唯一或最突出的临床特征的精神障碍。持久妄想性障碍的妄想内容常为被害、夸大、嫉妒、疑病等。妄想的内容及出现的时间与患者的生活处境密切相关,具有逻辑性、系统性的特点。患者人格保持完整,除了与妄想或妄想系统直接相关的行为和态度外,情感、言语和行为均正常。本病起病隐袭,病程演进缓慢,甚至可持续终身。

持久妄想性障碍不能归类于器质性障碍、精神分裂症、心境(情感)性障碍等疾病中。

二、病因与发病机制

持久妄想性障碍的病因迄今为止尚未明了。家族流行病学调查显示,持久妄想性障碍患者家族成员的精神分裂症患病率(0.6%)要明显低于精神分裂症患者家族成员(3.8%)。而持久妄想性障碍患者一级亲属的偏执型人格障碍患病率(4.8%)要明显高于内科疾病及精神分裂症患者的一级亲属,但其精神分裂症、分裂样人格障碍、情感疾病的患病率并无增加。基因连锁分析研究发现,HLA-A * 03基因与妄想性障碍和偏执型精神分裂症存在明显关联。生化研究提示,持久妄想性障碍与多巴胺能活动亢进有关。认知和实验心理学认为,持久妄想性障碍患者倾向于选择性地提取现实中可获得的信息,在信息不充分的前提下作出结论和难以设身处地地理解别人的意图和动机。与正常人比较,尽管作出可能性结论所需要的资料明显缺乏,但这丝毫不影响持久妄想性障碍患者对自己所作结论的确信程度。从精神动力学的观点看,偏执被认为是对可能威胁到患者自尊或自我的应激或挫折的一种保护性防御反应。

三、临床表现与分类

根据临床表现的不同,可将持久妄想性障碍分为偏执狂、偏执性精神障碍,其他持久妄想性障碍3种。

(一)偏执狂

偏执狂的病程发展缓慢,以存在持久、不可动摇和极为系统化的妄想为突出症状,思维保持逻辑性和条理性,行为和情感反应与妄想保持一致,无幻觉。妄想内容常为被害、夸大、疑病,也可能与诉讼有关。

1.临床表现与分类

偏执狂患者以被害妄想开始,继而逐渐出现夸大妄想。两种妄想交织在一起,相互影响,互为因果。妄想系统性强,出现的内容与时间常与患者所处的生活环境有关。患者常表现为好诉讼和夸大自己的才智,或狂热地追求某种"理想",内容有一定的现实性,他人常难辨是非。疑病妄想与钟情妄想少见。

虽然患者的妄想一旦形成极难完全消失,但在进入老年期后可因体力或精力逐渐衰弱而趋缓和。在冗长的病程中,患者的精神症状可因环境的影响而加重或减轻,但不会全部消失,也不会出现精神衰退。除了与妄想直接相关的态度与行为外,患者的情感反应和言行均可正常。如隐瞒妄想内容,患者的表现可与常人无异。在整个病程中,患者始终没有幻觉。患者以男性(约70%)、脑力劳动者和中年居多。

根据临床表现,可将偏执狂分为以下4种类型。

(1)诉讼狂:为临床上最为常见的类型,患者存在以遭受人身迫害、权利被侵犯、名誉被玷污等内容为主的被害妄想,为得到所谓公平合理的解决而反复诉讼。在法庭调查判决中"不屈不挠",毫不退让,甚至自己将材料公布于众。患者的诉讼理由或证据虽然繁多,但仍具有逻辑性、层次分明、叙述详尽的特点。

(2)夸大狂:患者自命不凡,认为自己精力充沛、智力超常、才华出众、思维敏捷、洞察力敏锐和具有了不起的发明与创造。

(3)嫉妒狂:患者坚信配偶对己不忠,有第三者,并伴有强烈的情绪反应及相应的行为。患者常采取跟踪、监视或偷偷检查配偶的办公室、提包、信件等方法,甚至限制配偶的日常活动,对配偶的内衣裤和隐私部位进行检查,以获取所谓的证据。

(4)钟情妄想:常见于女性。患者坚信某一男性对自己充满了爱慕之情,但对方因种种原因(如年龄较大、已婚、社会地位较高等)不敢公开表达,而只能以暗递秋波或眉目传情的方式将所谓真挚的感情流露出来。在患者大胆地表露遭到拒绝后,却认为对方是在考验自己,而非真正拒绝,并坚信自己的推理与判断是绝对正确的。

2.诊断与鉴别诊断

(1)诊断要点:①妄想为唯一症状,持续至少 3 个月。②妄想内容固定、系统。③始终不出现幻觉。④不发生精神衰退,社会功能良好。⑤妄想具有现实性,不经了解,难辨真假。

在世界卫生组织的 ICD-10、我国的 CCMD-3 中诊断偏执狂的标准基本一致。在美国的 DSM-Ⅴ 中,并无偏执狂这一术语,其中的妄想性障碍与 ICD-10 中的持久妄想性障碍相当,但其病程标准只需 1 个月即可,且没有进一步的亚型划分。

(2)鉴别诊断:需与精神分裂症偏执型、偏执型人格障碍等进行鉴别。①精神分裂症偏执型:精神分裂症偏执型的临床症状多以妄想为主,但其内容荒谬、离奇、泛化,且不具有现实性的特点,常伴有幻觉,晚期常有精神衰退。②偏执型人格障碍:以猜疑和偏执为主要特征,但其并未达到妄想的程度,开始于童年、少年或成年早期。其只是人格的偏离正常,而非真正的精神疾病。③中毒或躯体疾病所致精神障碍:患者可出现偏执,但均为继发于中毒或躯体疾病之后,详细的病史询问、体格检查、神经系统检查和实验室检查可有阳性发现。④心因性妄想症:因剧烈或长期不良的社会-心理因素所致,妄想的内容与不良的社会-心理因素密切相关,具有现实性和易暴露的特点。在不良的社会-心理因素消除后,症状可很快消失。

3.治疗

由于偏执狂的发病率比较低,而且患者发病后通常很少主动求医,即使被迫就医,其对治疗的依从性也往往比较差。因此,迄今为止,尚未有关于偏执狂治疗的系统性研究。目前对偏执狂治疗的认识,大部分源于个案报道。有学者认为,药物治疗对将近 50% 的妄想性障碍患者有效,所使用的药物主要是抗精神疾病药物,包括匹莫齐特、氟哌啶醇等传统抗精神疾病药物及利培酮、奥氮平、氯氮平等非典型抗精神疾病药物。也有人认为氯丙咪嗪、SSRI 类抗抑郁药及 ECT 等对某些类型的偏执狂有效。

心理疗法也有一定的作用,其内容包括支持性心理疗法、疾病健康教育、社会技能训练、防范风险因素、现实指导和协助、认知疗法等。

(二)偏执性精神障碍

偏执性精神障碍的临床表现与偏执狂有极为相似之处,也以妄想为主要症状,但妄想的结构不如偏执狂那样系统、顽固和持久,常伴有幻觉,多起病于不良的社会-心理因素之后,预后相对较好。

1.临床表现

起病隐匿,发展缓慢,临床症状以妄想为主,多为对现实生活中的某一事物的曲解发展而起病,经病态的推理逐渐发展而形成妄想。妄想较为系统,但结构不严密,一般不泛化。妄想内容往往接近现实,妄想对象多涉及家庭成员、邻居或同事。妄想内容多为被害、夸大、嫉妒、诉讼和钟情等。除妄想外,并无其他思维障碍,可不伴有幻觉。如不涉及妄想内容,患者的情感反应是适切的,人格保持可相对完整,工作、学习和社会适应能力保持良好,无智力缺损。随着时间的推移,妄想的结构可趋向片段,但很少发生精神衰退。患者常在中年(30~40岁)起病,女性多见,且多系未婚。

2.诊断与鉴别诊断

(1)诊断要点:①以妄想为主要症状,持续至少3个月。②妄想内容具有现实性,相对系统,固定。③可伴有幻觉。④社会功能保持良好,很少发生精神衰退。⑤多见于中年女性。

ICD-10、CCMD-3已将偏执性精神障碍纳入偏执狂中。DSM-Ⅴ则将偏执性精神障碍纳入妄想性障碍中,且其诊断标准略有不同:①病程只需要1个月;②如出现幻觉,要求幻觉在整个病程中不占优势,且其内容要与妄想的主题有关。

(2)鉴别诊断:需与偏执性精神障碍进行鉴别的疾病有精神分裂症偏执型、偏执狂、心因性妄想症等疾病。①精神分裂症偏执型:临床症状以妄想为主,但妄想内容荒谬、离奇、泛化,常伴有幻觉,且有精神分裂症独特的分裂症状。②偏执狂:偏执狂的妄想与偏执性精神障碍的妄想比较,不但更为系统,而且顽固、持久。偏执狂患者以男性多见,预后相对较差。患者的人格背景和生活处境在作鉴别时也有一定的参考价值。③心因性妄想症:部分心因性妄想症的患者可有明显的妄想,其发生与内容和不良的社会-心理因素影响有直接关系,预后良好。偏执性精神障碍与其不同的是,在不良的社会-心理因素消除后,妄想仍持续存在并可能进一步发展。④躁狂发作:偏执性精神障碍在出现夸大妄想时,需与躁狂发作鉴别。前者虽有夸大妄想,但缺乏类似躁狂发作那样典型的情感高涨、思维奔逸等症状,也缺乏感染力。⑤器质性精神障碍:患者可出现偏执,但其发生与器质性病变的关系极其密切,且多发生于疾病高峰期,仔细询问病史、体格检查、神经系统检查和实验室检查可有阳性发现。

3.治疗

使用抗精神疾病药物和心理疗法相结合的方法,可使病情得到改善。抗精神疾病药物可减轻或消除患者妄想、焦虑、易激惹等症状。具体使用方法可参阅精神分裂症的治疗。心理疗法是十分重要的,实施时以启发、说服教育为主,且应反复进行。调整工作、协调好人际关系(含家庭成员关系)和改变生活环境,也有利于妄想的改善。

(三)其他持久的妄想性障碍

其他持久的妄想性障碍指临床上以可伴有或不伴有持久幻觉的持久性妄想为主要表现,病程超过3个月,但又不符合上述两类妄想性障碍诊断标准的一类妄想性障碍,包括更年期偏执状态、妄想性畸形恐怖、好争辩的偏执狂3类。此处仅介绍更年期偏执状态。

更年期偏执状态是一种发生于更年期的以妄想为主要临床表现的精神疾病,常见于女性。

1.临床表现

该病临床上并不多见,主要的症状为妄想。妄想的内容以嫉妒、被害、罪恶、疑病等较为常见。妄想的系统性不强,结构简单,涉及的对象常为患者周围的人。被害妄想的产生常有一定诱因,但随着病情加重而完全偏离,内容也不断泛化。被害妄想的对象常是患者日常接触较多,但关系并不融洽且有一定矛盾的同事、亲友等。罪恶妄想往往是对曾经历过的某些事情进行局部加工、放大而成,但内容并不荒谬。嫉妒妄想可能与长期夫妻关系不和睦有关。疑病妄想则在躯体不适感的基础上发展而成。由于更年期偏执状态的妄想的产生与不良的社会-心理因素有关,故在社会环境等发生改变后,妄想常可缓解或消失。患者除妄想外,常伴有内分泌功能失调(如月经紊乱、停经等)和自主神经系统症状(如心慌、面红、出汗等)。患者的人格保持较为完整,病程冗长,但不发生精神衰退。幻觉是常见的伴随症状,常见的幻觉为真性幻听或幻嗅。患者除妄想外无其他的思维障碍。

2.诊断与鉴别诊断

(1)诊断要点:①在更年期首次发病,女性多见。②以妄想为主要临床症状,妄想内容不荒谬,结构简单,系统性不强。③除妄想外无其他思维障碍。④人格保持完整,病程冗长,不会出现精神衰退。⑤常伴有内分泌紊乱和自主神经系统症状。⑥无脑器质性病变基础。

在世界卫生组织的 ICD-10 中,将更年期偏执状态纳入其他持久性妄想性障碍中,我国的CCMD-3 和美国的 DSM-Ⅴ中未列入。

(2)鉴别诊断。①精神分裂症偏执型:精神分裂症的妄想内容荒谬离奇,结构松散,与现实环境联系不紧密,且有特征性的思维、情感、行为互不协调的症状,发病年龄较早;而更年期偏执状态发病年龄较晚,不具备精神分裂症的特征性症状,妄想内容不荒谬。②心因性妄想症:妄想的产生和内容与不良的社会-心理因素有直接的联系,妄想内容不泛化,预后良好,且一般不存在内分泌功能紊乱或自主神经系统症状。③广泛性焦虑:可有明显的紧张、焦虑、失眠等症状,并可伴有自主神经系统功能紊乱的症状,但无思维内容障碍,情感反应适切,求治心切,自知力完整,且无内分泌功能紊乱的症状。④血管性痴呆:由脑血管病变所致。其主要的临床症状是记忆缺损、人格改变,病程中、晚期则有明显的智力缺损,虽可有妄想存在,但不成为主要临床症状,病程呈阶梯性进展。

3.治疗

更年期偏执状态的治疗应是综合性治疗。

(1)药物治疗:使用抗精神疾病药物对控制病情是十分必要的。在选用抗精神疾病药物时应充分虑及患者的躯体状况、药物的毒副作用等。根据患者的具体情况,可考虑选用适量的利培酮、喹硫平、奥氮平或奋乃静、三氟拉嗪等药物。如患者有明显的焦虑、紧张,可考虑合并使用苯二氮䓬类抗焦虑药。

(2)心理疗法:可作为重要的辅助治疗手段进行。采用支持、安慰、鼓励等方法,可减轻患者的疑虑,提高治疗依从性。

(3)一般治疗。①减少诱发因素:由于进入更年期后,身心两方面的功能已开始衰退,抵抗力下降。因此,要鼓励患者积极进行体育锻炼,增强体质,延缓功能的衰退,并积极治疗躯体疾病。②合理安排家庭生活、学习与工作,避免过劳。③注意饮食:尽量改变不良的饮食习惯,注意饮食中的蛋白质、脂肪、维生素和微量元素等的合理搭配。④中药治疗:可作为辅助治疗,达到调理身体的目的。

(孙晋柱)

第三节 急性而短暂的精神病性障碍

一、概述

急性而短暂的精神病性障碍作为一类独立的精神疾病,于 1992 年第一次被 ICD-10 收录并编码。它是指一组急性发病,在两周内从缺乏精神疾病性特征的状态发展为有显著异常的精神疾病性状态,表现为迅速变化的、多样的和多形态的精神疾病性症状,病程短暂,大部分患者在2～3个月内完全缓解,预后好。至于急性而短暂的精神病性障碍是否为一个独立的疾病单元,目前学术界还存在许多争议。一直以来,急性而短暂的精神病性障碍被当作迷你版的"精神分裂症"予以治疗。但是,流行病学及治疗学的研究资料显示,急性而短暂的精神病性障碍与精神分裂症之间的关系不大。前瞻性的研究发现,急性而短暂的精神病性障碍的诊断稳定性并不高。在3～12年的随访期内,仅1/3的患者维持原有的诊断,而剩余的患者中大部分被更改诊断为双相情感障碍,其次为精神分裂症。

在DSM系统中,并没有急性而短暂的精神病性障碍这一术语,取而代之的是短暂精神病性障碍和分裂样障碍。其中短暂精神病性障碍相当于前者中的多形性精神病性障碍,但其病程相对较窄,即至少1天且不超过1个月。而分裂样障碍相当于急性而短暂的精神病性障碍中的急性精神分裂症样精神病性障碍。

二、病因与发病机制

急性而短暂的精神病性障碍病因迄今未明。流行病学调查发现,其发病与以下因素有关:女性、社会经济地位低下、居住农村、应激、分娩后3个月内、不明原因的非特定的短期发热及夏季等。其他因素包括病毒感染、自身免疫应答失调、大脑损伤、营养不良等也可能参与到急性而短暂的精神病性障碍的发病过程。但与精神分裂症发生于个体的成长发育期不同,急性而短暂的精神病性障碍则发生在成年期。家族研究发现,急性而短暂的精神病性障碍患者一级亲属中急性而短暂的精神病性障碍的发生率是精神分裂症患者一级亲属的3倍,而精神分裂症的发生率仅是后者的1/4。情感障碍在急性而短暂的精神病性障碍和精神分裂症先证者一级亲属中的发生率相似。据此,有学者认为,急性而短暂的精神病性障碍、情感障碍和精神分裂症是处在由症状维度和病程维度构成的连续谱系上的不同的点。在症状维度上,不伴有精神疾病性症状的情感障碍、伴有精神疾病性症状的情感障碍、急性而短暂的精神病性障碍、分裂情感性障碍、精神分裂症依次构成一个连续谱。在病程维度上,慢性恶化、复发后在不同程度上康复、单次发作后完全康复依次构成一个连续谱。除了与个体的遗传易感素质有关外,环境因素是否导致个体患病、患哪一种精神障碍,取决于以下因素。①环境因素作用的时间:如发生在大脑的生长发育期,则倾向于患精神分裂症;如发生在成年期,则倾向于患急性而短暂的精神病性障碍。②环境因素对大脑损伤的程度:急性而短暂的精神病性障碍患者大脑损伤程度往往较轻。

三、临床表现与分类

在ICD-10中,急性而短暂的精神病性障碍可分为以下几种:①不伴有精神分裂症症状的急性多形性精神病性障碍。②伴有精神分裂症症状的急性多形性精神病性障碍。③急性精神分裂症样精神病性障碍。④其他以妄想为主的急性精神病性障碍。⑤其他急性而短暂的精神病性障碍。⑥急性而短暂的精神病性障碍(未特定)。

因上述分类烦琐,各型的临床表现等重叠,故本文仅介绍能较好概括此类疾病的"妄想阵发"。

妄想阵发又称急性妄想发作、发作性朦胧状态、急性幻觉性精神疾病、急性偏执狂等,在ICD-10中归属于"伴有精神分裂症症状的急性多形性精神病性障碍"一类中,是一种常突然起病,症状在一周内达到高峰,以一过性妄想为主要临床表现,同时也伴有情感和行为异常的精神障碍。患者多为青壮年,50岁以上者罕见,不发生于儿童。

妄想阵发的临床表现有以下几种。

(一)妄想体验

该病常骤然发生,并迅速充分发展而成为特殊的临床症状。妄想的内容多样而且多变,被害、夸大、关系、被控制、宗教、变性等妄想均可出现,甚至集多种妄想于一身。在一段时期内,多种妄想可围绕一个主题混杂出现,有时则依次更替出现。不论何种内容或性质的妄想,形成均非常迅速,甚至出乎患者本人意料。

妄想阵发的另一重要特征是:妄想结构松散,内容荒谬离奇或相互矛盾,有的则显得十分幼稚,而有的充满了幻想色彩,还有的富有诗情画意。

在妄想的基础上,患者可出现内容各异、变化多端的幻觉。各种幻觉的内容特别丰富、生动,尤其是幻听。患者往往被生动的幻觉所吸引,常沉溺于一种身临其境的感受之中。各种想象性构思或错觉等也可伴随出现。

(二)意识障碍

患者的意识障碍表现为极为独特的妄想性催眠状态,此时患者明显不专心、失神、冷漠、沉思或呈倾听状态。在独处时,患者好像沉溺在生动的妄想、幻觉的情境中。仅从当时的外表观察,患者的神态似乎是清晰的,接触良好,定向完整,对日常生活的适应能力完整无缺,语言表达同样也是清晰流畅的。但实际上,患者此时处于一种富有想象力的幻想性催眠状态中。一旦症状缓解,患者便会感到好像从一场噩梦中或是从不可想象的迷惑中突然清醒。

(三)情感障碍

骤然出现的妄想实际上也反映了患者剧烈的情感体验,因此所有患者均有明显的情感障碍。有的患者出现异常兴奋激动或类似躁狂发作的表现;有的情绪低落、拒食甚至有自杀观念;有的烦躁不安,有濒死感。上述情感障碍的变化可混合交杂,也可交替出现。情感的起伏波动是妄想阵发的另一个临床特点。

(四)行为障碍

患者可出现与妄想或情感障碍有关的行为异常,表现为活动增加,大声吵闹,也可表现为寡言少语甚至缄默。

妄想阵发的临床症状具有反复发作的倾向,常常突然发生,突然彻底缓解。入睡前病情加重为其特点。

四、诊断与鉴别诊断

(一)诊断要点

(1)急性起病,多在一周内症状达到高峰,发病无预兆,以突发性妄想为主要症状。

(2)妄想内容多样化、不固定且有浓厚的妄想体验。

(3)妄想一旦出现,患者即全部接受。

(4)在妄想的背景下产生丰富的情感体验,但持续短暂,非主要症状。

(5)入睡前精神症状加重。

(6)意识障碍程度极其轻微,不易被觉察。

(7)病程短于3个月,其中精神分裂症样症状持续不能超过1个月。

（二）鉴别诊断

需与妄想阵发相鉴别的疾病包括以下几种。

1.急性应激障碍

急性应激障碍发病急,可有一过性妄想体验,预后良好。患者在病前有剧烈的或持久的不良社会-心理因素存在。妄想内容与心理创伤体验密切相关且甚少变化,可有不同程度的意识障碍。在不良的社会-心理因素消除后,病情即可获得改善。

2.分裂情感性障碍

分裂情感性障碍的临床表现以分裂样症状和情感症状为主,两类症状同时存在,同样明显,常急性发病,缓解期精神状态良好,一般无残留症状。虽多次反复发病,但人格缺损仍不明显。

3.躁狂发作

躁狂发作有明显的情感高涨、兴奋多语、思维澎湃飘忽症状,患者与环境主动接触,知、情、意三者与环境相协调,妄想幻觉极为少见等均与妄想阵发有显著不同。

4.抑郁症

起病多缓慢,患者存在明显的情感低落、思维迟缓、言行减少症状,精神活动全面受到抑制,最突出的症状源自患者发自肺腑的巨大痛苦,妄想少见且内容单调。

五、治疗

（一）药物治疗

对于妄想阵发的患者,应首先考虑使用不良反应少的抗精神疾病药物,剂量也不宜过大,维持期用量递减,时间也不宜过长。如存在明显的抑郁或焦虑症状,可考虑使用抗抑郁药或抗焦虑药,剂量也不宜过大,使用时间也不宜太长,控制症状后即可停药。如有明显的兴奋、冲动,可予以抗精神疾病药物(如氯丙嗪)肌内注射或静脉内给药,症状一旦缓解,即改用口服药。

（二）心理疗法

心理疗法可提高药物治疗的效果,预防复发。针对妄想体验,利用药物,在半催眠状态下进行心理疗法,可很好地纠正患者的妄想体验。

（三）ECT

在抗精神疾病药物不能较好地控制急性症状时可考虑合并使用 ECT。一般治疗 3 次左右即可收到良好效果。

（孙晋柱）

第四节　分裂情感性障碍

一、概述

分裂情感性障碍为一种发作性精神障碍。分裂性症状与情感性症状在同一次发病中均很明显,两类症状同时出现又同样突出,且常有反复发作倾向,缓解良好。

分裂情感性障碍多在青少年期或成年期发病,平均发病年龄为 29 岁,较抑郁症和躁狂发作的发病年龄为轻。男女之比的差别不大,与精神分裂症相似。终身患病率为 0.5%～0.8%。

二、病因与发病机制

分裂情感性障碍的真正病因迄今仍未明确,甚至其本身是否是一类独立的精神疾病目前尚存争议。目前来自神经精神病学、神经影像学、分子神经病学及遗传流行病学研究的资料并没有发现精神分裂症、分裂情感性障碍、情感障碍之间存在明确的分界。相反,趋同的证据支持精神病性障碍与情感障碍在遗传、病理生理上存在重叠。据此,有学者认为,分裂情感性障碍是精神分裂症与情感障碍的共病体;而有的学者则把分裂情感性障碍看作是精神分裂症与情感障碍连续谱系上的一个中点。另有学者指出,分裂情感性障碍在神经解剖学特征、分子遗传学、人口学资料、临床特征及治疗反应上与伴有精神疾病性症状的双相情感性障碍相似,因此认为分裂情感性障碍实际上是伴有精神疾病性症状的情感障碍,而并非一类独立的疾病。但也有学者研究发现,分裂情感性障碍在地塞米松抑制试验、认知功能损害及家族遗传上与精神分裂症相似,因此认为分裂性情感障碍与精神分裂症更为接近。

三、临床表现与分型

患者多为急性或亚急性起病,每次发病的病程多在 3 个月内。两次发作的间隔时间多数在半年至 5 年。

本病临床特征是既有明显的抑郁症状或躁狂症状,又有精神分裂症症状。两类症状在同一次发病中同时出现。

思维障碍主要表现为联想障碍(包括思维奔逸、思维迟缓、思维散漫等)、逻辑推理障碍(包括病理性象征性思维、矛盾观念等)和妄想(包括夸大、被害、关系、嫉妒、疑病等内容的妄想)。

情感障碍以抑郁-躁狂双相症状为临床表现的较多见,仅以情感低落、思维迟缓、兴趣索然、少言寡语、有明显的消极观念等抑郁症状为主而不出现躁狂症状的也不少见。

行为障碍主要表现为兴奋、冲动、易激惹或攻击行为,也可表现为紧张综合征等。

感知障碍主要有幻觉、错觉和知觉综合障碍。其中幻觉的出现率较高,其次是错觉。

根据每次发作的主要临床症状,可将分裂情感性障碍分为以下几种。

(一)躁狂型

急性起病,在疾病的同一次发病中,躁狂症状与分裂症状同样突出。患者在情感高涨、自我评价增高或夸大、言语和行为增加的同时又存在内容荒谬的关系妄想、被害妄想或思维被洞悉感、逻辑推理障碍、幻听等精神分裂症症状。患者的症状鲜明,虽然常伴有明显的行为紊乱,但在数周内可完全缓解,预后较好。

(二)抑郁型

在同一次发病中,抑郁症状与分裂症状同样突出。患者情感低落、内疚、迟滞、无精力、兴趣索然、食欲缺乏、体重下降并存在消极观念。与此同时,患者还存在物理影响妄想、逻辑推理障碍、评论性幻听等典型的精神分裂症症状。分裂情感性障碍抑郁型的临床表现不如躁狂型那样鲜明和令人惊讶,病程较长,而且预后较差,少数患者不能完全缓解,可残留精神分裂症症状。

(三)混合型

情感症状与精神分裂症症状同时存在,情感高涨、夸大、言语行为增多等躁狂症状与情感低落、迟滞、悲观、消极及言行减少等抑郁症状混合交织出现。精神分裂症症状主要表现为荒谬离奇的关系、被害、夸大、疑病、物理影响等妄想。

(四)其他型

根据每次发作的主要临床症状,分裂情感性障碍还可分其他型,其表现不似上述三型典型,不能归于上述三型中的任何一型中。

四、诊断与鉴别诊断

(一)诊断要点

(1)在疾病的同一次发作中,典型的分裂性症状和情感性症状同时出现或只差几天出现。

(2)反复发作,通常可完全缓解,仅少数残留缺损症状。

(3)发作既不符合精神分裂症的诊断标准,也不符合情感障碍的诊断标准。

值得一提的是,根据 ICD-10 的诊断标准,只有在疾病的同一次发作中,明显而确实的分裂性症状和情感性症状同时出现或只差几天,方可作出分裂情感性障碍的诊断。如果在疾病的不同发作中分别显露出精神分裂症症状及情感性症状的患者,如精神分裂症患者在精神疾病性发作的余波中往往出现抑郁症状,则不适合诊断为分裂情感性障碍。有些患者可在典型的躁狂或抑郁发作之间插入 1～2 次的分裂情感性发作,只要在其他方面临床症状典型,则偶然出现的分裂情感性发作并不能推翻双相情感性障碍或反复发作性抑郁障碍的诊断。而 DSM-Ⅴ的相关诊断标准强调的是疾病的整个病程而非某一次发作的症状类型,对分裂性症状与情感性症状是否同时存在并不作规定,反而要求分裂性症状在缺乏情感症状的情况下至少要持续 2 周。此外,DSM-Ⅴ的相关诊断标准对情感症状的类型并没有做进一步的划分。

(二)鉴别诊断

与精神分裂症和情感障碍进行鉴别诊断中涉及的疾病均适用于分裂情感性障碍的鉴别诊断。

1.精神分裂症青春型

分裂情感性障碍躁狂型需与精神分裂症青春型相鉴别。精神分裂症青春型患者以不协调的精神运动性兴奋为主要临床表现。但其情感色彩不鲜明,不具有感染力;言语内容零乱,令人费解;行为多具有冲动性。知、情、意三者互不协调,无明显的间歇期或间歇期且存有残留症状,病程迁延可很快进入精神衰退。

2.精神分裂症后抑郁

分裂情感性障碍抑郁型需与精神分裂症后抑郁相鉴别。部分精神分裂症患者在经过抗精神疾病药物治疗后,精神症状得到适当控制时,可出现持续时间较长的抑郁症状。患者抑郁症状的产生,可能与抗精神疾病药物的使用有关(药源性抑郁),或者与患者的病情明显好转后出现对所患疾病的担心及考虑今后的前途(包括生活、学习、工作与社会交往等)有关,也可能是精神分裂症症状的一部分。患者自精神分裂症症状出现后无缓解期,具有典型的知、情、意三者互不协调的症状。

3.躁狂发作

分裂情感性障碍躁狂型需与躁狂发作相鉴别。躁狂发作患者的情感活跃、生动、有感染力,无思维逻辑障碍,无情感不协调或怪异的行为。虽然躁狂发作患者可出现类似精神分裂症症状,但其严重程度及特征并不成为主要的临床症状,不足以诊断为精神分裂症。

4.抑郁症

抑郁症具有典型的情感低落、思维迟缓和言语行为减少等症状,整个病程中无情感不协调或怪异的行为。虽然患者也可出现类似精神分裂症的症状,但无知、情、意三者的不协调表现,其严重程度及特征并不成为主要的临床症状,不足以诊断为精神分裂症。

5.应激相关障碍

患者在不良的社会-心理因素的影响下起病,可出现情绪低落、言行减少或兴奋冲动等症状,情感反应强烈且鲜明。精神症状与心理创伤密切相关,随着不良社会-心理因素的消除而逐渐缓解,无间歇期,且在痊愈后极少复发。

五、治疗

由于诊断归属上的争议,目前关于分裂情感性障碍的治疗研究并不多。基于已有的研究资料,分裂情感性障碍对抗精神疾病药物均显示有效,这其中包括传统的抗精神疾病药物如氯丙嗪、氟哌啶醇等,也包括非典型抗精神疾病药物如氯氮平、奥氮平、阿立哌唑、喹硫平等。锂盐对于控制患者的情感症状,无论是躁狂症状还是抑郁症状均有帮助。此外,据报道抗惊厥药包括丙戊酸钠、卡马西平等对控制患者的情感症状尤其是躁狂症状具有疗效。对于抑郁症状比较严重的患者,也可适当加用抗抑郁药进行治疗。ECT 对于药物治疗效果欠佳或无法耐受,或者具有自杀、冲动伤人风险的患者可作为首选的治疗手段。

(孙晋柱)

第五节　感应性精神病

一、概述

感应性精神病又称为二联性精神疾病、感应性妄想性障碍、感应性被害妄想症等,是一种罕见的由情感关系密切(如夫妻、姐妹、母女、师生等)的两人或多人(偶见)所共有的妄想性障碍,其中一人是原发的精神病性障碍患病者,另一人的妄想因感应而产生,彼此分开后妄想往往消失。

二、病因与发病机制

遗传因素不太明显,仅约1/3的患者家族中有精神异常史,原发者与被感应者间存在深厚的情感基础。原发者有较高的威信和才智及较大的影响力,而被感应者处于服从、依赖的位置,因此被感应或引起共鸣而出现类似的精神症状,并对精神症状深信不疑。

原发者和被感应者长期一起生活在边远的交通阻塞地区或信息封闭地区。被感应者在病前往往有性格内向、易被暗示的倾向。被感应者以女性居多,且大多与原发者有血缘关系(母女、父子、兄弟姐妹)。夫妻虽无血缘关系,但感情上与有血缘关系者无异甚至更甚。

三、临床表现

典型的临床表现以系统性妄想占主导,被感应者的妄想仅是原发者的翻版,原发者与被感应者均表现为同一内容的妄想,或至少有部分相同。妄想内容系统而不荒谬,并可能因存在一定的现实基础而较易被理解。被感应者在发病前无精神缺陷,除了"被感染"到同样的妄想和情绪外,其他方面的精神活动可以完全正常。如被感应者在发病前已存在精神异常，则可在被感应到的妄想的基础上衍生出其他的精神症状。原发者的精神症状占主导地位，逐渐影响到被感应者。妄想内容以被害、关系、物理影响多见，也可出现鬼神附体妄想。妄想的内容常较固定、系统。在妄想基础上可出现片段的幻听，也可出现持续时间不长的怪异行为、癔症样痉挛发作或兴奋躁动等。如原发者的病程为慢性，被感应者的病程约为半年。原发者被隔离或症状消失，被感应者的症状也会随之消失，且不残留人格改变等症状。

四、诊断与鉴别诊断

(一)诊断要点

(1)两人或多人拥有共同的妄想系统，并且在信念上互相支持。

(2)发病前有一关系极密切的人已患某种具有妄想性质的精神疾病，患者在与其长期共处中受到感应而接受妄想并出现精神障碍。

(3)被感应者多生活在语言、文化或地理上与他人隔绝的环境中。

(4)被感应者通常依赖或附属于真正的精神疾病患者，并和真正的精神疾病患者在思想和情感上产生共鸣。

(5)病程以慢性为多，与原发者分开，被感应者的症状有缓解倾向。

ICD-10 和 CCMD-3 有关感应性精神病的诊断标准基本一致。DSM-Ⅴ将感应性精神病归于"其他特指的精神分裂症谱系和其他精神病性障碍"一大类中，并以"以妄想性障碍患者为伴的妄想症状"加以描述，但没有给出具体的操作性诊断标准，只是强调患者的妄想材料源于对其有影响力、未必完全达到诊断标准的妄想性障碍患者。

(二)鉴别诊断

1.流行性癔症

流行性癔症为癔症的特殊形式，因接受互相暗示或自我暗示而发病，可有原发者和继发者，但原发者并不占有优势地位。"感应"的内容并非局限于极为逼真的妄想情节，而是以意识障碍、痉挛发作等为主。这种集体发作的癔症，症状以宗教、迷信的内容为多，而非在彼此间真正存在浓厚的感情基础，对暗示治疗有效。

2.应激相关障碍

患者在接受不良的社会-心理因素影响下发病，症状内容与心理创伤有密切联系，并在一般关系密切的人中间并不存在相同妄想的患者。在不良的社会-心理因素消除后，症状可很快缓解，病程一般较短。

3.偏执性精神障碍

在无任何诱因的情况下发病，妄想系统固定，但无原发者，预后欠佳。

4.物质滥用

在物质滥用的群体中可见到类似"感应"的症状，但少有系统妄想的存在，症状的出现与滥用物质有关。

5.精神分裂症

患者具有特征性的思维、情感、行为互不协调的症状。妄想内容荒谬离奇，结构松散，且与现实环境的联系不紧密。而感应性精神病患者所形成的妄想，其情节逼真，推理大多合乎逻辑，内容并不荒谬离奇。被感应者的预后一般较好。

五、治疗

(一)隔离
治疗的关键及首要原则是迅速将原发者和被感应者隔离开来。

(二)心理疗法
被感应者在被隔离后可施以针对性的心理疗法。

(三)药物治疗
对原发者的治疗,可参照精神分裂症进行。针对被感应者的妄想症状,或已施以心理疗法但妄想仍不能迅速缓解,可选用适宜的抗精神疾病药物进行治疗,但剂量不宜过大,使用时间也不宜过长。

(四)其他
转换被感应者的生活环境,鼓励其参加社会活动,对迅速康复也有较大帮助。

(孙晋柱)

第六章

心理生理障碍

第一节　进食障碍

进食障碍指以持续紊乱的进食或进食相关行为为特征,导致食物的摄入和吸收异常,并明显损害躯体健康和心理和社会功能的一组疾病。主要包括神经性厌食、神经性贪食和神经性呕吐。

一、神经性厌食

神经性厌食指以患者通过节制饮食等手段,有意造成并维持体重明显低于正常标准为特征的一种进食障碍。常伴有营养不良、代谢和内分泌障碍如月经紊乱。可有间歇发作的暴饮暴食。多见于青少年女性,偶见于青少年男性及围绝经期妇女,国外报道年患病率约为0.4%,终身患病率约为2.2%,男女比约为1:10。我国尚缺乏流行病学资料。

(一)病因及发病机制

病因未明,目前认为,可能与以下因素及其相互作用有关。①心理因素:该症患者通常具有一定的气质和人格特点,如焦虑、强迫、认知刻板、回避危害、完美主义倾向等。患者通常存在对自我体象的歪曲认知,且由于其认知刻板的特点,故很难自我修正。有研究者认为,厌食也可能是青少年对情绪问题的回避及向儿童期退行的表现;②社会环境因素:社会文化中如果存在追求苗条的审美文化则易促进此病的发生。患者在起病前可能存在一定的心理和社会刺激因素,如被同伴或亲人评价或嘲笑自己的体型或体重;③生物学因素:患者的同胞中同病率6%~10%,高于普通人群,提示遗传因素起一定的作用。另有研究认为,神经性厌食可能存在DA和5-HT神经递质系统的异常。5-HT可能与患者满足感、冲动控制和情绪的改变有关;DA可能与患者食物的奖赏效应、动机或执行功能的异常有关。研究显示,DA受体D_2、D_3受体和DA脑内代谢产物高香草酸(HVA)浓度,5-HT受体5-HT1A、5-HT2A及5-HT转运体(5-HTT)密度与对照组相比,存在明显不同。

(二)临床表现

多数患者存在体象障碍或对体重的认知歪曲,即使十分消瘦仍认为自己过胖,为将体重降至自己心目中的标准,继而产生有意节食的心理和行为。有些患者除节食外,还采用过度运动、催吐、导泻、利尿等手段来减轻体重。部分患者可有间歇发作的暴饮暴食。通常患者常继发营养不良性的内分泌、代谢和全身性功能紊乱,或发育延迟。女性可出现闭经,男性可有性功能减退或阳痿,青春期前的患者性器官呈幼稚型。患者表现皮肤干燥、苍白、皮下脂肪减少,可因低蛋白血症出现水肿或因进食减少出现低血糖反应。部分患者因衰竭感染可致死亡,在住院的本病患者中病死率约10%。

患者常有情绪不稳、焦虑、抑郁、强迫观念,严重者可出现自杀行为。神经性厌食不等于食欲减退,有些甚至食欲良好,患者因饥饿难忍而偷食、暴食之后又设法呕吐或催吐。患者往往对治疗的合作程度较差,不承认体重过低、进食过少是病态,常因闭经等躯体症状而就诊,多数患者社会功能基本正常。本病并非躯体疾病所致的体重减轻,患者节食也不是其他精神障碍的继发症状。

(三)诊断及鉴别诊断

1.诊断

主要依据临床表现。首先是进食量明显低于常人并导致明显的体重减轻,体重减轻的程度超过期望值的15%或体重指数(BMI)<17.5 kg/m²,或青春期前的患者在生长发育期内体重增长达不到预期标准;其次是故意造成体重减轻,常常通过自我催吐、导泻、过度运动、服用食欲抑制剂和利尿剂,回避自认为引起发胖的食物;患者往往存在对体象的认知歪曲,并且持续存在异乎寻常地害怕发胖的超价观念,给自己制订一个过低的体重界限,这个界值远远低于其病前医师认为是适度的或健康的体重;由于过度节食,患者存在继发的一系列损害:包括下丘脑-垂体-性腺轴在内的广泛的内分泌障碍,青春期前的患者存在的发育延迟的表现,其他躯体功能的损害,甚至死亡。本病的病程标准为3个月。

2.鉴别诊断

本病应与正常节食,抑郁、强迫、人格障碍等其他精神疾病,躯体疾病所致的体重下降或食欲减退相鉴别。

神经性厌食不同于正常节食。正常节食也会通过各种方式限制饮食,也害怕引起发胖的食物,也可能采取运动、催吐、导泻等方式,但其主要目的是追求身材苗条、适度减轻体重。通常食欲正常,无体象认知障碍和内分泌紊乱,当达到理想体重时能适可而止。

神经性厌食症患者可伴发抑郁症状,抑郁症患者也往往存在食欲减退和体重下降,但抑郁症患者以情绪症状占主导,同时有思维、行为的改变及抑郁症自身的生物学节律,且进食方面主要是食欲减退,无有意降低体重的想法,可资鉴别。在少数情况下,不排除两者并存的可能性,此时可进行共病诊断。强迫症患者可能由于强迫症状影响也出现进食减少,但患者以强迫症状为主,进食障碍是继发的,且通常会有其他的强迫思维或强迫行为。

很多躯体疾病特别是慢性消耗性疾病,肿瘤,内分泌疾病,肠道疾病等可出现明显的体重减轻,应通过相关检查予以排除。神经性厌食患者普遍存在内分泌紊乱,应排除是否存在原发的内分泌疾病。

(四)治疗及预后

1.心理疗法

心理疗法应作为本病的主要疗法贯穿于治疗的始终。首先要建立治疗同盟,取得患者的合作,深入了解其发病诱因,评估其心理状态和歪曲的认知内容,给予相应的认知行为疗法和家庭疗法。认知行为疗法主要针对患者的体象认知障碍,进行认知纠正或认知重建,并采用阳性强化法、系统脱敏法的治疗原理,来纠正患者不良的进食和进食相关行为。生物反馈治疗作为一种心

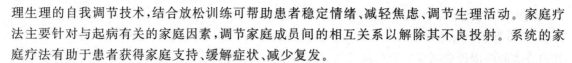

理生理的自我调节技术,结合放松训练可帮助患者稳定情绪、减轻焦虑、调节生理活动。家庭疗法主要针对与起病有关的家庭因素,调节家庭成员间的相互关系以解除其不良投射。系统的家庭疗法有助于患者获得家庭支持、缓解症状、减少复发。

2.对症支持治疗

根据患者躯体功能状况及实验室检查结果,给予相应的对症支持治疗,如体重太轻,明显营养不良者,供给高热量饮食,必要时给予补充静脉营养治疗,补充各种维生素及微量元素。如存在呕吐或实验室明显异常者,应静脉输液,纠正水电解质紊乱和酸碱失衡。食欲过于低下者,给予助消化药,必要时餐前肌内注射胰岛素促进食欲,但要防止低血糖反应。同时帮助患者逐渐建立和恢复正常的饮食习惯。

3.精神药物治疗

针对患者存在的抑郁、强迫、体象认知障碍等症状可选用抗抑郁药、抗精神疾病药物、抗焦虑药物等药物治疗,抗抑郁药主要选用 SSRI 类,如氟西汀、帕罗西汀、舍曲林等,抗精神疾病药物主要选用非典型抗精神疾病药物如奥氮平、喹硫平、帕利哌酮等。抗焦虑药物主要选用苯二氮草类。剂量调整以对症控制相关症状为目标。

4.预后

本病常为慢性迁延性病程,缓解和复发呈周期性交替,常伴有持久存在的营养不良、消瘦、人格缺陷。约 50% 的患者治疗效果较好。约 20% 的患者时好时坏,反复发作。约 25% 的患者始终达不到正常体重,迁延不愈,而 5%～10% 的患者死于躯体并发症,如营养代谢障碍、感染和衰竭,个别死于意外和自杀。

二、神经性贪食

神经性贪食是指存在反复发作性的、不可抗拒的摄食欲望和多食或暴食行为,由于担心体重增加,大量进食后又采用催吐、导泻、利尿、禁食或过度运动等代偿性方法来抵消体重增加的一种进食障碍。可与神经性厌食交替出现,两者具有相似的病理心理机制及性别、年龄分布。多数患者是神经性厌食的延续者,发病年龄较神经性厌食晚。其发患者群主要为青年女性,平均起病年龄 18～20 岁。国外报道的青年女性的年患病率为 1%～1.5%,男性患病率约为女性的 1/10。但近期的荟萃分析结果显示,神经性贪食的终身患病率为 0.81%。

(一)病因及发病机制

病因及发病机制不明,可能与多种因素有关。①社会-心理因素:过度关注体重、低自尊、抑郁症状、社交焦虑障碍和儿童期过度焦虑与神经性贪食症的发病相关。研究表明,儿童期遭受性虐待或躯体虐待者发生此病的危险性更高。应激经历越多的女性暴食的危险性越大。从心理学机制而言,追求苗条的社会文化既可产生对食欲的压抑,也可呈反转相,表现为暴饮暴食,因此,有学者认为神经性厌食和神经性贪食是同一疾病的不同表现形式。②生物学因素:孪生子有较高的同病率,且该病具有家族聚集性,提示遗传因素起一定作用。另外,有研究显示儿童期肥胖及青春期早熟者发病风险较高。③神经生化:可能与 5-HT 功能失调有关,下丘脑 5-HT 释放降低可引起暴饮暴食和其他行为症状。

(二)临床表现

发作性暴食是本病的主要特征。暴食发作时,食欲大增,吃得又多又快,一次进食大量食物,甚至一次吃进常人食量的数倍,自己明知不当却无法控制,直到难以忍受为止。患者通常存在对身体外形和体重的过分关注,且常常对自己的体重和外形不满意。因此,为了抵消暴食引起的体重增加,患者常采取多种不适切的代偿性手段来增加排泄、减少吸收或过度运动,如食后呕吐、导泻,服利尿剂、减肥药,减少食量或禁食等。部分患者暴食后出现厌恶、内疚、担忧等情绪,有的为此而产生自杀观念和行为。暴食的发作频率不等,多数为一周内发作数次。发作间期食欲多数正常,仅少数食欲下降。多数患者能控制体重,体重正常或略增加,不足 1/4 的患者体重下降。

反复的暴食与不适切的代偿行为是一种危险的行为模式,容易对身体造成明显损害,可以出现神经内分泌调节紊乱和各器官功能的严重损害。可能造成水电解质紊乱,常见的有低钾血症、低钠血症、代谢性酸中毒、代谢性碱中毒,甚至继发心律失常。伴有自我催吐、导泄行为者可能急性损害胃肠道黏膜,造成消化道出血和其他并发症,严重者导致死亡。另外,暴食和不适切的代偿行为,以及继发的心理和情绪反应通常会明显影响患者的社会和职业功能。

(三)诊断及鉴别诊断

1.诊断

主要依据临床表现,包括以下几种。①反复发作性不可抗拒的摄食欲望和行为,一次可进食大量食物,每周至少发作 2 次且已至少持续 3 个月;②有担心发胖的恐惧心理;③常采取催吐、导泄、禁食、运动、使用食欲抑制剂等方法,以消除暴食引起的体重增加;④暴食可与神经性厌食交替出现,若已明确诊断为神经性厌食,或交替出现经常性厌食与间歇性暴食症状,则只诊断神经性厌食症。

2.鉴别诊断

需排除其他引起暴食行为的躯体疾病和神经精神疾病,如 Kleine-Levin 综合征、颞叶癫痫、精神分裂症、边缘型人格障碍、非典型抑郁症等继发的暴食。

(1)Kleine-Levin 综合征:除发作性贪食外,还伴有发作性嗜睡、定向障碍、躁狂样、冲动等精神症状,男性多见。

(2)颞叶癫痫:暴食行为常伴有抽搐史或精神自动症的表现,脑电图、CT 可有特征性改变。

(3)精神分裂症、边缘型人格障碍、非典型抑郁症等精神障碍可伴有进食增多,但较少出现发作性暴食,也不会因为担心体重增加而继发催吐、导泄等行为,这些患者还具有相应的精神障碍的其他核心症状,可资鉴别。

(四)治疗及预后

治疗的目标在于重建正常进食行为模式,纠正不合理的体象认知,处理由于暴食和代偿行为带来的器官功能损害、营养不良状况及相应的并发症。治疗方案包括对症支持治疗、心理疗法、药物治疗几个方面。

心理疗法可采用认知行为疗法、家庭疗法和生物反馈治疗等。认知行为疗法主要是改变患者过分关注自己的体形及过分怕胖的不理性认知,采用系统脱敏、暴露、阳性强化、厌恶疗法等方法,结合预先制定的进食计划,来逐渐重建患者的进食行为模式。生物反馈治疗可帮助患者稳定情绪、减轻焦虑、调节生理活动、提高放松和控制冲动的能力,在暴食发作时可帮助控制症状。系统的家庭疗法有助于患者获得家庭支持、缓解症状、减少复发。

5-羟色胺再摄取抑制剂和三环类等抗抑郁药治疗神经性贪食症有一定疗效,治疗焦虑障碍剂量的氟西汀、丙米嗪、地昔帕明、曲唑酮等能减少暴食症状,改善焦虑及抑郁心境。卡马西平、碳酸锂、丙戊酸盐等心境稳定剂对贪食的控制也有一定疗效。对症支持治疗可根据不同的躯体状况进行对症处理。

对神经性贪食症的自然病程或长期结局的研究甚少。Grilo 等人追踪观察了神经性贪食症患者 5 年的自然病程,结果发现,5 年内的临床痊愈率为 74%,痊愈患者 5 年内的复发率为 47%。提示该病存在自然缓解,但较易复发。另有研究显示,经系统治疗的患者,50%~90%缓解。病期越长预后越差。

三、神经性呕吐

神经性呕吐又称心因性呕吐,指一组自发或故意诱发反复呕吐的精神障碍。呕吐物为刚吃进的食物,不伴有其他明显症状。呕吐的形式可分为 5 种:持续性呕吐、习惯性餐后呕吐、不规则呕吐、恶心伴呕吐及自我诱发呕吐。呕吐常与社会-心理因素(如心情不愉快、心理紧张、内心冲突等)有关,无明显器质性病变。神经性呕吐不影响下次进食的食欲,由于总的进食量不减少,所以体重无明显减轻。部分患者具有癔症性人格,表现为自我中心、好表演、暗示性高等。

神经性呕吐作为一种临床综合征的描述最早在 20 世纪 60 年代,但近年来对这一名称的使用越来越少。ICD-10 中对应的诊断名称为"伴有其他心理紊乱的呕吐"。DSM-Ⅳ 和 DSM-5 中则无相应的诊断名称,比较接近或相关的诊断为"转换障碍"或"躯体形式障碍"。

神经性呕吐的诊断主要根据其临床表现:①自发的或故意诱发的反复发生于进食后的呕吐,呕吐物为刚吃进的食物;②体重减轻不显著(体重保持在正常平均体重值的 80%);③可有害怕发胖或减轻体重的想法;④这种呕吐几乎每天发生,并至少已持续 1 个月。鉴别诊断需排除躯体疾病导致的呕吐,以及癔症或躯体形式障碍等。另外,神经性呕吐的临床表现与神经性厌食有部分重叠。但本病患者体重无显著减轻,且无控制体重的动机和行为,可资鉴别。

神经性呕吐的治疗主要采用认知行为疗法(如阳性强化、系统脱敏等)。一些精神药物,如舒必利、氯丙嗪、氟西汀等治疗有效。在心理疗法与药物治疗的同时,根据需要进行对症支持治疗。

(张　鹏)

第二节　排　泄　障　碍

排泄障碍包括不恰当的泌尿或者粪便排泄,通常会在童年或者青春期被首次诊断。这个类别的障碍包括遗尿症和遗粪症,即反复在不适宜的地方,无意或有意地排尿和排便。虽然这两种疾病诊断有最低年龄要求,但这些都是基于发展年龄而不是依靠实足年龄。这些障碍通常单独发生。

一、遗尿症

遗尿症是在膀胱功能成熟年龄以后的,无法用医学原因阐述的持续性遗尿。

(一)诊断条件

(1)不论是故意的还是无意的,经常在床上或者衣服上排尿。

(2)这个行为的显著临床表现为一周至少两次,至少连续 3 个月或临床意义存在苦恼或对社会、学术(职业)或其他重要功能方面存在障碍。

(3)至少为 5 岁(或同等的发育水平)。

(4)这个行为并不能归因于一种物质的生理效应(如利尿剂、抗精神疾病药物)或其他躯体疾病(如糖尿病、脊椎裂、癫痫)。

亚型有以下几种。①夜间型:仅在夜间睡眠时排尿;②日间型:仅在觉醒时排尿;③混合型:兼有上述两种亚型的组合。

(二)功能诊断

遗尿症的本质特征是白天或晚上在床上或是衣服上反复排尿(条件1)。

最常见的是不由自主地排尿,但偶尔会故意的。诊断遗尿的条件,其发生频率必须每周至少出现两次,至少连续3个月或必须在社会性、学业(职业)或其他重要功能方面引起明显的临床显著的痛苦或障碍(条件2)。

个人必须达到一个年龄(即,至少年龄5岁,或者儿童发展年龄延迟,心理年龄为5岁)(条件3)。

尿失禁不是由于物质的生理效应(如利尿剂、抗精神疾病药物)或其他一般躯体疾病(如糖尿病、脊柱裂、癫痫)(条件4)。

(三)相关特征辅助诊断

在夜间遗尿的时候,排尿偶尔发生在快速动眼睡眠(REM),孩子可能会回忆起梦里有关撒尿的行为。在白天遗尿,孩子推迟排尿直到尿失禁的发生,有时是由于社交焦虑引起的不敢上厕所,或者全神贯注在学校或游戏活动中。遗尿时间通常发生在上学阶段的下午,可能与破坏性行为症状有关,遗尿通常会复发在适当的治疗后的相关感染。

(四)患病率

已报道的患病率变化很大,高达25%的儿童有偶发性夜间遗尿。超过5岁的儿童有显著遗尿的比例在男性为7%~10%,女性为7%。相关精神科诊断包括ADHD、焦虑障碍及精神发育迟滞。

(五)发展进程

在未经治疗的情况下,遗尿症每年以10%~20%的比例临床缓解。将近1%的成人有遗尿症。青少年期起病的遗尿症有更多的相关病理因素,且预后较差。遗尿症患者常常感到尴尬和愤怒。继发效应包括来自看护者的惩罚、被同伴嘲笑及社会退缩。

(六)危险因素及预后分析

1.环境

遗尿症的诱发因素包括延迟或宽松的如厕训练和心理和社会应激。

2.遗传和生理

遗尿和尿产生的正常昼夜节律的延迟相关,导致夜间多尿异常,或血管升压素受体敏感性变化,膀胱功能性容量减少、膀胱反应过度(不稳定膀胱综合征)。遗尿症可能是一种遗传性疾病。患遗尿症母亲的后代儿童得遗尿症的风险约高3.6倍,家长中存在尿失禁的孩子的遗尿症风险为10.1倍。夜间遗尿的风险大小和日间遗尿的风险相似。

3.文化相关的诊断问题

遗尿症在欧洲、非洲和亚洲及美洲国家均有各种各样的案例报告。在不同国家之间,患病率是惊人的相似,并在不同国家的发展轨迹中发现有很大的相似性。在孤儿院和其他住宅单位的模式和环境中也有很高的遗尿率,可能和如厕训练有关。

4.性别相关的诊断问题

男性存在夜间遗尿症更为常见。而日间尿失禁则多见于女性。对于孩子患该症的风险,父

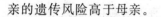

亲的遗传风险高于母亲。

(七)鉴别诊断

神经源性膀胱或其他药物条件:遗尿的诊断应该排除神经源性膀胱或其他的药物条件,或导致多尿的存在或紧迫性(例如,未经治疗的糖尿病、尿崩症)或急性尿道感染。遗尿可能与抗精神疾病药物、利尿剂或其他可能导致尿失禁的药物有关。在这种情况下,不应该诊断,而应该称为药物不良反应。有近20%的日间遗尿症儿童被发现有泌尿系统异常、泌尿感染和癫痫,因此需要进行相关检查。

(八)治疗

行为和药物干预对遗尿症均有效。相比药物治疗,行为干预可能更为安全。最成功的常用行为干预手段是用一个简单的闹钟设置到夜间膀胱充盈的时间,或在最可能发生遗尿的时间,把患者唤醒。药物方面,丙米嗪对遗尿症治疗有效,起始剂量为 25 mg,每 4～7 天滴定到最大剂量 5 mg/kg。大多数儿童在75～125 mg 的范围内有反应,治疗期间必须定期心电图检查。考虑到遗尿症自发性缓解的发生率高,长期持续使用药物治疗并不恰当。

二、遗粪症

遗粪症是 4 岁以上或相同发育水平的儿童,无意或故意地将粪便重复排放于不恰当的地方。

(一)诊断条件

(1)无论是有意的还是无意的,反复在不恰当的地方(例如,衣服上,地板上)排便。

(2)发生频率至少为每月发生一次,持续至少 3 个月。

(3)年龄至少四岁(或同等的发育水平)。

(4)这种行为不能归因于是一种物质的生理反应(如泻药),或者其他的治疗条件,除非涉及了便秘的调节机制。

亚型如下。①伴便秘和溢出性失禁:在躯体检查或病史中有便秘的证据;②无便秘和溢出性失禁:在躯体检查或病史中无便秘的证据。

(二)功能诊断

遗粪症的本质特征是反复在不恰当的地方(例如,衣服或地板)排便(条件 1)。

经常不由自主地排便,有时也可是故意的。这类事件发生的概率必须为至少持续三个月,每月至少发生一次(条件 2)。

患者的年龄至少 4 岁(或对于那些儿童发育延迟的,心理年龄必须 4 岁以上)(条件 3)。

大便失禁不能归因于一种物质的生理效应(如泻药)或另一个治疗因素,除了通过一种途径是引起便秘的(条件 4)。

便秘形成的可能的心理因素:如在特定地方产生排便的焦虑,为了减轻焦虑从而避免排便。排便的生理特征包括在用力排便收缩时伴随的紧张或矛盾的排便动力,但不是外括约肌和盆底松弛所导致的。

(三)相关功能的支持诊断

遗粪症的孩子经常感到羞愧。症状的持续、同龄人的排斥及抚养人的愤怒和惩罚会对孩子的自尊产生一定的作用和影响,造成孩子不由自主地试图清洁和隐藏粪便。当明显是故意所为时,则可能与对立违抗性障碍、品行障碍共病。很多遗粪症和慢性便秘的孩子也有遗尿症,这可能和在膀胱或输尿管的尿液反流相关,可能导致慢性尿路感染,其他症状可能随便秘治疗减少。

（四）患病率

遗粪症的患病率为 1.5%～7.5%，男女比例为（3～4）∶1。研究提示，该症与患者家庭的较低社会经济地位有关。35% 的遗粪症患者与其他精神障碍共病。相关疾病包括精神发育迟滞、强迫症、心境障碍等。

（五）发展历程

治疗 1 年后的治愈率为 30%～50%，5 年后的治愈率达到 48%～75%。预后不良的指标包括夜间弄脏衣服或作为表达愤怒的一种方式，态度淡漠及伴随行为问题。

（六）危险因素及预后分析

排便疼痛可导致便秘，周期性的抑制行为更可能导致大便失禁。使用某些药物（例如，抗惊厥药，镇咳药）可能会增加便秘和大便失禁。

（七）鉴别诊断

躯体疾病伴发的遗粪症一般不被诊断，除非这个疾病机制中包括便秘，但不能完全用疾病的严重程度来解释。遗粪症与其他躯体条件有关（例如，慢性腹泻，脊柱裂，肛门狭窄）时则不单独诊断。除了身体检查，胃肠造影（例如，腹部平片）可评估结肠内的粪便和气体保留信息。其他检查，如钡灌肠与肛门直肠X线检查，可用于帮助排除其他疾病，如先天性巨结肠。

（八）治疗

治疗方案由医学、行为及心理疗法所组成。向患者家庭介绍疾病症状、治疗方案及病因学可以帮助缓解相关的心理压力，特别是服用泻药或灌肠的患者。同时，推荐食用高纤维食物及增加饮水量。建立一份"端坐时间表"，让患者对照时间表进行排便联系，可以给予儿童患者奖励来强化这种行为。也可以根据患者个人自我评价或针对该病可能的病因实施家庭疗法。

（张 鹏）

第三节 睡眠障碍

一、内源性睡眠障碍

内源性睡眠障碍主要是指源于躯体内部生理变化或病理异常的睡眠障碍。就某些内源性睡眠障碍而言，外在因素在促发或加重等方面也起着重要作用。内源性睡眠障碍包括一组不同的疾病，本节主要介绍原发性睡眠始发障碍与睡眠维持障碍（包括心理生理性失眠、主观性失眠、特发性失眠和不宁腿综合征）和原发性的睡眠觉醒障碍（发作性睡病、反复发作性过度睡眠、特发性过度睡眠）。本节未列出躯体疾病所引起的睡眠障碍，其治疗关键在于处理各种躯体疾病，而与精神障碍相关的睡眠障碍已阐述在其他各章节中，也不再赘述。

（一）心理生理性失眠

心理生理性失眠是由于患者过分全神贯注于睡眠问题而引起的一种原发性失眠类型，也称失眠症，患者表现为持续相当长时间地对睡眠的质和量不满意，因此，产生忧虑或恐惧，并在心理上形成恶性循环，而使本病持续存在。本病至今尚缺乏确切的病因定论，可由任何原因引起的情绪冲突而诱发，也可因旅行时差或短期住院等因素引起。患者病前性格多有敏感、警觉性高、对健康要求过高、易激惹、急躁等特征。很多患者在出现心理生理性失眠之前其睡眠就处于"边缘状态"，比如有些患者的失眠是由浅睡眠者发展而来。童年时代父母亲对于儿童睡眠质量过度关注也可能是日后的一种易感因素。一般人群终身患病率为 $10\% \sim 20\%$，该症少年儿童罕见，病发多始于青年（$20 \sim 30$ 岁），中年期后逐渐明显并发病增多，女性常见。

1.临床特点

(1)睡眠障碍：为本病主要症状，可为初级失眠（入睡困难）、中级失眠（睡眠浅，易醒）、末级失眠（早醒），或多梦、无睡眠感、醒后不解乏等。上述症状可混合存在。

(2)主观性失眠：有些患者失眠仅为主观主诉，有时旁人见其打鼾，醒后仍称没有睡。可伴有焦虑、抑郁情绪。

(3)求治心切：希望迅速改善睡眠状况，主动求医，甚至自行服药或饮酒以借此提高睡眠质量。

(4)病程：至少 1 个月，并至少每周发生 3 次。

2.药物治疗

药物治疗是目前常用且已证实较为有效的治疗方法。但具体实施时，应根据失眠类型、伴发症状、药物半衰期、药物不良反应等综合考虑用药利弊，选择最低有效剂量。

(1)苯二氮䓬类药物（BZD）：本类药物的药理作用有抗激动、镇静、减轻焦虑、肌松弛和抗癫痫等。主要通过增强中枢 GABA 能突触的传递作用，从而加强 GABA 对中枢的抑制效果。本类药物的作用较广泛，在精神科临床主要用于改善睡眠及减轻焦虑。用于抗癫痫作用的主要是地西泮（尤用于癫痫大发作持续状态）及氯硝西泮（用于癫痫小发作及非大发作类型的癫痫发作）。

药物选择：根据失眠的类型选择不同类型苯二氮䓬类。根据半衰期（$t_{1/2}$）长短将苯二氮䓬类分为长效（>24 小时）、中效（$6 \sim 24$ 小时）和短效（<6 小时）三类。①对于入睡困难、惊醒后难以再入睡者，宜选用短效或中效苯二氮䓬类。短效苯二氮䓬类有三唑仑，帮助睡眠的日剂量为 $0.25 \sim 0.50$ mg，临睡前口服，应从 0.125 mg 开始使用，必要时逐渐增加剂量，该药因存在导致滥用或记忆障碍可能，目前已归类于管制性的 Ⅱ 类精神药物，同时对伴有抑郁症状的患者应慎用。中效苯二氮䓬类有劳拉西泮、艾司唑仑和阿普唑仑，使用日剂量依次为 $1 \sim 2$ mg、$1 \sim 2$ mg、$0.4 \sim 0.8$ mg，临睡前口服，也应从小剂量开始使用，酌情增加剂量。②对于睡眠维持困难或早醒者，宜选用中效或长效苯二氮䓬类。中效苯二氮䓬类的种类及用法参见上述，长效苯二氮䓬类有氯硝西泮、氟西泮，日剂量依次为 $2 \sim 4$ mg、$15 \sim 30$ mg，临睡前口服。

滥用及依赖：目前，临床上（包括精神科与非精神科）苯二氮䓬类滥用现象已比较普遍，表现如下。①对失眠原因不加分析，而随意使用苯二氮䓬类。②对于精神障碍失眠，已使用其他具有镇静作用强的药物，再加上苯二氮䓬类，最常见氯氮平（或氯丙嗪）+苯二氮䓬类。③一旦使用苯二氮䓬类后，不想及时撤掉。20 世纪 60 年代起已陆续有苯二氮䓬类成瘾的报道，与使用时间长有关，与剂量的关系尚不肯定。依赖包括心理上的与生理上的，后者表现为戒断症状。为了避免形成依赖，临床上要严格掌握适应证，避免不适当的长期应用。患者与家属中还有一种比较普遍的顾虑，过分害怕用药上瘾，因此，经常不依从医嘱进行治疗，这是需要医师进行解释的，苯二氮䓬类与老的安眠药相比，较安全和较少成瘾性。

戒断症状及防治：一般出现在中断药物后 $5 \sim 7$ 天，戒断症状持续 $1 \sim 7$ 天，症状表现：紧张、情绪不稳、易激惹、恐惧、震颤、出汗、失眠、感觉过敏、食欲缺乏、恶心、头痛、眼痛、眩晕、人格解体、心悸等，严重者出现痉挛、意识障碍及精神疾病性症状。下列药物可用于治疗戒断症状。①普萘洛尔（心得安）：10 mg，每天3次；②可乐亭：每次0.075 mg（或减半），每天2～3次，注意监测血压；③丁螺环酮：每次5 mg，每天3次；④卡马西平：有痉挛发作者，每次0.1 g，每天3次。

预防发生戒断症状，注意下述几点：①避免滥用，尤其是长期应用；②停药逐渐：尚无定式的减量法，有人推荐开始减半量，其后每隔3～5天减量10％～20％，在4～8周减完。有人强调，应用短效苯二氮䓬类者，如欲撤减，可先换用长效苯二氮䓬类，然后再逐渐停药；③如果发现戒断症状先兆，可暂恢复苯二氮䓬类应用，并采取适当处理措施，如前述。

应用过程中应注意的问题：①对于较长时间使用者，最好能经常调换苯二氮䓬类种类，以防止耐药性。②使用短效苯二氮䓬类者，突然停用要注意反跳现象（包括失眠及焦虑），即出现比用药更为强烈的失眠和焦虑。③避免骤停苯二氮䓬类的使用，可以采取递减法，或先将短效换成长效苯二氮䓬类。④苯二氮䓬类的不良反应少见，但有时可出现过度镇静、虚弱、头痛、视力模糊、眩晕、恶心、呕吐、上腹部不适、腹痛、腹泻、关节痛、共济失调、眼球震颤等。另可出现矛盾性行为反应，包括攻击行为、敌对态度、犯罪行为，如盗窃、性攻击、言语增多、焦虑、情绪不稳、不能控制的哭笑、欣快、幻觉、轻躁狂状态、激怒、妄想、抑郁、自杀观念、体重增加、皮疹、性功能障碍、月经失调等。这些矛盾反应最常见于用药开始后第1～2周或在增量过程中，通常自行消失。⑤有呼吸系统疾病者，使用苯二氮䓬类可出现呼吸抑制，尤其静脉注射时（地西泮常用于治疗癫痫大发作持续状态，静脉注射时宜慢，同时密切观察呼吸状况，肌内注射吸收不佳）。⑥长期应用可引起记忆障碍。⑦老年人在应用苯二氮䓬类过程中，夜间可因突然肌肉松弛而跌倒，或发生意识障碍，需严密预防。⑧在应用苯二氮䓬类开始阶段应劝说不要从事汽车或自行车驾驶。⑨女性妊娠期应避免应用，尤其开始妊娠3个月，如需母乳喂养，应停用本药。

（2）唑吡坦：化学名称为酒石酸唑吡坦，商品名思诺思、乐坦，为非苯二氮䓬类镇静剂，作用时间较短，平均半衰期2.5小时。小剂量时，能缩短入睡时间，延长睡眠时间；较大剂量时，第二相睡眠、慢波睡眠（第三和第四相睡眠）时间和眼快动期（REM）睡眠潜伏期时间延长，REM睡眠时间缩短。

适用于入睡困难、易醒、多梦等症状。应在睡眠前服用，小剂量始用，助眠剂量为5～20 mg/d。老年人或伴有躯体疾病患者使用时应适当减少剂量，注意观察；15岁以下儿童、孕妇、哺乳者不宜服用。不良反应可有思睡、头晕、头痛、恶心、腹泻和眩晕。

（3）佐匹克隆：商品名忆梦返、思梦返、奥贝舒欣。属于环吡咯酮类药物，为非苯二氮䓬类镇静剂，能增强睡眠时间、提高睡眠质量、减少夜间觉醒次数及避免早醒。半衰期5小时左右。适用于各类失眠症，睡眠前服用，常用剂量7.5 mg/d；老年人及肝功能不全者减半服用。不良反应偶见日间嗜睡、口苦、口干、肌无力、头痛、乏力、易怒等。

（4）抗抑郁药物：慢性失眠症患者常常伴心境障碍，失眠本身也是抑郁症的重要症状之一。因此，对慢性失眠症患者可酌量使用抗抑郁药物，通常选用有助眠镇静作用的抗抑郁药物，如帕罗西汀10～75 mg/d、米安舍林60～200 mg/d、马普替林150～200 mg/d、阿米替林100～300 mg/d或多塞平100～300 mg/d临睡前口服。

3.非药物治疗

（1）心理疗法。①一般心理疗法：通过解释、指导，使患者了解有关睡眠的基本知识，减少不必要的预期性焦虑反应。②行为疗法：进行放松训练，教会患者入睡前进行，加快入睡速度，减轻焦虑。

（2）生物反馈：可加强自我放松训练，对于减轻焦虑情绪有效。

（3）适当的体育锻炼：体育锻炼可增强体质，加重躯体疲劳感，对睡眠有利，但运动量不易过大，过度疲劳反而影响睡眠。

（4）调整生活习惯：如取消或减少午睡，养成及时睡眠的习惯。

（二）主观性失眠

主观性失眠是指对睡眠状态感知不良，虽然患者主诉失眠或白天过度思睡，但无睡眠紊乱的客观证据，也称睡眠状态感知不良、假性失眠或睡眠疑病症。本病的确切病因与发病机制尚不清楚。患者把在睡眠过程中发生的精神活动错误地判断为处于觉醒状态时出现的感觉，可能是产生本病的原因之一。国外有学者认为，主观性失眠可能是介于正常睡眠和客观性失眠之间的睡眠功能异常的前驱状态或转换状态。

1.临床特点

（1）可见于任何年龄，在成人的早、中期多见，女性更为常见。占失眠患者比例不足5%。

（2）主诉睡眠不好是所有类型失眠患者的主要临床特点，患者夸大其入睡困难和低估其睡眠维持时间是普遍现象。可出现焦虑和抑郁症状。

（3）患者的主观和客观睡眠感觉的不一致具有临床诊断意义。

（4）患者常主诉失眠导致其日间功能障碍，一旦失眠缓解后，日间功能障碍即可改善。

2.药物治疗

本病药物治疗方面目前尚无最佳可供选择的药物品种，一些起效迅速、半衰期短的苯二氮䓬类药物或可一试。

3.非药物治疗

一般心理疗法可能有效，通过解释、指导，使患者了解有关睡眠及睡眠障碍的基本知识，认识主观和客观的睡眠感觉不一致，减少焦虑与抑郁情绪反应。

（三）特发性失眠

特发性失眠是指于儿童期起病的失眠，患者终身不能获得充足的睡眠。已经证实某些特发性失眠患者存在遗传倾向和神经解剖、神经生理或神经生化等方面异常。发病机制可能与神经系统对睡眠觉醒系统的调控异常有关，觉醒中枢兴奋性过高或睡眠中枢兴奋性过低是本病发生的缘由所在。儿童早期心理创伤或源于睡眠觉醒系统以外的医学问题（如疼痛、过敏）可能会加重已经存在的失眠。

1.临床特点

（1）发病率及性别比例尚不清楚，但有出生难产史或性早熟者发病率较高。

（2）典型特发性失眠患者的失眠症状发生早，常为终身持续性病程。

（3）睡眠紊乱包括不能入睡、觉醒次数增多或早醒。

（4）慢性睡眠不良常导致患者日间的健康感下降，表现情感和动机的退缩，注意力和警觉性降低，精力不足，疲劳感增加，日常生活和工作能力受到影响。

（5）常伴有抑郁症状，如无助感、悲观和顺从等。

（6）在儿童和青少年时期，常并发神经系统软体征，如诵读困难或运动功能亢进，脑电图可见非特异性异常。

2.药物治疗睡眠障碍

一般认为，针对特发性失眠患者可因使用苯二氮䓬类或巴比妥类治疗而获效，但需注意长期应用这些药物可能导致产生药物依赖性或耐受性。

(1)苯二氮䓬类药物、唑吡坦和佐匹克隆:用法参照心理生理性失眠的药物治疗。

(2)巴比妥类药物:按作用维持时间可以分为:长效类、中效类、短效类和超短效类,前三者可用于治疗特发性失眠,根据失眠的不同类型适当选择药物,一般在临睡前半小时左右口服。对于入睡困难者给予中效或短效的巴比妥类药物;对于睡眠表浅、夜间醒转次数增多或早醒者,可给予长效的巴比妥类药物。具体药物类型及剂量如下。①长效类:苯巴比妥,也称鲁米那,助眠用60~100 mg;巴比妥(也称佛罗拿,助眠用300~600 mg/d)。②中效类:异戊巴比妥,也称阿米妥,助眠用50~200 m矿山戊巴比妥,也称宁眠泰尔50~100 mg/d。③短效类:司可巴比妥,也称速可眠,助眠用50~200 mg/d。

3.非药物治疗

辅助一般心理疗法,使患者了解有关睡眠的基本知识,减少焦虑与抑郁情绪反应。

(四)发作性睡病

发作性睡病也称过度睡眠和异常动眼睡眠,是指白天出现不可抑制的发作性短暂性睡眠,临床常伴有猝倒发作、睡眠麻痹和入睡前幻觉。如果以上四种症状均存在时,称为发作性睡病四联症,随着时间推移后三种症状发作的次数逐渐减少,但发作性日间过度睡眠可终身存在。发作性睡病的病因与遗传和环境因素有关,目前已明确98%患者携带$HLA-DR2/DQw_1$基因。本病也可发生于某些动物,如猫、犬、马和公牛。据估计一般人群的发病率为0.03%~0.16%。从儿童早期到老年期均可发病,但常见于青少年和成年期,以15~25岁为发病高峰。在经历一段相对短暂的进展期之后,症状趋于稳定,但极少完全缓解。本病不影响患者的寿命。

1.临床特点

(1)白天过度睡眠:为本病首先出现的症状不可抗拒,常发生于不适宜的场合和环境刺激减少期间。其特征是反复发作的多次打盹、小睡或短时间的睡眠间隔(常小于1小时),之后患者精神振奋。

(2)猝倒发作:65%~70%患者可于白天过度睡眠症状出现的同时或延迟至1~30年后发生猝倒发作,是本病特征性临床表现之一。临床常见于强烈情感刺激下诱发的躯体双侧肌张力突然丧失,患者意识清楚,无记忆障碍,呼吸完好,恢复完全。

(3)睡眠麻痹:见于15%~34%的发作性睡病患者。表现为患者从REM睡眠中(通常是从梦中)醒来时发生的一过性的全身不能活动或不能讲话,仅呼吸和眼球运动不受影响。

(4)入睡前幻觉和醒后幻觉:见于12%~50%的发作性睡病患者,此时患者处于从觉醒向睡眠转换(入睡前幻觉)或睡眠向觉醒转换(醒后幻觉)时期,可出现生动的、常常是不愉快的感觉性体验,偶伴全身麻痹、压迫感和恐惧感。

(5)其他症状:失眠、睡眠浅、早晨起床后无清醒感,晨间头痛与肌肉疼痛,耳鸣、心悸、全身无力、抑郁、焦虑、记忆力减退、睡眠期肌阵挛,36%~63%患者还可产生自动行为。

2.药物治疗

(1)中枢神经兴奋剂:作用机制是对网状激活系统产生激活作用,而产生很强兴奋效果,对于治疗过度睡意与睡眠发作有效。兴奋剂有一定时期的耐受期,一般为6~12个月,因此,治疗过程中需要周期性地停药,才能达到预期的疗效。

苯丙胺:为最有效地提高警觉的药物,可促进神经元突触部位释放儿茶酚胺。初始剂量5 mg,每天2次,可以逐渐增加剂量至10~15 mg,每天2次。可在工作或学习之前服用,勿在临睡前服用,以免影响夜间睡眠。国外有学者报道短期(4 天)大剂量(40～60 mg/d)苯丙胺治疗可使发作性睡病患者睡眠潜伏期恢复至正常水平。

哌甲酯(利他林):是首选药物之一。一般每次 5～10 mg,每天 2～3 次,可逐渐加至 30 mg,每天 2 次。国外有学者治疗一对双胞胎患者用 10 mg,每天 2 次,同时合并丙米嗪 25 mg/d,获得满意疗效。

匹莫林(苯异妥英):每次 10～30 mg,每天 2 次,最大剂量可达每天 80 mg。作用类似于哌甲酯,起效慢,一般在服药数天后发挥作用。

莫达非尼:是一种新型中枢神经兴奋剂,主要作用于突触后,肾上腺素能受体。常规剂量为每天 100～200 mg。不良反应较轻,并可在减量后消失,为目前已知最安全的理想药物。

(2)抗抑郁药物:睡眠障碍时用于治疗猝倒发作、睡眠麻痹和入睡前幻觉。

三环类抗抑郁药:三环类抗抑郁药通过抑制 REM 睡眠而起到治疗作用。氯米帕明(25～200 mg/d)使用广泛,疗效比较好,有报道使用低剂量(10～20 mg/d)时可明显改善患者的猝倒发作。也可选择应用普罗替林(25～200 mg/d)、丙米嗪(25～200 mg/d)、地昔帕明(25～200 mg/d)和阿米替林(25～100 mg/d)等。

5-羟色胺再摄取抑制剂(SSRIS):氟西丁用于治疗本病的常用剂量一般为 20 mg/d。

其他:可以选择应用文拉法辛(75～150 mg/d)等。

(3)作用于多巴胺受体的药物:左旋多巴作用于 D_1、D_2 受体,可以调节唤醒的不同方面。可提高多巴胺(DA)和去甲肾上腺素(NE)的传递而产生唤醒作用,改善白天过度睡眠。初始剂量每天 70～80 mg/kg,分 3 次服用。可以根据临床疗效与不良反应调整剂量,最终每天剂量 64～120 mg/kg 不等,平均为 100 mg/kg。合用维生素 B_6 可致疗效迅速下降。

(4)单胺氧化酶抑制剂:也可能是通过抑制 REM 睡眠而起到治疗作用。

苯乙肼:为非选择性单胺氧化酶抑制剂(MAOI),可以改善发作性睡病的各种临床症状。每次 10～15 mg,每天 3 次。

司来吉兰:又称盐酸丙炔苯丙胺,为 B 型 MAO 抑制剂。司来吉兰还可抑制儿茶酚胺的再摄取,阻止多巴胺的降解,增加多巴胺蓄积。小剂量(5～10 mg/d)能够抑制 REM 睡眠,但对症状无改善作用,当剂量达到 20～30 mg/d 时,可显著提高发作性睡病患者觉醒水平。

(5)镇静助眠药物:发作性睡病患者在白天应用兴奋剂后,可能更加重夜间睡眠障碍,可以选择应用镇静助眠药物,但应尽量避免使用半衰期长的镇静助眠药物,以免加重白天的过度睡意。通常应选择短半寿期药物,如三唑仑、唑吡坦等,具体用法参照前述。

(五)反复发作性过度睡眠

反复发作性过度睡眠是指表现为周期性过度睡眠、强迫性快速大量进食、性欲亢进和精神紊乱等症状的综合征。本病也称为周期性过度睡眠、克莱思-莱文综合征、青少年周期性嗜睡贪食症。病因尚不明确,部分患者可能与急性发热、严重的躯体应激或脑外伤有关,家族性发病罕见。也有认为与月经周期有关的周期性嗜睡发作,可能是本病的变异型之一。发病率不清楚,一般青春期起病,偶可见于成年人,男女比例 3∶1。

1.临床特点

(1)患者可突然或缓慢起病,部分患者在感冒或脑部外伤后发生。典型患者每次发作可持续 1 天至数周,通常 5～7 天。一年中发作最多可达 12 次,平均发作两次,发作间隔无规律。

(2)患者在睡眠发作期间,每昼夜的睡眠时间可达 18～20 小时,觉醒时间仅用于快速进食大量食物与排泄,无尿失禁,进食与排泄后又进入睡眠状态。部分患者有性欲亢进。若在睡眠期间被强刺激唤醒后,可出现一过性行为改变。

(3)发作期间有不同程度时空定向障碍、言语含糊、遗忘,偶见幻觉,并可出现颜面潮红、大汗、体温调节障碍、眼球震颤和构音障碍等体征。发作末期可出现一过性焦虑、抑郁、情绪高涨、烦躁和失眠。发作间隙期患者睡眠和社会功能正常。并发症可见失抑制性行为和抑郁。

(4)本病是一种良性过程,随着时间延长,其持续时间、严重程度、发作频率均减少,部分患者成年后常可自愈。

2.药物治疗与预防

本病发作期的治疗主要是采用兴奋剂改善白天的嗜睡症状(药物种类及剂量参见前述)。本病的预防可以使用卡马西平、碳酸锂等。排卵抑制剂对月经期相关的过度睡眠的预防也有效。有报道采用维生素 B_{12} 治疗 1 例 32 岁的患者 6 个月,期间无过度睡眠发生,停药后随访 17 个月,也未再复发。

(六)特发性过度睡眠

特发性过度睡眠是指持续性或反复发作性日间过度睡眠,其过度睡眠的时段由非快速眼动(NREM)睡眠构成,故也称 NREM 性发作性睡病。本病的病因和病理不明,具有家族性发病的特征。各种应激反应或压力过大等多种因素,均可能成为本病的诱发因素。

1.临床特点

(1)发病年龄为 10～50 岁,20 岁为高发年龄段。睡眠增多常在青春期或 20 岁以前已经很明显。无明显性别差异。

(2)特征性临床表现为持续性或反复发作性日间过度睡眠,其过度睡眠的时段由 NREM 睡眠构成,典型患者睡眠时间可持续 1 小时或以上,较发作性睡病持续时间长。较多的睡眠时段可因延长、融合而持续 8 小时以上。某些患者主诉阵发性倦意。

(3)常伴发头痛、晕厥、直立性低血压、雷诺现象和手足发凉等自主神经系统功能障碍。

(4)早期病程呈进行性,确诊后常可稳定,似为终身性疾病。

临床症状可归结为 3 个亚型:第 1 型有阳性家族史;第 2 型有病毒感染史;第 3 型无上述两种情况下出现独立的特发性过度睡眠。

2.药物治疗

目前本病尚无有效的治疗方法。

(1)中枢兴奋剂:一般推荐应用中枢兴奋剂,如右旋苯丙胺、左旋苯丙胺、哌甲酯、匹莫林等药物。但这些药物的疗效不如在发作性睡病中见到的那么好,而且特发性过度睡眠患者常常不能耐受这类药物。有研究显示莫达非尼对本病具有很大治疗价值,每天 200～500 mg,分为早晨和中午服用,结果睡眠发作和嗜睡明显减少,并且很少产生不良反应。

(2)抗抑郁药物:三环类抗抑郁药(如普罗替林、地昔帕明)的作用机制主要是抑制去甲肾上腺素的再摄取,用于治疗特发性过度睡眠不仅具有理论意义,而且具有相当大的实用价值。

(七)不宁腿综合征

不宁腿综合征(RLS),也称下肢不适感或埃克邦综合征,是指于静息状态下出现难以名状的肢体不适感,而迫使肢体发生不自主运动。本病的病因不明,某些患者可能有家族史。易感因素有怀孕、缺铁性贫血、叶酸与维生素 B_{12} 缺乏、周围神经病、风湿性关节炎、糖尿病、淀粉样变性、慢性肾衰竭、脊髓病、帕金森病、干燥综合征、肿瘤、服用咖啡因和停用某些药物等。发病机制可能与中枢神经系统异常、血管疾病等有关。

1.临床特点

(1)普通人群患病率为10%,可见于任何年龄,最多见于中年人,老年人可首次出现,婴儿罕见,女性似多见。

(2)肢体不适感一般于静息状态或身体放松时出现,夜间更易出现,在觉醒与睡眠的移行过程中症状最严重,下肢运动时症状可部分或全部缓解,停止运动后再次出现。

(3)肢体不适感可表现为虫爬、蠕动、拉扯、刺痛、震颤、发痒、沉重、抽筋、发胀或麻木等。

(4)肢体不适感严重干扰睡眠,导致入睡困难、睡眠中醒转次数增多,白天表现过度睡意、记忆力下降和精力不能集中等,加重肢体不适,可伴明显焦虑、抑郁,部分患者的社会与职业功能受到影响。

(5)病程可持续数十年,症状常有波动,部分患者呈进行性加重,也可出现静止阶段或自发消失。

2.药物治疗

(1)影响多巴胺能系统功能的药物:选用多巴胺前体类药物或多巴胺受体激动剂治疗,可减轻症状与发作频率。对于发作导致夜间惊醒者,可于睡眠之前服用缓释片。

多巴胺前体类药物:左旋多巴或卡比多巴,国外学者报道6例不宁腿综合征患者经左旋多巴治疗后,感觉性运动症状明显改善。

多巴胺受体激动剂:盐酸普拉克索、甲磺酸和溴隐亭,国外学者应用盐酸普拉克索治疗33例患者,效果明显并优于其他治疗,初始剂量为每晚0.125 mg,缓慢增加剂量,逐渐达到最佳有效剂量,不良反应为恶心、白天疲乏、嗜睡、心动过缓等。

(2)苯二氮䓬类药物:可选用氯硝西泮(0.5～2.0 mg)、替马西泮(15～30 mg)、硝西泮(5～10 mg)、地西泮(2.5 mg)或阿普唑仑(0.4～0.8 mg),于睡眠前口服。

(3)阿片类制剂:可以选择氧可酮(5 mg)、右丙氧吩(200 mg)或可待因(15～60 mg),于睡眠前口服。氧可酮容易产生便秘,右丙氧吩容易产生依赖性,可以采用药物假日或撤药。

(4)抗惊厥制剂:可以选择卡马西平(200 mg)、丙戊酸钠(200～500 mg)或加巴喷丁(100～400 mg)。

(5)其他药物:巴氯芬10～40 mg,单剂睡前服用,可增加总睡眠时间,减少活动后简短睡眠破坏和睡眠片段化。也可应用普萘洛尔等药物。虽然抗抑郁剂可能会加重临床症状,但盐酸曲唑酮(50～100 mg)和阿米替林(25～50 mg)对于改善睡眠有一定疗效。钙通道阻滞剂对于部分患者有效。

3.非药物治疗

(1)物理治疗:入睡前热水浴可明显改善症状。

(2)其他治疗:尽量减少用咖啡及含咖啡的饮料,戒烟、戒酒。治疗原发病如补充铁、叶酸、维生素 B_1、维生素 E 等,均有助于改善临床症状。

二、外因性睡眠障碍

外因性睡眠障碍是指由于外界因素直接导致或因外界因素发展而导致的睡眠障碍,如果消除了这些外界因素,睡眠障碍可得到缓解,但并不意味着内在因素在引起睡眠障碍时不具重要性,而是指如果这种外界因素不存在的话,可能不至于引起睡眠障碍。通常包括睡眠卫生不良、

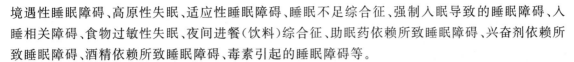

境遇性睡眠障碍、高原性失眠、适应性睡眠障碍、睡眠不足综合征、强制入眠导致的睡眠障碍、入睡相关障碍、食物过敏性失眠、夜间进餐(饮料)综合征、助眠药依赖所致睡眠障碍、兴奋剂依赖所致睡眠障碍、酒精依赖所致睡眠障碍、毒素引起的睡眠障碍等。

(一)睡眠习性不良

睡眠习性不良是指由于各种可能促发睡眠困难的日常生活习惯或活动所导致的睡眠障碍,精神状态检查并无精神疾病理性表现,同时也不存在明显的内科情况。发生与遗传基本无关,但与个体素质因素有关,如对失眠引起的白天疲劳不能耐受,易于采取违反良好睡眠卫生原则的行为,包括打瞌睡、白天增加咖啡因的摄入和夜间饮酒等,加上情绪的易波动而使得睡眠-觉醒节律更不稳定而产生失眠。多见于成年人,男女比例不详,患病率在正常人群中也不确切,但大都认为是失眠症中较为常见的,病因明显与不良睡眠习惯或方式有关,如失眠-觉醒节律的不良习惯,过量饮用咖啡、香烟及酒精等。

1.临床特点

(1)睡眠障碍:主要表现为觉醒增多、睡眠构成的发生过程不相一致,但与患者某些不利于睡眠的行为直接有关,如咖啡、香烟可引起觉醒增多,酒精摄入引起睡眠维持困难而致觉醒。各种刺激和兴奋,如睡前过于激烈的锻炼,夜晚高度集中的脑力劳动、参加夜晚的狂欢聚会均可引起觉醒。环境因素中,如室温调节不当、卧室避光性差,甚至宠物的影响,也会导致觉醒。由于睡眠和觉醒之间具有一定的互补性和相对独立性,任何干扰调节睡眠和觉醒周期的持续时间和过程的行为都可能影响睡眠的稳定性和数量,当卧床时间过长或变化过于不规则和睡眠时间变化无常及白天不断地打瞌睡,正常睡眠会因此中断或发生改变。长期的不良睡眠卫生习惯或方式可使失眠慢性化或不断加重。

(2)继发症状:除了上述失眠症状外,还可出现一些继发症状,如白天情绪低落、动力不足,注意力下降、易疲劳和思睡,少数患者还可产生对睡眠困难的一些偏执观念。

(3)并发症:咖啡因成瘾、慢性酒精中毒。此外,慢性失眠和经常不规则地白天打瞌睡可引起睡眠过多和白天瞌睡过多。

2.治疗

治疗关键在于去除不良生活习惯,建立和保持良好的睡眠卫生习惯,杜绝过量饮酒或咖啡及抽烟等恶习,注意卧室温度、光线、声音和入睡前平稳松弛的心态,早期可适当使用助眠药物帮助入睡和睡眠维持,主要是苯二氮䓬类和唑吡坦、佐匹克隆等药物,必要时辅以心理疗法更为有效,包括认知疗法、行为疗法等。

(二)境遇性睡眠障碍

境遇性睡眠障碍是包括各种环境因素变化,如噪声、温度、睡伴的翻动、住入医院及被迫加强警戒等引起的失眠或睡眠过多。本病的发生、发展直接与相关环境条件变化有关,常见的病因包括冷热变化、噪声、光线、睡伴的移动、在危险情况下必须保持必要的警觉或必须注意照顾婴儿等生理或物理环境因素,一些医疗过程包括与住院有关的睡眠-觉醒节律改变也可引起睡眠障碍,而患者对这些环境变化的敏感性似乎比上述不良刺激的强度更为明显,特别是老年人对环境因素改变较一般年轻人更敏感。此外,刻板的作息方式、社交隔离和身体活动受限制则与境遇性睡眠过多有关。

1.临床特点

(1)可见于任何年龄,但老年人更为多见,男女的发生情况不详,无明显家族患病倾向,至今尚无确切的患病率统计,据估计,一过性的这类睡眠障碍很常见,而在睡眠障碍专科中诊断本病者,不超过 5%。

（2）其主要临床表现为入睡困难、易醒或觉醒次数增多,睡眠时间减少,还可出现睡眠过多,主要是白天思睡或打瞌睡,并可继发注意力不集中、警惕性下降、认知表现不佳,白天疲劳或不适,甚至出现情绪抑郁和易激惹,某些环境因素如噪声、周围温度过高、睡伴的移动或打鼾,因可减少慢波睡眠而引起肌肉疼痛、社交退缩和过度关注躯体变化。

（3）在发病早期,通常伴有轻度情绪障碍,白天易疲劳、注意不易集中。易激惹及对失眠的顾虑,如未及时治疗,少数人可出现典型的慢性睡眠剥夺症状,表现为抑郁心境、身体明显不适感,工作效率显著退步,长期白天思睡和行为懒散,甚至可发展为一些违反道德伦理的不良品行。一般经及时治疗,预后良好。

2.治疗

消除直接影响睡眠的环境因素是治疗和预防本病发生的关键,在发病早期,可考虑短期使用地西泮类或其他新的助眠药,如佐匹克隆等,有利于缓解睡眠障碍,对持久发生者,还应考虑增加抗抑郁药,各种心理疗法,如行为疗法（松弛治疗、刺激控制治疗）和生物反馈治疗对慢性患者具有良好的治疗价值。对于老年患者,增加阳光的照射（光疗）和针灸治疗也不失为安全、有效的治疗手段。

（三）高原性失眠

高原性失眠也曾被称作急性登山病、Acosta's 病（包括安第斯山病、阿尔卑斯山病和低气压病）,是发生于升高至某种高度时引起的急性失眠,常伴有头痛、疲劳和消化不良。此病的发生主要与高海拔（通常超过 4 000 m 时）时,氧的摄入降低引起对呼吸的生理性控制异常,出现周期性呼吸变化,如常在睡眠中因过度换气而觉醒,低血氧刺激呼吸可致呼吸性碱中毒发生,而肾脏则通过代偿增加尿液中碳酸氢钠的排除以逐渐纠正碱中毒有关。除了睡眠中呼吸障碍的直接作用外,如同时伴有原发性肺部疾病、贫血、心功能不全等被认为是引起本病的易罹素质,而应激、高度警惕、寒冷、不舒服的睡床及各种光线等内在或环境因素也可能部分地与本病的发生有关。

1.临床特点

（1）本病可发生于任何年龄的人群、男女发生比例不详,约 25% 的人在登高至海拔 2 000 m 时便会产生一些症状。

（2）典型症状通常发生 72 小时内,可因缺氧直接引起呼吸障碍而出现入睡和睡眠维持的困难,也可能因感到窒息而醒来,并可出现一系列伴随症状,如头痛、厌食、疲劳、消化不良和心律失常等,由于不明原因或未及时得到妥善处理,一些患者可并发肺水肿,有时在较低的海拔高度即会发生,还可能发生急性脑水肿和突然死亡,但肺水肿、昏迷或死亡是比较罕见的,一般当高度的不断增加,失眠及其伴随症状可逐渐加重,但随着机体对氧气的低摄入状态的适应调整,大部分症状会有所减轻或自行改善,当返回至低海拔环境时,睡眠障碍也会自行缓解。

2.治疗

消除导致本病发生的直接原因——登高,是防止和缓解本病发生、发展的关键,对同时存在原发肺部疾病、贫血等易患素质的人,应尽量避免不必要的登高,并注意湿度、光线等环境条件的恰当,如果出现临床症状时,应及时处理,预防并发症的发生。目前主要的治疗方法包括以下方面。

(1)药物治疗。

1)乙酰唑胺:是改善本病引起的睡眠质量的首选药物,具有增加呼吸道通气量和减少缺氧从而改善睡眠的作用,并促进尿中碳酸氢根排出,使血 pH 下降,预防呼吸性碱中毒的发生。有研究显示,乙酰唑胺可明显改善动脉氧浓度和稳定性,减少睡眠中发生的周期性呼吸可达 50%,觉醒减少 1/3。目前国内使用乙酰唑胺钠。成人通常 1~2 g/d,缓慢静脉注射或静脉滴注,也可用于肌内注射,儿童以每天 5~10 mg/虹体重计算,但有严重肝、肾功能不全和对磺胺类过敏禁用,孕妇原则上不宜使用。常见不良反应包括:低血钾、糖尿病、代谢性酸中毒、高尿酸血症诱发痛风发作、钙代谢紊乱或一过性近视等。

2)都可喜:具有刺激外周化学性受体,改善夜间机体对氧气和通气不足的反应,提高血氧浓度,本药可以口服,也可注射用药,口服以 100~150 mg/d 较为适宜,主要不良反应为消化道功能紊乱、感觉异常,有严重肝损者禁用。

3)地塞米松:对高原性失眠和呼吸困难并无疗效,主要用于对可能出现急性高原性反应的预防。

(2)物理治疗:合理的保温、避光有助于症状的缓解,吸氧虽能有助消除睡眠中出现的周期性呼吸异常,但不一定能改善睡眠症状,这可能与高原性失眠除缺氧外,还同时存在低二氧化碳血症有关。

(3)心理疗法:一般以支持性心理疗法为主,对缓解失眠、减轻症状具有一定的辅助作用。

(四)适应性睡眠障碍

适应性睡眠障碍是指与急性应激、冲突或引起情绪明显波动的环境变化有关的短暂性睡眠障碍,至今病因未明,但对平时具有不安全感明显和情绪波动性较大者而言,较易发生此障碍。具体发病机制至今不明,但心理刺激因素对睡眠影响的重要作用是构成发病的主要原因之一,而个体对心理刺激、环境变化、内心冲突和季节变化的适应困难同样对发病具有不可忽视的意义。

1.临床特点

(1)本病可发生于任何年龄,成年女性多于成年男性,但缺乏具体、系统性的统计资料,发生于儿童时,更多表现为白天思睡而非失眠。约 1/3 的成年人每年有短暂的睡眠不良经历。

(2)通常起病较急,在起病之前有较为明确的心理刺激因素或应激源,如各种生活事件、矛盾冲突等,甚至是所谓"正常情况下发生的事件",如对一个明天将第一天入学的孩子或面临考试前易产生的不安全感,也可能引起发病。

(3)临床症状主要围绕着对心理刺激因素或应激的反应过程,表现失眠,包括入睡困难、早醒,少数可表现为嗜睡,同时常伴有明显的情绪变化,如焦虑、哭泣、心灰意冷、易激惹,严重者可出现社会功能、职业表现和教育方面的受损,甚至可表现为抑郁或急性精神疾病性症状(幻觉、妄想等),但这些症状均继发于睡眠障碍之后,随着应激的缓解和问题的解决,上述症状将得到缓解或恢复至正常。

(4)病程通常较为短暂。随应激源消除或适应能力提高后睡眠障碍将得以缓解,如果应激源为急性事件,如交通意外或被"炒鱿鱼"(工作被辞退),睡眠障碍的发生通常较快,但症状持续也短暂,如果应激源较为持久或重现,如慢性躯体疾病或丧偶,则可能常较长时间才能适应,少数严重患者可持续 6 个月以上者,排除精神科或内科合并症是十分重要的。

(5)一般无严重并发症,偶有少数患者有增加酒精摄入,非处方睡眠药物的使用和兴奋剂的使用,其他严重的精神科或内科合并症罕见,因此,大多数患者预后良好。

2.治疗

本病的发生与应激有明显的关系,因此,治疗原则应以尽可能地消除应激源或减少应激源对个体心理的影响为主,心理疗法在本病的治疗中具有十分重要的意义,包括支持性心理疗法、精神分析治疗、行为疗法及生物反馈治疗等均有助于患者建立对应激的适应能力和稳定情绪的应对机制。对于症状相对较严重或症状迁延者,还可在医师指导下短期使用苯二氮䓬类助眠药,兼具抗焦虑作用,但在剂量、使用时间应遵医嘱,不宜过大过久,以免产生耐药和依赖。对于继发抑郁或出现精神疾病性症状者,应考虑合并使用抗抑郁药和抗精神疾病药物。目前,抗抑郁药首选帕罗西汀、氟西汀等选择性 5-羟色胺再摄取抑制剂(SSRI)类药物,抗精神疾病药物以利培酮等新一代非典型抗精神疾病药物为主。具体用药方法、剂量和时间应通过专科医师来提供帮助。

(五)睡眠不足综合征

睡眠不足综合征是指持续性未能获得充足的夜间睡眠以至不能保持正常警觉、觉醒状态的一种睡眠障碍。以往常用夜间睡眠不足、睡眠缩短、睡眠减少、睡眠受限制等名称表示,其特点是一种自发、缺乏主观意向,同时不伴有神经病理性睡眠障碍或异常睡眠质量的睡眠剥夺。至今病因及病理机制未明,通常认为与智力水平低、文化因素和心理上的拒绝认同和接受有关,患者常置明显的原因而不顾,总想方设法寻找其他各种原因来解释,遗传方面也无相关研究资料。

1.临床特点

(1)本病好发于 30～35 岁,对 40 岁以上人群原则上不考虑此诊断,男性发病略多于女性。

(2)起病无明显诱因,常自行发生,其睡眠方式的改变有明显的界限,表现为睡眠减少,夜间睡眠时间缩短,并易出现慢性化特点。

(3)继发症状包括情绪波动、易激惹、注意力不集中、警觉性下降、精力不足、活动减少、疲劳不适、烦躁不安、食欲下降、消化不良、肌肉疼痛、口干和复视,并常常变得白天睡眠增多、注意不能集中、精力不足和不适感,病情加重时可引起抑郁和其他心理或精神障碍,工作表现受损,家庭和社会活动变得退缩。少数患者可出现慢性情绪障碍、交通意外或伤害事故增多、婚姻不和或危机及工作、社会功能破坏等不良后果。

(4)病程大都较迁延,但预后一般良好。

2.治疗

本病的病程较为迁延,并因睡眠障碍继发情绪、注意等精神神经症状及消化不良、疼痛等躯体症状,因此,在治疗上原则上采取综合治疗为主,至今尚无特效的治疗。

(1)药物治疗:原则上不主张使用助眠药,如属必需,应尽量能短期使用地西泮类药物。如伴有明显情绪障碍,可使用抗抑郁药治疗。临床上通常使用以氟西汀、帕罗西汀等 SSRI 类药物为多,也可选择米氮平、文拉法辛等双重作用机制的药物,可能更有利于睡眠障碍的消除。

(2)心理疗法:支持性心理疗法通过向患者提供精神支持、解释指导和保证来改善患者对疾病的态度。认知疗法通过改变患者的不良认知来矫正患者病因的认识,并有助于情绪的稳定。精神分析疗法通过采用心理动力学理论,将可能与失眠相关的潜意识心理冲突意识化从而改善睡眠。

(3)其他治疗包括中药、按摩、气功、体育活动及音乐治疗在内的各种辅助治疗手段,也会有一定的帮助作用。

(六)强制入睡所致睡眠障碍

强制入睡所致睡眠障碍是一种原发于儿童,由照料者不恰当地强迫儿童入睡引起患者在应当入睡的时间出现拖延或强制性就寝,偶尔也可发生于夜间醒来时,如果此时照料者采取强制性措施,睡眠将很快发生,否则睡眠将会延迟。本病是发生于儿童期的一种睡眠障碍,不可避免地同时成为照料者(尤其是双亲)的主诉,这种照料者与患者之间的冲突已成为不良的睡眠卫生和造成睡眠不足的问题之一。强制入睡的形成并非见于所有儿童,一般仅见于少数儿童和照料方式不当情况下,有人认为与遗传有关,但至今尚无详细的研究报告,照料者的因素在发病中具有重要的作用。

1.临床特点

(1)本病通常在3岁时开始发病,然后持续至青少年期,男女之间无明显差别,有人报道男性儿童略多于女性儿童,有关患病率调查认为,在儿童人群中为5%～10%。

(2)起病隐袭,呈逐渐演进过程,主要表现为患儿到了常规入睡就寝的时间,出现故意拖延或拒绝上床,以至于造成睡眠发生延迟,睡眠时间不足,且当照料者采取了强制性措施,如发脾气、训斥、辱骂或威吓甚至殴打时,患儿才能较快地入睡,以后只要缺乏照料者的强制手段,便不能入睡,患儿可出现睡眠不足的表现,变得情绪不稳,易激惹,注意力下降。在幼儿园或学校的表现不良和对照料者的敌对行为。

(3)对照料者而言,也可因对患儿的强制入睡产生一系列问题,如情绪变得抑郁,酒精摄入增加或滥用、药物滥用或成瘾,家庭关系紧张,有的照料者因自身工作时间较长和伴有躯体疾病,对夜间照管孩子力不从心,引发夫妻夜间争吵,而患儿则会下床来干预甚至出现报复行为。

(4)病程一般是多变的,当患儿的强制入眠因素得到妥善解决,睡眠会得到改善,随着儿童的成长(通常至青少年),加上学校的教育促使儿童提高对睡眠充足重要性的认识,独立性也相应增强,便愿意让照料者自行去睡,自己的入睡问题也随之解决,但部分患者仍不能很好地自我约束,睡眠可能仍将减少。本病大都预后良好,少数患者至成年后仍有强制入睡的情况。

2.治疗

治疗原则应首先强调对患者和照料者进行各种心理疗法为主,必要时辅以药物等其他治疗手段。心理疗法可采取支持性心理疗法、行为疗法、认知疗法和精神分析治疗等方法,其主要目的在于使患者和照料者能寻找到造成强制入眠的各种原因并使之得到解决,并建立正常的入睡机制,对于情绪障碍的突出的照料者,可适当使用包括抗抑郁药、抗焦虑药在内的各种精神药物,当然药物治疗应在专科医师指导下使用。此外,包括学校、团体、媒体也应加强对儿童睡眠教育的宣传,提高儿童对睡眠重要性和睡眠不良的后果严重性的认识,使儿童尽快建立良好的自我约束,消除症状。

(七)入睡相关障碍

入睡相关障碍是由于在入睡时缺乏某些明确的对象或系列环境因素时出现入睡过程受阻,这些相关对象或环境因素其本质按常规而言是不合适或不恰当的。本病的发生原因不明,任何引起短暂或长期睡眠遭到破坏的情况,如安排不当、躯体疾病的某段时期(需要照料者关注的疼痛)或社会出现动乱及在睡眠时的互相影响,都可能诱发本病,有人认为遗传因素具有重要作用,但具体机制尚待证明。此外,一些围生期因素,如早产,其本身并不影响觉醒频率,但因常同时患有内科疾病或因住院受到过度保护,而成为影响儿童睡眠过渡过程的因素。

1.临床特点

(1)通常发生于6个月以上儿童,也可能发生于少数成年人,一般无明显性别差异,在6个月～3岁儿童中患病率为15%～20%,3岁之后患病率呈明显减少趋势。

（2）主要临床特点是当某些条件存在时，如儿童在入睡时使用奶瓶或吸吮奶嘴或由照料者拍背、摇床时，或成人在入睡时开着电视机、收音机或电灯时，其入睡是正常的，反之，如上述条件不能满足时，便发生入睡困难，如果这种相关条件可能对患者成为一种刺激或引起兴趣的话，诸如看电视、参与谈话等，入睡就可能推迟。

（3）入睡相关条件对于儿童来讲，一般均包含照料者或照料者的参与，由此可能引发照料者失眠、情绪愤怒或受挫感，以致产生夫妻关系紧张等婚姻问题和影响双亲与患儿的相互交流，对患儿的呵护也少了温馨和亲切感，当患儿得不到入睡所需相关条件的满意度时，便会因睡眠剥夺而出现情绪易激惹和易发脾气，双亲对患儿的负性情感也随之难以转变。对于成人患者，可发展为与入睡相关的强迫行为。

从病程和预后看，大多数患儿通常至3～4岁时，由于看护、使用奶瓶或奶嘴、摇床或搂抱明显减少，可自行缓解，少数患儿症状可持续至7～8岁，特别是患儿与父母同卧一床时更易发生，入睡相关条件也会有形式改变，如以讲故事代替摇床、拍背。

2.治疗

原则上应以预防为主，照料者在患儿6个月之前即应建立良好的夜间睡眠规律，避免对孩子的不当呵护和养成不良入睡相关习惯，在孕期即应开展此项教育。对相对年长的儿童或成人应采取以行为疗法为主的各种心理疗法，来消除患者对所谓入睡相关条件所建立起来的"条件反射"或"习得性行为"。行为疗法强调，各种异常行为、功能障碍及症状都与个体在生活过程中通过条件反射作用即学习过程而固定下来有关，它有许多规范和成套的方法，包括系统脱敏法、厌恶疗法、操作条件法、行为塑造法、松弛疗法、自我调整法、生物反馈疗法及认知行为疗法等，应由心理疗法师根据不同情况采取相应的治疗方法。此外，精神分析治疗对成人患者也是一种选择，它主要运用精神动力学理论发掘症状形成的心理成因，通过治疗使潜意识的内心冲突意识化，产生移情等而缓解失眠症状。值得一提的是，除了对患者治疗外，患儿的双亲或照料者的心理疗法同样十分重要，应同时进行。其他包括药物等治疗手段原则上尽可能不予采用，只有在伴有明显的情绪障碍或强迫行为时可选择氯米帕明、氟西汀等抗抑郁药物。

（八）食物过敏性失眠

食物过敏性失眠是指某种食物变应原引起入睡和睡眠维持出现障碍，其中以对牛奶的过敏最为常见，病因与患儿机体对食物的耐受性差而产生急性变态反应有关，有食物过敏家族史可能会增加患病危险性。

1.临床特点

（1）本病好发于儿童，从出生或开始牛奶喂养即可发生，通常多见于2岁以内儿童，少数也可见于成人，尤其是发生饮食改变后促发，男女与发病无明显相关，患病率也缺乏确切的统计，但被认为是一种常见的疾病。

（2）临床上起病较急，当摄入某种特殊食物后不久即可出现入睡困难、频繁觉醒或唤醒、过敏的症状如皮肤瘙痒、呼吸困难和胃肠道不适等又可加重睡眠障碍，还可出现哭泣、情绪不稳、激越行为和白天懒散等精神症状。少数患者因过敏而产生严重的呼吸困难甚至喉头水肿而危及生命的并发症。

（3）病程常开始于婴儿期，至2～3岁时常自行缓解，症状持续时间因人而异，成人则以急性发病为主，与摄入牛奶、蛋类或鱼类食物有关，大都预后良好。

2.治疗

治疗原则应首先查明成为变应原的食物,尽可能避免摄入各种导致过敏的食物,必要时,应在专科医师的指导下进行系统的脱敏治疗,如过敏症状严重者还需使用抗组胺药甚至肾上腺皮质激素来缓解过敏症状。此外,原则上不主张使用助眠药。

(九)夜间进餐(饮料)综合征

所谓夜间进餐(饮料)综合征也称夜间液体摄入过量,夜间饥饿是指以夜间入睡后经常醒来伴明显的饥饿感或进餐欲望,然后必须进食或喝饮料才能重新入睡为临床特征的一组综合征。至今病因未明,有家族倾向,可能与遗传有关,但具体的遗传方式尚不明。此外,照料者不当的喂养方式,如儿童每次醒来便予以喂食(并不考虑儿童是否需要),同样增加了发病的可能性。对成人来讲,如伴有睡眠卫生不良、日常生活无规律、轮班工作或夜生活过多、肥胖和消化道溃疡情况时,也属发生此障碍的易患倾向。

1.临床特点

(1)本病通常原发于婴儿(>6 个月)和低龄儿童。以在喂奶情况下入睡,然后在夜间不断醒来而需摄入大量母乳或牛奶才能重新入睡为特点,与正常喂奶伴入睡不同的是,其觉醒次数明显增多,可达3~8 次/晚,醒来时有明显饥饿感,迫切地喝奶或果汁,每次在 120~240 g 或更多,每晚可达 360~960 g,同时解尿也过多,大多数专家认为,6 个月以上婴儿在正常、健康状况下,应能整夜入睡而不需夜间喂食。

(2)本病也可发生于成人,但老年人少见。通常在消耗了预期的食物或饮料后,可迅速入睡,然后出现伴随明显饥饿的觉醒,不断地进食才能重新入睡,少数患者可变得带有强迫色彩,表现为不管什么环境或半夜任何时候都竭力试图得到食物或饮料。不断摄入营养可能直接影响消化和内分泌节律,间接影响睡眠—觉醒周期的控制。

(3)随着病程演进,可引起一些并发症,如口腔疾病(龋齿、牙周炎)、耳道感染和肥胖症,而照料者可因失去足够的睡眠而变得易怒、受挫感和对孩子的恶劣态度,频繁喂奶还可引起乳房变形、变软等。本病病程多变,有的可在断乳后自行缓解或改变方式,有的则一直持续至成年,一般预后良好。

2.治疗

目前尚无特效的治疗手段,治疗原则应首先强调对儿童的夜间喂奶方式和次数的合理性和照料者良好的心理状态,对于较大儿童或成人患者,应以心理疗法为主,包括行为疗法、认知疗法和精神分析治疗等方法均应根据患者的临床特点而采取不同的措施,对照料者除加强睡眠卫生宣教外,必要时也可同时进行心理疗法。至于药物治疗,目前尚缺乏肯定的结论,尤其是助眠药(如苯二氮䓬类)原则上不主张长期使用,有人试图用 SSRI 类抗抑郁药(如氟西汀)作为治疗的尝试,目前尚无一致的结果,有待于进一步研究。

(十)助眠药依赖所致睡眠障碍

助眠药依赖所致睡眠障碍是指由于使用助眠药产生的耐受或戒断引起的失眠或睡眠过多,目前涉及最多的药物是苯二氮䓬类和巴比妥类。本病的发生机制主要是在助眠药短期使用未缓解睡眠障碍、长期使用后机体产生药物耐受性,即助眠作用减弱,进一步使服药剂量增加,甚至数倍于一般治疗剂量。助眠药的中断可能引起与药物相关的睡眠障碍,如突然中止助眠药治疗,则可出现严重的失眠。对于慢性失眠倾向的患者更易发生助眠药引起的睡眠障碍,伴有紧张、焦虑或抑郁表现也是本病的易患因素。此外,助眠药的使用有时反而激发或延续各种睡眠障碍。

1.临床特点

本病可发生于任何年龄,但一般多见于老年人,女性多于男性,临床上属常见疾病,具体患病率资料尚不确切。起病呈过程性,起病前有助眠药使用或中断使用的背景,许多患者因失眠而使用助眠药,在取得最初的疗效后,开始担心需要使用助眠药才能入睡,便自行突然中断,反而出现严重的失眠。一部分患者在最初的疗效渐渐消失后更为担心,便以提高治疗剂量来抵消药物的耐受作用,随着治疗剂量升高,白天的药物残留效应随之增加,出现睡眠过多、反应迟钝、运动失调或协调性下降、言语含糊不清、视觉运动障碍和傍晚时情绪不安和紧张,而患者对助眠药的疗效变得更为高度关注,认为白天的上述症状与其夜间失眠有关,又会到处去求医,接受多种助眠药物的治疗。随着药物的停用,血中药物浓度仍可保持数天甚至数周,而睡眠情况常迅速回到服药前水平,此时,患者主观感觉上对睡眠质量和数量的评价会较药物治疗前更恶化,药物停用可能引起恶心、紧张不安、易激惹、疼痛和肌紧张,这些症状可能促使患者进一步产生对助眠药长期使用的倾向,以使得睡眠能接近于正常和白天的表现改善。少数患者可出现睡眠过多或失眠加重(入睡困难、觉醒增多、多梦)、焦虑、紧张和抑郁,尤其是助眠药中断时更为突出,如果合并酒精使用,可引起严重的抑郁,并可能较为迁延,因为患者自身有失眠易患倾向,各种心理刺激因素易促发失眠,助眠药剂量的增加能获得短暂的缓解,耐受性的产生又逐渐抵消了所获得的效果,并引起白天思睡、功能受损,中断又使得睡眠回复到服药前水平,再度失眠的主观感知比未用药时更差,从而使得患者再用助眠药物使得病情反反复复,经久难愈。

2.治疗

治疗原则应着重于对助眠药所致依赖的治疗,依分类而言,助眠药一般分为两大类,即巴比妥类和非巴比妥类,由于新的镇静助眠药不断涌现,易致依赖或成瘾的巴比妥类的使用已日益减少,非巴比妥类中的醛类(如水合氯醛)也很少使用,目前主要是苯二氮䓬类,如地西泮、氯硝西泮、阿普唑仑等,由于相对安全、有效和适应证广泛已成为世界上最常用的处方药,但苯二氮䓬类与巴比妥类有相似的药理作用,使用不当同样引起耐受性和依赖性的产生,并导致戒断症状的出现,失眠等睡眠障碍就是其中的表现,因此,在助眠药依赖所致睡眠障碍的诊断确定后,应选择使用半衰期相对较长的药来等量和等效价取代半衰期短的助眠药,然后再逐渐减药,减药过程中需密切关注戒断症状的出现,一旦出现,应维持原剂量 24～48 小时,再试行减药,减药过程将有一个相对较长的时期,同时应给予心理疗法的建议,能帮助稳定情绪、改善依从性的作用。为了避免助眠药依赖的产生,医师在选择苯二氮䓬类药物时应尽可能规范使用,积极预防,而患者应在医师的正确指导下,建立良好的依从性,做到既不滥用,又不弃用,预防关键在于以下几点:①对有人格障碍、物质依赖倾向的失眠患者,尽量不使用这些助眠药;②因助眠药与其他物质或药物有交叉依赖性,凡对酒精和其他药物(如止痛药)滥用者,不使用助眠药;③助眠药的使用,应坚持短期、间断性用药,不宜长时间应用(3 个月以上),如确需较长时期应用,应选择不同药理特性或作用机制的助眠药做合适的替换,以减少耐受性产生而保持足够的疗效,并减少依赖性的产生;④不宜突然中止使用助眠药,应通过宣传教育,普及助眠药合理使用的卫生知识,防止依赖的发生。

(十一)兴奋剂依赖所致睡眠障碍

兴奋剂依赖所致睡眠障碍是指因使用中枢兴奋剂或因突然中断使用所引起的睡眠减少或睡眠抑制等睡眠障碍,其临床特点因不同的兴奋剂而各有不同,但其共同点为睡眠障碍系由药物引起的不应出现或未被认识的药理作用所致,即并非用于保持警觉的目的或良好感觉的用药初衷。

中枢兴奋剂通常包括苯丙胺类、可卡因、甲状腺素和各种黄嘌呤类衍生物(如咖啡因)等。兴奋剂的睡眠破坏作用具有明显的个体差异性而并不完全受剂量影响,以往有精神疾病(特别是精神分裂症和躁狂症)和人格障碍,可大大增加发病的可能性,但兴奋剂依赖或成瘾的具体病理机制仍不十分清楚,是否与遗传因素有关仍有争论。可卡因和苯丙胺是目前世界上应用最为普遍的中枢兴奋剂,对大脑边缘和皮质的多巴胺系统具有激动作用,可卡因同时对去甲肾上腺素和5-羟色胺也有较强的激动作用,引起警觉增高、欣快感、运动功能改善、睡眠需求减少,并有较强的觅药行为,滥用可引起急、慢性中毒和戒断症状,睡眠障碍是其中主要症状之一。

1.临床特点

(1)本病以青年人及青少年多见,男女比例不详,近年来在国内的患病率明显升高。

(2)中枢兴奋剂的使用通常用于减少组织器官充血和支气管扩张、降低血压、抑制食欲或治疗注意缺陷障碍,在开始治疗或增加剂量时,常出现入睡困难,一般在继续或长期使用固定剂量后,睡眠障碍会消除,长期大剂量使用可出现戒断症状,如思睡、易激惹或无精打采,少数患者在服药间歇会出现入睡和睡眠维持的节律紊乱,在明显思睡之后常出现睡眠抑制状态,出现言语增多、行为动作增多的轻躁狂状态,还可出现偏执观念和刻板行为。随着耐受性产生后,剂量不断增大和采取静脉途径用药来达到药物所致的欣快作用,一些使用可卡因的患者还会出现服药后全身性痉挛发作。除了生理依赖的症状外,心理依赖更为突出,常引起严重抑郁、自杀意念,耐受性的产生可抑制警觉和欣快感,但对精神方面不良反应却无抑制作用,在较低剂量时,仍可有时出现妄想观念、刻板行为、听幻觉和触幻觉等。对于长期滥用者,精神症状尤为突出,可与精神分裂症表现相似,神经系统体征可发现瞳孔扩大、震颤、各种运动障碍及舞蹈样动作,由于采用静脉用药,常伴有传染性肝炎、艾滋病和系统性动脉炎的临床表现。

(3)病程长短不一,在机体对中枢兴奋剂的耐受性产生之前或在中断使用之前,睡眠相关症状可持续存在,长期大剂量使用可导致社会能力丧失或反社会行为产生,合并严重的感染等内科并发症或过量用药可引起急性心律失常、颅内出血、痉挛发作和呼吸骤停而死亡。

2.治疗

治疗原则应首先针对兴奋剂依赖本身的治疗,采用综合治疗方法全面缓解生理和心理依赖症状和各种内科情况。

(1)药物治疗。

对于兴奋剂依赖所致急、慢性中毒症状:可采用β-肾上腺素能阻断剂,如普萘洛尔来拮抗兴奋剂引起的拟交感作用和纠正心律失常,并可使用氟哌啶醇、氯丙嗪等抗精神疾病药物来缓解精神症状。

对于兴奋剂依赖所致戒断症状(睡眠障碍、情绪障碍和行为障碍):可选用抗抑郁药,如丙米嗪、地昔帕明、曲唑酮和抗焦虑药,如地西泮、氯硝西泮等来缓解情绪和睡眠症状,并可部分减少兴奋剂的不良反应。由于兴奋剂主要影响多巴胺等神经递质,采用多巴胺拮抗剂治疗也是合理的,氯丙嗪等抗精神疾病药物即为多巴胺拮抗剂,临床上虽能控制幻觉、妄想,但对欣快感、觅药行为无效,各种治疗研究结果不甚理想。另有人认为,长期使用可卡因等兴奋剂可能使突触前多巴胺的耗竭,使得多巴胺能神经系统处于不足状态而产生渴求和觅药行为,而多巴胺激动剂的使用可能减少动物自身给药的频率,有人为此使用金刚烷胺和溴隐亭等多巴胺激动剂尝试打破或阻止这种自身给药环节或过程,且有了令人鼓舞的初步结果。

(2)心理疗法:在药物治疗的同时和药物治疗结束后,均应可能进行各种心理疗法,其中以认知行为疗法最具实用性。

(3)其他治疗:主要包括中药、针灸、气功等各种传统医学方法,但至今尚无系统性研究和一致肯定的结论。

(十二)酒精依赖性睡眠障碍

酒精依赖性睡眠障碍通常是指将乙醇作为镇静剂使用,持续摄入乙醇并由乙醇的助眠作用而引起的睡眠障碍,这种摄入方式产生的睡眠障碍与酒精的滥用导致的耐受性、依赖性和戒断症状有关。任何引起入睡困难的情况,如心理生理性失眠、抑郁或不宁腿综合征都被认为是本病的易患因素,人格障碍也是构成发病的高危因素。可有家族发病倾向,但有无遗传原因或何种遗传方式至今未明,发病机制仍无明显的结论。

1.临床特点

(1)发病年龄以40岁以上人群多见,男女差异情况具体不详,总体患病率较低。

(2)患者的饮酒方式通常在上床入睡前3～4小时,常可有入睡困难的主诉而试图以饮酒帮助入睡,开始常能改善入睡状况,但持续饮酒一段时间后耐受性产生,对睡眠的诱导作用随之减少,同时,不易被察觉的部分或相对戒断期产生,可继发与酒精相关的睡眠维持问题,常主诉睡梦中突然醒来,出汗、头痛和口干,提示轻度脱水和戒断状态,如果突然停止饮酒,就会严重失眠,夜间频繁醒来,每次持续数分钟至数十分钟。有些患者可无明显的生理耐受或依赖而是对酒精明显的心理依赖为主,声称一旦继续每晚饮酒,就不会出现睡眠障碍。

(3)病程大都较为迁延,一些患者因饮酒量不断增加或其他镇静剂成瘾而带来危险性,特别是饮酒同时合用苯二氮䓬类而造成躯体损害,如果引起睡眠呼吸暂停综合征可能危及生命,少数还可进一步发展为慢性酒精中毒。

2.治疗

酒精依赖性睡眠障碍的治疗,原则上应首先针对酒精依赖的治疗,包括戒酒为主的各种手段,其次对睡眠等相关障碍有一些对症处理为主的治疗手段。

(1)戒酒治疗:对于酒精依赖的戒酒与慢性酒精中毒不同,一般不用递减法,而是采用一次性断酒,重症者可用与酒精有交叉依赖性的镇静助眠药,如苯二氮䓬类替代,然后再减少剂量,达到戒酒目的。国外也有采用戒酒硫治疗,但毒性反应和危险性较大,国内几乎无人采用。

(2)行为疗法:有人应用阿扑吗啡和催吐药依米丁进行厌恶治疗取得疗效,方法是皮下注射阿扑吗啡后,让患者闻酒味,引起恶心呕吐,给患者饮酒,连续10～30次后,形成条件反射,对酒产生厌恶而戒酒。也有人采用电厌恶疗法治疗,原理相似。

(3)集体心理疗法:常用于戒酒者的康复治疗,通常由一位或两位集体心理疗法师主持,每周聚会一次,每次1.0～1.5小时,为期4～5个月,主要以指导、解释、分析和应对方法讨论为主。此外,国外还成立嗜酒者匿名互戒协会(AA)与集体心理疗法有异曲同工之妙。

(4)针对睡眠障碍的对症治疗:可适当使用像地西泮等苯二氮䓬类或其他新的助眠药,如唑吡坦、佐匹克隆等,但服药时间应与饮酒时间严格分开,饮酒后3～4小时原则上不使用这些药物,且应严格控制助眠药服用的时间,不宜长期使用,以免引起新的依赖。

(十三)毒素引起的睡眠障碍

毒素引起的睡眠障碍是指在工业生产等特殊环境中接触如重金属或有机毒素(主要是指亲神经物质)引起中毒而产生的失眠或睡眠过度。这些物质通常包括汞、铅、砷、铜和各种有机化合物。经常使用有毒化学物质的工作人员和一些物质滥用患者(如胶水吸入等)更为危险,儿童也因可能摄入某些毒物或易受到含铅汽油的废气排放影响而成为易患因素。根据毒素的不同理化特性和特殊作用可出现许多不同的病理改变,但中枢神经系统的病理改变仅见于严重中毒患者,心、肝、肾的脂肪变性和骨髓抑制则较多见。

1.临床特点

(1)发病年龄可见于任何年龄人群,男女发病情况不详,患病率缺乏具体统计资料,但属少见。

(2)可表现为各种睡眠障碍,如入睡困难、易醒、嗜睡,伴明显的激越症状,情绪变得易激惹,行为增多,常有记忆丧失、心肺功能异常、胃肠道炎症引起恶心、呕吐和腹泻,肝、肾功能受损等表现,但严重程度和性质与中毒程度不同有关。

(3)病程的演进常根据中毒的严重程度、时间和是否有长期异常后果的发生而变化,严重患者可出现肾衰竭、昏迷甚至死亡。

2.治疗

治疗原则应首先强调脱离中毒环境,清除污染,各种毒素的解毒、促排泄,各种脏器损害和并发症的治疗和对症治疗。

(1)针对病因的治疗:根据不同的毒素的理化性质和中毒途径,积极采用各种不同的促排泄措施,口服中毒宜用催吐、洗胃和导泻来排除毒素的滞留,针对性地使用解毒剂,维持机体内环境的稳定,如铅中毒可选用二巯丁二钠 $2\sim4$ g/d 或依地酸钙钠 $1\sim2$ g/d,静脉滴注或静脉注射做解毒治疗,血液透析疗法也已用于临床,能帮助毒素的驱除;汞中毒可选用二巯基丙磺酸钠、二巯丙醇、青霉胺、硫代硫酸钠或钙剂做驱汞治疗。有些毒素,如苯及其同系物等有机毒素尚无特效解毒剂。

(2)针对脏器损害和并发症的治疗:对心、肺、肝、肾和脑部的损害应采取积极的保护和治疗措施,如中毒性脑病应及时纠正脑缺氧,消除脑水肿,可采取脱水剂、糖皮质激素、利尿剂、能量合剂及高压氧治疗来帮助脑组织功能恢复,出现抽搐或精神异常,可选用苯二氮䓬类(主要是地西泮)、巴比妥类及抗精神疾病药物(如奋乃静、氟哌啶醇)等处理。

(3)针对睡眠障碍的治疗:药物治疗应采取短期治疗为主,以半衰期较短的苯二氮䓬类为主,同时可给予一些传统的中药治疗。

三、睡眠期的觉醒障碍

(一)意识模糊性觉醒

意识模糊性觉醒,或称为睡眠酩酊状态,是指睡眠觉醒过程中或紧随其后的意识模糊状态,通常发生在从夜眠第一阶段的深睡期中觉醒时。有些正常人不能从睡眠中很快清醒过来,要经历短暂的意识模糊阶段。任何加深睡眠和造成觉醒困难的因素都可能成为发病因素,主要包括:年轻人,睡眠剥夺恢复过程中,昼夜节律改变所致睡眠障碍,使用某些药物,代谢性、中毒性脑病及其他脑部疾病。意识模糊性觉醒常见于以深睡眠为特征的过度睡眠。在睡行症和睡惊症患者中,意识模糊性觉醒的发作尤其频繁。发生于家族性深度睡眠患者中的自发性意识模糊性觉醒似乎有明显的家族聚集性,但未见正式的遗传学研究报道。

1.临床特点

(1)在小于五岁的儿童中,反复发作的意识模糊性觉醒几乎普遍存在,而在年长的儿童中,它的患病率明显下降,成年人发病很少见,无性别差异。

（2）主要表现为不能由睡眠中迅速清醒过来，无论是自然醒转或是被叫醒，总要经历一个较长的意识模糊的过渡阶段，处于意识模糊性觉醒状态中的患者其时间和地点定向障碍；语速减慢、精神活动迟缓、反应迟钝；动作显得不协调；有严重的顺行性和逆行性遗忘；行为不当。这种意识模糊性行为可持续几分钟到几小时。强行唤醒，尤其是在夜眠的前 1/3 阶段，可诱发意识模糊性觉醒。

（3）伴随症状：意识模糊性觉醒的患者，夜里被唤醒时可出现不恰当行为。偶尔可造成人身伤害，处于该状态的患者被限制时可发生攻击行为。

2.药物治疗

白天及晚间睡前服用中枢神经兴奋剂（如哌甲酯），对多数患者有良好的效果。也可以采用于睡眠初醒时服一次药，其后让患者再睡半小时，患者常可自然醒转，也容易被叫醒，而不出现意识模糊阶段。

（二）睡行症

睡行症由一系列起始于睡眠前 1/3 阶段的 NREM 睡眠期复杂行为组成，以前称为梦游症，但现今的研究表明，症状是发生于从 NREM 睡眠后期醒转时，当时并没有做梦，因其名不符实而改称为睡行症。某些因素可以诱发睡行症，如白天过度疲劳、连续多日睡眠不足、感染发热、睡前服用安眠药、将熟睡的儿童抱起等。许多药物如水合氯醛、碳酸锂、氟奋乃静、奋乃静、地昔帕明等可加剧睡行症或导致睡行症的发生；发热或疾病所致睡眠剥夺可使睡行症的发作频率增加；阻塞性睡眠呼吸暂停综合征和其他严重干扰睡眠的疾病也与睡行症的发作有关；内部刺激（如膀胱充盈）或外部刺激（如噪声）也可诱发睡行症。睡行症的发生与遗传因素密切相关，可家族性发作。

1.临床特点

（1）可发生于个体学会行走后的任何时候，但首次发作多在 4～8 岁，在成人阶段发病者少见。普通人群发病率为 1%～15%，且儿童较青少年和成人多见。无明显性别差异。

（2）症状表现：睡行症通常发生在初入睡的 2～3 小时。患者可从床上坐起，并不下地，目光呆滞，做一些刻板而无目的的动作，如拿起毯子，移动身体等，持续数分钟（一般为 2 分钟左右）后自行躺下，继续入睡。偶有起床者，则多绕着房子走动，可进行一些复杂的动作，如大小便、穿衣、进食、开门、上街、开汽车等。可躲过视线或越过企图与其交谈的人，在受到限制时可有狂暴的冲动、逃跑或攻击行为。发作过程中可伴梦吃，整个行为显得刻板、僵硬。处于发作中的患者通常很难唤醒，强行唤醒时常出现精神错乱，事后常完全遗忘。如睡眠剥夺后，患者的活动可自行终止或者患者又回到床上躺下，继续睡觉而始终不曾惊醒。

（3）伴发症状：睡行症患者可有一些不恰当的行为，如向箱橱之类的物体内小便等，这类行为在儿童中尤为常见；患者可因跌倒而受伤；在企图逃跑或走到危险地段时可造成躯体损伤；行走到街上或穿出窗子的行为也并不少见。极少情况下，也曾报道过睡行症发作期间的杀人或自杀行为。企图唤醒患者的人可成为其暴力攻击的对象。患者睡行发作时通常不说话，不回答问话，但可有喃喃自语，或做出"哦"等回答。偶尔可见患者执行简单命令，如听从家人言语而上床睡觉。睡行症患者也可伴发其他异态睡眠活动，如睡惊症等。由于患睡行症而逃避拜访朋友或参加夏令营的孩子可发生社交困难，造成社交孤立。

2.治疗

（1）药物治疗。①苯二氮䓬类，尤其是地西泮和阿普唑仑被用于睡行症的治疗，但它们对老年患者收效甚微。②泰巴氨酯,另一种苯二氮䓬类药,对老年患者有效。

(2)安全防范措施睡眠障碍。①应从床上、房间内移走任何危险性的物品。②如果可能,卧室应安排在底楼。③锁好窗子。④用厚窗帘遮住玻璃窗。⑤在卧室门上安装一个门铃或报警器。⑥旅行时住在旅馆的一楼。

(3)心理疗法:在年轻患者中疗效肯定,若合并药物治疗则效果更佳,但对老年患者无明显疗效。

(三)睡惊症

睡惊症又称夜惊症,以突然刺耳尖叫着或哭喊着从 NREM 睡眠中觉醒为特征,伴有强烈恐惧的自主神经症状和行为表现。发热、睡眠剥夺和中枢神经系统抑制剂可诱发睡惊症。儿童睡惊症可能与遗传因素及发育因素等有关。若睡眠时间不规则、过度疲劳、情绪紧张及心理创伤等情况则可使发作变频。睡惊症的家族性发病现象较睡行症高,约 50% 的该症患儿存在阳性家族史,一个家庭中可有几个睡惊症患者。

1.临床特点

(1)起病特点:睡惊症常于青春期前起病,以 4～7 岁儿童最多,青春期后渐趋停止,但也可发生于任何年龄。在成人,最易患病的年龄是 20～30 岁。睡惊症男性较女性多见,儿童的患病率接近 3%,成人则小于 1%。

(2)症状表现:睡惊症通常发生在上半夜刚入睡后 1～2 小时的 NREM 睡眠后期,患者突然从床上坐起,尖叫,显得十分恐惧、焦急,对外界刺激没有反应,同时有心动过速、呼吸急促、皮肤充血、出汗、瞳孔放大、皮肤电阻下降、肌张力增高等。发作时可伴有含糊的发声或排尿。一般持续 1～2 分钟时间后躺下继续睡觉。如果被唤醒则出现意识模糊和定向障碍。尽管有同时伴有短暂生动梦境或幻觉的报道,但绝大多数事后不能回忆发作时的情景。

(3)伴随症状:企图下床或挣扎可造成患者本人或他人受伤。对成人患者的精神评估提示睡惊症可能伴一定的心理问题,但儿童患者的心理问题发生率并不比一般人群高。无论是成人还是儿童,睡、惊症造成的社交困难将损害其人际关系。

2.药物治疗

(1)苯二氮䓬类:尤其是地西泮和阿普唑仑常被用于治疗睡惊症,但对老年患者疗效不佳。

(2)三环类抗抑郁药:对伴有非典型抑郁的老年患者,三环类抗抑郁药有一定的疗效,但这种作用可能是基于该药的抗抑郁作用。

3.心理疗法

尚无统计学的疗效评价,在非对照临床研究中对年轻患者有疗效,在配合药物治疗的情况下疗效更明显,但对老年患者无确定疗效。

四、与快速眼动睡眠相关的睡眠障碍

(一)梦魇

梦魇,或称梦中焦虑发作,是指具有恐怖内容的梦,常使睡眠者由 REM 睡眠中惊醒,并出现强烈的焦虑与害怕。特定的人格特征似乎与频繁的梦魇发作有关,估计有 20%～40% 的这类患者可诊断为分裂型人格障碍(最常见)、边缘型人格障碍、分裂样人格障碍或精神分裂症。其中超过 50% 的患者并不符精神疾病诊断,但往往具有上述障碍的某些特征。那些频繁做噩梦的人可能对于精神疾病具有易感性,尽管通常没有明显的创伤性经历,他们还是认为自己的童年艰难而复杂,青少年和壮年期的特征则是严重的人际关系不良。这些人往往异常外向,值得信赖,且常有艺术性或其他创造性倾向。各种不同的应激,特别是创伤性事件可增加梦魇的发生率,加剧其严重程度。梦魇可成为患者对创伤性事件反应的一种方式。药物(如左旋多巴及其相关药物,β受体阻滞剂及其他抗高血压药,一些精神药物如硫利哒嗪、三环类抗抑郁药物、苯二氮䓬类等)及 REM 抑制剂的戒断也可导致或加剧梦魇的发生。某些精神疾病也可出现梦魇,且往往是精神疾病发病的先兆,对无明显诱因下突然出现的频繁梦魇应予以高度警惕。有研究显示,高频率的终身性梦魇具有家族性。

1.临床特点

(1)梦魇可发生于任何年龄,以 3～6 岁多见,半数始发于 10 岁以前,约 2/3 者在 20 岁以前发病,总体上讲随着年龄的增长渐趋停止。

(2)梦魇几乎总是一个长而复杂的梦,越到后来,内容越恐怖。这种长的梦样特征是临床上和睡惊症的主要鉴别点。REM 睡眠中惊醒。有时患者并不立即醒来,而是后来回忆起一个非常恐怖的梦,这种情况在梦魇中并不常见。恐怖或焦虑是梦魇的主要构成部分。恐怖的程度则有赖于患者的个体特征,因为对某一个人构成恐怖的内容对另一个人可能根本不构成干扰。

(3)讲话、尖叫、攻击或行走很少发生于梦魇,这也是它和睡惊症及 REM 睡眠行为障碍的鉴别点。

2.治疗

不一定要治疗。治疗与否取决于以下两个方面,其一患者是否要求治疗,再者是否是其他需要治疗的确诊疾病的一部分(如精神疾病)。实施治疗则有多种形式。

(1)认知心理疗法。①有助于完善患者人格,提高承受能力。②帮助患者认识到现在的情况与童年的情况有关。③对创伤性梦魇,帮助他们理解创伤并接受其为生命的一部分。

(2)行为疗法:可让患者用多种方式描述梦境,如画出来,然后医师对此加以讨论、解释,从而减少患者的恐惧感。

(3)药物治疗:一般不需要。若患者患有精神分裂症或其他相关情况,可使用抗精神疾病药物等精神药物。

(二)睡眠麻痹

睡眠麻痹又称睡瘫症,是指在睡眠起始阶段(睡前型)或于觉醒过程中一段时间内出现自主运动不能,可发生于夜间或早晨(睡后型)。不规律的睡眠习惯、睡眠剥夺和其他对睡眠及其觉醒过程规律的干扰情况都可增加患者的易感性。单次发作可发生于倒班期间或高速跨越"时区"时。对某些个体,精神应激、过度疲劳和仰卧的睡姿也可成为易患因素。大多数患者是散发型,家族性睡眠麻痹呈 X-连锁显性遗传。发病机制可能是在控制 REM 睡眠正常运动麻痹的机制中发生了微结构改变或神经生化与神经免疫功能的异常。

1.临床特点

(1)睡眠麻痹最常见于青少年或青年时期,但也有起病于童年、中年甚至老年的报道。散发型睡眠麻痹没有性别差异,但在家族型睡眠麻痹中,女性较男性更为多见。

(2)在睡眠麻痹过程中,尽管呼吸运动没有受影响,但肢体、躯干及头部的任何微小运动都是不可能的,同时也无法发声或呼救。这种经历通常很可怕,尤其当患者觉察到呼吸困难时。发作过程中,患者的神志是清楚的。

(3)睡眠麻痹通常持续一分钟到几分钟,之后自行消失或在外界刺激下消失(尤其是另一个人对患者的碰触或移动等刺激)。很多患者注意到反复努力移动肢体或强有力的眼部运动可能有助于中断睡眠麻痹过程。

(4)睡眠麻痹要么以散发的形式见于其他方面都健康的个体,要么通过遗传以家族性形式成为发作性睡病典型四联症之一。散发型大多发生于觉醒过程中,而家族型和发作性睡病则更常见于睡眠起始阶段。

(5)本病可能出现的伴随症状:急性焦虑很普遍,因为患者意识清晰却不能移动躯体,因而感到十分担忧与害怕。可同时存在入睡前幻觉,且常是恐怖性的,更加重了患者的不适。有时可有梦样经历,尤其当患者处于瞌睡或浅睡眠状态时出现的睡眠麻痹发作。偶尔发作会导致慢性焦虑或抑郁。

(6)睡眠麻痹的病程随发作形式不同而变化。散发型患者可仅在有发病因素的情况下发生,而家族型的和发作性睡病相关的睡眠麻痹则倾向于向慢性疾病病程发展,尽管其发作频率仍有赖于发病因素。

2.治疗

迄今为止,还没有发现睡眠麻痹的病理基础,无法明确病因,而且,睡眠麻痹多为散发型,发作频率较低,发作后没有明显的后遗效应,很少成为人们长期的不适主诉,故不一定需要特殊的治疗。去除诱发因素,包括养成规律的睡眠习惯将有助于减少睡眠麻痹的发生。现有的研究显示,助眠治疗对部分患者有效,也有人尝试用5-HT配体来治疗睡眠麻痹,效果尚不肯定。

(三)睡眠相关的阴茎勃起障碍

睡眠相关的阴茎勃起障碍是指在睡眠期不能维持足够性交大小或硬度的阴茎勃起。本质上所有能对血管、神经、神经递质和内分泌功能造成损害的疾病都是阴茎勃起障碍的潜在致病因素。泌尿生殖器的问题(如纤维性海绵体炎、阴茎异常勃起、静脉瘘、前列腺切除术等)常与睡眠相关阴茎勃起障碍有关。新的神经保留技术降低了前列腺手术所致阳痿的发生率。其他的手术,包括骨盆和脊柱手术也被认为是勃起障碍的原因。许多处方药也能引起或加重阳痿。因为引起器质性阳痿的糖尿病、高血压、心脏病、酒中毒等疾病有一定的家族性,所以睡眠相关的阴茎勃起障碍相应地也有一定的家族性,但目前尚不能确定器质性阳痿是否是一种特异性的遗传疾病。

1.临床特点

(1)睡眠相关阴茎勃起障碍可发生于任何年龄。在有勃起障碍主诉的患者中,4~5岁之后器质性阳痿所占比例明显上升。

(2)睡眠结构正常的情况下,睡眠相关阴茎勃起显著减少或缺如通常是器质性阳痿的结果。在某些患者,睡眠相关阴茎周径增加与硬度增加不相称,这种阴茎大小和硬度的分离是具有貌似正常的器质性阳痿的主要特征。

(3)器质性阳痿或有器质性基础的间歇性勃起不能导致许多心理、社会和婚姻问题,这些问题对家庭的稳定性、患者的性别认同和一般的精神状态都将产生负面影响。阳痿可伴有焦虑和抑郁。

(4)器质性阳痿很少自愈,但并非所有的器质性阳痿都是永久性的,不可逆转的。有器质性因素的阳痿常因性生活中间歇性的勃起不能而造成心理并发症。

2.治疗

睡眠相关的阴茎勃起障碍是诊断器质性阳痿的一个重要生物学指标,故该病的治疗以明确病因、去除原发病为主。同时,鉴于该病可能带来的心理、社会和婚姻问题,积极的心理、家庭、社会支持也很重要。

(四)睡眠相关的疼痛性阴茎勃起

睡眠相关的疼痛性阴茎勃起是以勃起时阴茎疼痛为特征的一种疾病,典型的发作在 REM 睡眠期。病因与病理机制目前尚不清楚。

1.临床特点

(1)睡眠相关的疼痛性阴茎勃起可发生于任何年龄,但更多见于 40 岁以上的男性。这种疾病很少见,在有性和勃起问题的患者中所占比例不足 1%。

(2)有睡眠相关疼痛性阴茎勃起的患者主诉反复在阴茎部分或完全勃起时因疼痛而觉醒,且这种觉醒打断了正在进行的梦。持续的反复觉醒和睡眠损失可产生失眠、焦虑、易怒和过度睡眠。

(3)可能由于睡眠减少、REM 睡眠剥夺和对疾病的过分关注,患者白天可表现焦虑、紧张、易怒。令人吃惊的是清醒状态下与性相关的勃起并不疼痛。纤维性海绵体炎和包茎可存在,但很少与该病的发生有关。

(4)因为正常的睡眠相关阴茎肿胀的发生与 REM 睡眠相关,而痛性阴茎勃起所致反复觉醒可导致 REM 睡眠阻断和剥夺,由此产生的过度睡眠和失眠可很严重。

(5)该病似乎有随年龄增长逐渐加重的趋势,但客观的证据还很少。

2.治疗

Matthews 和 Crutchfield 报道普萘洛尔对该病有暂时疗效,若想进一步缓解症状则需增大剂量。Steiger 和 Benkert 发现 24 mg 的氯氮平可消除症状,且不抑制夜间的阴茎勃起。

(五)快动眼睡眠相关的窦性停搏

快动眼睡眠相关的窦性停搏是指其他方面均健康的个体与 REM 睡眠期间出现以窦性停搏为特征的心脏节律障碍,病因与病理机制目前尚不清楚。

1.临床特点

(1)目前只在年轻人中观察到快动眼睡眠相关的窦性停搏,但它也可能发生于其他年龄组。

(2)心电图监测显示睡眠期间的心搏停止可达 9 秒,且在 REM 睡眠期间反复发生。这些心搏停止时期与睡眠呼吸暂停和睡眠破坏无关。

(3)某些患者可诉日间模糊性胸痛、压榨感或发作性心悸。在突然觉醒的情况下,可有头晕、虚弱、视物模糊等。有些患者诉夜间走动时偶有晕厥。清醒时的心电图和血管造影通常完全正常。

(4)REM 睡眠相关窦性停搏有潜在的意识丧失和心脏停搏危险,还可影响患者的内在精神功能。作为一种预防措施,可给患者植入一个低频限制的心内起搏器。

2.治疗

目前,尚无特异性的治疗方法,鉴于 REM 睡眠相关窦性停搏可能导致意识丧失和心脏停搏,故可预防性地植入一个低频限制的心内起搏器。

(六)快动眼睡眠相关行为障碍

快动眼睡眠相关行为障碍(RBD)是以间歇性丧失 REM 睡眠脑电图弛缓和出现与梦境相关的复杂运动为特征的疾病。约 60% 的患者是自发性的,而年龄的增长是一个明显的发病因素。非自发性的患者与神经病学障碍,如老年性痴呆、蛛网膜下腔出血、缺血性脑血管病、橄榄体脑桥小脑变性、多发性硬化和脑干肿瘤等有关。该病和病理心理因素无关。偶有家族聚集性倾向,但证据尚不充分。

1.临床特点

(1)RBD 通常出现于 60 岁之后,但它也可起始于任何年龄(尤其是症状性的 RBD)。RBD 在男性中的患病率远高于女性。RBD 本身的患病率极低,很多情况下可能是其他异态睡眠的假象。

(2)在企图演示梦境内容的过程中,患者常可有拳打脚踢、跳跃、从床上跑下来等行为,这些行为通常和体验的梦境有关。往往在造成患者本人或同床者损伤之后才引起医学上的注意。偶尔,患者可因睡眠破坏而出现 RBD。因为 RBD 发生于 REM 睡眠,它的典型形式出现在睡眠开始 90 分钟之后。典型的暴力发作大约每周出现一次,但也可连续几个晚上每晚出现 4 次以上。急性的短暂形式的 RBD 发作可与酒精和镇静助眠药戒断所致的 REM 睡眠反弹同时存在。有报道三环类抗抑郁药和比哌立登也可导致 RBD。

(3)RBD 患者可有梦呓、尖叫、肢体弹跳等前驱病史,梦的内容可更生动、不快、暴力或充满与 RBD 发作行为一致的活动。当睡眠破坏达到一定的程度时,患者日间可表现嗜睡。对自己或同床者的伤害(撕裂伤、皮下血肿、骨折等)和对周围环境的破坏是主要的并发症。社会性后果,尤其是那些涉及与同床者关系的后果,可以很显著。

(4)自发性 RBD 通常发生于老年期,经过一段时间的进展(几个月到几年)之后可稳定下来。

2.治疗

(1)药物治疗。

氯硝西泮:90%的患者有效,且很少引起耐受和滥用。有报道称第一周即可抑制 RBD 发作,通常在当天晚上即起效,但停药后立即复发。一般在睡前服用,有入睡困难、入睡不久即出现肢体弹跳或晨起过度镇静的患者可提前 2 小时服用。氯硝西泮的作用机制可能与它的 5-HT 活性有关。氯硝西泮可显著改善 RBD 临床症状,但对多导睡眠图无明显影响,说明该药可能优先作用于运动系统而不是 REM 弛缓过程。

三环类抗抑郁药:有时有效,如地昔帕明可迅速而持久地缓解 RBD 症状,但它的可预见性效果较氯硝西泮小。

因为,REM 弛缓过程涉及复杂多样的神经网络,所以,作用于这些神经系统的多种药物都可能有效,如多巴胺能和 5-HT 类药物。现已有关于色氨酸、卡比多巴和盐酸可乐定的报道。

(2)环境保护措施:移走有潜在危险性的物品,在床边挂上帘子,地板上铺床垫,保护好窗子等措施都有助于减少 RBD 患者发作时的损害性后果,这对不能用药物治疗的患者尤其重要。

(张　鹏)

第四节　性功能障碍

一、概述

由心理因素引起的正常性交过程的反复失败,不能产生有效的性行为所必需的生理反应,造成心理上的痛苦和不满,称为性功能障碍。不包括各种器质性病因、躯体因素及衰老所引起的性功能障碍。目前,尚缺乏有关性功能障碍确切的流行病学资料。

二、病因与发病机制

性功能障碍与社会-心理因素密切相关,常见的原因有以下几个方面。

(一)家庭环境因素

夫妻关系紧张,感情不和,家庭关系及功能系统紊乱,缺乏相互尊重、理解、支持、和谐的家庭气氛,夫妻间存在着气愤、敌意的负性情绪,使相互间缺乏性吸引力。

(二)社会文化因素

由于童年的家庭教育、偏僻落后的生存环境、宗教影响,使个体对性行为存在偏见,认为性行为是罪恶的、肮脏的、见不得人的,从而易发生心理抑制,出现性功能障碍。

(三)缺乏性技术

缺乏性交前的准备活动及深入的体验交流与密切的配合,匆匆行事,毫无快感。

(四)操作性焦虑

由于初次性交失败,或有被虐待、被强奸及其他性创伤的体验,使个体一步入性交环境就紧张害怕、焦虑不安,从而建立不良的条件反射,引发性功能障碍。

(五)非正常性行为

一方过去有婚外性行为历史或具有同性恋倾向。

(六)某些疾病

因脑器质性疾病、躯体疾病、长期服药、某些精神疾病、乙醇(酒精)或药物成瘾、吸食毒品而引起的性功能障碍,不是本节讨论的内容。

三、临床表现

现将临床上几种常见的性功能障碍介绍如下。

(一)性欲减退

性欲是个体对性关系的兴趣,成年夫妻长期共同生活,由于缺乏性兴趣和性活动的要求,每月性交少于1次,并持续3个月以上,致使配偶感到不满,患者深感内疚和痛苦,在排除其他疾病的基础上,方可作出诊断。

性欲减退的原因有患者缺乏自信、体象不满意、长期的性压抑、住宿环境拥挤、夫妻间关系紧张、相互间的性吸引力下降、长期躯体不适及服用某些药物等。

(二)阳痿

阳痿是指男性患者不能产生或维持满意性交所需要的阴茎勃起,或虽能勃起但不能维持完成性交所需要的硬度。临床上将阳痿分为功能性和器质性阳痿,如果在手淫时、睡梦中、早晨醒来或其他场合性交时阴茎仍能勃起属功能性的;而在上述各种场合不能勃起的则多属器质性阳痿。

凡男性患者,年龄在20~65岁;虽有性欲,但性交时阴茎不能勃起,或勃起不充分或历时短暂,以致不能插入阴道;持续至少3个月,在排除器质性、药物及乙醇所致的性功能障碍的基础上即可做出诊断。

（三）早泄

早泄是在性交过程中，不能随意控制射精反射，在阴茎进入阴道前或刚进入阴道，即出现难以控制的射精，使性交双方都不能获得性的满足。

发病原因多由心理因素引起，如性交环境不安全、首次性交的紧张情绪、害怕性能力不足等。

男性患者，性交时射精过早，致使男女双方都不满意，并持续至少3个月，排除器质性因素或其他因素方可作出诊断。

（四）性乐高潮缺乏

男性性乐高潮缺乏是指在性交过程中持续或反复出现射精延迟或射精不能，并缺乏性乐高潮体验。

女性性乐高潮缺乏，不但与其达到性高潮的能力有关，而且也与男性的性经验有关。由于各种原因可使30％的妇女经常缺乏性乐高潮，随着年龄的增加女性有性乐高潮体验者逐渐增加，到35岁时只剩下5％的人数缺乏性乐高潮体验。过去缺乏性乐高潮体验普遍认为不是异常，近年来随着社会的发展引起了个体的期望值和态度的变化，从而使有些女性认为自己有异常，尽管她们以前没有规律的性高潮也能从亲密的性关系中获得满足。

造成性乐高潮缺乏的原因主要是种种因素引起的心理抑制，如紧张害怕、害羞、怕怀孕、怕被歧视及其他躯体不适。

男女双方性交时缺乏性乐高潮体验，男性则同时伴有不能射精或射精延迟；持续至少3个月；并非器质性或躯体疾病所致，符合以上几点即可诊断为该病。

（五）阴道痉挛

阴道痉挛是指在性交或试图性交时环绕阴道口外1/3部位的肌肉非自主性痉挛，致使阴茎不能插入或引起阴道疼痛。

其发病原因多为社会-心理因素所致，如儿童或青少年期受宗教因素影响，对性活动抱有偏见，认为性生活是下流和邪恶的，早年的性创伤经历，如强奸、乱伦；妊娠及性病恐惧；家庭不正确的教育模式等。

（六）性交疼痛

性交疼痛是指性交引起的男性或女性生殖器疼痛，如排除局部性器官的病理变化，则主要与情绪因素有关。

常见的病因有性交方式不正确、性交焦虑等，应及时给予性行为指导。

（七）冷阴

冷阴指成年女性有性欲，但难以产生或维持满意的性交所需要的生殖器的适当反应，如阴道湿润和阴唇膨胀，以致性交时阴茎不能舒适地插入阴道。

冷阴属性唤起障碍。从主观上讲是缺乏动情感受，不能产生性兴趣。一般分为原发性和继发性、完全性和境遇性。境遇性冷阴往往预示着夫妻关系不良。

四、治疗

性功能障碍的治疗一般包括心理行为指导及药物治疗。

（一）心理疗法

医师应态度和蔼，取得配偶双方的配合，帮助男女双方认识病情，认真分析性功能障碍的发病原因，有针对性地进行治疗。

通过与患者双方的心理沟通和情感联系，为改善夫妻关系，应消除以下认知误区：①认为男性是性行为的发动者，并能迅速进入性兴奋状态，女性应是被动的、含蓄的。②认为男人都本能地知道在性交期间如何取悦女性，不能让女性快乐就是缺乏关怀和感情，而不是不懂性交技术。③认为性活动一定会引起性交和性乐高潮。

促进男女双方的感情交流并讨论性活动的自主性，逐渐形成男女双方皆可发起性活动的自然状态。

男女双方应相互理解，相互体贴，消除顾虑和误会，使性活动在自然、和谐、愉快的气氛中进行。

(二)行为疗法

行为疗法是把治疗着眼点放在可观察的外在行为或可以具体描述的心理状态上，是以实验得出的学习原理为原则。目前，性功能障碍的行为疗法方法主要是由 Masters 和 Johnson 倡导的，这类方法是以指导和练习为主。

(1)要求男女双方共同参与治疗：详细了解性生活不满意的原因，取得患者双方的理解和合作，有针对性地开展性教育，端正性态度。

(2)学习技术：针对不同类型的患者，分别给予性交技术的指导。首先应交流性技术，以达到相互沟通和认同；其次是给予具体的性技术指导，性技术是以治疗、挽救家庭、提高性生活质量为目的，应与黄色文艺以性刺激为目加以区别。临床上常用的治疗方法是性感集中训练、系统脱敏疗法、放松及催眠疗法等。

(3)家庭练习：在对患者进行性技术指导之后，常要求患者回家进行练习，练习的内容应循序渐进，避免急于求成，其目的是增加夫妻感情及掌握必要的性知识和技术。

(三)药物治疗

应注意药物治疗的范围，对于伴有焦虑、抑郁的早泄患者应适量选用抗焦虑、抗抑郁药；睾酮对女性性欲减退有一定疗效，但不宜长期应用；有报道认为可用溴隐亭 2.5 mg 治疗性激起障碍。

(张 鹏)

第七章

抑 郁 障 碍

第一节　抑郁障碍的相关基础研究

一、脑网络研究

(一)关于脑网络的一些基本概念

人脑是自然界中最复杂的系统之一。据估计,一个成年人的大脑中约有 1 011 个神经元细胞,这些数量巨大的神经元细胞通过大约 1 015 个突触互相连接,形成了一个高度复杂的脑结构网络,越来越多的证据表明,这个复杂而庞大的网络是大脑进行信息处理和认知表达的生理基础。人脑这一复杂的网络具有多种重要的网络属性,如"小世界"、模块化、无标度属性等。尤其是"小世界"属性,既反映了脑的功能分化和功能整合的信息交换属性,又反映了人脑对各种刺激的超强的自适应能力。具体而言,脑区内部具有高度密集的短连接,脑区间存在稀疏的长连接,它的这种性质可以使人脑实时地在多个系统之间传递信息、有效组织内外界信息,从而实现在不同功能脑区之间高效的交换信息。

近年来,一些神经科学家们充分认识到了构建人脑结构网络的重要性,并发现大脑结构网络上动力学过程的同步化将大脑在广泛的时空尺度上连接形成了动态的复杂功能网络,从而使人脑网络的研究从大脑结构网络扩展到了大脑功能网络。

现代无创性脑影像学技术的发展,使得构建活体脑结构和功能网络成为可能。目前该领域的研究主要集中在大尺度水平上,通过结构磁共振成像(structural magnetic resonance imaging sMRI)、扩散磁共振成像(diffusion magnetic resonance imaging dMRI)等成像技术来构建大脑结构连接网络或者采用脑电图(electroencephalogram,EEG)、脑磁图(magnetoencephalography MEG)和功能磁共振成像(functional magnetic resonance imaging,fMRI)等技术建立大脑功能连接网络,然后结合基于图论的复杂网络分析方法,揭示其拓扑原理,进而理解大脑内部的工作机制。

(二)脑网络在抑郁症中的应用研究

当前,脑网络属性及其在神经精神疾病中的研究已取得了丰硕的成果,大量的 EEG、MEG、fMRI、结构 MRI、弥散张量成像(diffusion tensor imaging,DTI)的研究表明,人脑的复杂网络拓扑结构特征不但随着年龄和状态的改变会发生变化,并且具有一定的遗传基础,更为有意义的是,它与阿尔茨海默病(Alzheimer's disease,AD)、癫痫、精神分裂症、抑郁症等神经精神疾病病理变化有一定的相关性。

越来越多的研究证实,抑郁症并不是某个孤立脑区功能的异常,而是一种累及多脑区、多系统的精神障碍,因此,当前研究者们都试图突破既往研究孤立脑区的局限和瓶颈,从网络水平上整体性探求抑郁症的发病机制,因此有关抑郁症的脑网络研究也正方兴未艾。

多数学者认为皮质-边缘区域连接功能异常是抑郁症核心症状发生的神经病理基础,因此抑郁症脑网络研究的焦点集中在了对功能网络即功能连接(functional connectivity,FC)的分析之上,大量基于功能磁共振成像的研究报道了抑郁症的这种功能连接异常。Anand 等(2005)通过经典组块设计的情绪效价图片任务结合低频血氧水平依赖相关波动(low frequency blood oxygenation dependent related fluctuations,LFBF)fMRI 扫描范式,以前扣带回-丘脑中部、杏仁核-苍白球纹状体为感兴趣区(regions of interest,ROI)对 15 例未用药单项抑郁患者进行研究,发现患者在静息状态及负性、中性、正性图片刺激时,皮质-边缘区域间 LFBF 信号相关性下降,具体表现为与健康对照相比,抑郁症组在静息态及情绪图片刺激时,前扣带回-苍白球纹状体 LFBF 相关性下降显著,认为抑郁发作时皮质对边缘系统负性刺激激活反应的偏向调控能力降低。之后的脑功能连接异常的报道包括杏仁核-前额叶功能连接异常、扣带回-前额叶功能连接增强、右侧前额叶-纹状体-丘脑连接降低、前额叶-丘脑、脑岛-边缘系统(扣带回)-顶叶-颞叶的某些区域连接功能活性增高等。N. Vasic 等对 14 例 MDD 患者语言工作记忆模式的事件相关 fMRI 研究发现,MDD 组由下顶叶、前额叶上部和前极区构成的前额叶-顶叶网络功能连接下降。MDD 患者左背外侧前额叶皮质-小脑的功能连接模式升高。近来 Thomas Frodl 等对 25 例未用药 MDD 进行面孔匹配任务 fMRI 研究,发现 MDD 眶前回皮质的神经连接不平衡,表现为前扣带回皮质、楔前叶、小脑与眶前回的连接活性下降;而眶前回与右侧背侧前额叶、左大脑皮质运动区的功能连接升高,认为这种功能连接的不平衡可能是情感处理过程偏倚的神经病理机制。Zhou 等对 8 例首发未用药 MDD 和 20 例健康对照进行静息态功能连接 MRI 分析,发现 MDD 患者组功能连接(FC)的异常改变与脑区域内在组织成分增高相关,可能是抑郁症偏向对负性情绪刺激信息反应延长的基础。在正性任务模块时,FC 升高的主要区域为外侧前额叶皮质和下顶叶,这与注意和适应性控制有关。在负性认知模式时,FC 升高的主要区域是后扣带回皮质和眶前回内侧皮质,该区域参与事件记忆、自我反思及情绪调节。这两个网络形成反相关性。

另外,研究发现抑郁症存在默认网络(default model networks,DMN)和认知控制网络(cognitive control network,CCN);主要为背外侧前额叶-背侧前扣带回网络连接的异常,但结果却不尽一致。国内学者研究发现,与正常对照组比较,抑郁症患者双侧前额叶中部与楔前叶、双侧 PCC 与前额叶中部、右 PCC 与楔前叶、双侧前扣带回腹侧与前额叶中部的功能连接减低;有学者发现难治性抑郁症患者的静息默认网络连接中多个脑区(双侧颞中回、直回、楔前回、左侧眶回、右侧顶下小叶与后扣带回的连接功能减弱)活动减弱;而其他学者发现抑郁症患者默认网络中膝下扣带回与丘脑间的功能连接较健康对照显著增强,且功能连接强度与抑郁症状持续时间呈正相关;有研究报道抑郁发作时认知网络的损伤主要表现为与认知任务执行相关的活性降低,但也有研究表明在任务状态下抑郁症患者背外侧前额叶皮质和背侧扣带回及扣带回内在的(背侧与嘴部间)效应连接增强,而在老年抑郁症患者却在认知执行控制通路上功能连接降低,认为可能与白质血管损伤有关,且经抗抑郁药治疗后可以部分改善。

上述研究结论并不一致,甚至存在相互矛盾的观点,分析这可能与研究者对研究方案的设计、感兴趣区的选择、患者年龄、诊断、病程及药物治疗影响等因素有关。此外,单相抑郁与双相抑郁脑功能连接及其属性变化是否具有本质的差异,研究报道较少,Jorge Renner C.A 等认为 MDD 和双相抑郁存在明显区别:他们的一项事件相关 fMRI 研究发现 MDD 患者左侧自上而下的前额叶眶回皮质(OMPFC)-杏仁核连接异常,而双相抑郁患者则表现为右侧自下而上的杏仁核-OMPFC 异常,提示两种抑郁状态的发生有着不同的病理生理学机制。但 Anand 等的结论则相反,认为不管是情感障碍的何种状态(抑郁发作或躁狂发作),均表现为皮质-边缘系统一致性的功能连接降低,这种差异可能与研究方法不同有关,提示需要在这一方面进行更为深入的研究。

二、基因表达谱芯片研究

抑郁症病因及发病机制尚未明确,可能是基因易感性和环境共同作用的结果。由于以往采用连锁分析方法难以确定其主要致病基因及遗传方式,因此近年来有关抑郁症的分子遗传学研究从原先在脱氧核糖核酸(DNA)水平上寻找与其有关的结构缺陷基因,发展到在核糖核酸(RNA)水平上检测与之有关的表达异常基因。基因芯片技术的发展和应用对抑郁症基因表达的研究起到了很大的推动作用,该技术的基本工作原理是经过标记的待测样本 DNA 通过与芯片上特定位置的探针杂交,可根据碱基互补配对的原理确定靶 DNA 序列。经过分析处理芯片的杂交检测图像,可以对细胞和组织中大量的基因信息进行分析,从而解决了传统核酸印迹杂交(如 Southern Blotting、Northern Blotting 等)技术操作繁杂、自动化程度低、操作序列数量少、检测效率低等不足,是一种进行 DNA 序列分析及基因表达信息分析的强有力工具。

(一)神经可塑性相关基因差异表达

神经可塑性与神经营养因子关系密切,越来越多的证据表明神经营养因子表达异常与抑郁症有关。神经影像和神经病理学研究已发现少突神经胶质介导的髓鞘形成的受损可能与包括抑郁症和精神分裂症在内的精神疾病的形成有关。基因表达谱研究也支持了这一点。Aston 等利用基因芯片比较了 12 例抑郁症和与之匹配的对照的颞叶皮质的表达谱,发现抑郁症患者有 17 个与少突神经胶质功能相关的基因表达显著下降。这 17 个基因中有 8 个是编码髓鞘的结构组分的,分别是 2′,3′环核苷酸 3′磷酸二酯酶(CNP)、髓磷脂相关的糖蛋白(MAG)、T 细胞分化蛋白(MAL)、髓鞘少突胶质糖蛋白(MOG)、髓磷脂相关少突胶质细胞碱性蛋白(MOBP)、周嗣神经髓鞘蛋白 22(PMP22)浆脂蛋白(PLLP)及髓鞘蛋白脂蛋白1(PLP1);2 个是编码髓鞘成分合成的,为天冬酰转移酶(ASPA)和 UDP 糖基转移酶(UGT8);3 个是在髓鞘形成过程中起重要调节作用的,分别是外核苷酸焦磷酸酶/磷酸二酯酶 2(ENPP2)、溶性磷酸 G 蛋白偶联受体(EDG2)和激肽释放酶 6(KLK6);1 个编码调节其他髓鞘相关基因的转录因子,为性别决定区 Y 框 10(SOX10);1 个是在少突神经胶质和少突神经胶质前提中广泛存在的转录因子,称为少突胶质细胞系转录因子 2;还有涉及少突神经胶质分化的基因——v-erb-b2 成红细胞白血病病毒癌基因同源物3(ERBB3)。

L-谷氨酸传递的异常被认为在抑郁症的发生中发挥作用但其分子生物学机制不明。抑郁症大脑底层的表达谱芯片研究发现,中枢谷氨酸氨基酰转运蛋白家族 SLC1 的两个亚型*SLCIA2*和*SLC1A3* 基因表达明显下调,L 谷氨酰胺连接酶表达也明显减少,该酶能使谷氨酸转变为无毒的谷氨酰胺。其可能机制是这些改变提高了细胞外谷氨酸水平,导致神经毒性而影响谷氨酸信号传递的效率。星型神经胶质细胞内存在这两种转运体及 L 谷氨酰胺连接酶的分布,抑郁症患者由于这些基因的表达改变而引起神经胶质受损,从而导致神经可塑性发生改变

Tochigi 等对抑郁症患者的尸脑前额叶皮质进行了基因芯片分析,发现其表达谱与正常对照组比较有 99 个基因有差异表达,感兴趣的基因有成纤维细胞生长因子受体 1(FGFR1)、神经细胞黏着分子 1(NCAM1)和依赖于钙-钙调蛋白的蛋白激酶 2A(CAMK2A),进一步的基因本体论分析显示与下调或抑制细胞增殖的相关基因过度表达,因此该研究提示抑郁症与细胞增生与可塑性受损有关。但在 Altar 等对精神分裂症、抑郁症、双相障碍患者及正常对照组的海马齿状颗粒神经元进行基因表达谱芯片和 RT-PCR 验证研究中发现,精神分裂症患者存在编码蛋白质转换(蛋白酶体亚基和泛肽)、线粒体氧化能量代谢(异柠檬酸盐、乳酸盐、苹果酸、辅酶 I、琥珀酸脱氢酶、细胞色素 C 氧化酶、三磷酸腺苷合酶)及轴突生长、细胞骨架蛋白质和突触可塑性相关的基因簇表达减少,但抑郁症和双相障碍的患者中并未发现与细胞增殖相关基因的表达改变。

成纤维细胞生长因子(FGF)是干细胞增殖、新皮质发育及成人神经元成活和生长的重要因素,被认为与神经可塑性有关,其基因表达异常可能会导致神经可塑性受损,因此抑郁症可能与此有关。有研究对抑郁症、双相障碍及正常对照组,进行了基因芯片分析及 RT-PCR 验证,发现抑郁症前额叶皮质几个 FGF 基因的转录本异常,而且其改变并非药物所致,相反选择性 5-羟色胺再摄取抑制剂(SSRIs)类抗抑郁药物能纠正其异常改变。

在抑郁症患者外周血中神经可塑性基因表达的研究中,也同样发现神经营养因子表达异常与抑郁症的相关性,但其改变与发病状态还是疾病素质有关同样不清楚。Otsuki K 等选择了抑郁症和双相障碍患者,对其处于抑郁发作及缓解期时的外周血细胞进行了神经营养因子相关基因 mRNAs 的表达研究,研究发现处于发作期的抑郁症患者神经胶质细胞源性神经营养因子(GDNF)和神经营养因子-3(NT-3)基因表达明显减少,但缓解期恢复正常,双相障碍患者则无论是抑郁发作还是缓解期均无改变,该研究提示 GDNF 和 NT-3 表达改变与抑郁症的发病状态有关。

抑郁症患者外周血淋巴细胞神经可塑性基因表达改变还可能与抗抑郁药治疗有关。Kálmán J 等对老年抑郁症患者予以文拉法辛治疗,治疗前后进行外周血淋巴细胞基因表达芯片检测,发现药物治疗后有 57 个基因表达明显改变,其中 31 个上调,26 个下调,这些基因主要与突触小泡运输系统、DNA 修复染色质修饰、蛋白修饰、细胞骨架、信号转导与神经可塑性等有关,该研究从另一个角度说明了抑郁症存在有外周血淋巴细胞神经可塑性基因表达改变。

（二）应激反应相关基因的表达

近年来,应激假说在抑郁症发病中的地位越来越受到重视。按应激假说,抑郁症是由于脑内应激机制过度驱动所致在这一理论中最重要的角色就是下丘脑-垂体-肾上腺(HPA 轴,HPA 轴是调节应激反应的关键系统,被认为是许多抑郁症症状和体征产生的共同通路,应激理论同时也为抑郁症的治疗开辟了一个新的、令人极其兴奋的领域,而与应激相关基因表达改变与抑郁症的关系也成为研究的热点,这些基因包括与编码应激相关的激素、神经递质、细胞因子、生长因子、受体、信号转导分子、转录因子、热休克蛋白及代谢酶等的基因。

应激反应性的改变被认为是抑郁和自杀的一个危险因素 Klempan 等在法裔加拿大人中利用带有 SAT1 探针集的基因表达芯片检测了 26 例自杀死亡者(其中 16 例诊断抑郁症)和 1 名对照的 17 个脑区的基因表达情况。结果发现在抑郁症患者中,SAT1 在 12 个脑区表达较正常人低,5 个脑区的结果得到 RT-PCR 和重复芯片检测结果的验证。结果表明,SATI 基因表达下调

在抑郁症和自杀中起重要作用。

Kang 等对抑郁症背外侧前额叶皮质(DLPFC)进行显微解剖及寡核苷酸基因芯片杂交分析,结果发现参与应激反应的两个基因 *stresscopin* 和 *Forkhead box D3* 表达失调。基于细胞的分析显示抑郁症 DLPFC 中灰质神经元中这两种蛋白增加。这些发现提示抑郁症存在这些基因表达的异常,但其分子生物学改变机制有待进一步阐明。

为了更好地评估人体应激水平,Ohmori 等发明了一种专门检测与应激相关基因表达的芯片,该芯片能检测 1 467 个外周血白细胞与应激相关基因的表达情况。Ohmori 及其同事对 32 例抑郁症患者及相匹配的健康对照组用该芯片进行了检测。与对照组相比,12 个基因在所有抑郁症患者中存在差异表达,这些基因可作为抑郁症的外周生物学标志;另外还有几十个基因在一半抑郁症患者中存在差异表达,研究者将抑郁症患者按有、无这些基因差异表达情况分为两组,发现两组患者在临床症状表现及人口学上并未存在明显差异,而且有些差异表达基因在治疗后出现相反的差异表达,这些基因的差异表达并不同于健康人面对应激时的基因差异表达情况,可根据是否存在这些基因的差异表达,区分抑郁症患者和健康人群。

(三)参与转录与细胞代谢的相关基因表达改变

由于边缘系统与情感控制及抑郁症关系密切,Sequeira 等用寡核苷酸基因芯片 Afymetrix HG U133 芯片集对边缘系统(杏仁核、海马、前扣带回及后扣带回)进行基因表达检测,以期发现新的分子靶点。该研究有 39 名男性,其中 26 例自杀死亡者(18 例为抑郁症自杀,8 例非抑郁自杀)和 13 名正常对照。结果发现抑郁症患者边缘系统区基因差异表达显示成群表达方式,在海马区基因表达改变最广泛,基于基因 ontology 分析发现在海马和杏仁核,与转录和代谢相关的基因过度表达,而在前扣带回及后扣带回则与 RNA 结合、酶活性调节及蛋白代谢有更多的表达。该研究表明边缘系统的基因表达特定改变与抑郁和自杀行为的病因学有关,海马在抑郁中起重要作用。

(周　静)

第二节　抑郁障碍的相关临床研究

一、抑郁障碍的序贯治疗研究

抑郁障碍的序贯治疗(sequenced treatment alternatives to relieve depression,STAR * D)是一项在美国进行的多中心的、前瞻性的、随机化的、单盲、多阶段的针对门诊的罹患非精神疾病性症状的成年抑郁障碍患者的临床试验,由美国国立精神卫生研究所(National Institute of Mental Health,NIMH)资助。该试验共纳入 4 041 名患者,分为四个阶段。在第一阶段,入组的抑郁障碍患者接受为期 12~14 周的西酞普兰的单一药物治疗。在第二阶段,经过第一阶段治疗疗效不佳的患者被随机分配到四种转换治疗组(舍曲林、文拉法辛、安非他酮、认知疗法),或三种西酞普兰合并治疗组(西酞普兰合并安非他酮、西酞普兰合并丁螺环酮、西酞普兰合并认知疗法);在第二阶段中接受认知疗法(无论单一或合并治疗)疗效不佳的患者可以被随机分配到两种药物治疗组(文拉法辛和安非他酮)。在第三阶段,经过第二阶段治疗疗效不佳的患者被随机分配到两种药物治疗组(米氮平、去甲替林),或增效治疗组(碳酸锂或甲状腺激素合并西酞普兰、安非他酮、舍曲林、文拉法辛中一种)。在第四阶段经过第三阶段治疗疗效不佳的患者被随机分配到两种转换治疗组(反苯环丙胺、米氮平合并文拉法辛)。在每一阶段治疗有效的患者都分别进入为期12个月的随访。

　　STAR＊D的主要疗效评价指标是汉密尔顿抑郁量表;次要疗效评价指标包括抑郁症状评量表、心身功能状态量表、不良反应负担、患者满意度及卫生服务利用和成本等。疗效评定者不知道治疗分组;药物治疗疗效评定时点包括每个阶段的基线、第2周、4周、6周、9周及12周;心理疗法疗效评定时点则是在治疗的第1～4周时每周2次、在随后的8周里每周1次,共计16次随访。

　　STAR＊D结果显示,第一阶段治疗的缓解率是28％,其中50％患者的症状缓解发生在治疗的前6周。第二阶段治疗的缓解率为17％～30％,该阶段的转换治疗组的各种药物的疗效差异没有统计学意义,如舍曲林、安非他酮缓释剂和文拉法辛缓释剂组的缓解率分别是27％、26％和25％;第二阶段中西酞普兰的两种药物合并治疗组的疗效差异也没有统计学意义,如西酞普兰合并安非他酮缓释组的缓解率是39％,而西酞普兰合并丁螺环酮组的缓解率是33％;另一个值得重视的结果是,在第二阶段中,无论是在转换治疗组(31％对27％)还是在合并治疗组(31％对33％),认知疗法组和药物治疗组的疗效差异都没有统计学意义,但相对而言,认知疗法组缓解的时间要长于药物治疗组(55天对40天)。第三阶段治疗的缓解率为12％～25％,该阶段的各种药物治疗组的疗效差异也没有统计学意义,如米氮平、去甲替林、碳酸锂及甲状腺激素增效治疗组的缓解率分别是8％、12％、13％和25％。在第四阶段,反苯环丙胺、米氮平合并文拉法辛缓释剂组的缓解率分别是14％和16％,差异也没有统计学意义。经过随访发现,与治疗有效的患者相比,各个阶段中症状缓解的患者的复发率更低,具体表现在第一阶段:59％对34％;第二阶段:68％对47％;第三阶段:76％对42％;第四阶段:83％对50％。这一发现提示我们,对抑郁障碍患者的治疗应该尽量使其症状达到缓解程度,以降低疾病的复发率。综合STAR＊D四个阶段的治疗结果,抑郁障碍患者预后不佳的因素包括少数民族、社会经济状况差、共患DSM-Ⅳ轴Ⅰ和轴Ⅲ障碍、社会功能和生活质量低下、具有焦虑和抑郁气质等。

二、青少年抑郁障碍治疗研究

　　青少年抑郁障碍治疗(treatment for adolescents with depression study,TADS)是一项由NIMH资助的,多中心、随机化、单盲的青少年抑郁障碍治疗的临床试验。该试验旨在评估四种治疗方法-氟西汀、认知行为疗法、前两者合并治疗及在急性期的安慰剂治疗的短期(12周)和长期(36周)疗效。研究对象是12～17岁的青少年抑郁障碍的门诊患者。

　　该试验共分为四个阶段。在第一阶段,入组患者随机接受为期12周的上述四种治疗方法。其中,氟西汀的剂量是根据患者症状严重性和耐受性而定的可变剂量,起始剂量为10 mg/d,最大剂量为40 mg/d。在第一阶段结束时,疗效不佳的患者可以接受开放性的联合治疗,或服用安慰剂的患者可以接受开放性的药物/认知行为/二者的联合治疗。在持续6周的第二阶段第一阶段治疗有效的患者继续接受此前的治疗,而症状部分改善的患者则接受进一步的强化治疗(氟西汀、认知行为及二者合并治疗)-增加剂量(氟西汀可增加至60 mg/d)或治疗次数在为期18周的第三阶段,该试验主要研究了如何维持长期疗效的问题。在第四阶段,患者接受了为期1年的开放性的联合治疗的随访。

TADS 的主要疗效评价指标是儿童抑郁评定量表-修订版（Children Depression Rating Scale-Revised，CDRS-R）和临床总体印象-进步分量表；次要疗效评价指标包括对研究不知情的专业人员、患者、患者父母及医师等评定的关于抑郁症状严重性、症状改善、疾病所致损害和功能状态等指标。主要的疗效评定时间包括基线、试验第 12 周、24 周、36 周，次要的疗效评定时间包括试验第 6 周、18 周、30 周等。

该试验共筛选 2 804 名青少年抑郁障碍患者，其中 439 名合格患者被随机化分配到第一阶段的四种治疗组中；具体而言氟西汀组 109 名，认知行为疗法组 111 名，氟西汀-认知行为联合治疗组 107 名，安慰剂组 327 名。在第三阶段结束时，上述四组完成试验设计的分别有 55 名、55 名、68 名及 178 名患者。根据意向治疗分析，该试验结果显示治疗分组和时间的交互作用具有统计学意义（$P<0.001$）。在治疗的第 12 周，联合、氟西汀及认知行为疗法组的有效率分别是 73%、62% 和 48%；在治疗的第 18 周，联合、氟西汀及认知行为疗法组的有效率分别是 85%69% 和 65%；而在治疗的第 36 周，联合、氟西汀及认知行为疗法组的有效率分别是 86%、81% 和 81%。其中，联合、认知行为及氟西汀治疗都可以降低患者的自杀观念，而前两者在这方面的疗效更胜一筹；氟西汀组（14.7%）的自杀事件高于联合（8.4%）、认知行为疗法（6.3%）组。最后，该试验结果发现，无论从公共卫生还是个体治疗角度，在治疗中、重度的青少年抑郁障碍患者时，为期 6～9 个月的氟西汀-认知行为联合治疗的疗效都优于氟西汀或认知行为的单一治疗。

三、青少年顽固抑郁障碍治疗研究

青少年顽固抑郁障碍治疗（treatment of resistant depression in adolescents，TORDIA）也是一项由 NIMH 资助的，多中心、随机化、双盲的临床试验，研究对象是 12～18 岁的某种选择性 5-羟色胺再摄取抑制剂治疗无效的抑郁障碍患者。入组患者被随机分配到四组，即氟西汀或西酞普兰组、文拉法辛组、氟西汀或西酞普兰合并认知行为疗法组、文拉法辛合并认知行为疗法组。随机分组治疗的疗程为 12 周，那些疗效明显的患者会继续 12 周的巩固治疗，随后所有的患者都将接受为期 1 年的随访。

该试验共入组 334 名患者，在治疗的第 24 周，38.9% 患者的症状达到了缓解。在治疗的第 12 周，与疗效不明显的患者相比，治疗有效的患者达到缓解的似然比更高（61.6% 对 18.3%），达到缓解的时间更快；而缓解的预测因素包括抑郁、焦虑、无助感、自杀观念症状轻，家庭冲突少，不共病心境恶劣、焦虑、毒品/酒精滥用及功能损害等。在治疗第 12 周有效的患者中，19.6% 的患者的症状在第 24 周时出现了复发。该试验结果表明，针对青少年顽固抑郁障碍患者的持续抗抑郁治疗可以使 1/3 左右患者的症状达到缓解。许多在前 6 周治疗有效患者的症状最终都达到了缓解，这提示针对青少年顽固抑郁障碍患者，早期治疗具有重要的意义。

四、难治性抑郁症的优化治疗策略研究

难治性抑郁障碍的优化治疗策略研究是一项在国内进行的多中心、前瞻性、随机化、双盲的针对门诊/住院的成年难治性抑郁障碍患者的临床试验，隶属于中国科技部"十五"国家科技攻关项目（2004BA720A21-02）和上海市科委"登山计划"项目（064119533）。该试验共纳入 375 名患者，为期 8 周，共验证了转换治疗和强化（增效）治疗两类策略的 8 种治疗方案。具体而言，根据简单随机化方法将患者分为八组，分别为帕罗西汀片 20 mg/d（$n=45$）、文拉法辛 225 mg/d（$n=50$）、米氮平 45 mg/（$n=55$）、帕罗西汀片 20 mg/d＋利培酮 2 mg/d（$n=45$）、帕罗西汀片

20 mg/d＋丁螺环酮 30 mg/d(n＝46)、帕罗西汀片 20 mg/d＋曲唑酮 100 mg/d(n＝47)、帕罗西汀片 20 mg/d＋丙戊酸钠 600 mg/(n＝39)、帕罗西汀片20 mg/d＋甲状腺素 80 mg/d(n＝48)其中前三组为转换治疗组,后五组为强化治疗组。该试验主要疗效评价指标是根据汉密尔顿抑郁量表-17 项(HAMD-17)计算的临床治愈率(HAMD-17 总分≤7),其次采用抑郁自评量表(SDS)、临床大体评价量表(CGI)评估急性期疗效;治疗不良反应量表(TESS)及不良事件记录作为衡量各种治疗方案安全性的指标;36 项健康调查问卷(SF-36)和生活质量问卷(LSR 等观察其社会功能、生活质量的变化。除了上述指标,该试验还同时研究了难治性抑郁障碍患者的汉字工作记忆(fMRI/DTI)大脑局部葡萄糖代谢(PET/FDG)、脑电生理(P50 和 P300)及分子遗传(BDNF、MEK1、MEK2、Bcl-2)等方面。疗效评定时间包括基线、试验第 2 周、4 周及第 8 周等。

该试验结果显示,经过八周的治疗,上述八组的临床治愈率分别是 46.7%、42.0%、36.4%、26.7%、32.6%、42.6%、48.7% 和 37.5%。其中,对转换治疗组而言,帕罗西汀、文拉法辛和米氮平三组的完成率分别是 82.2%、82% 和 81.8%,多数患者耐受良好,只有帕罗西汀组的 1 个患者因不良反应而退出试验,但是三组的临床治愈率没有统计学意义的差异。对强化治疗组而言,虽然帕罗西汀合并利培酮组临床治愈率较小,但五组转换治疗组的临床治愈率的组间差异仍然没有统计学意义。这提示,那些经 2 种不同机制的抗抑郁药物治疗、但疗效不佳的难治性抑郁障碍患者经转换为帕罗西汀、文拉法辛和米氮平后疗效相当,均有良好的耐受性,并能在一定程度上提高患者的健康状况和生活质量。此外,帕罗西汀合并利培酮、丙戊酸钠、丁螺环酮、曲唑酮和甲状腺素治疗难治性抑郁障碍的疗效相当,耐受性良好,提示"强化/增效治疗"是一种值得推荐的治疗难治性抑郁障碍的良好策略。

此外,该试验的相关特征研究还有以下发现。

(一)脑电生理相关研究

以 17 项汉密尔顿抑郁量表(HAMD-17)焦虑/躯体化因子≥7 分界定为伴有焦虑症状,难治性抑郁障碍患者焦虑症状的发生率为 70%。与不伴焦虑症状者相比,伴焦虑症状组患者具有特定的临床特征,如年龄较大、女性倾向较高、首发年龄较晚、成年发病的倾向较高、抑郁程度更严重、更可能伴强迫症状等特点;年龄、抑郁严重程度、自杀观念和强迫症状可能是难治性抑郁障碍伴焦虑症状的危险因素。HAMD-17 总分(OR=1.19,P<0.01)、绝望感(OR=2.13,P<0.01)、不典型症状(OR=1.44,P<0.05)和躯体疾病共病(OR=2.84,P<0.05)是难治性抑郁障碍患者出现自杀观念的危险因素。

与健康对照相比,以 P50 为指标,难治性抑郁障碍患者 S2-P50 波幅显著升高,提示患者存在大脑注意阶段的早期信息处理能力降低,削弱了对外部刺激的聚焦,使大脑登录了大量相遇的无关刺激,从而引起感觉过载,干扰了正常的认知过程,最终产生精神症状。此外,两组在 S2/S1(%)、S1-S2、100(1-S2/S1)、S2/S1 和 100(1-S2/S1)这几个重要 P50 表达式的组间差异也有统计学意义,可见,难治性抑郁障碍患者有明显的感觉门控功能损害。难治性抑郁障碍患者治疗前后 P50 指标及三种表达式无显著性差异,但治疗前与 HAMD-17 评分有显著相关性,治疗后与 HAMD-17 评分无显著相关性。提示感觉门控损害可能是难治性抑郁障碍的一种属性标志。

仍然与健康对照相比,以 P300 为指标,难治性抑郁障碍患者表现为潜伏期显著延长和波幅显著降低(P<0.05),其中所有指标的潜伏期和非靶 P2、靶 P3 的波幅与正常对照组均有极显著性差异(P<0.01)。这提示,难治性抑郁障碍患者对刺激分类处理的速度显著减慢,表现为所有指标的潜伏期显著延长,而大脑信息加工时有效资源动员的程度(即一些高级认知功能也有比较

明显的损害。

(二)神经影像相关研究

该试验采用 PET/FDG 技术分析了难治性抑郁障碍患者的局部脑葡萄糖代谢活动。结果显示,与健康对照组相比,患者组受检者双侧额中回(Brodmann 9/46 区)、左侧眶额皮质(Brodmann 11/47 区)、顶下小叶(Brodmann 40 区)、和腹侧前扣带回(Brodmann 24 区);右半球额下回(Brodmann 45/47 区)颞上回和颞中回(Brodmann 21/22 区),以及双侧背侧前扣带回(Brodmann 32 区)FDG 代谢水平显著降低($P<0.005$);而患者组左半球中央前回和中央后回(Brodmann 4 区)和右半球额内侧回(Brodmann 6 区)、颞上回(颞极)(Brodmann 38 区)、岛叶及双侧小脑(左侧小脑和右侧小脑蚓部)等脑区代谢水平则显著增高($P<0.005$)。该结果提示,难治性抑郁障碍患者旁边缘系统-皮质通路的代谢模式呈交互性异常改变,即旁边缘系统代谢水平增高和皮质代谢降低并存。

凭借 fMRI 技术,以汉字工作记忆为指标,与健康对照相比,难治性抑郁障碍患者存在双侧 BA9、左侧 BA6、左侧 BA47、左侧 BA7/40、双侧 BA32、左侧 BA11、右侧 BA10 等脑区激活减弱;经过八周抗抑郁治疗后,难治性抑郁障碍组在左侧 BA6、左侧 BA19、右侧 BA11 等脑区激活依然减弱。这提示,难治性抑郁障碍患者可能存在特征性的脑功能基础,工作记忆损害是难治性抑郁障碍的特征性指标。

另借助弥散张量成像技术(DTI),难治性抑郁障碍患者的双侧海马杏仁核附近及额叶的 FA(各项异性分数)值低于健康对照组。

(三)分子遗传研究

与健康对照的相比,难治性抑郁障碍患者的 *BDNF MEK1*、*MEK2* 及 *Bcl-2* 基因的表达均存在统计学意义的降低;经过抗抑郁治疗后,患者的 *BDNF* 和 *Bcl-2* 基因的表达在治疗后显著上升,而 *MEK1*、*MEK2* 基因无显著改变。

借助 TAQMAN 探针 SNP 基因分型技术,以健康志愿者为对照,难治性抑郁障碍患者基因型和等位基因分布符合 Hardy-Weinberg 平衡法则,但两组 SNP 的基因型分布和等位基因分布上均无显著差异。经性别和是否难治分层后,均未发现显著差异。进一步就 2 个 SNP 进行联合分析,结果显示无显著性差异。

(四)神经生化研究

与健康对照相比,难治性抑郁障碍患者的 TT_3、TT_4 水平与健康对照存在显著差异,而 TSH 的组间差异未达到统计学显著水平。提示抑郁障碍患者甲状腺功能存在一定变化,这种变化以女性患者明显,甲状腺激素水平与抑郁障碍患者的一些症状存在相关性。

(五)认知功能研究

与健康对照相比,难治性抑郁障碍患者在认知功能的操作智商得分、WMS 记忆商数、长时记忆和短时记忆的图形拼凑和时空定向分测验评分及 WCST 完成分类数、总应答数、概念化水平百分数、NCT 粗分和净分均明显低于健康对照组;而 WCST 总用时、错误思考时间、持续性错误数和错误率均显著高于对照组。这提示想象力、抓住事物线索能力、手/眼协调能力及记忆、注意功能和工作记忆等认知功能损害可能是难治性抑郁障碍患者的特征性表现。

(周 静)

第三节　抑郁障碍的临床表现

一、典型表现

多数人对抑郁症不陌生,但抑郁症与一般的"不高兴"有着本质区别,它有明显的特征,综合起来有三大主要症状,就是情绪低落、思维迟缓和语言动作减少与缓慢(运动抑制),俗称"三低症状"。

(一)抑郁心境

抑郁症的基本特点是情绪低落,苦恼忧伤,兴趣索然。感到悲观绝望,痛苦难熬,有度日如年、生不如死的感觉。常用活着无意思、高兴不起来等描述其内心体验。典型者抑郁情绪有昼重夜轻的特点。常与焦虑共存。患者常自我评价过低,自责或有内疚感,对前途悲观失望,反复出现想死的念头或有自杀、自伤行为。有人将其概括为"三无三自"。即无助、无望、无价值感,自责、自罪、自杀(发展到严重时)。《红楼梦》中整天皱眉叹气、动不动就流眼泪的林黛玉就是典型的例子。

(二)思维迟缓

思维联想过程受抑制,反应迟钝,注意力难于集中,记忆力减退。总是感觉脑子不好使,记不住事,思考问题困难,自觉脑子不转了,严重时患者觉得脑子空空的、变笨了。表现为主动性言语减少,语速明显减慢,思考问题费力。反应慢,需等待很久。

(三)意志活动减退

主动性活动明显减少,语少、音低,生活被动,好像生活很懒散,不愿参加外界和平素感兴趣的活动,常独处。性功能减退、精力下降、浑身发懒、走路缓慢、睡眠障碍、疲乏,严重时表现不吃不喝、不语不动,可达木僵程度。最危险的是反复出现自杀企图和行为。

二、常见症状

随着人们对抑郁症认识的不断提高,临床中典型的三低症状已越来越少见。更多是表现为以下症状。

(一)情绪症状

情绪症状是抑郁症患者最显著、最普遍的症状。抑郁症患者的情绪症状主要包括两个方面:抑郁心情和兴趣丧失。

抑郁症患者生活中,似乎充满了无助和绝望。如果让抑郁症患者描述他的心情,他往往会说:"悲哀、无助、绝望、孤单、不幸、垂头丧气、无价值、丢脸、惭愧、闷闷不乐、羞愧……"虽然抑郁症患者的基本情绪是抑郁,但他们的心情,或者说他们的抑郁情绪随时间的不同而不同。即使是在一天的时间里也会有所变化。一般来说,抑郁症状在早晨最明显,患者往往觉得几乎没有力量从床上起来,随着时间推移,情绪会慢慢好转一些,晚上的心情相对最好,能进行简短交谈和进餐。昼夜变化发生率约50%。

抑郁心境程度不同,可从轻度心境不佳到忧伤、悲观、绝望。患者感到心情沉重,生活没意思,高兴不起来,郁郁寡欢,度日如年,痛苦难熬,不能自拔。有些患者也可出现焦虑、易激动、紧张不安。

几乎和抑郁一样普遍的另外一个情绪症状是兴趣丧失。抑郁症患者往往体会不到生活的乐趣。过去感兴趣的事物,喜欢参加的活动,现在一点也引不起他们的兴趣。兴趣丧失往往是从某一些活动开始的,比如工作。但是,随着抑郁症状的发展,慢慢患者对几乎所有东西都失去了兴趣。体验不出天伦之乐,对既往爱好不屑一顾,常闭门独居,疏远亲友,回避社交。患者常主诉"没有感情了""情感麻木了""高兴不起来了"。

（二）认知症状

认知症状是抑郁症的另外一大症状。主要体现在无端地自罪、自责,夸大自己的缺点,缩小自己的优点,表现了一种认知上的不合逻辑性和不切实际性。

抑郁症患者对自己的评价总是消极的。这种消极思维,为他眼中的自己和未来,都蒙上了一层厚厚的灰色。一旦有挫折发生,抑郁症患者就会把全部责任归咎于他们自己。某些极度抑郁的患者,甚至相信他们应该为世上的不公正和不平等现象负责,他们应该为自己的"罪恶"而受到惩罚。

抑郁症患者消极悲观,内心十分痛苦、绝望,感到生活是负担,不值得留恋,以死求解脱,可产生强烈的自杀念头和行为。

（三）动机症状

抑郁症患者的动机症状体现在做任何事情都缺乏动力。我们不同的人有不同的动机水平。大多数人,都能够做到早晨按时起床,按时去工作或上学,能够积极寻找各种方法来娱乐我们自己及他人。但是,对抑郁症患者来说,不要说积极寻找各种方法来娱乐自己,他们要开始做任何事情都是一件极其困难的事,需要做巨大自我斗争。严重的抑郁症患者,每天会披头散发躺在床上一动不动,终日茶饭不思,眉间紧锁,寡言少语,甚至以泪洗面。即使他们有所动作,动作也明显缓慢。患者常用"精神崩溃""泄气的皮球"来描述自己的状况。

（四）躯体症状

隐藏得最深的是抑郁症的躯体症状。食欲或体重改变是抑郁症的另一个标志。随着抑郁症状的发展,一切生物的、心理的快感都遗失殆尽。一些患者的胃口会异常大增,而更多的抑郁症患者的胃口常常不佳,即使是平时爱吃的人,美酒佳肴也勾不起他的食欲。抑郁症患者常常会变得消瘦。很多抑郁症患者都经历过持续的恶心、腹泻或便秘。睡眠也出现各种问题,晚上难入睡,即使睡着了,睡眠质量也很差,典型的睡眠障碍是早醒,比平时早2～3小时,醒后不复入睡,陷入悲哀气氛中。胃口不佳,睡眠不好,患者渐渐变得虚弱、疲劳。抑郁症患者的性生活也会受到影响,男性的勃起障碍和女性的性冷淡都是常见的现象。而各种躯体症状的出现,往往会削弱患者对躯体疾病的抵抗力。约有65%的患者报告称抑郁症会伴有疼痛,包括头痛、背痛、肌肉触痛、关节痛。疲倦、眩晕及睡眠过多或过少也都是常见症状。

（五）其他

抑郁发作时也能出现幻觉、妄想、人格解体、现实解体等精神疾病性症状。因思维联想显著迟缓及记忆力下降,易影响老年患者的认知功能,出现抑郁性假性老年痴呆症。

（周　静）

第四节 抑郁障碍的评估与诊断

与很多内外科疾病不同的是,由于抑郁症目前病因未明,因此临床至今还没有一种或者一系列的检查或者化验可以进行诊断,一些症状评估的量表可有助于医师对抑郁症状严重程度有量化的参考,但并不能作为诊断的依据。

一、抑郁症诊断标准

抑郁症目前诊断还是以临床诊断为主,目前使用的三个主要分类系统 CCMD-3、ICD-10(世界卫生组织,1992)和 DSM-Ⅳ-TR(美国精神障碍诊断与统计手册第四版,2000)。DSM-Ⅳ-TR 中诊断抑郁发作需要 9 条症状中至少符合 5 条。ICD-10 中诊断抑郁发作需要列出的 10 条症状中至少满足 4 条。

(一)CCMD-3 抑郁发作诊断标准

抑郁发作以心境低落为主,与其处境不相称,可以从闷闷不乐到悲痛欲绝,甚至发生木僵。严重者可出现幻觉、妄想等精神疾病性症状。某些患者的焦虑与运动性激越很显著。

1.症状标准

以心境低落为主,并至少有下列中 4 项:①兴趣丧失、无愉快感;②精力减退或疲乏感;③精神运动性迟滞或激越;④自我评价过低、自责,或有内疚感;⑤联想困难或自觉思考能力下降;⑥反复出现想死的念头或有自杀、自伤行为;⑦睡眠障碍,如失眠、早醒,或睡眠过多;⑧食欲降低或体重明显减轻;⑨性欲减退。

2.严重标准

社会功能受损,给本人造成痛苦或不良后果。

3.病程标准

(1)符合症状标准和严重标准至少已持续 2 周。

(2)可存在某些分裂性症状,但不符合分裂症的诊断。若同时符合分裂症的症状标准,分裂症状缓解后,满足抑郁发作标准至少 2 周。

4.排除标准

排除器质性精神障碍,或精神活性物质和非成瘾物质所致抑郁。

诊断标准还根据症状严重程度、发病形式和病程转归,将抑郁症分为不同亚型,如轻性抑郁症(社会功能损害轻微),无精神疾病性症状的抑郁症(无幻觉、妄想或紧张综合征等精神疾病性症状),有精神疾病性症状的抑郁症(存在幻觉、妄想等症状),复发性抑郁症(2 个月前有类似抑郁发作),环性心境障碍(反复出现心境高涨或低落,病程 2 年以上),恶劣心境(持续存在心境低落,病程 2 年以上,很少有持续 2 个月的心境正常间歇期)。

(二)ICD-10 抑郁发作诊断标准

抑郁发作有 3 种不同形式(轻度、中度、重度),各种形式的典型发作中,通常有心境低落、兴趣和愉快感丧失,导致劳累增加和活动减少的精力降低,稍做事情即觉明显的倦怠也是很常见的症状,其他常见症状如下:①集中注意和注意的能力降低;②自我评价和自信降低;③自罪观念和无价值感(即使在轻度发作中也有);④认为前途暗淡悲观;⑤自伤或自杀的观念或行为;⑥睡眠障碍;⑦食欲下降。

1.轻度抑郁发作

具有典型的抑郁症状,所有症状都不应达到重度。整个发作持续至少2周。轻度抑郁发作的患者通常为症状困扰,继续进行日常的工作和社交活动有一定困难,但患者的社会功能大概不会不起作用。

2.中度抑郁发作

整个发作至少持续2周。通常,中度抑郁患者继续进行工作、社交或家务活动有相当困难。

3.重度抑郁发作,不伴有精神疾病性症状

重度抑郁发作的患者常表现出明显的痛苦或激越。如以激越或迟滞这类主要症状为突出特征时,上述表现可不明显。自尊丧失、无用感、自罪感可以很突出。在极严重的患者,自杀是显而易见的危险。重度抑郁发作中几乎总是存在躯体症状。抑郁发作一般持续2周,但在症状极为严重或起病非常急骤时,依据不足2周的病程作出这一诊断也是合理的。

4.重度抑郁发作,伴精神疾病性症状

符合重度抑郁发作的标准,并且存在妄想、幻觉或抑郁性木僵。妄想一般涉及自罪、贫穷或灾难迫在眉睫的观念,患者自认对灾难降临负有责任。听幻觉常为诋毁或指责性的声音;嗅幻觉多为污物腐肉的气味。严重的精神运动迟滞可发展为木僵。若有必要,妄想或幻觉可进一步标明为与心境协调或与心境不协调。

5.复发性抑郁症

反复出现抑郁发作中所标明的抑郁发作历史,不存在符合躁狂标准的心境高涨和活动过度的独立发作。抑郁发作的起病年龄、严重程度、持续时间、发作频率等均无固定规律。发作间期一般缓解完全。

6.持续性心境障碍

表现为持续性并常有起伏的心境障碍,每次发作极少(即或有的话)严重到足以描述为轻躁狂,甚至不足以达到轻度抑郁。它们一次持续数年,有时甚至占据个体一生中的大部分时间,因而造成相当程度的主观痛苦和功能残缺。但在某些情况下,反复和单次发作的躁狂及轻度或重度的抑郁障碍可叠加在持续的心境障碍之上。

7.恶劣心境

基本特征为相当长时间存在的低落心境,无论从严重程度还是一次发作的持续时间,目前均不符合轻度或中度复发性抑郁障碍的标准,但过去(尤其是开始发病时)曾符合轻度抑郁发作的标准。通常始于成年早期,持续数年,有时终身。若在晚年发病,通常为一次独立抑郁发作的后果,与居丧或其他明显的应激有关。

(三)DSM-Ⅳ诊断标准

1.抑郁发作诊断标准

(1)在连续的2周内有5(或更多)项下述症状,并且使原有功能的改变,其中至少有一项是心境抑郁或对活动失去兴趣或愉快感。

注:不包括显然由于躯体情况所致的症状,或与心境不协调的妄想或幻觉。

几乎每天大部分时间心境抑郁,主观体验(例如,感到悲伤或空虚)或他人观察到(例如,流泪)。

注：儿童和少年可以是易激惹。

几乎每天大部分时间对所有的或几乎所有活动的兴趣或愉快感显著减低（主观体验或他人观察到）。

没有节食时体重明显下降，或体重明显增加（例如，一个月内体重变化超过 5%），或几乎每天都有食欲减退或增加。

注：儿童要考虑体重没有得到预期的增加。

几乎每天都有失眠或睡眠过多。

几乎每天都有精神运动性激越或迟滞（不仅主观感到坐立不安或迟滞，而且他人能观察到）。

几乎每天都感到疲倦或缺乏精力。

几乎每天都感到自己无用，或有不恰当的或过分的内疚（可达到罪恶妄想的程度；不仅是为患病而自责或内疚）。

几乎每天都有思维能力或注意力集中能力减退，或者犹豫不决（主观体验或他人观察到）。

反复出现死的想法（不只是怕死），反复出现自杀意念但无特定的计划，或有自杀未遂，或有特定的自杀计划。

（2）症状不符合混合发作标准。

（3）症状引起具有临床意义的苦恼或者社交、职业或其他重要功能的损害。

（4）症状不是由于物质（例如，成瘾药物、处方药物）或躯体情况（例如，甲状腺功能减退）的直接生理效应所致。

（5）症状不能用居丧反应（即失去亲人的反应）来解释，症状持续 2 个月以上，或症状的特征为显著的功能损害、病态地沉浸于自己无用感、自杀意念、精神疾病性症状或精神运动性迟滞。

2.心境恶劣障碍诊断标准

（1）一天的大部分时间存在抑郁心境（主观体验或他人观察到）的天数比没有抑郁心境的天数多，至少已 2 年。

注：儿童和少年可以是易激惹，并且持续时间至少 1 年。

（2）抑郁时存在 2（或更多）项下述症状：①食欲减退或增加；②失眠或睡眠过多；③精力不足或疲倦；④自我评价过低；⑤注意难以集中或犹豫不决；⑥绝望感。

（3）在 2 年（儿童和少年为 1 年）中，不存在（1）、（2）项的时间一次不超过 2 个月。

（4）在障碍的最初 2 年（儿童和少年为 1 年）中，不存在重性抑郁发作，即症状不能用慢性重性抑郁障碍或重性抑郁障碍，部分缓解来解释。

注：可能先前有过重性抑郁发作，但在心境恶劣障碍发生之前已完全缓解（无明显症状已 2 个月）。此外，在心境恶劣障碍发生 2 年（儿童和少年为 1 年）后，可能附加重性抑郁障碍的发作，此时应下两个诊断。

（5）从未有过躁狂发作、混合发作或轻躁狂发作，从不符合情绪障碍的诊断标准。

（6）症状不仅发生于慢性精神病性障碍，如精神分裂症或妄想性障碍的病程中。

（7）症状不是由于物质（例如，成瘾药物、处方药物）或躯体情况[例如，甲状腺功能亢进症（甲亢）]所致之直接生理性效应所致。

（8）症状引起具有临床意义的苦恼或者社交、职业或其他重要功能的损害。

标明：（对于最近 2 年的心境恶劣障碍）。

美国精神疾病诊断与统计手册第五版（DSM-Ⅴ）与 DSM-Ⅳ 比较，外延变宽，内涵变细。

DSM-Ⅳ中抑郁障碍和双相障碍均属心境障碍,而DSM-Ⅴ将其分为两类精神疾病。DSM-Ⅳ中抑郁障碍包括重性抑郁障碍(包括单次、反复发作)、心境恶劣障碍和其他未标明的抑郁障碍3种亚型。DSM-Ⅴ中抑郁障碍包括破坏性心境失调障碍、重性抑郁障碍(包括单次、反复发作)、持续性抑郁障碍(心境恶劣)、经前期烦躁障碍、物质和/或药物导致的抑郁障碍、由其他躯体问题引起的抑郁障碍、其他特定的抑郁障碍、非特定的抑郁障碍8种亚型。DSM-Ⅴ还在典型抑郁障碍中增加了很多伴随症状,如伴焦虑症状、伴混合特征、伴忧郁特征、伴非典型特征、伴与心境一致的精神疾病性特征等。DSM-Ⅴ将心境恶劣障碍和慢性抑郁障碍合并,称为持续性抑郁障碍。它要求成人病史持续2年以上,儿童和/或青少年持续1年以上,符合食欲紊乱、睡眠紊乱、精力不足和/或疲劳、自卑感、注意力和/或决策力差及绝望这6条症状中2条以上的症状。DSM-Ⅴ将抑郁障碍和双相障碍从DSM-Ⅳ的心境障碍中分别独立出来,它更强调与诊断和临床治疗相关的因素,并推荐PHQ-9作为抑郁严重程度的评估工具。

二、标准化评估

评定抑郁障碍的临床评定量表较多,但从其性质上看,大体可分为自评量表与他评量表两类。其中属于前者的有Zung抑郁自评量表(SDS),属于后者的有汉密尔顿抑郁量表(HAMD)。而从功能上看,抑郁症的评定量表又可分为症状评定量表和诊断量表。前者只能用于评估某些抑郁症状是否存在及其严重程度,多用于疗效评定、病情观察及精神药理学研究,不具有诊断功能,不能作为诊断依据(如贝克抑郁自评量表和汉密尔顿抑郁量表)。后者是伴随诊断标准编制的,为诊断标准服务的量表,使依据诊断标准而进行的诊断过程及资料收集标准化。属于诊断量表的工具主要有:①世界卫生组织编制的《复合性国际诊断交谈检查(CIDI)》,其依据的诊断标准为ICD-10系统;②DSM-Ⅳ轴Ⅰ障碍用临床定式检查(研究版,SCID-I),主要与DSM-Ⅳ配套使用;③《健康问题和疾病定量测试法》(RTHD),这是由我国自主知识产权的诊断评估工具,可与CCMD-3、DSM-Ⅳ、ICD-10等配套使用。

(一)抑郁自评量表

抑郁自评量表(self-rating depression scale,SDS)由美国心理学家Zung于1965年编制。

SDS由20条以第一人称表述的陈述句组成,每个条目相当于一项症状,采用1~4四级评分,主要用于评定患者的主观情绪体验。20个条目可以分四组,相当于抑郁症的四组特征性症状群:①抑郁心境,包含情绪低落、无用感、无望感、生活空虚感和无价值感等5条;②生理改变,包括晨重夜轻、睡眠障碍、食欲减退、性欲减退、体重减轻、便秘、心悸、易疲劳等8条;③心理效应,包含思考困难、能力减退、决断困难和兴趣丧失等4条;④行为改变,包括易哭啼、坐立不安和易激惹等3条。SDS在许多国家都有修订本,中国也有相应的修订本(王春芳,1986)。全国量表协作组1 340名正常成人测试结果总粗分为(33.46±8.55)分,标准分为(41.88±10.57)分,与国外报告结果接近。

SDS属自评量表,一般情况下由被试自己填写,特殊情况下可有主试通过询问代为填写,通常适用于成年人、小学以上文化的人群,国内刘贤臣等已制定了青少年常模,故也适用于12岁以上儿童青少年人群。SDS可在基层卫生机构、综合医院和学校等作为抑郁和焦虑的筛查工具,专业人员在临床或科研中可用于抑郁和焦虑严重程度定量评估和干预效果评价,评定时限为"目前"或"最近一周"。国内全国量表协作组建议:SDS以粗分41分,标准分53分为划界值。可按标准分和指数分判断症状严重等级:标准分50(指数分0.60)以下为正常,50~59分(0.60~

0.74)为轻度抑郁,60~69分(0.75~0.86)为中度抑郁,70分(0.87)以上为严重抑郁。在用于评价治疗效果时,可根据减分率判断治疗效果,减分率=[(治疗前得分－治疗后得分)/(治疗前得分－20)]×100,减分率<25%为无效,25%~50%部分改善,50%~75%为显著改善,75%以上为临床缓解。

(二)Beck 抑郁问卷

Beck 抑郁问卷(Beck depression inventory,BDI)由 Beck 等(1961)编制,是最早被广泛使用的评定抑郁的量表,该量表最初是由检查者评定的他评量表,但后来已被改编成自我报告形式的自评量表。BDI 是目前最常用的抑郁自评量表,它适用于成年之各年龄段,也有适用于儿童与少年的版本。在用于老年人时会有些困难,因为 BDI 涉及许多躯体症状,而这些症状在老年人可以是与抑郁无关的其他病态甚或衰老的表现。

Beck(1967)将抑郁表述为 21 个"症状-态度类别",Beck 抑郁问卷的每个条目便代表一个类别。这些类别包括悲观、失败感、不满、罪感、惩罚感、自厌、自责、自杀意向、痛哭、易激惹、社会退缩、犹豫不决、体象歪曲、活动受抑制、睡眠障碍、疲劳、食欲下降、体重减轻、有关躯体的先占观念与性欲减退。其目的是评价抑郁的严重程度。

在最新的版本中,每一分数只有一种描述,21 个类别的每类都分 0、1、2、3 四级评分,总分范围为0~63。尽管判断抑郁程度的临界值因研究目的而异,但作者提出的以下标准可作为参考:得分 4 分,无抑郁或极轻微;5~13 分,轻度;14~20,中度;21 分或更高,重度。

(三)汉密顿抑郁量表

汉密顿抑郁量(HAMD)表由 Hamilton 于 1960 年编制,是目前使用最为广泛的抑郁量表,属于他评量表,评定抑郁症患者躯体和精神症状的临床访谈问卷。最初用于评估抑郁症患者症状的严重程度和治疗性改变,现在广泛用于各种抑郁障碍,包括躯体疾病伴发的抑郁症状,但最适合评估内源性抑郁症的临床症状。

国内有 4 个版本:HAMD-24、HAMD-21、HAMD-17 和 HAMD-6,其中 HAMD-17 最常用,Bech 的 HAMD-6 包括抑郁心境、罪恶感、工作与兴趣、阻滞、精神焦虑、全身症状等 6 个条目。HAMD 每个条目相当于一项症状,并有明确定义、实施方法、评分标准,24 个条目可分成 7 组临床症状群(因子结构):①焦虑/躯体化,包含精神性焦虑、躯体性焦虑、胃肠道症状、疑病、自知力等 5 条;②体重,仅含体重减轻 1 条;③认知障碍,包含自罪感、自杀、激越、人格解体和现实解体、偏执症状、强迫症状等 6 条;④日夜变化,仅含日夜变化 1 条;⑤阻滞,包含抑郁情绪、工作和兴趣、阻滞、性症状等 4 条;⑥睡眠障碍,包含入睡困难、睡眠不深、早醒等 3 条;⑦绝望感,包含能力减退感、绝望感、自卑感等 3 条。评定时限为最近一周,一次评定需 15~20 分钟。

HAMD 具有很好的信度和效度。多数条目采用 0~4 五级评分,部分条目采用 0~2 三级评分(0＝无症状,1＝轻中度,2＝重度),评定时限为"目前"或"最近一周"。原则上有精神科医师或相关专业人员实施,评定者不仅需有精神疾病理学知识,还需接受专门培训。评定时除直接询问来访者或知情人外,有些条目需通过观察或结合观察评分,目前国外有标准化结构式访谈指导。

统计指标包括总分、因子分和单项分。总分为各条目得分之和,因子分为所属条目得分之和,得分越高表示症状越严重。不同版本的划界分分别为 HAMD-21 总分超过 35 分为严重抑郁、20~35 分为中度抑郁、8~19 分为轻度抑郁、小于 8 分为症状;HAMD-17 总分超过 24 分为严重抑郁、17~24 分为中度抑郁、7~16 分为轻度抑郁、小于 7 分为症状;一般门诊患者的得分17~23 分、住院患者通常大于 24 分,在研究中通常以 16 分为入组标准。HAMA 的划界分为:

超过 29 分为严重焦虑、21～29 分为显著焦虑、14～20 分为中度焦虑、7～14 分为轻度焦虑、小于 6 分为正常,在研究中通常以 14 分为入组标准。

在用于评价治疗效果时,可减分率判断治疗效果,减分率=[(治疗前得分－治疗后得分)/治疗前得分]×100,减分率<25％为无效,25％～50％部分改善,50％～75％为显著改善,75％以上为临床缓解。

(四)认知偏差问卷

认知偏差问卷(cognitive bias questionnaire,CBQ)是为测量假定与抑郁有关的负性认知偏见而设计的。该量表测定两个维度:①抑郁;②认知歪曲。CBQ 试图评价 Beck 所提出的特定的认知歪曲,如过分泛化、断章取义、武断臆测性的推理判断方式、无视优点或好结果而夸大缺点或坏结局。该量表描述了常见于大学生或精神科患者的 6 种处境,其中 3 个针对人际关系,3 个针对自我成就。每种处境之后提出 3～4 个问题,这些问题代表了抑郁与歪曲两个维度的 4 种可能的组合:抑郁-非歪曲、抑郁-歪曲、非抑郁-非歪曲、非抑郁-歪曲。要求受试者回答当他处于这种境遇时的体验方式。得分是将抑郁-歪曲四种组合的得分值分别相比,分值范围为 0～23 分。

(五)自动思维问卷

自动思维问卷(automatic thoughts questionnaire,ATQ)是为评价与抑郁有关的自动出现的消极思想的频度而设计的。用以找出抑郁患者表达自己认知体验的内在自我描写。

ATQ 涉及抑郁的四个层面:①个体适应不良及对改变的渴求;②消极的自我概念与消极的期望;③自信不足;④无助感。所有条目均为抑郁消极体验,得分与抑郁程度呈正相关,也就是说,频度越高抑郁越重(如"我毫无价值""我的将来毫无希望""我让人失望")总分范围为 30(无抑郁或抑郁极轻)到 150(极度抑郁)。在原始文献中,未给出抑郁临界值,只出出抑郁者评分为 79.6 ± 22.3,而非抑郁为48.6 ± 10.90。

(六)PHQ-9 抑郁症筛查量表

DSM-Ⅴ推荐使用患者健康问卷(patient health questionnaire,PHQ)-9 量表。PHQ-9 仅 9 个条目,但信效度比较好,更适合在临床实践中常规使用。它提供了量化指标,有助于临床决策。PHQ-9 可用于抑郁症的筛查,也可用于评估抑郁严重程度。

总分分类:0～4 分,没有抑郁症,注意自我保重;5～9 分,可能有轻微抑郁症,建议咨询心理医师或心理医学工作者;10～14 分,可能有中度抑郁症,最好咨询心理医师或心理医学工作者;15～19 分,可能有中重度抑郁症,建议咨询心理医师或精神科医师;20～27 分,可能有重度抑郁症,一定要看心理医师或精神科医师。

抑郁症的评定量表是临床诊断与评估过程中有用的工具,使用各种量表要适当掌握各量表的优缺点,取长补短。以上介绍的几种量表中,HAMD 最为流行,其他几个量表各有侧重点。应该注意,在使用这些量表时,必须结合病史、精神检查,并与诊断标准和定式检查相配合,才能发挥其应有的作用。

三、鉴别诊断

(一)精神分裂症

精神分裂症病程中可出现抑郁症状,应注意鉴别。抑郁症是以情感障碍表现为主导症状并贯穿于整个病程,持续的情绪低落,伴随思维和行为改变,发作间歇期正常。精神分裂症表现是以幻觉、妄想、思维逻辑障碍等为主要表现,与内心体验和周围环境不协调,发作间歇期多残留不同程度社会功能缺损。

(二)继发性抑郁

抑郁症状可由脑器质性疾病、躯体疾病、某些药物和精神活性物质(如酒精、冰毒等)引起,二者鉴别点如下:继发性抑郁障碍应有明确的脑器质性疾病史、躯体疾病史,有药物和精神活性物质使用史;体格检查和实验室检查有相应的改变,可出现意识、记忆、智能问题;抑郁症状随原发病病情好转而好转,随原发病病情的加重而加重。

(三)神经衰弱

轻性抑郁常有头晕、头痛、无力和失眠等主诉,易误诊为神经衰弱,后者起病前有一定的社会-心理因素,如长期紧张、用脑过度等,情感以焦虑、脆弱为主,主要临床相是与精神易兴奋相联系的精神易疲劳、心情紧张、烦恼和易激惹等情绪症状,以及肌肉紧张性痛和睡眠障碍等生理功能紊乱症状。自知力良好,症状被动性大,求治心切。而抑郁障碍以情绪低落为主,伴思维迟缓、自卑、自罪、想死,以及生物学症状(如情绪昼夜轻重,食欲、性欲下降等),自知力常丧失,不主动求治,可资鉴别。

(四)躯体疾病

隐匿性抑郁症是一种不典型的抑郁症,主要表现为反复或持续出现各种躯体不适和自主神经症状,如头疼、头晕、心悸、胸闷、气短、四肢麻木和恶心、呕吐等症状,抑郁情绪往往被躯体症状所掩盖,故又称为抑郁等位症。患者多不找精神科医师,而去其他科就诊。躯体检查及辅助检查往往无阳性表现,易误诊为其他躯体疾病。对症治疗一般无效,抗抑郁治疗效果显著。

(五)单相抑郁和双相障碍鉴别

单相抑郁与双相抑郁因治疗原则不一样,应加以鉴别。双相障碍,指发病以来,既有躁狂或轻躁狂发作,又有抑郁发作。典型发作表现:为发作性病程,间歇期正常。躁狂发作时,情感高涨,言语增多,活动增多,即协调性精神运动性兴奋;抑郁发作时,情绪低落,思维迟缓,活动减少等,即协调性精神运动性抑制。

双相障碍分为以下两种。①双相Ⅰ型:躁狂发作明显且严重,又有重性抑郁发作;②双相Ⅱ型:躁狂发作一般较轻,其抑郁发作明显而严重。

(周　静)

第五节　抑郁障碍的预防

随着社会平均寿命的增加,常常与抑郁症共病的慢性患者的寿命延长,广泛用药使得医源性的抑郁症的患病率增加。同时由于家庭照料减少,独居人数的增加,以及社会应激因素的升高,和人们对于精神健康的关注,对于精神疾病进一步深入的研究与更广泛的认识,抑郁症的患病率近年来出现明显增加的趋势。目前有1.21亿人患有抑郁症,患抑郁症的女性是男性的两倍,且患该病的年轻人也越来越多。每年有80多万人死于自杀,其中年轻人处于高风险范围中,占所有自杀人数的一半以上。与此同时,该病的负担在不断增加,抑郁症是精神残疾中的主要疾病,目前已成为全球疾病中给人类带来负担的第二位重要疾病。由于疾病本身导致的患者劳动力的丧失其患病还常常累及家庭及集体,不可避免地影响到劳动生产引发或加剧贫困。同时对患者的管理、安排和治疗护理,均会增加庞大的财政支出。各国付出的代价昂贵,美国每年因精神疾病的耗资大约占国民生产总值的2.5%(1 480亿美元)。在英国精神疾病的总费用估计为320亿英镑。其中因工作能力降低和有关生产率损失,大约占这些费用的45%。根据世界卫生组织推算,我国神经精神疾病负担到2020年将上升到疾病总负担的1/4。抑郁症已成为各国均面临的一个重要的公共卫生问题。多年来各国的实践证明,只有较好地运用公共卫生的手段,才能做到早期发现、及时治疗,甚至将预防疾病的发生付诸实际。国际上随着疾病模式的转变和健康概念的更新,精神卫生服务的发展趋势和方向,不论发达国家还是发展中国家,正由传统的疾病人群的临床诊疗,拓展到亚健康人群的社区预防和干预;而纵观世界各国卫生经费的投入,均在加强专业预防理论、预防技术的研究和服务上加大了力度。因此,开展社会人群的预防,加强疾病的控制,建立和发展覆盖面更广、遏止精神疾病患病率上升更有效的预防和控制网络,必将成为全球性的趋势。但是由于精神病学的发展起步较晚,同时由于本专业自身基础理论的复杂性,有相当多的精神疾病的病因和内在的发展机制至今未明,其中也包括了抑郁障碍。迄今为止对于抑郁障碍的预防还处于探索的阶段。

一、抑郁障碍三级预防的主要内容

在20世纪50年代后期,Leavell和Clark提出了"三级预防"概念。

(一)一级预防

消除或减少病因或致病因素,防止或减少精神疾病的发生。一级预防为病因学预防,在于进行病因探索,预防危险因素,提高疾病的知晓率,加强患者的抵抗力,促进健康。是在发病前采取预防措施。从时间顺序上看,最早的预防应始于遗传期和胎儿期。同时,儿童早期的心理和社会性生活环境对于精神疾病的预防也有较大意义。精神医学的预防工作涉及家庭、居住环境、学校教育、计划生育等方面,并且要重视教育-心理疗法方面的咨询。例如,一个早期预防的例子是对悲伤反应的处理,正常悲伤反应在内外致病因素的作用下,有可能发展为病态的悲伤反应。Clark进行的一项研究提示通过对抑郁症患者子女采取认知干预,抑郁症年发病率减少68%。一级预防的主要内容包括以下几点。

1.增进精神健康的保健工作

大力宣传重视精神健康、保持情绪稳定的重要意义,把预防、保健、诊疗、护理、康复、健康教育融为社区医护工作的一体。目的在于提高服务对象自我精神健康的保健水平,开展社会、心理及环境精神卫生工作,注意营养及科学的生活方式等。

2.特殊防护和预防工作

开展疾病监测、预防接种,减少因心理因素导致的疾病,消除精神疾病,减少致病因素,提高个体及家庭成员的适应能力,保护高危人群。

3.健康教育及心理咨询

注意心理卫生教育,培养个体的应变及适应能力,加强各生理阶段的精神卫生指导;开展各年龄阶段的精神卫生、心理咨询门诊,如家庭咨询、青春期少年心理咨询、高危儿童咨询、婚姻咨询、父母咨询,为某些教育者某些社会方案制订者开设咨询等。

我国提出了有关一级预防的目标,其主要项目如下:2005年普通人群心理障碍健康预防知识知晓率达到30%,2010年达到50%;2005年,在校学生心理保健知识知晓率达到40%,2010年60%;2005年老年人及其家庭成员和照料者对老年性痴呆抑郁等精神疾病的常见症状和预防知识知晓率达到 30％,2010 年50％。

(二)二级预防

早发现,提高对抑郁障碍的识别率、早诊断、早治疗,提高治疗率,减少并发症(解决共病问题),争取良好预后,预防复发,对预测因子探索。二级预防的服务对象为精神健康危害发生前期及发病期患者,或需紧急照顾的急性期和危重患者,防止疾病进一步发展。

二级预防的主要内容包括以下几点。①精神健康调查:定期对社区居民进行精神健康调查,确认引起精神健康的危险因素和相关因素。②精神健康自我评定。③指导疑似患者及早诊治:对有精神疾病的人群,要指导其及时就诊,明确诊断,接受治疗。要定期进行家庭访视,提供咨询及相应的医护干预。指导患者坚持治疗、合理用药,教会家庭成员观察病情、预防暴力行为和意外事件发生的方法。④缩短住院期,尽早返回家庭和社区:缩短患者住院时间,给予及时的治疗护理,使服务对象早日返回家庭及社区。

我国二级预防的目标为 2005 年,妇幼保健机构孕产妇心理行为问题识别率达到 30％,2010 年50％;2005 年,重大灾害后受灾人群获得心理救助的比例达 20％,2010 年,50％;2005 年,精神分裂症治疗率达 50％,2010 年达 60％;2005 年地市级及以上综合医院的抑郁症识别率达到 40％,县级 30％,2010 年 60％、50％;2005 年抑郁症接受治疗的比例在现有基础上提高 60％,2010 年 120％;2005 年试点区老年性痴呆防治早期发现率达到 50％,50％得到干预,2010 年 60％,60％得到干预。

(三)三级预防

做好精神残疾的康复,减少功能残疾,延缓衰退,减轻痛苦,提高生活质量,把精神残疾的预防和康复作为重要内容纳入初级卫生保健系统中去。三级预防的服务对象为需要康复和长期照顾患者,主要是发病后期的危机预防、特殊治疗、防止恶化、防止残疾。帮助患者最大限度地恢复社会功能,指导患者正确对待所患的疾病,使患者减轻痛苦,提高患者生活质量。

三级预防的主要内容包括以下几点。

1.防止疾病恶化

为做到患者在家庭、社会生活时能继续治疗,要指导慢性病患者或老年患者坚持治疗,督促患者按时按量服药,给患者心理上的支持,帮助患者创造良好的治疗、生活环境。使患者情绪稳定,配合疾病的治疗和康复。

2.防止病残

在医护过程中尽可能防止或减轻病残发生,使患者最大限度恢复心理和社会功能,预防疾病复发,要采取减少后遗症及并发症的有力措施。

3.做好康复医护工作

如建立各种工娱治疗站、作业站、娱乐站,对患者进行各种康复训练,同时进行健康教育、精神康复、疾病咨询等,使患者早日恢复家庭生活和回归社会。

4.指导并协助家庭成员调整出院患者的生活环境等

制订生活计划,努力解决患者的心理健康问题。

5.做好管理工作

做好管理工作包括康复之家、患者公寓、寄养家庭的环境布置、设施装备及患者医疗护理文书管理等。帮助患者享受社会生活,预防疾病复发,减轻医院及家庭负担。同时结合工作中所获得的信息,分析社区服务对象的精神健康问题,制定出比较完善的社区医疗、护理、管理内容及相关制度。

我国三级预防的目标和相关措施如下:2005 年精神疾病防治康复工作覆盖人口达 4 亿,2010 年 8 亿;2002 年建立国家精神卫生工作领导小组或办公室,2003 年省级,2005 年地市县级;2002 年建立国家精神卫生服务体系和网络,2003 年省级,2005 年地市、县级;2005 年培训 50% 精神卫生专业人员 2010 年 80%;2005 年完成 50% 基层医疗卫生机构和综合性医院从事精神卫生工作的人员培训,2010 年 80%;2005 年 70% 的直辖市和地市级至少 1 所综合性医院提供精神卫生服务,201 年 50% 以上县级至少有 1 所综合性医院能提供精神卫生服务。

二、抑郁障碍三级预防的具体措施

值得一提的是,抑郁障碍的预防和及时必要的治疗,常受到各种错误舆论和偏见的影响。因此,对精神疾病的预防前提是做好公众舆论工作和纠正错误与偏见。这些错误舆论和偏见的存在,是由于缺乏心理卫生知识,错误地把抑郁障碍当作对个人的威胁或危险加以防御,或者否认抑郁障碍的严重程度及拒绝治疗,造成患者耻于到精神科的医疗机构去就医,耽误了疾病的及时治疗,有时甚至出现自杀和无法挽回的严重后果同时当抑郁障碍患者在急性病期过后,返回家庭和工作岗位时也会因此造成额外的困难。

三级预防的具体措施如下。

(一)政府

(1)将精神卫生服务纳入公共卫生体系建设。

(2)制定精神卫生政策,精神卫生立法。

(3)环境保护,维护社会安定和谐,减少来自社会的压力。

(4)提供更多的社会支持系统。

(5)在卫生院校及卫生工作人员在职期间的培训中引进有关抑郁障碍的教育性计划,以确保抑郁障碍的患者获得充分帮助与治疗。

(6)督促媒体致力于将有关抑郁障碍的健全信息带给普通大众,消除偏见。

(二)医疗机构及专业组织

(1)要发展抑郁障碍患者的综合治疗和康复计划。

(2)开展基础研究,病因学探讨。

(3)开展流行病学调查。

(4)宣传健康的生活方式,减少疾病。

(5)加强精神卫生知识的宣传,消除偏见。

(6)心理咨询,心理健康促进。

(7)心理热线/危机干预。

(8)早期干预。早期发现早期治疗、缩短病程、防止复发。

(9)指导做好康复护理工作。

(10)高危人群干预。

(三)个人和家庭

(1)了解精神疾病相关信息,消除偏见。

(2)树立健康的人生观,乐观积极的生活态度,情绪控制调节,以及时缓解心理压力,促进心理健康。

(3)建立可靠的人际关系,增强自我的社会支持系统。

(4)日常活动规律的重要性:注意睡眠、饮食和运动。

(5)减少应激源,家庭成员的关心支持。

(6)及早发现,以及早治疗。

(7)持续治疗,坚持门诊随访。

(8)其他合并疾病包括睡眠障碍,躯体疾病的治疗。

(9)制订自己可能存在的但必须预防的症状问卷,以明确自己疾病复发的早期迹象。

(周　静)

第六节　抑郁障碍与人类免疫缺陷病毒

一、识别和治疗人类免疫缺陷病毒阳性患者的重要性

有许多原因使抑郁成为感染人类免疫缺陷病毒患者的常见症状。抑郁障碍会使人易于出现性行为和吸毒行为,从而使其更容易被感染或传播人类免疫缺陷病毒。获知自己患了一种慢性、有潜在致命性的疾病,也会导致个体患抑郁障碍。人类免疫缺陷病毒是一种亲神经性病毒,在感染初期就能进入中枢神经系统并长期寄居,病毒本身就能导致抑郁症状。研究显示抑郁障碍使个体不愿接受逆转录治疗,加速了获得性免疫缺陷综合征的发展,并导致早期死亡。

二、人类免疫缺陷病毒阳性患者的高抑郁障碍患病率

22％～51％携带人类免疫缺陷病毒的个体患有抑郁障碍,由于研究方法和人群不同得出的比率也不。在人类免疫缺陷病毒感染的人群中抑郁障碍是最常见的向精神科转诊的原因。转诊到精神科的人类免疫缺陷病毒感染患者中,抑郁障碍的患病率为8％～67％,超过85％人类免疫缺陷病毒血清反应阳性的个体报告有抑郁症状。根据对已经发表研究的元分析,Ciesla 和 Roberts 报道人类免疫缺陷病毒患者患抑郁障碍的概率是血清检测阴性个体的两倍,在有症状和无症状的人类免疫缺陷病毒患者中抑郁障碍的患病率相同。来源于社区的人类免疫缺陷病毒阳性患者患抑郁障碍的比率较低,静脉注射药物和有高危行为女性的患病率最高。

三、人类免疫缺陷病毒患者抑郁障碍的低识别和低治疗率

在世界各个地方,包括美国,人类免疫缺陷病毒患者的精神障碍治疗率很低。如人类免疫缺陷病毒成本和服务利用研究(HCSUS)所包括的样本中,将近一半患者被筛查出患有精神障碍,然而其中不到 1/3 的患者曾服用过精神科药物。该研究还发现非洲裔美国人和其他人群相比,治疗抑郁的药物处方量也存在明显的差距。越来越多的注意力开始关注对抑郁障碍的识别,这对于改善人类免疫缺陷病毒病程有非常重要的意义。

抑郁障碍躯体症状标准对于在人类免疫缺陷病毒患者中诊断抑郁障碍并不能发挥很好的指导作用,因为疲乏和失眠在人类免疫缺陷病毒进展期也非常普遍。所以,关注抑郁障碍的心理学表现有助于在人类免疫缺陷病毒/获得性免疫缺陷综合征患者中更精确地诊断和评估抑郁障碍。

四、抑郁对人类免疫缺陷病毒患者的疾病发展及结局有负性影响

抑郁障碍可以发生在人类免疫缺陷病毒的任何病程,尽管抑郁症状的出现在该病的几个重要的关键点上可能性很大,如人类免疫缺陷病毒最初检测抗体阳性,免疫系统的负性改变,以及机会性感染的出现。快速进展性患者,尤其是那些住院的患者,抑郁障碍的患病率更高。抑郁障碍与人类免疫缺陷病毒/获得性免疫缺陷综合征患者的患病率和死亡率有关联。实际上,抑郁障碍与人类免疫缺陷病毒阳性患者的低免疫反应有关联。抑郁障碍的诊断与低 CD4 细胞计数及快速免疫功能减退和增加的死亡率有关联,即使患者有很好的依从性。抑郁症状与接受高效的抗反转录病毒治疗而依从性差有关联。

五、抑郁障碍对患者抗逆转录和其他治疗依从性有负性作用

很多研究发现抑郁障碍是人类免疫缺陷病毒患者不依从治疗的重要预测因素。接受抗抑郁治疗的患者对抗逆转录治疗的依从性显著高于这些未接受治疗的患者,即使在诊断为抑郁障碍后间隔任何时间开始抗抑郁治疗,与没经过治疗的患者相比,疗效更好。Fogel 和 Mor 比较了抑郁和非抑郁获得性免疫缺陷综合征患者,发现抑郁的获得性免疫缺陷综合征患者很少去护理之家寻找帮助,或者接受任何必需的帮助。然而,经过抗抑郁治疗,他们会改变主意。这些研究结果发现,适当的抗抑郁治疗,可以改善人类免疫缺陷病毒阳性的抑郁患者对各种治疗的依从性。

六、抑郁障碍对于与人类免疫缺陷病毒传播和预防的相关行为有负性影响

负性情绪状态,尤其是抑郁和焦虑一直被认为与危险性性行为有关,包括强迫性性交易、男性之间的性行为或青少年期发生性行为或苯丙胺注射,以及与其他人群发生的性行为。抑郁障碍患者很少使用安全套或者使用方法不正确。

七、人类免疫缺陷病毒/获得性免疫缺陷综合征患者中的抑郁障碍和自杀风险

人类免疫缺陷病毒阳性患者中自杀观念非常普遍（19％）,与抑郁症状有关。获得性免疫缺陷综合征患者的自杀风险是普通人群的 16～66 倍,即使作为慢性疾病长期治疗后,自杀风险依然很高。

八、人类免疫缺陷病毒/获得性免疫缺陷综合征患抑郁症的常见危险因素

该病患抑郁障碍的危险因素,包括抑郁障碍病史、物质滥用、失业、缺少社会支持、使用消极的应对策略、人类免疫缺陷病毒相关的躯体症状及多重损失。

九、人类免疫缺陷病毒/获得性免疫缺陷综合征患者的抑郁障碍和常见共患躯体疾病

通常,与人类免疫缺陷病毒共患的躯体疾病有结核(尤其在发展中国家)、丙型肝炎(全世界),这些疾病通常在对人类免疫缺陷病毒患者进行常规医学检查时被发现。治疗与人类免疫缺陷病毒/获得性免疫缺陷综合征共患的躯体疾病的药物,如丙型肝炎的治疗药物,常会引起抑郁症状。20％～30％使用聚乙二醇干扰素和利巴韦林治疗的患者,在治疗期间有出现抑郁症状,因

此识别患者之前已患的抑郁症状，并且在治疗期间监测所有患者的病情变化、完整描述 HCV 治疗中的并发症非常重要。

十、常见精神疾病共患病

在患有抑郁障碍和人类免疫缺陷病毒的人群中，患其他精神类疾病很常见，但是治疗人类免疫缺陷病毒的人员很难识别出这些精神疾病，而无法给这些患者提供治疗帮助。在发达国家，物质滥用等问题，是人类免疫缺陷病毒/获得性免疫缺陷综合征共患抑郁障碍患者最常见的精神疾病，并且同时患有物质滥用和精神疾病的患者，感染人类免疫缺陷病毒的风险要比患单一精神障碍患者更高。例如，根据 CSUS 研究数据，估计大约 13% 的样本共患精神疾病和酒或药物依赖或酗酒。其中 69% 的物质依赖患者患有其他精神疾病，27% 患精神疾病的患者患有物质依赖。因此，在任何医疗机构，应当很谨慎地在患精神障碍的患者中认真筛查患者是否同时患有另一种精神疾病。

十一、鉴别诊断

对人类免疫缺陷病毒患者进行抑郁障碍的诊断，需要仔细的鉴别诊断，以排除其他可治疗的躯体疾病。抑郁障碍必须要与患者的悲伤、沮丧及痴呆引起的淡漠鉴别。抑郁和认知损害经常共存，这种情况下，应该对这类患者的抑郁障碍进行治疗。还需要排除中毒和戒断症状。

鉴别抑郁障碍患者的躯体症状和人类免疫缺陷病毒的躯体症状或人类免疫缺陷病毒治疗中出现的躯体症状非常困难。如关注患者的快感缺失、有罪感和自杀观念，要比关注其睡眠和食欲紊乱重要得多。在人类免疫缺陷病毒/获得性免疫缺陷综合征患者中，最常报告的症状是抑郁和疲劳，患者因疲乏和抑郁寻求诊治时，需要评估上述两种症状。

正如 Bartlett 和 Ferrando 所描述的那样，随着疾病的进展，人类免疫缺陷病毒对大脑的直接影响所致的神经精神并发症越来越多。常见的问题包括注意力减退、精神动力迟缓、信息处理速度减缓、执行功能障碍等，以及在病情进展很快的患者中常见的言语记忆损害。神经精神症状的严重程度从亚临床表现到特异性的障碍，最普通的是轻微认知-运动障碍（MCMD）和人类免疫缺陷病毒相关的痴呆（HAD）。与人类免疫缺陷病毒相关的精神疾病症状表现，从淡漠到抑郁、躁狂和精神疾病性症状，类似于功能性精神病性障碍，需要彻底的鉴别诊断，排除所有其他可能的躯体因素，包括机会性感染、代谢问题、抗逆转录药物的不良反应，以及物质滥用或戒断症状。

十二、抗抑郁药治疗人类免疫缺陷病毒/获得性免疫缺陷综合征

无明显症状和未接受抗逆转录治疗的人类免疫缺陷病毒患者，其抗抑郁治疗与未患躯体疾病的抑郁障碍患者完全一样。进展期的人类免疫缺陷病毒感染患者往往对药物的不良反应更敏感。如果患者接受着抗逆转录治疗或其他躯体疾病的治疗，进行抗抑郁治疗时需要考虑药物间的相互作用。在很多贫困国家，尤其是抗结核治疗，为人类免疫缺陷病毒/获得性免疫缺陷综合征患者选择抗抑郁药物治疗决策的研究证据很少，因为几乎没有这方面设有对照和大样本的临床试验。有小样本研究，纳入了不同严重程度和不同人类免疫缺陷病毒病期的患者，结果显示很多三环类抗抑郁药物、所有的 SSRIs 类、米氮平、安非他酮、右旋安非他命有治疗效果。

为躯体疾病患者或者服用治疗人类免疫缺陷病毒药物的患者开抗抑郁药处方时，最大的关

心是药物间相互作用和药物重叠造成的毒性。对于已有肝脏疾病的患者、酒精滥用与丙型肝炎患者来说,后者尤其令人担心。考虑到与抗逆转录治疗药物间的相互作用,最大的关注是,与服用蛋白酶抑制剂,尤其是利托那伟和利托那伟强化药之间的药物相互作用。利托那伟是一种很强的 CYP2D6 酶抑制剂,能够降低去甲米帕明的清除率达 59%,从而导致去甲米帕明血药浓度较高。这只是少数几项研究抗抑郁药和抗逆转录药之间相互作用的体内研究中的一项研究数据。

大部分药物相互作用是从理论上预测的,结果可能与临床实践不同。如上所述,药物间相互作用的风险最常见于蛋白酶抑制剂,包括抗抑郁药血药浓度升高,以及相应的毒性。通常,接受蛋白酶抑制剂的患者开始抗抑郁药治疗时,最好是小剂量起始,缓慢增加剂量。虽然不常见,但是某些蛋白酶抑制剂可以降低一些抗抑郁药的血浆水平,如洛匹那伟/利托那伟可以降低安非他酮的血药浓度。从这个特殊的例子来看,最好是利用一些在线资源来检查药物间潜在的相互作用,因为目前一些新的抗逆转录药物不断上市,很难记住这些药物和精神药物间所有潜在的相互作用。

和对许多其他躯体疾病的影响一样,一些抗抑郁药的不良反应在癌症患者有时候可以被利用。如失眠是获得性免疫缺陷综合征患者最常见的表现,镇静性抗抑郁药可能对这些问题的患者有效。神经性疼痛也很常见,三环类抗抑郁药物可以缓解。因此,考虑到患者的躯体症状有时可以指导最佳抗抑郁药的选择。

睾酮缺乏在男女性人类免疫缺陷病毒/获得性免疫缺陷综合征患者中均很常见,可以导致较严重的疲乏和其他躯体症状,这些症状可能会和抑郁障碍混淆。尽可能地检查和纠正这种缺乏非常重要。

十三、其他治疗人类免疫缺陷病毒/获得性免疫缺陷综合征患者抑郁障碍的有效方法

在贫穷国家,由于抗抑郁药供应不足,某些简短的心理疗法如人际间心理疗法和认知疗法,和其他心理教育项目可有效治疗人类免疫缺陷病毒/获得性免疫缺陷综合征患者的抑郁症状,改善患者的应对技能。在发达国家,人类免疫缺陷病毒患者经常服用多种药物,而这些非药物治疗方法也是重要的辅助治疗手段。

十四、结论

为人类免疫缺陷病毒患者的抑郁障碍治疗提供社会-心理干预和药物干预,应该是人类免疫缺陷病毒综合治疗的一部分。初级保健诊所努力改善人类免疫缺陷病毒患者的结局,应该包括全程有效地治疗其精神障碍,如抑郁障碍,因为成功治疗这些精神障碍可以降低人类免疫缺陷病毒/获得性免疫缺陷综合征患者的共患病率和死亡率,改善其疾病结局,改善患者的生活质量,并降低人类免疫缺陷病毒的传播。

(周 静)

第七节 抑郁障碍与疼痛

一、抑郁与疼痛的关系

疼痛是一个复杂的、多维度的感知觉实体,不仅包括患者躯体方面具体的伤害体验,还受到个体人格、情感、认知、行为和社会关系等多种因素的影响。国际疼痛研究协会(International Association for the Study of Pain,IASP)把疼痛定义为"令个体感到不愉快的感觉和情绪体验",这种体验和实际发生的或潜在的组织损伤有关,也包括那些让患者有不愉快情绪体验的组织损伤。因为疼痛存在着显著的情感成分,因此疼痛通常被认为是主观的,当个体存在显著的情绪波动时,如抑郁发作,那么疼痛感也会发生变化。

大量研究表明,疼痛和多种心理因素之间存在着显著的相互影响。尽管有关抑郁障碍和疼痛的相互关系已经很明确,但是两者之间相互作用的具体方式还不是很清楚。个体对"疼痛程度"的认知受到心理因素,以及个体对疼痛意义的理解的显著影响。同时疼痛也影响着抑郁症状的发生及严重程度。前期研究表明,疼痛对功能影响的严重程度,对个体情绪的负面影响,比疼痛本身对个体情绪的负面影响更强。当疼痛和抑郁同时出现的时候,其治疗更加困难,原因在于两者之间相互促进。因此,有效治疗疼痛需要一种多模式的干预。

二、疼痛共患抑郁症的患病率

疼痛会显著增加抑郁症状的发生或抑郁障碍的患病率。约30％遭受持续疼痛折磨的患者会发展到临床水平的抑郁,且这些抑郁症状是因疼痛所致。一项世界卫生组织的研究表明,慢性疼痛的患者要比这些没有疼痛的患者,发展到符合诊断标准的焦虑与抑郁障碍的风险高出4倍。特别是,46％有胸痛主诉的患者、43％主诉腹痛的患者、40％报告头痛的患者、38％主诉背痛的患者及34％主诉关节与四肢疼痛的患者,都存在着心境障碍。事实上,研究者将抑郁与疼痛的相互影响与作用,称为"抑郁疼痛综合征"。而且抑郁程度越严重,患者越会报告疼痛,超过50％的抑郁障碍患者会遭受明显的疼痛折磨,包括头痛、腹痛、咽喉疼痛、骨盆痛、面痛、颈痛、背痛与四肢疼痛。

许多躯体疾病,如癌症、多发性硬化症、纤维肌痛、关节炎、人类免疫缺陷病毒、慢性背部疼痛、肠易激综合征和头痛,通常会导致疼痛性躯体症状,增加患抑郁障碍的风险。如主诉疼痛的癌症患者与没有明显疼痛的癌症患者相比,更容易发展为精神障碍(主要是抑郁或焦虑症状的适应障碍或抑郁障碍)。反过来,悲伤情绪会引起患者的疼痛加重,尤其在癌症晚期。同样,疼痛治疗是使人类免疫缺陷病毒和艾滋病患者保持其健康生活的核心部分,特别是在过去的10年间,治疗手段有很大的进步,可以显著增加患者的预期寿命。近期的研究估计人类免疫缺陷病毒感染者,其疼痛患病率为30％～90％,在疾病晚期,患病率更高。Rosenfeld等证实了疼痛对生活质量的显著影响,他的研究表明在急诊获得性免疫缺陷综合征患者中,疼痛的存在与严重程度与抑郁症状显著相关。

据估计,慢性疼痛患者(国际上认为是一种综合征)抑郁障碍的发生率为22％～87％。抑郁通常被认为是慢性疼痛的结果而不是原因,已有研究发现社会-心理因素会增加慢性疼痛障碍发生的风险。在纤维肌痛(一种以广泛性疼痛、触痛、疲劳为特征的慢性疾病)患者中,终身患抑郁障碍的比例为 34%～62%。

三、共同的病因和通路

尽管疼痛与抑郁障碍之间相互作用的证据确凿,然而研究者也面临着挑战,就是识别其主要病因,以及谁因谁果。疼痛会促发抑郁障碍,反之亦然。慢性疼痛会导致功能和社会残疾,使患者产生挫败感、失去自尊、愉快感和注意力减退,这些会引起抑郁障碍发生。前瞻性研究也提示,抑郁会导致随后的躯体疼痛综合征,包括慢性肌肉骨骼疾病、头痛和胸痛。

抑郁与疼痛在生理机制和中枢脑区方面都明显的重叠。VonKorff 和 Simon 提出了两种可能的模式来理解疼痛和抑郁的相互作用关系:某些个体对生理和心理症状具有遗传易感性,更可能将低落的情绪放大为躯体不适;明显疼痛造成的应激诱发或恶化心理症状。"疼痛门控原理"是一种长期以来被广泛接受的概念,用于理解情绪和躯体因素是如何相互作用,影响着疼痛的知觉。这个理论提出,伤害感受(如疼痛)是"闸门",受到脊髓内传导疼痛信号的不同神经纤维类型、来自躯体的非疼痛刺激和来自大脑下行到脊髓的信号的调节,三者共同起作用,抑制或增强传入的伤害信息。其他有关疼痛和抑郁关系的理论强调了神经生物和生物行为过程,如皮质边缘敏化和点燃效应。疼痛也可作为抑郁的神经生物学的诱导剂。如长期的疼痛会导致中枢神经系统的结构改变,造成对慢性疼痛的易感性增加,进一步加大应激,触发一些化学变化诱发抑郁综合征。此外,5-羟色胺和去甲肾上腺素是调节情绪障碍症状和大脑疼痛调节环路起重要作用的神经递质。这些神经递质增强了内源性的疼痛抑制功能。一项有关对照治疗临床试验的分析结果显示,抗抑郁药可以显著减轻纤维肌痛、头痛、自发性疼痛、耳鸣和胃肠综合征的疼痛。同样,当 5-羟色胺和去甲肾上腺素被阻断,抗抑郁药的疼痛缓解作用也随之被抑制。

四、评估问题和危险因素

抑郁和疼痛与许多危险因素和结局有独特的关联,当抑郁和疼痛同时发生时,这些关联就被加强。慢性疼痛的患者时常会存在人格障碍和不良的应对方式。在初级诊所就诊的患者中,不同疼痛部位的数量可能是预测抑郁障碍的最强因子。针对癌症患者的研究发现,抑郁障碍和疼痛与不同的社会-心理因素有关,如无助感、更严重的认知损害和快速死亡的愿望。抑郁和疼痛共病也与睡眠障碍、较差的职业功能和较低的生活质量相关联。疼痛和抑郁的治疗很复杂,因为情绪低落对疼痛治疗的依从性有负面影响,会增加不依从治疗和滥用药物的风险。对于临床医师来说,要意识到抑郁和疼痛共病患者的高自杀风险尤其重要,当存在这些风险因素时,要为患者提供积极的治疗和严密的监测。

五、鉴别情感障碍与疼痛

在躯体疾病所致疼痛的患者中进行抑郁障碍的诊断很困难,因为躯体疾病的症状和抑郁综合征的症状有重叠。尽管一半过度使用医疗资源的患者有精神痛苦,但是在初级保健诊所中,有疼痛的患者很少被诊断为抑郁,而这是最常见的精神痛苦。据估计约 50% 的抑郁障碍患者从未被初级保健诊所医师诊断出抑郁障碍,有疼痛的抑郁患者,这也是经常使用医疗服务资源的患者,却很少使用精神卫生服务资源,因此,这些患者常不能得到适当和足够的治疗。

抑郁最适合的评估是系统的诊断性访谈,使用自我报告的评估方法或视觉模拟评分量表,如痛苦测量计,也可以提供一些有用的辅助性信息。当不能进行完整的评估时,大体评估抑郁和疼痛也有助于识别这些需要进一步评估或治疗的患者。患有虚弱性疾病的患者,当患者存在快感缺失时(这是抑郁障碍诊断标准中两种核心症状之一),医师更应该仔细考虑,因为躯体疾病患者经常存在功能减退而限制其参加活动。如果患者还对活动丧失兴趣,包括丧失与家人和朋友交往的兴趣时,就达到了抑郁障碍的诊断标准,在满足抑郁障碍临床诊断标准的患者中,出现的难以解释的躯体疼痛(包括头痛、胃肠痛和背痛)常被作为具有文化特征的痛苦来描述。在此情况下,应当用系统和敏感的评估来识别其精神症状。由于在初级保健诊所中很少用系统和敏感的精神访谈诊断工具,因此抑郁障碍在全球都可能被低估了。然而,当躯体因素没有被确定时,临床医师应该谨慎,不要过度依赖于心理因素来解释那些持续性疼痛或对治疗缺乏疗效的疼痛。

六、文化因素的考虑

传统上,研究者们认为非西方国家的患者更可能报告其躯体症状,否认精神症状,这种现象主要是因为当地文化认为精神科疾病的病耻感所致。如在中国很多地方,流行病学研究发现"抑郁障碍"的诊断被视作:"道德上不能接受,经历中毫无意义",患者常忍受着症状的不适,"内心感受着很大压力",以及身体上的疼痛和疲乏,但是不承认悲观和绝望(Kleinman)。值得注意的是,最近一篇对社区调查和临床研究的综述,对上述理论的实用性提出挑战,综述发现西方和非西方国家,精神和躯体症状近乎相似。研究者因此开始调查全球其他造成抑郁诊断不一致的预测因素。

世界卫生组织对 14 个国家(五大洲)初级保健诊所评估的 5 447 例抑郁和躯体形式障碍的患者数据进行分析,发现 45%～95%符合抑郁障碍标准的患者报告了躯体症状。在这些抑郁的患者中,如果直接询问患者,11%的人会否定其抑郁症状。不到初级保健诊所医师定期随诊的患者,躯体症状更常见,这提示除了文化背景的差异,可利用的健康保健服务体系的特征也会明显影响抑郁障碍患者是否会报告其躯体症状。

研究发现,疼痛的体验和表达受到种族、人种及在某些社会中性别组成等因素的影响。需要指出的是种族和人种有时能反映患者的社会-经济状态,种族和人种本身也是残疾、疼痛体验和表达、是否能获得健康保健的重要预测因素。种族和文化因素的影响也受到卫生保健专业人员的反应及交流障碍的调节。

(周　静)

第八节　内分泌疾病与抑郁障碍

一、概述

最早被发现出现抑郁症状的内分泌疾病是库欣综合征和艾迪生病,在那以后文献中多有提到。激素水平过高(或激素缺乏),尤其是肾上腺激素和甲状腺激素,可以直接引起或通过神经肽而导致抑郁障碍。

医师应该在内分泌疾病全程监测患者的情绪波动情况。这些患者会自杀，或故意拒绝治疗、绝食、拒绝其他维持生命的必要治疗或处理，这往往会掩饰其抑郁障碍。一个例子就是糖尿病患者拒绝使用胰岛素。食欲和睡眠紊乱也是内分泌疾病中经常出现的症状，但这些症状并不能鉴别患者是否伴有或不伴有抑郁障碍。但是在内分泌疾病伴有抑郁症状的患者中，更常见的症状是思考能力下降、犹豫不决等症状。

糖尿病患者会限制饮食，高催乳素会伴有阳痿，肢端肥大会出现形体障碍，这些都可能引起患者的紧张、敌对、坐立不宁或淡漠，很多患者还可能出现厌恶社会的反应。任何症状都会使抑郁障碍进一步恶化。

二、库欣综合征

抑郁症状常出现在库欣综合征的躯体症状之前，易激惹是主要特征，占86%。库欣综合征经常被误诊为难治性抑郁障碍。类固醇抑制剂，如美替拉酮，治疗库欣综合征患者的抑郁症状的疗效要比抗抑郁药疗效好。治愈库欣综合征后绝大多数患者的抑郁症状自行痊愈。

三、糖尿病

糖尿病是最常见的内分泌疾病，一般人群的患病率为1%～2%。糖尿病患者患抑郁障碍的比例为9%～27%，社区一般人群的患病率为4%。据报道，超过40%的糖尿病患者有明确的和持续的抑郁症状。糖尿病患者出现抑郁症状与一系列因素有关，包括糖尿病本身给患者身体上造成的痛苦和对社会功能的影响。已经有人提出了假说，认为抑郁障碍和糖尿病有相同的病因，包括HPA轴活性增强、组织缺氧、遗传异常和自身免疫过程异常。

值得注意的是，患抑郁障碍的糖尿病患者很可能不依从糖尿病的重要治疗过程，包括持续监测血糖、体育锻炼、饮食、药物和剂量调整、对症状和潜在并发症的监测，以及保持与卫生保健提供者的联系。已经发现抑郁对糖尿病预后有明显的负性影响，大血管并发症的风险增高2.5倍，微血管并发症增高11倍，死亡率增高5倍。

非胰岛素依赖型糖尿病（NIDDM）患者的抑郁障碍常先于糖尿病症状出现，与其他躯体疾病一样，其实是增加了非胰岛素依赖性糖尿病的发病风险。另外，来自大型流行病学研究的资料显示抑郁障碍疾病严重度和2型糖尿病的发生风险显著正相关。中重度抑郁障碍患者患2型糖尿病风险是普通人群的2倍；最严重的抑郁患者2型糖尿病的发病风险超过60%。相反，在胰岛素依赖型糖尿病患者中，抑郁症状更有可能出现在糖尿病（IDDM）发病后，高糖血症的程度与抑郁障碍的严重度相关。

糖尿病患者中抑郁障碍的临床特征包括抑郁障碍、心境恶劣和躯体性抑郁，发生率分别是59%、26%和15%。2型糖尿病患者心境恶劣通常更多见，常出现在患糖尿病后不久。在1型糖尿病、2型糖尿病患者中抑郁障碍和躯体性抑郁的发生率近似。躯体性抑郁常发生在重度糖尿病患者（如糖尿病病史较长，超过10年，有较高的急慢性并发症、糖尿病昏迷和酮症酸中毒），主要特征是虚弱症状。

在糖尿病患者中诊断抑郁症状时，医师要意识到两种疾病有很多相同的症状。这些重叠的症状需要医师的特别注意，因为可能使医师对糖尿病症状估计过重，这些症状可能完全或部分是抑郁障碍的症状表现。识别抑郁障碍"纯粹的"躯体症状有助于诊断和监测糖尿病患者的抑郁。

治疗糖尿病患者的抑郁症状时，应该意识到去甲肾上腺素能抗抑郁药（如三环类抗抑郁药、文拉法辛)会增加胰岛素抵抗并恶化糖尿病。另外,SSRIs 类药物可以减轻胰岛素抵抗并有助于控制糖尿病。

四、抑郁障碍的神经激素理论

研究库欣综合征抑郁障碍的发病原因激发了一系列关于抑郁障碍神经激素机制的研究。这些研究提示内分泌和精神障碍存在共同的病因学机制。20 世纪 60 年代早期,Sachar 报道抑郁障碍 HPA 轴活性亢进,表现为基础皮质醇分泌增加、尿游离皮质醇水平升高与生物节奏紊乱,进一步研究使用地塞米松抑制实验(DST),是 Liddle in 在 1955 年引进,作为库欣综合征的诊断性试验,发现抑郁障碍患者,尤其是在那些有明显生物学和心理学特征的患者,有很高比例的地塞米松脱抑制。Carroll 使用上述方法作为诊断抑郁障碍的特殊方法。最近研究发现地塞米松抑制实验对抑郁障碍患者自杀行为有一定的预测作用。

Reus 提出了一个心理躯体谱,描绘了从间歇和短暂的库欣症状到间脑性库欣综合征,其抑郁障碍患者的病理范围,即 HPA 轴活性从轻度异常到极度亢进。Fava 提出了一个"两阶段模型"来解释抑郁障碍的病理机制和库欣综合征。第一阶段为主要机制,两种疾病都常见;在此阶段,应激性生活事件增加了糖皮质激素释放激素(CRF),造成生物胺神经递质异常,导致垂体细胞间-肾上腺激素水平变化。第二阶段,抑郁障碍和库欣综合征随 HPA 轴激活而表现出来,在抑郁障碍中 HPA 轴的激活是可逆的,而在库欣综合征中却不可逆。

五、艾迪生病

与库欣综合征相似,抑郁症状也先于艾迪生病症状出现,抑郁障碍的病理与 CRF、促肾上腺皮质激素(ACTH)的分泌增多有关,因为缺少糖皮质激素造成生物胺神经递质失衡。各种原因所致的肾上腺皮质激素不足是抑郁障碍的高危风险因素。艾迪生病患者中抑郁障碍和情感障碍的患病率是其他肾上腺皮质激素不足疾病(如骨质疏松患者)抑郁障碍患病率的 2 倍。类固醇替代治疗能快速改善轻中度患者的抑郁症状,对于极重度的患者应该选用 ECT。

六、甲状腺功能亢进症(甲亢)

Kathol 和 Delahunt 报道有 30% 的甲亢患者患有抑郁障碍,40% 患者有焦虑障碍和惊恐发作。这些患者出现精神症状的病理机制可能与甲状腺激素的神经调节作用有关,以及 α 肾上腺素受体对儿茶酚胺类激素的反应有关。甲状腺激素水平过高会造成患者焦躁,而促甲状腺激素释放因子(TRH)是脑内源性有增强作用的物质,诱导一些行为效应,如觉醒水平增高。应激性生活事件是造成甲亢的原因之一。

大部分患者的抑郁症状随着甲状腺抑制治疗和甲状腺功能正常化后缓解,严重患者可以选用抗抑郁药和 ECT 治疗。心理疗法用于甲亢伴抑郁的治疗往往无效。

Lahey 的一项早期研究中描述了一种冷甲亢,这种患者并不表现出甲状腺激素增多的典型临床症状;相反,患者表现为淡漠、心血管症状和抑郁障碍。这种情况下,抑郁症状随着甲亢的治疗逐渐缓解,但对抗抑郁药治疗反应差。

七、甲状腺功能减退症(甲减)

抑郁障碍、偏执性障碍和痴呆常发生在甲减患者中,而且先于躯体症状出现。抑郁症状会在甲状腺切除术、甲状腺炎和锂治疗后甲减状态下发生(尽管停止锂治疗后会逆转)。大约10%的抑郁障碍患者表现出一定程度的甲减,表现为亚临床特征,进行 TRH 检测时才能发现。锂盐治疗后和女性产后出现无症状性自身免疫性甲状腺炎和亚临床性甲状腺炎,这些患者患抑郁障碍的风险更大。

甲减所致的抑郁症状不会随甲状腺替代治疗而改善,常需要联合抗抑郁药治疗。对于难治性抑郁障碍,包括快速循环型双相障碍,甲状腺素或三碘甲状腺原氨酸可以和抗抑郁药合用,这些药应逐渐增加剂量,起始用低剂量,避免产生心血管问题或药源性精神病性障碍。

八、甲状旁腺障碍

甲状旁腺障碍的抑郁症状与高钙血症或低镁血症有关。钙、镁浓度调整正常后,抑郁症状会在几周内缓解,有些患者需要抗抑郁药治疗。

甲状旁腺功能减退常出现在甲状旁腺切除术后,1/3 的患者可能出现焦虑、易激惹,以及意识模糊,Fourman 等报道 40% 的甲状旁腺功能低下患者易患中重度抑郁障碍,钙治疗后症状会改善。

九、高催乳素血症

高催乳素血症的显著特征是性欲下降,且会引起抑郁和焦虑障碍。发现儿童期被忽略或被虐待,易使患儿长大后患抑郁障碍和内分泌疾病。高催乳素血症导致闭经的女性患者与其他闭经但催乳素水平正常的女性相比更易出现抑郁症状、敌对和焦虑。与对照组相比,高催乳素血症男性患者更易出现抑郁症状,并且更严重,抑郁症状的严重程度与其他疾病中的抑郁障碍相似。这些发现提示与高催乳素血症相关的行为主要依赖于性激素的相互作用。

一些研究发现高催乳素血症的产后女性比正常催乳素的产后女性更易产生敌对情绪。但是,Abou-Saleh 及其同事发现,与非产后和非抑郁女性相比,产后抑郁症状、低催乳素水平和低催乳素/黄体酮比例相关。高催乳素血症的抑郁障碍对抗抑郁药治疗的效果较差。溴隐停会减少催乳素水平,抑郁症状会随着催乳素水平降低而好转,然而溴隐停是多巴胺类药物,会加重妄想或精神疾病性症状。

十、治疗内分泌疾病的药物

下列药物经常用于治疗某些内分泌疾病,可能会诱发抑郁症状。

(一)皮质醇激素

使用皮质醇激素会产生皮质醇代谢障碍,诱发情绪、思维和行为的改变。危险因素包括女性、系统性红斑狼疮、剂量变化过快和使用高剂量。抑郁症状可能出现在治疗早期或停药后。高剂量糖皮质醇激素会诱发躁狂或妄想,需要积极治疗。

处理糖皮质激素治疗所致的抑郁障碍包括减缓剂量滴定速度、尽可能避免使用高剂量。隔天一次类固醇激素治疗比每天治疗更适宜。三环类药物可能会加重类固醇激素诱发的精神疾病性症状,因此应该避免使用类固醇激素时使用 TCAs。

(二)合成类固醇

抑郁和躁狂综合征与使用合成类固醇有关。这些药物常治疗强直性肌肉营养不良、性腺功能减退及相关障碍;举重和其他运动员经常滥用此药。仅在美国就有超过 100 万人使用过合成类固醇。22％使用上述药物的人有情绪障碍,且有剂量依赖性。戒断会产生抑郁症状;合成类固醇戒断后出现的抑郁症状经 SSRI 类药物治疗有很好的疗效。

(周 静)

第九节 儿童青少年与抑郁障碍

儿童青少年抑郁障碍较少见,但发病率近年来有升高的趋势。少年中有社交焦虑障碍和抑郁症状的人,在青年阶段发展为抑郁障碍的危险增加。儿童和青少年抑郁障碍对患者生理和心理发育不利。多数儿童青少年抑郁症患者在今后仍会复发,一些青少年的抑郁障碍可持续到成年。儿童青少年情感障碍通常分为原发性情感性障碍和继发性情感障碍。原发性情感性障碍又分为单相和双相情感性障碍;继发性包括由于躯体疾病、脑器质性病变或其他精神疾病所致情感性障碍。发病除遗传易感因素外,儿童心理上的"丧失",如丧失亲人、与父母分离、母爱丧失及家庭欢乐的丧失等,对发病具有重要影响。

儿童和青少年抑郁症表现与成人基本相同。临床主要表现为心境抑郁、兴趣减少;自我评价低,认为自己是坏孩子,有自责、自罪及无价值感;精神运动性抑制,言语和动作减少,反应迟钝;不愿意和小朋友玩,较孤独;乏力、食欲减退和睡眠障碍等。但儿童和青少年可能不会像成人一样描述自己的悲伤或抑郁情绪,有时通过厌烦、孤僻甚至愤怒表现来表达悲伤。儿童还不具备和成人一样的描述及理解情绪的语言能力,因而,他们往往通过行为来表达抑郁心情。不同的发育阶段常见的表达抑郁的行为或方式如下:①学龄前期,违拗行为、攻击行为或退缩行为、与其他儿童交往困难、睡眠和饮食问题;②小学期,不愿上学、学习成绩差、躯体疾病,如头痛和胃疼、与伙伴和成人关系不良、做白日梦、躯体攻击行为;③青少年期,进食障碍(尤见于女孩)、躯体攻击(尤见于男孩)、自杀念头、酒精等物质的使用、反社会行为,如偷窃、撒谎,一些类似于成人的抑郁症状(如悲伤、自我感觉差及对以往喜欢的活动丧失兴趣等)。

(周 静)

第十节 女性与抑郁障碍

抑郁障碍患者有明显性别差异,女性与男性之比为 2:1 女性抑郁障碍的临床表现与男性是不同的。由于性腺功能改变的影响,抑郁障碍女性往往伴有焦虑、烦躁、激动等症状。非典型抑郁症(表现多眠,体重增加,食欲和性欲亢进,对药物反应不典型)女性多见。下述为女性与抑郁情绪有关的几个特殊时期。

一、月经期与抑郁障碍

月经周期与抑郁情绪有关,女性在月经期可出现易激惹或其他心理和行为的改变,经前期女性常出现烦躁、易激惹,易与他人或家人发生矛盾,对紧张的工作感到力不从心。经前期综合征是育龄期妇女在经前出现一系列精神和躯体症状,随月经来潮而消失的一种疾病。临床以经前7～14天出现烦躁易怒、精神紧张、神经过敏、水肿、腹泻、乳房胀痛等一系列症状,除此以外,经前期女性还有许多躯体不适,如头痛、失眠、注意力不集中、疲乏、无力、感觉异常等。少数严重者,其症状可能符合抑郁症标准,并随月经周期性发作为其特点。经前期综合征常见于30～40岁的育龄期妇女。典型的临床表现为经前1周开始,症状逐渐加重,至月经来潮前2～3天最为严重,月经来潮后症状突然消失。有些患者的症状持续时间较长,一直延续到月经开始后的3～4天才完全消失。经前期综合征的妇女往往身体上出现多种不适,严重者伴有精神症状,其中以焦虑症状居多,占70%～100%。60%的患者有乳房胀痛或体重增加;45%～50%的患者有低血糖症状;约35%患者有抑郁症状,个别伴有消极念头。经前期综合征的病因目前还不十分清楚,推测与内分泌、大脑内神经递质、前列腺素、遗传、心理、社会因素等因素有关。

二、分娩与抑郁障碍

在分娩后的第一周,50%～75%的女性出现轻度抑郁症状,10%～15%的产妇罹患产后抑郁障碍。产后一个月的抑郁障碍发病率3倍于非分娩的女性。除了分娩后血中激素的剧烈变化外,社会-心理因素也与产后抑郁症的发生密切相关。早年家庭关系、婚姻问题、不良的生活事件、缺少家庭支持等均为产后抑郁症发生的危险因素,以往患抑郁障碍史或有阳性家族史也是重要的危险因素。此外,甲状腺功能紊乱与产后抑郁障碍有关,因此对产后抑郁症患者需进行甲状腺功能的检查。

三、产后抑郁障碍

产后抑郁障碍在症状、病程、病期和结局与其他抑郁障碍相似。抑郁症的母亲往往不能有效地照顾婴儿,患者往往会由此感到自责自罪。有严重抑郁障碍的母亲可能有伤害自己或婴儿的危险。

人工流产或自发性流产后也可发生抑郁障碍,患者往往会有"后悔、苦恼、失落"等情绪,有调查发现,流产后住院的女性中,几乎一半出现精神障碍,其中主要是抑郁障碍。临床上表现为明显的失落感、内疚感、自责等。而先前患过抑郁障碍的人,流产后再次发生抑郁障碍的危险更高,比预期发病率高出2.59倍。对是否流产存在有矛盾心理的人,抑郁更明显。

四、更年期与抑郁障碍

更年期综合征指更年期妇女由于卵巢功能减退,垂体功能亢进,分泌过多的促性腺激素,出现精神心理、神经内分泌和代谢等方面的变化,引起各器官系统的症状和体征。更年期综合征的症状主要有以下4个方面。

(一)血管运动障碍症状

患者常阵阵发热,或忽冷忽热,出大汗,称为"潮热",有时伴有头晕,每天可发生几次或几十次并多在夜间发作。有的妇女甚至出现发闷、气短、心跳加快、血压升高等症状,均由于血管功能失调引起。

(二)精神神经系统症状

患者多有情绪不稳,易激动,易紧张,失眠,多梦,记忆力衰退等症状。精神症状主要表现为焦虑、抑郁、偏执和睡眠障碍。

1.焦虑症状

患者主要表现为终日焦急紧张、心神不定,无对象、无原因的惊恐不安。严重者可见坐立不安,搓手跺脚;并伴有多种自主神经系统症状和躯体不适感。

2.抑郁症状

抑郁症状表现为情绪低落、缺乏动力、缺乏能力、对事物缺乏兴趣和乐趣、生活无愉快感、感到懒散、思维迟钝、睡眠障碍、忧郁悲观、消极言行等。这些症状有的全部都有,有的部分表现。如果患者的症状严重,持续时间超过2周,应诊断为抑郁症。

3.偏执症状

不少患者表现为敏感多疑、对人不信任、多思多虑、无事生非、猜疑丛生,这是更年期综合征患者常见的偏执症状。疑病观念、恐癌、对自己的健康有不安全感也很常见,导致患者不断检查、不断就医、不断治疗。

4.睡眠障碍

睡眠障碍主要表现为入睡困难、睡眠浅、易惊醒和睡眠时间减少。

(三)泌尿生殖系统症状

大约40％的绝经后妇女出现应力性尿失禁。绝经期前,月经紊乱是更年期妇女典型症状。生殖器官方面有阴毛及腋毛脱落,性欲衰退,阴道分泌物减少,性交时出现疼痛感。

(四)新陈代谢变化引起的症状

1.肥胖

尤其是腹部及臀部等处脂肪堆积。

2.关节疼痛

尤其是膝关节疼痛较为明显,为更年期妇女的普遍症状。

3.骨质疏松

主要表现为腰背痛。

五、围绝经期与抑郁障碍

围绝经期间抑郁障碍的患病率并不增加。但在有紧张性生活事件、缺少社会支持、既往有抑郁障碍史及社会经济地位低下的情况,则绝经期女性患抑郁障碍的危险会有所增加。围绝经期抑郁障碍常伴有明显的易激惹症状。

（周　　静）

第八章

焦 虑 障 碍

第一节　特定恐惧症

特定恐惧症是指对特定物体、场景或活动的局限性恐惧。其临床表现主要由 3 个部分组成：将要面对恐惧事物时的预期焦虑、恐惧事物本身，以及患者为减少焦虑而产生的回避行为。在特定恐惧症中，恐惧的对象通常不是事物本身，而是患者所相信的与该事物接触或处于其中时可能产生的可怕后果；如动物恐惧者会担心被它们伤害，飞行恐惧者担心飞机失事等。虽然特定恐惧症患者认识到这种害怕是过分的、不合理的，但却无法控制恐惧，即使向患者保证也不能减少他们的恐惧。

一、流行病学

在根据 DSM-Ⅲ-R 诊断标准的调查研究中，发现特定恐惧症的终身患病率为 11.3%，平均发病年龄为 15 岁，女性患病率是男性的两倍多。在一次针对青少年的社区研究中，发现特定恐惧症的患病率为 3.5%，女孩高于男孩，并且与抑郁症和躯体形式障碍的共病率高达 1/3。

二、临床表现

特定恐惧症的恐惧对象主要有 5 种类型：动物、自然环境、血液-注射-损伤、场景和其他刺激因素。一般而言，患者的恐惧只针对一种特定类型的事物，少数情况也会出现同时对多种对象的恐惧；与这些事物的接触往往会引起患者强烈的情绪反应及生理反应，并采取一定的回避行为。

三、诊断与鉴别诊断

(一)诊断

特定恐惧的诊断要点包括对一个或少数特定事物、情景或活动存在不合理的恐惧，在接触这些事物前会产生预期性焦虑，并因此引起回避行为，且这些现象不是由于其他精神障碍或躯体疾病所致(诊断标准如下)。

(1)对于特定的事物或情况(例如，飞行、高处、动物、接受注射、看见血液)产生显著的害怕或焦虑。儿童的害怕或焦虑也可能表现为苦恼、发脾气、惊呆或依恋他人。

（2）恐惧的事物或情况几乎总是能够促发立即的害怕或焦虑。

（3）对恐惧的事物或情况主动地回避，或是带着强烈的害怕或焦虑去忍受。

（4）这种害怕或焦虑与特定事物或情况所引起的实际危险及所处的社会文化环境不相称。

（5）这种害怕、焦虑或回避通常持续至少 6 个月。

（6）这种害怕、焦虑或回避引起有临床意义的痛苦，或导致社交、职业或其他重要功能方面的损害。

（7）这种障碍不能用其他精神障碍的症状来更好地解释，包括：（如在广场恐怖症中的）惊恐样症状或其他功能丧失症状；（如在强迫症中的）与强迫思维相关的事物或情况；（如在创伤后应激障碍中的）与创伤事件相关的提示物；（如在分离焦虑障碍中的）离家或离开依恋者；或（如在社交恐怖症中的）社交情况等所致的害怕、焦虑和回避。

（二）鉴别诊断

特定恐惧症患者均存在明确的恐惧对象，很少泛化，其回避行为的动机在于害怕会产生严重不良后果，而不是害怕惊恐发作时无人帮助或处境窘迫，通常与其他焦虑障碍较容易鉴别。如有人陪伴并不能减轻焦虑，可与广场恐惧症和社交焦虑障碍鉴别；强迫症也可能与特定恐惧之间有相似之处，但强迫症患者的恐惧是受其强迫观念的影响（如怕脏的强迫患者因反复担心身上被污染而不断清洗）。对于有潜在抑郁可能的患者需要在问诊时加以区分。

四、病程和预后

（一）自然病程

动物恐惧症通常始于童年早期，而场景恐惧症多数始于青春晚期或成人早期，患者通常较少主动求治。虽然系统的前瞻性研究较少，但现有证据显示儿童期动物恐惧症大多数可以不经治疗而自行缓解，其他特定恐惧症若不进行治疗则病程较长，都有向慢性化发展的趋势；一般病程越长则治疗效果越差。

（二）预后

近期的随访研究发现即使在初次治疗后获得临床痊愈的患者中，也有大约一半随访中仍存在临床症状；而在初次治疗后症状无改善的患者中在随访调查时仍未出现好转。其原因可能是患者对于治疗存在抵触情绪，不愿配合治疗。

五、病因和发病机制研究

（一）生物学因素

研究发现特定恐惧症有高度的家族传递性，一级亲属中同病的风险大约是对照的 3 倍。神经生物学研究显示杏仁核介导的条件恐惧反应回路在特定恐惧的发生中也有重要作用，视联合皮层、躯体觉皮层、边缘系统、岛叶、扣带回可能也参与了特定恐惧的产生。如神经影像研究发现特定恐惧症患者视联合皮质和躯体觉皮质过度激活，提示视觉和触觉意象是恐惧反应的组成部分；此外，特定恐惧患者于恐惧有关的刺激可引起前额叶皮质、扣带回及岛叶激活，而健康对照中则未激活。

（二）精神动力学理论

关于恐惧症的理解主要源于弗洛伊德的小汉斯假设，理论认为恐惧与明显的外界刺激无关，而是与内在的焦虑有关。并且认为恐惧症状的出现是作为对本能冲动，超我禁忌和外界现实约束之间内心冲突的部分消解;当这种潜意识冲动可能要突破时,自我会体验到焦虑的信号。

(三)认知行为理论

认知行为理论认为恐惧性焦虑是通过恐惧的物体(即条件刺激)和创伤性经历(即非条件刺激)的结合而获得的一种条件反射。随后 Fyer 对该理论进行了补充,认为很多恐惧症患者记不起那个最初令人厌恶的事件,提示如果这样的事情发生,它一定是由基于杏仁核的情绪记忆编码而不是基于海马的事件记忆编码;很少一部分物体足以说明大多数人的恐惧症,说明恐惧存在进化的生物学因素;仅少数人暴露于某个刺激中会有恐惧反应,提示遗传易感性或童年经历也起到一定作用。

六、治疗

(一)药物治疗

药物治疗对特定恐惧症的疗效不佳,但是在临床上也会使用选择性 5-羟色胺再摄取抑制剂,并发现对缓解患者的焦虑体验有一定疗效。目前较为主流的观点是使用药物时要结合心理疗法。

(二)心理疗法

特定恐惧症的主要心理疗法方法是暴露疗法,可针对性的消除恐惧症状。暴露治疗可以根据暴露于恐惧物体是"实景中的"还是"想象中的"分成"真实暴露"和"想象暴露"。真实暴露包括患者在治疗中和实际生活中与恐惧事物的接触。想象暴露则是通过治疗师对恐惧刺激的描述及患者对其想象进行暴露。但是事实上,报道的暴露疗法的失访率高达50%。由于暴露过程中会诱发比较强烈的恐惧或焦虑体验,患者本身对于治疗还是存在不少抵触情绪的。为减少治疗中患者因难以耐受焦虑情绪而退出治疗,应在治疗前对患者进行详细的解释,并在治疗初期教会患者进行降低焦虑水平的放松训练,且暴露应逐级进行,从诱发焦虑最轻的场景开始。

近年来,随着互联网技术的发展,已经发展通过网络实施的自助式暴露程序;此外,虚拟现实技术也极大地促进了暴露治疗的可操作性,如已有研究利用虚拟现实技术在驾驶恐惧和飞行恐惧患者中获得良好的疗效。而通过 D-环丝氨酸与暴露疗法(包括传统暴露方法和虚拟现实技术)的结合,更进一步改善了患者的预后。

七、预防和康复

(一)预防

根据目前对于特殊的恐怖的病因研究,如果需要有针对性地预防则可能需要更多地关注到早年可能引发恐惧的一些不利因素,减少童年、青少年期一些不良心理刺激。

(二)康复

对于特定的恐怖而言,实际上完全康复的案例并不多,主要原因在于患者自身可能对治疗的抵触和不愿配合,并且特定的恐怖很多情况并不会影响到正常的生活。但是如果需要康复彻底,则必须在治疗的基础上结合生活中的暴露,这就需要来自亲人朋友的支持、鼓励和配合。

(张　鹏)

第二节 广场恐惧症

广场恐惧原意是指患者怕到人多拥挤的广场等公共场所,逐渐扩展至不敢使用交通工具、不敢进入密闭的空间、不敢单独外出等。广场恐惧症是指当个体离开家、处于人群中或在不易离开的环境中时就会感到焦虑,而且通常会产生强烈的生理反应及立即采取措施回避当下场景的一组障碍。

广场恐惧症经常以惊恐发作开始,然后产生预期焦虑和回避行为,从而形成对特定场景的恐惧。因此有学者认为广场恐惧是惊恐发作的持续发展,而非独立疾病,反应在 DSM-Ⅳ,该类患者被归入"惊恐障碍伴广场恐惧"或"有惊恐发作史的广场恐惧"。而更多的学者支持广场恐惧是不同于惊恐障碍的独立疾病,ICD-10 将该疾病归为恐惧障碍的一种。最新的 DSM-Ⅴ部分采纳了后一种观点,而将广场恐惧作为焦虑障碍的一个独立亚型。

一、流行病学

按照 DSM-Ⅲ-R 标准的研究报道发现,广场恐惧较惊恐障碍为常见,年患病率在男性为1.7%,女性为 3.8%,终身患病率为 6%～10%。

二、临床表现

(一)焦虑
广场恐惧症患者当离开家、处于人群中或在不易离开的环境中时就会感到焦虑,并且广场恐惧症有两组更为明显的焦虑障碍症状:惊恐发作频率较高及担心晕厥和失控的焦虑认知。

(二)回避
在身处该场景的患者会通过有效地回避减少产生焦虑的程度,有些则仍然经常面对引起焦虑的环境,尽管感到很痛苦。

(三)场景关系
通常引起患者的焦虑场景有 3 个共同特点,即远离家、拥挤和受到限制。

(四)预期焦虑
患者通常在到达场景之前就开始焦虑,严重的可能导致出不了门。

(五)其他症状
广场恐惧还可能导致抑郁症状、人格解体和强迫思维。

三、诊断与鉴别诊断

(一)诊断
本病以害怕单独离家外出、到人多拥挤的场所,伴有预期的焦虑和回避行为,可以伴有惊恐发作。害怕对象主要为某些特定环境,如广场、闭室、黑暗场所、拥挤的场所、交通工具(如拥挤的船舱、火车车厢)等,其关键临床特征之一是过分担心处于上述情境时没有即刻能用的出口。其具体诊断标准如下。

(1)对下列 5 种情况中的 2 种及以上感到显著的恐惧或焦虑:①乘坐公共交通工具(例如,汽车、公共汽车、火车、轮船、飞机)。②处于开放的空间(例如,停车场、集市、桥梁)。③处于封闭的空间(例如,商店、剧院、电影院)。④排队或处于人群之中。⑤独自离家。

(2)个体恐惧或回避这些情况时因为想到一旦出现惊恐样症状时或其他失去功能或窘迫的症状(例如,老年人害怕摔倒,害怕大小便失禁)时害怕难以逃离或得不到帮助。

(3)广场恐惧情况几乎总是促发害怕或焦虑。

(4)个体总是主动回避广场恐惧情况,需要人陪伴或带着强烈的害怕或焦虑去忍受。

(5)这种害怕或焦虑与广场恐惧情况和社会文化环境所造成的实际危险不相称。

(6)这种害怕、焦虑或回避通常持续至少 6 个月。

(7)这种害怕、焦虑或回避引起有临床意义的痛苦,或导致社交、职业或其他重要功能方面的损害。

(8)及时有其他躯体疾病(例如,炎症性肠病、帕金森病)存在,这种害怕、焦虑或回避也是明显过度的。

(9)这种害怕、焦虑或回避不能用其他精神障碍的症状来更好地解释——例如,不能仅限于特定恐怖症,情境性的症状;不能只涉及社交焦虑障碍中的社交情况;不仅与强迫症中的强迫思维,躯体变形障碍感受到的躯体外形缺陷或瑕疵,创伤后应激障碍中创伤性事件的提示物,或分离焦虑障碍的害怕离别等相关。

无论是否存在惊恐发作都可以诊断为广场恐惧症。如果个体的表现符合惊恐障碍和广场恐惧症的诊断标准,则可同时给予两个诊断。

(二)鉴别诊断

1.社交焦虑障碍

两者之间主要区别在于焦虑的对象是人还是场所,需要详细询问加以区别。需要注意的是,即使焦虑对象是场所,但仅限于社交场合,患者的主要担心是在所焦虑的场所中自己的表情或行为举止受人关注并可能得到不好的评价,此时仍应诊断社交焦虑障碍。

2.特定恐惧症

如果患者主要表现为害怕的场所仅局限于某一特定处境,应诊断该病,如高楼。

3.广泛性焦虑障碍

两者的区别主要在于焦虑发生的场所和原因,广泛性焦虑障碍通常无时无刻都可能发生焦虑,没有特定场合和时间。

四、病程和预后

起病多在 18～35 岁,症状常有波动。本病如不予治疗,症状可能变得严重也可能自行减轻;许多患者可以短时间内好转甚至完全缓解,但据报道病程持续 1 年的广场恐惧症在随后 5 年内的症状变化很小。慢性广场恐惧症常可继发出现短时发作的抑郁症状。

五、病因和发病机制研究

(一)生物学因素

有研究认为最初的焦虑发作是由于偶然的环境刺激对那些本身易产生焦虑反应的人的作用所致。一些家系研究显示广场恐惧患者的亲属中该病患病风险显著高于对照,双生子研究也提示同卵双生子的同病风险增高。因此提示该病可能与遗传有关。

(二)认知学说

认知理论认为焦虑发作的形成是由于患者不恰当地害怕特定场景的某些方面或在特定场景中偶然出现的某些躯体症状,从而产生错误认知。其症状的扩展和持续是由于症状的反复出现使焦虑情绪条件化,而回避行为则阻碍了条件化的消退。

(三)其他因素

1.人格因素

广场恐惧症患者多是依赖性较强、倾向于回避问题而非面对问题的人。

2.家庭因素

也有研究发现广场恐惧症可能由于家庭问题而持续存在。

六、治疗

(一)药物治疗

广场恐惧症的药物治疗与惊恐障碍相似,尤其对伴有惊恐发作者应先采用抗惊恐剂治疗。临床上主要应用的药物包括选择性 5-羟色胺再摄取抑制剂(SSRI)和苯二氮䓬类等。在急性期或出现急性焦虑发作时推荐在选用 SSRI 治疗同时短期使用苯二氮䓬类药物以快速缓解恐惧症状。

(二)心理疗法

1.支持性心理疗法

通过心理教育等方式向患者说明疾病的性质,减轻患者的预期焦虑,减少回避行为等,并鼓励进入恐惧的场所。

2.认知行为疗法

认知行为疗法是目前较为主流的治疗方法,主要通过改变患者对于恐惧场景的错误认知,或采用各种暴露手段达到降低焦虑反应,减少对场景的恐惧情绪等,以减轻广场恐惧症状。无惊恐发作的广场恐惧尤其适合使用暴露-反应预防疗法;而单纯认知疗法有助于减轻焦虑和惊恐发作,但对广场恐惧症状无效。

七、预防和康复

对于广场恐惧的预防关键在于多锻炼自己的应对能力和身心健康素质。在接受治疗之后,家庭朋友等社会支持系统的辅助对于患者的长期预后具有重要影响;有研究显示许多无法独自外出的患者在配偶、家人或朋友的陪伴下可以进行长距离的旅行并能参与大部分活动。这种活动非常有利于患者的社会功能康复和保持。

(张　鹏)

第三节　惊　恐　障　碍

惊恐障碍于 1980 年首次作为独立诊断出现在 DSM-Ⅲ之中,是一种以反复出现的突如其来的惊恐体验为特征的急性焦虑障碍。惊恐障碍的起始症状往往是患者自我感受到的表现,患者在某些情况下突然感到惊恐、失控感、发疯感、崩溃感、好像死亡将要来临,同时伴有严重的自主功能失调。该障碍起病快,终止也快,表现为持续数分钟到几十分钟的急性症状,发作呈自限性。其核心特点是惊恐发作的出现,即突然发作以躯体症状为主的焦虑,同时伴有将要发生严重后果的强烈担心。

一、流行病学

根据 DSM-Ⅲ 中诊断统计惊恐障碍的人群发病率发现:惊恐障碍 1 个月、6 个月和终身患病率分别为 0.5%、0.8% 和 1.6%。女性的惊恐障碍发病率要高于男性,约是男性患者的两倍;最近的流行病学调查显示惊恐障碍的一年和终身患病率分别为 2.1% 和 5.1%。惊恐障碍常发生于年轻成年人,30 岁年龄段尤其多见,少数可以在老年期发病。

二、临床表现

(一)惊恐发作

典型惊恐发作往往发生在日常活动时(例如,吃饭、看电视、逛街等),患者体验到突然发作的、不可抗拒的害怕、恐惧、忧虑和一种厄运将至的感觉。其主要症状包括气促和窒息感、哽噎感、心悸和心率增加、胸部不适或疼痛、出汗、眩晕、失去平衡感或要昏厥、恶心或腹部不适、人格解体或现实解体、麻木或针刺感、潮热或发冷、震颤或发抖、害怕即将死亡、害怕发疯或失去控制。临床上患者不会同时出现上述所有症状,而是仅出现其中的某一种或某几种。每次发作通常持续 5~20 分钟,很少长至 1 小时。惊恐发作的突出特点为突然产生的焦虑,反应严重且担心会有灾难性的后果,有些患者有惊恐障碍性的过度换气,这可使症状进一步加重。

(二)预期焦虑与回避行为

多数患者在首次惊恐发作后和两次发作的间歇期,常表现为反复担心再次出现相似发作,因而惶惶不可终日,有时出现自主神经功能亢进。因担忧再次发作时会发生危险,常寻求他人陪伴,或回避一些自认为可能再次出现惊恐发作的活动和场合,如不愿独自外出,不愿去人多拥挤的场所;或者外出必须有人陪伴。

三、诊断与鉴别诊断

(一)诊断

当患者反复出现意外的惊恐发作,且伴有持续的预期性焦虑或与发作相关的显著行为变化达 1 个月以上,且此类障碍并非由物质或躯体疾病所导致,也不能由其他精神类疾病所解释,则可诊断为惊恐障碍(诊断标准如下)。

(1)反复出现不可预期的惊恐发作:一次惊恐发作是突然发生强烈的害怕或强烈的不适感,并在几分钟内达到高峰,发作期间出现下列 4 项及以上症状(这种突然发生的惊恐可以出现在平静状态或焦虑状态):①心悸、心慌或心率加速。②出汗。③震颤或发抖。④气短或窒息感。⑤哽噎感。⑥胸痛或胸部不适。⑦恶心或腹部不适。⑧感到头昏、脚步不稳、头重脚轻或昏厥。⑨发冷或发热感。⑩感觉异常(麻木或针刺感)。⑪实解体(感觉不真实)或人格解体(感觉脱离了自己)。⑫害怕失去控制或"发疯"。⑬濒死感。

可能观察到与特定文化有关的症状(例如,耳鸣、颈部酸痛、头疼、无法控制的尖叫或哭喊),此类症状不可作为诊断所需的 4 个症状之一。

(2)至少在 1 次发作之后,出现下列症状中的 1~2 种,且持续 1 个月(或更长)时间。①持续地担忧或担心再次的惊恐发作或其结果(例如,失去控制、心肌梗死、"发疯")。②在与惊恐发作相关的行为方面出现显著的不良变化(例如,设计某些行为以回避惊恐发作,如回避锻炼或回避不熟悉的情况)。

(3)这种障碍不能归因于某种物质(例如,滥用毒品、药物)的生理效应,或其他躯体疾病(例如,甲状腺功能亢进、心肺疾病)。

(4)这种障碍不能用其他精神障碍来更好地解释(例如,像未特定的焦虑障碍中,惊恐发作不仅仅出现于对害怕的社交情况的反应;像特定恐怖症中,惊恐发作不仅仅出现于对有限的恐惧对象或情况的反应;像强迫症中,惊恐发作不仅仅出现于对强迫思维的反应;像创伤后应激障碍中,惊恐发作不仅仅出现于对创伤事件的提示物的反应;或像分离焦虑障碍中,惊恐发作不仅仅出现于对与依恋对象分离的反应)。

(二)鉴别诊断

惊恐障碍的核心症状是惊恐发作,但惊恐发作并非该病所特有的症状,可出现于任一种焦虑障碍的背景下,也可出现于其他精神障碍(例如,抑郁障碍、创伤后应激障碍、物质使用障碍)中及某些躯体疾病(例如,心脏的、呼吸系统的、前庭的、胃肠的)之中。当惊恐发作被确认后,应该被记录为标注(例如,"创伤后应激障碍伴惊恐发作")而不单独诊断惊恐障碍。

临床上在作出惊恐障碍的诊断前,应首先排除前述的精神障碍和躯体疾病。在与其他精神障碍的鉴别中需要特别注意与广泛性焦虑障碍伴惊恐发作、抑郁症伴惊恐发作、躯体形式障碍的鉴别。惊恐障碍患者随着病程的延长可以出现继发的慢性广泛性的焦虑情绪和典型抑郁症状,此时应仔细询问症状发生发展的时间顺序。躯体形式障碍的患者可表现出显著的自主神经亢进症状或类似于急性焦虑症状,但往往症状是持续存在,而非发作性。躯体疾病需要鉴别的有甲状腺功能亢进、甲状腺功能减退、心律失常、冠状动脉供血不足、二尖瓣脱垂、低血糖等。其中特别容易混淆的是二尖瓣脱垂,该病也可突然发生心悸、胸痛、气急、头昏及濒死感、失控感等症状,借助超声心动图可鉴别。

四、病程和预后

(一)自然病程

一般而言,惊恐障碍若不做治疗,病程是非常多变的。目前没有可靠的方法了解病程的发展。病程中可能出现自发的痊愈,但是几个月或几年之后却又再度发病,甚至有患者几年或几十年不能离家的情况存在。惊恐障碍长期频繁发作后也可能发展成真正的心血管疾病。有结果显示,惊恐障碍患者大约 33% 痊愈,50% 伴有限的功能损害,20% 或更少的患者有较重的功能损害。

(二)预后

由于惊恐障碍的发展不稳定,因此预后也较不稳定。研究发现大多数社会功能良好,而伴焦虑或抑郁的患者则不稳定。预后较差的危险因子包括更严重的初始惊恐发作、更严重的初始广场恐惧、疾病持续时间较长、共病抑郁、曾经与父母分离、人际敏感性高、单身等。

五、病因和发病机制研究

(一)生物学因素

惊恐障碍的生物学病因假说包括蓝斑过度反应、5-羟色胺系统功能紊乱、γ-氨基丁酸(GABA)-苯二氮䓬受体复合体结合力下降、脑干二氧化碳(CO_2)化学受体敏感性增高、乳酸钠水平的异常、下丘脑-垂体-肾上腺轴系统异常等。神经影像学研究认为惊恐障碍与以杏仁核为基础的恐惧网络有关;研究显示与健康对照相比,惊恐障碍者静止状态下双侧杏仁核、海马、丘脑、中脑、脑桥、延髓和小脑的葡萄糖吸收明显增高。目前的临床药物研究结果也支持5-羟色胺系统在惊恐障碍治疗中的重要作用。

(二)心理因素

行为理论及学习理论的学者认为焦虑是以对某些环境刺激的恐惧为条件的。因此惊恐障碍的形成与条件反射密不可分。认知理论则认为惊恐发作的患者更为担心严重的躯体或精神疾病的出现。当代精神分析理论中依然以焦虑的内在冲突模型作为主要原则,但是缺乏证据及无法解释器质性因素的作用使得精神分析理论在解释惊恐障碍存在很多不确定因素。也有研究发现儿童时期严重的创伤事件和父母的不良态度与惊恐障碍有关。

六、治疗

惊恐障碍的治疗目标为控制急性发作,减轻发作间歇期的焦虑症状,减少回避行为,预防再次发作。

(一)药物治疗

1.抗抑郁剂

选择性5-羟色胺再摄取抑制剂(SSRI)、5-羟色胺-去甲肾上腺素再摄取抑制剂(SNRIs)等抗抑郁剂是目前治疗惊恐障碍的首选药物。但需要注意此类药物起效较慢,在用药初期,可能需要合并使用苯二氮䓬类药物。

2.苯二氮䓬类

尽管抗抑郁剂成为惊恐障碍的一线治疗,苯二氮䓬类的高效能在急性期治疗中非常有效,并且不良反应较小、容易耐受。首选为阿普唑仑、氯硝西泮。

3.其他药物

目前临床上使用并证明有效的药物还包括丁螺环酮、可乐定、吲哚洛尔、丙戊酸钠及非典型抗精神疾病药物等。

(二)心理疗法

1.认知行为疗法

可减轻对焦虑的躯体反应的害怕,而这种害怕被认为是此病的基础。并且能帮助个体面对恐惧性场景,并成功减少回避行为。当前较为主流的方法包括内观暴露、情景暴露、认知重构、呼吸控制、应用放松训练。

2.支持性心理疗法

向患者解释疾病的性质及预后,以减轻患者的心理负担和发作间歇期的焦虑情绪,同时可鼓励患者坚持治疗计划。

3.精神动力学治疗

传统精神动力学治疗可能对那些缺乏独立和自信的患者有所帮助,对某些患者来说是一种有用的辅助治疗,但不适合急性期使用。

七、预防和康复

(一)预防

惊恐障碍的影响因素较多,因此需要从以下多方面进行预防。包括平时注意锻炼身体,因为惊恐障碍主要与担心躯体状况有关;关注儿童的幼年早期发育,有研究发现惊恐障碍与童年创伤有关;降低不确定性,更多了解各种可能发生的情况,以降低焦虑。

(二)康复

惊恐障碍的康复不仅需要适当的药物和心理疗法,也需要社会系统的支持,比如亲人的关心、支持及陪伴。

(张　鹏)

第四节　社交焦虑障碍

社交焦虑障碍是对社交或公开场合感到强烈恐惧或忧虑,并因而尽力回避的一种心理疾病。其核心特征是显著而持续地害怕在社交场合、公众面前可能出丑或陷入尴尬的场景。

一、流行病学

根据 DSM-Ⅲ-R 诊断标准的研究发现社交焦虑障碍的终身患病率为 13.3%,年发病率为 7.9%,月发病率为 4.5%,并且女性较男性更为常见(15.5%、11.1%)。根据 DSM-Ⅳ 进行的流行病学调查显示社交焦虑障碍的一年和终身患病率分别为 2.8%、5.0%。

二、临床表现

社交焦虑障碍患者在处于被关注并可能被评论的情境下可产生不恰当的焦虑。患者有回避这些场景的倾向,且不完全的融入其中,如他们回避交谈或坐在最不显眼的地方。甚至只是想象可能遇到的物体或场景也会引起严重的焦虑。社交恐惧者常有会被别人挑剔的先占观念,尽管他们也知道这种想法是毫无根据的。不同患者表现均不相同,需要指出的是排尿恐惧和呕吐恐惧也是社交恐惧的一种。

三、诊断与鉴别诊断

(一)诊断

社交焦虑障碍的诊断要点为有明显的害怕或回避会暴露于陌生人的场景,或者害怕尴尬、害怕丢脸的行为举止;患者会意识到害怕是过分的或不合理的,影响功能或引起明显的痛苦并且不是由其他疾病引起的(诊断标准如下)。

(1)个体由于面对可能被他人审视的一种或多种社交情况时而产生显著的害怕或焦虑。例如,社交互动(对话、会见陌生人),被观看(吃、喝的时候),以及在他人面前表演(演讲时)。儿童的这种焦虑必须出现在于同伴交往时,而不仅仅是与成人互动时。

(2)个体害怕自己的言行或呈现的焦虑症状会导致负性的评价(即:被羞辱或尴尬;导致被拒绝或冒犯他人)。

(3)社交情况几乎总是能够促发害怕或焦虑(儿童的害怕或焦虑也可能表现为哭闹、发脾气、惊呆、依恋他人、畏缩或不敢在社交情况中讲话)。

(4)主动回避社交情况,或是带着强烈的害怕或焦虑去忍受。

(5)这种害怕或焦虑与社交情况和社会文化环境所造成的实际威胁不相称。

(6)这种害怕、焦虑或回避通常持续至少 6 个月。

(7)这种害怕、焦虑或回避引起有临床意义的痛苦,或导致社交、职业或其他重要功能方面的损害。

(8)这种害怕、焦虑或回避不能归因于某种物质(如滥用的毒品、药物)的生理效应,或其他躯体疾病。

(9)这种害怕、焦虑或回避不能用其他精神障碍的症状来更好地解释,如惊恐障碍、躯体变形障碍或孤独症(自闭症)谱系障碍。

(10)如果其他躯体疾病(如帕金森病、肥胖症、烧伤或外伤造成的畸形)存在,则这种害怕、焦虑或回避是明确与其不相关或是过度的。

(二)鉴别诊断

1.回避型人格障碍

两者之间在回避行为上有类似之处,回避型人格障碍的核心恐惧也是他人的拒绝、嘲笑或羞辱,但是人格障碍的患者所针对的场景更为广泛,社交焦虑障碍患者则相对局限,且能认识到这种焦虑或担忧是过度的和不合理的。

2.抑郁症

两者都可出现社交行为的减少,但抑郁症患者因情绪低落和动力不足所致,且除回避社交外,还有抑郁症的其他核心症状;本病患者则主要由于为避免社交场合的预期焦虑而采取回避的行为。

3.广场恐惧症

两种均存在对人多场合的恐惧和回避,但广场恐惧症患者所担忧的是在人多拥挤的场合出现危险是无法及时逃脱,即两者之间的主要区别在于焦虑的对象不同。

四、病程和预后

(一)病程

通常起病于 17～30 岁,平均发病年龄为 15 岁,主要是青少年期和成人早期,且疾病的病程常呈慢性,约 80% 的人从未接受治疗。社交焦虑障碍通常隐匿起病,没有明显的诱因,第一次发作是在公共场所,以后则在类似的场所出现焦虑;也有少数患者在一次出丑的社交经历之后急性起病。该病的病程呈慢性化,且发作逐渐加重,回避性也逐渐增强。

(二)预后

由于病程较长,因此该障碍的痊愈常常较晚,一般在发病 25 年后痊愈。社交焦虑障碍常常与其他疾病共病,尤其情绪障碍多见;该病患者发生抑郁障碍的风险增加 3～6 倍。社交焦虑障碍是一种高度致残的精神障碍,它对社会功能和生活质量的影响在过去很大程度上被低估了。因此,如不能获得及时有效的治疗,患者的生活治疗将受到极大的影响。

五、病因和发病机制研究

(一)生物学因素

社交焦虑的生物学病因目前并未明确,许多研究的重复性较差。可能的机制包括去甲肾上腺素系统的功能亢进、5-HT 系统敏感性升高、HPA 轴过度反应等。影像学研究提示以杏仁核为核心的条件性恐惧网络超敏可能与该病的发生有关。也有研究提示遗传因素也是可能的病因之一。

(二)社会-心理因素

过分关注和在意别人的评价是该障碍的基本认知因素。成年前的一些负性经历可能会导致社交恐惧的发生,如父母婚姻冲突、父母过度保护或抛弃、儿童期虐待、儿童期缺乏与成人的亲近关系、儿童期频繁搬迁、学校表现差等因素均可能导致社交焦虑障碍。

六、治疗

(一)药物治疗

研究证实多种类型的药物对社交焦虑障碍有明确的疗效,临床常用的药物包括 SSRI 类抗抑郁剂、苯二氮䓬类,也可使用 β 受体阻滞剂、单胺氧化酶抑制剂、5-羟色胺和去甲肾上腺素再摄取抑制剂(SNRI)、去甲肾上腺素及特异性 5-羟色胺能抗抑郁剂(NaSSA)等。

1.选择性 5-羟色胺再摄取抑制剂(SSRI)

SSRI 是社交恐惧的一线用药;疗效及耐受性好;每天一次用药;对共病抑郁、惊恐、广泛性焦虑障碍或强迫症均有效。

2.其他新型抗抑郁剂

文拉法辛、米氮平等也有一定疗效。

3.苯二氮䓬类

临床上广泛应用并在开放性试验中被报道有效;一般耐受良好;在某些患者中使用时要考虑药物依赖的可能及撤药反应(常用药物为氯硝西泮、阿普唑仑)。

4.β 受体阻滞剂

对于表演前焦虑高度有效,可以在表演事件前 1 小时左右按需服用。对于广泛性社交焦虑障碍的患者大部分没有帮助(常用药物为普萘洛尔、阿替洛尔)。

5.单胺氧化酶抑制剂(MAOIs)

研究中显示出高度有效性;但耐受性较差,且需要饮食限制;对一些共病抑郁、社交恐惧和惊恐等有效;对于难治的患者可以尝试。

6.其他药物

加巴喷丁、丁螺环酮、安非他酮、托吡酯、普瑞巴林、非典型抗精神疾病药物等均有研究报道有效。D-环丝氨酸被认为与暴露疗法联合使用有效。

(二)心理疗法

1.认知行为疗法

该疗法是目前最为常用的社交焦虑障碍的心理疗法方法,包括 3 种主要的认知行为技术:暴露疗法、认知重建和社交技能训练。暴露疗法应从较低焦虑的场景开始,包括想象暴露与真实暴露两种形式;认知重建主要针对自我概念差、害怕别人负性评价的患者,与暴露疗法联合使用效果会更好;社交技能训练主要采用模仿、角色表演和指定练习等方式,帮助患者学会适当的社交行为,减轻在既往恐惧的社交场合的焦虑。

最近,虚拟现实技术的发展为社交焦虑障碍的治疗提供了新的暴露治疗途径,这种计算机模拟技术提高了暴露场景的真实感和可操作性。

2.动力性心理疗法

虽然随着药物治疗和认知行为疗法的发展,该疗法不再像以前受欢迎和受关注,但动力性心理疗法能够识别出那些与社交焦虑和回避行为相关的潜意识冲突,通过对这些冲突的探索将使患者长期获益。

(三)联合治疗

药物与心理疗法的联合对于急性期的治疗并没有显著优势,但对于长期预后可能有一定帮助。近年来,N-甲基-D-天冬氨酸受体激动剂 D-环丝氨酸与暴露疗法联合治疗社交焦虑获得了初步成功,被认为是一种有前途的联合治疗方法。

七、预防和康复

(一)预防

由于社交焦虑障碍的发病年龄较早,且患者往往存在一定的个性基础,因此该病的预防重点在于青春期前的心理教育,以及对于敏感人群的早期识别。对可能引起社交焦虑的因素有所意识,并针对性地进行社交技能的练习,指导某些社交技能欠佳的个体对某些重要场合的活动事先进行必要的准备,减少预期的紧张。

(二)康复

由于社交焦虑病程较长,因此康复需要的时间也较长,此时不仅是继续接受常规的治疗,还需要家人和社会的帮助、鼓励和包容,使其在实践中克服因恐惧担心产生的焦虑及因此带来的回避行为,只有回归到日常的工作生活中,该病才能真正康复。

(张 鹏)

第五节 广泛性焦虑障碍

广泛性焦虑障碍是以持续的显著紧张不安,伴有自主神经功能兴奋和过分警觉为特征的一种慢性焦虑障碍。该障碍是在没有惊恐障碍的情况下,表现出的显著的慢性焦虑。与其他焦虑障碍不同,广泛性焦虑障碍不受任何特定环境的限制或因环境而持续加重。通常患者具有特征性的表情,并且表现出坐立不安,甚至有颤抖、皮肤苍白,手心、脚心及腋窝汗水淋漓。该病通常始于儿童或青少年期,但也可以在任何年龄开始。广泛性焦虑障碍与正常人"焦虑"的区别在于,该病的担忧是明确过度的、普遍且难以控制的,且伴有明显的痛苦和社会功能损害。

一、流行病学

美国的一项调查发现广泛性焦虑障碍的年患病率为1.5%,亚临床广泛性焦虑障碍的年患病率为3.6%,在女性(2.7%)和老年(2.2%)人中患病率更高。Blazer等的报道显示其终身患病率为4.1%～6.6%,女性两倍于男性。同时,广泛性焦虑障碍与其他精神障碍有较高的共病率,如59%与抑郁症共病,56%与其他焦虑障碍共病。

二、临床表现

广泛性焦虑障碍的症状具有持续性,而且对患者而言带来持续性的伤害和痛苦。主要表现为经常或持续的、无明确对象或固定内容的紧张不安,或对现实生活中的某些问题过分担心和烦恼。这种紧张担心与现实很不相称,使患者感到难以忍受,但又无法摆脱;常伴有自主神经功能亢进、运动型紧张和过分警惕。也可以出现抑郁症状、强迫症状和人格解体,但不是主要临床表现。

(一)焦虑体验

表现为对未来可能发生的、难以预料的某种危险或不幸事件的持续、过度担心。担心的内容可以是一些明确的非现实的威胁或可能发生的不幸事件,如亲人是否会发生意外,自己的钱财是否会意外损失;也可以是无法明确描述的对象或内容,而只是一种莫名的提心吊胆或惶恐不安。这种焦虑与惊恐障碍、广场恐惧症等疾病中出现的"预期焦虑"不同,后者是对现实中将要发生的某种情景提前出现的焦虑体验;如惊恐障碍是对再次惊恐发作的担忧,广场恐惧症是要进入恐惧环境前出现的担忧。

(二)运动不安

表现为坐立不安、来回走动、面部表情不自然、四肢的轻微震颤,肌肉紧张,有时出现肌肉抽动或动作僵硬,患者常感到疲乏。

(三)自主神经功能亢进

常有心悸、心慌、气急、胸闷、头昏、头痛,多汗、面赤、口干、胃部不适、腹泻、尿频、尿急等症状。

(四)警觉性增高

主要表现为易激惹、易惊吓、入睡困难、易惊醒,惊跳反应亢进、注意力难以集中等。

三、诊断与鉴别诊断

(一)诊断

广泛性焦虑障碍的诊断要点包括持续6个月以上的慢性焦虑,没有固定内容的过分的担心和紧张不安,给患者带来明显的痛苦和功能损害,且这些症状并非继发于其他精神障碍或躯体疾病。广泛性焦虑障碍一直存在诊断扩大化的担忧和争论,因此需要特别区分个体的表现属于正常"焦虑"反应还是广泛性焦虑的症状。除了焦虑"持续6个月以上"的时间限定外,在作出诊断之前还需要仔细判断焦虑表现是否是合理的、是否其他个体在面临相似情景时也会出现相同的表现,以及焦虑现象是否给个体带来了痛苦体验及对其社会功能造成严重影响。需要特别注意的是,当某些特殊的不良刺激因素持续存在时,一些个体的"正常焦虑"也会带来痛苦体验及功能影响,且持续时间超过6个月。广泛性焦虑障碍诊断标准如下。

（1）在纸上6个月的多数天子里，对于诸多事件或活动（例如，工作或学校表现）表现出过分的焦虑和担心（焦虑性期待）。

（2）个体难以控制这种担心。

（3）这种焦虑和担心与下列6种症状中至少3种有关（在过去6个月中，至少一些症状在多数天子里存在），儿童只需1项。①坐立不安或感到激动或紧张。②容易疲倦。③注意力难以集中或头脑一片空白。④易怒。⑤肌肉紧张。⑥睡眠障碍（难以入睡或保持睡眠状态，或休息不充分、质量不满意的睡眠）。⑦这种焦虑、担心或躯体症状引起有临床意义的痛苦，或导致社交、职业或其他重要功能方面的损害。⑧这种障碍不能归因于某种物质（例如，滥用的毒品、药物）的生理效应，或其他躯体疾病（例如，甲状腺功能亢进）。⑨这种障碍不能用其他精神障碍来更好地解释[例如，像惊恐障碍中的焦虑或担心发生惊恐发作，像社交焦虑障碍（社交恐怖症）中的负性评价，像强迫症中的被污染或其他强迫思维，像分离焦虑障碍中的依恋对象的离别，像创伤后应激障碍中的创伤性事件的提示物，像神经性厌食症中的体重增加，像躯体症状障碍中的躯体不适，像躯体变形障碍中的感到外貌存在瑕疵，像疾病焦虑障碍中的感到有严重的疾病或像精神分裂症或妄想障碍中的妄想信念的内容]。

（二）鉴别诊断

1.抑郁障碍

抑郁症常常伴有一定的焦虑症状，尤其老年抑郁症患者焦虑症状或激动不安非常多见，广泛性焦虑障碍患者由于长期的紧张不安也可以出现不愉快、自责等抑郁症状。但广泛性焦虑障碍患者通常先有焦虑症状，随着病程的迁延才出现抑郁症状，且无昼重夜轻的规律，失眠以入睡困难多见，早醒较少；且食欲通常不受影响，也较少出现兴趣缺乏等症状。

2.惊恐障碍

该病以惊恐发作为核心症状，是急性焦虑障碍，症状更为剧烈，并且持续时间常常较短，与广泛性焦虑障碍相反。其发作间歇期的担忧往往为预期焦虑，有明确的担忧对象，很少泛化。

3.躯体疾病

有些躯体疾病可能具有会被误认为是焦虑障碍的症状。所有的案例在作出该诊断前都应该考虑到躯体疾病的可能性。此外，许多患者由于对躯体疾病预后的过分担心，可以出现典型的广泛性焦虑障碍的表现，当符合该病的诊断标准后仍可作出该病的诊断。

四、病程和预后

（一）自然病程

广泛性焦虑障碍起病缓慢，病程多迁延数年之久，较惊恐障碍的病程更为漫长。往往无明显诱因。许多患者常记不起何时开始出现症状，认为从小就是如此；在其一生中从来就没有不焦虑的时候。起病年龄越早，焦虑症状越重，社会功能也较多受到损害。

一般而言，由于广泛性焦虑障碍不存在特定的对象，这类患者似乎只是随着病程的不断延长才逐渐认识到他们的慢性紧张、反应增高、担忧和焦虑体验是过度的、不合理的，或者认识到需要治疗。这些患者常常觉得生命之中时时刻刻都处于焦虑之中。

（二）预后

该病自行缓解较少，甚至可能随着病程迁延愈发严重影响到正常的生活和社会功能。有关预后的研究结论大相径庭，有研究认为痊愈和好转率占75%，有的认为占50%以下。然而，尽管慌张症状常迁延不愈,但通常不会导致明显的精神残疾和社会功能丧失。但若发展为重性抑郁障碍则需要特别关注。

五、病因和发病机制研究

(一)生物学因素

1.遗传

双生子研究显示本病的遗传度约为 30%,Noyes 等则报告广泛性焦虑障碍患者的亲属中本病的患病风险为 19.5%,而正常对照组该风险为 3.5%。有关该病的分子遗传学研究较少,仅有的研究提示该病可能与多巴胺 D_2 受体基因、5-羟色胺转运体基因、多巴胺转运体基因存在关联。

2.神经生化

基于苯二氮䓬类药物对焦虑的良好疗效,研究发现 γ-氨基丁酸(GABA)———苯二氮䓬受体系统是广泛性焦虑的发病基础之一;5-HT_{1A} 激动剂治疗焦虑有效,提示 5-羟色胺系统在该病的发生中也有重要作用;也有研究提示 GAD 患者存在去甲肾上腺素能调节紊乱,如与健康对照相比,GAD 患者血浆去甲肾上腺素及其代谢产物水平升高。

3.神经影像

研究显示 GAD 患者表现出杏仁核体积增加,功能磁共振研究发现 GAD 患者表现出前额叶皮质活动增强及基底神经节活动降低。

(二)心理因素

1.精神动力性理论

弗洛伊德认为焦虑是一种生理的紧张状态,起源于未获得解决的潜意识冲突。该理论认为当外部世界、本我和超我对自我造成压抑,而自我不能运用有效的防御机制时,便会出现病理性焦虑。在广泛性焦虑障碍中,焦虑通过未经修饰的防御机制而被直接地体验到。

2.认知行为理论

Aeron Beck 的认知理论认为焦虑是个体面临危险的一种反应,信息处理的持久歪曲导致对危险的误解和焦虑体验,如果个体具有自主神经系统过度反应的遗传素质,且对以前的神经刺激的焦虑条件化的广泛反应,则会出现广泛性焦虑障碍。

此外,约 1/3 的广泛性焦虑患者伴有人格障碍,如依赖型人格障碍、回避性人格障碍患者等,也与焦虑人格特质有关。

六、治疗

(一)药物治疗

目前临床上对于广泛性焦虑障碍的药物治疗主要有选择 5-羟色胺再摄取抑制剂、5-羟色胺和去甲肾上腺素再摄取抑制剂、苯二氮䓬类、丁螺环酮、三环类抗抑郁剂等。

1.5-羟色胺和去甲肾上腺素再摄取抑制剂(SNRI)

一线治疗;文拉法辛缓释剂和度洛西汀被美国食品和药品监督管理局批准用于 GAD 的治疗,其疗效在大型对照试验中得到证实;每天一次用药;文拉法辛推荐起始剂量 75 mg/d,这个剂量可能对一些患者已经足够;度洛西汀推荐剂量为 60 mg/d。

2.选择性 5-羟色胺再摄取抑制剂(SSRI)

一线治疗;帕罗西汀被美国食品和药品监督管理局批准;总体上耐受性良好;每天一次用药;

推荐起始剂量20 mg/d,这个剂量可能对许多患者已经足够;其他 SSRI 也有效。

3.苯二氮䓬类

该类药物对 GAD 的疗效众所周知并被广泛使用;似乎都有相似的效果;部分患者有依赖和撤药反应问题;可能对广泛性焦虑障碍的躯体症状比认知症状更为有效。

4.丁螺环酮

耐受性好;与苯二氮䓬类相比,起效时间较长;最近曾使用苯二氮䓬类治疗者可能疗效和依从性较差。

5.三环类抗抑郁药(TCAs)

很少试验证明其疗效;比苯二氮䓬类、丁螺环酮和新型抗抑郁药更多不良反应;与苯二氮䓬类相比起效延迟;可能对焦虑的认知比对躯体症状更有效。

6.其他药物

(1)曲唑酮:治疗本病有效,剂量 150～300 mg/d,不良反应较苯二氮䓬类和丁螺环酮多。

(2)普萘洛尔:在有明显心悸和颤抖的患者中加用可能有效。

(二)心理疗法

与其他焦虑障碍相比,对广泛性焦虑障碍心理疗法的研究较少,因此目前没有足够循证医学证据证明心理疗法对于治疗该病的有效性。但是根据现有的研究结果和临床实践的经验治疗发现心理疗法对 GAD 有较明确的疗效。

1.支持性心理疗法

通过心理教育向患者解释有关疾病的知识,降低患者对疾病的继发焦虑,通过倾听、鼓励、支持等技巧向患者传递积极情绪,增进治疗依从性。

2.认知行为疗法

目前普遍认为认知行为疗法是治疗广泛性焦虑障碍的最优选择。根据前文描述的广泛性焦虑障碍认知特点,这一疾病的许多方面都可作为 CBT 干预的焦点。包括对威胁感知升高的倾向;对于可能灾难性后果的预期;面对矛盾或模棱两可情景时解决问题困难;担忧的核心特征及焦虑的躯体症状。针对广泛性焦虑障碍已发展出多种治疗,包括认知重构;行为焦虑处理,如放松和再呼吸技巧;伴或不伴认知成分的暴露疗法。有研究提示单纯的行为疗法疗效欠佳,而单纯的认知疗法可有效改善患者症状。

3.生物反馈治疗

运用生物反馈信息指导和训练患者进行放松练习,可减轻焦虑,对广泛性焦虑的治疗有效。

七、预防和康复

目前对于广泛性焦虑障碍成因的机制尚未明确,因此无法有针对性有效地对其进行预防。但是在日常生活中做好放松、保持积极的心态依然是针对焦虑障碍的有效方法。除了常规的药物和心理疗法之外,仍然需要强调亲人朋友的支持和鼓励。

(张 鹏)

第六节　分离焦虑障碍

分离焦虑障碍是指当与生活中重要的依恋对象分离或预期分离时所出现的不恰当的、过度的恐惧、害怕或焦虑。长期以来该病一直作为儿童情绪障碍的一种，而在成人中没有该诊断。但越来越多的证据显示，这种焦虑障碍并非儿童所特有，成人也可以有类似的临床症状。因此，在DSM-V中分离焦虑障碍被作为焦虑障碍的一个亚型单独列出。

一、流行病学

早年的研究数据多来自儿童，研究发现分离焦虑障碍在青春期之前的发病率为3.5%～4.1%。而女童发病率约为男童两倍。近年来的研究发现成年人分离焦虑的患病率达6.6%，且其中77.5%起病于成年之后。

二、临床表现

通常分离焦虑障碍表现为患者因分离而出现的过度焦虑、抑郁及一些不安行为，如哭泣，躯体不适、逃避或是采取能获得安全的行为。常见的临床表现为坐立不安、避免目光接触、小声说话、拒绝工作（求学）、与分离相关的噩梦及躯体症状等。这些症状往往造成患者个人的痛苦，并对其社会功能有显著影响，且对成年人的影响远大于儿童。

三、诊断与鉴别诊断

(一)诊断

分离焦虑障碍的诊断要点包括：在与重要的依恋对象分离时产生过度焦虑、恐惧等情绪反应和回避行为，症状持续6个月（儿童为4周）以上无法改善，对生活造成严重影响，且不是由其他精神障碍所导致的（诊断标准如下）。

(1)个体与其依恋对象离别时，会产生与其发育阶段不相称的、过度的害怕或焦虑，至少符合以下表现中的3种：①当预期或经历与家庭或与主要依恋对象离别时，产生反复的、过度的痛苦。②持续性和过度地担心会失去主要依恋对象，或担心他们可能受到诸如疾病、受伤、灾难或死亡的伤害。③持续的、过度地担心会经历导致与主要依恋对象离别的不幸事件（例如，走失、被绑架、事故、生病）。④因害怕离别，持续表现不愿或拒绝出门、离开家、去上学、去工作或去其他地方。⑤持续和过度地害怕或不愿独处或不愿在家或其他场所与主要依恋对象不在一起。⑥持续性地不愿或拒绝在家以外的地方睡觉或不愿在家或其主要依恋对象不在身边时睡觉。⑦反复做内容与离别有关的噩梦。⑧当与主要依恋对象离别或预期离别时，反复地抱怨躯体性症状（例如，头疼、胃疼、恶心、呕吐）。

(2)这种害怕、焦虑或回避是持续性的，儿童和青少年至少持续4周，成人则至少持续6个月。

(3)这种障碍引起有临床意义的痛苦，或导致社交、学业、职业或其他重要功能方面的损害。

(4)这种障碍不能用其他精神障碍来更好地解释，例如，像孤独症（自闭症）谱系障碍中的因不愿过度改变而导致拒绝离家,像精神病性障碍中的因妄想或幻觉而忧虑分别,像广场恐怖症中的因没有一个信任的同伴陪伴而拒绝出门,像广泛性焦虑障碍中的担心疾病或伤害会降临到其他重要的人身上,或像疾病焦虑障碍中的担心会患病。

(二)鉴别诊断

分离焦虑障碍的主要特点在于由现实的或预期的分离所引起,导致焦虑及各种为了缓解焦虑伴发的症状。需要与以下疾病鉴别。

1.社交焦虑障碍

该病患者常为了回避社交场合而不愿离开家,与重要依恋对象的出现或缺失没有相关性;而分离焦虑障碍患者只要依恋对象存在,通常在社交场合并不出现严重的焦虑或担忧。

2.惊恐障碍

该病主要表现为急性焦虑发作,患者常由于担心惊恐发作而要求亲人陪伴,但其核心的担忧并非亲人的离开,而是惊恐发作时无法自我救助,而其所要求的陪伴者往往不具有不可替代性。但需要注意,分离焦虑障碍患者在依恋对象突然离开时也可出现惊恐发作。

四、病程和预后

一般认为,婴儿在7～24个月的时候是分离焦虑最明显的时候,随着孩子慢慢成长,尤其是到学前期,分离焦虑逐渐减弱。儿童分离焦虑是必然出现的,但是如果其表现异乎寻常或是过于强烈则可能形成分离焦虑障碍。儿童分离焦虑障碍的预后较为良好,接受治疗的儿童青少年患者通常能顺利度过该阶段,即使未予治疗,80%～95%的儿童青少年患者会自行缓解。但部分可能在青少年早期再次出现并可能持续到成年,影响到正常的工作和生活。成人分离焦虑障碍患者约2/3起病于成年后,通常接受治疗后症状缓解较好,但长期预后尚缺乏相关数据。

五、病因和发病机制研究

分离焦虑障碍的病因主要与家庭教育和养育方式有关,与家庭中重要客体的依恋关系相关,一般而言,父母的过度保护和焦虑可能是产生分离焦虑障碍的影响因素之一。同时遗传易感性也在该病的发生中扮演重要角色,但是尚缺乏相关证据。总体而言,该病的病因和发病机制研究仍不足,其具体病因尚不明确。

六、治疗

(一)认知行为疗法

认知行为疗法被认为是治疗分离焦虑的最好方法,目前比较流行的方法有交感互动疗法,改变父母(重要依恋对象)与患者之间的互动方式,从而减少分离焦虑行为、增强自控同时减少依恋对象的焦虑。成年分离焦虑患者可采用逐级暴露疗法,提高患者对于分离所产生的焦虑的耐受度和控制能力。

(二)家庭疗法

目前认为分离焦虑障碍的关键在于家庭结构模式,因此家庭疗法也是治疗分离焦虑的最佳方法之一,从家庭角色的视角出发改善家庭关系。家庭疗法对成年患者同样有效。

(三)药物治疗

对于恐惧、焦虑症状严重者,也可采用药物治疗缓解期焦虑症状,所用药物以 SSRI、SNRIs

为主,某些情况下也可短期使用苯二氮䓬类药物。

七、预防和康复

分离焦虑障碍的预防关键在于患者的依恋对象。对儿童而言,父母担心分离造成的焦虑往往会遗传给孩子;因此,父母学会如何在保护好孩子的前提下又适当地使其自然成长非常重要。分离焦虑的预后良好,但是要完全康复依然需要患者的依恋对象对自己曾经的照顾/相处方式有所认识和改变,形成新的家庭结构并将其稳定。

(张　鹏)

第九章

强 迫 障 碍

第一节　强迫障碍的概述

强迫障碍(obsessive compulsive disorder,OCD)是一种既古老(早在 15 世纪就有文献记载)又新型的疾病;1980 年代前一直认为 OCD 是一种罕见的难治性心理障碍(终身患病率 0.05%),现在它是精神卫生领域第四种常见的、可治的神经精神障碍(终身患病率 2.5%)。莎士比亚悲剧《麦克白》中的主人公就是典型强迫障碍(强迫性洗手),莎士比亚描述到:"麦克白有一种习惯动作,那就是不停地洗手,每次要洗一刻钟。"18 世纪另一位患有强迫障碍的剧中人是约翰逊,他在跨过门槛时,双手保持一种特殊的姿势或古怪的姿势,在石板路上行走时,决不能踩到石头缝,每根柱子都要摸一下,如果踩到石头缝或有一柱子未摸,就得从头开始。在医学文献中,1838 年法国精神病学家 Esquirol 首次报道一例强迫性怀疑的患者,当时称为单狂;1861 年 Morel 创用"强迫观念"一词,认为它一种情感疾病,1866 年将其命名为强迫障碍;1887 年 Westphal 总结前人的看法,提出了强迫障碍的定义:一种不由自主的或与意志对立的思想,这种思想不是外来的,也不是特殊情感状态的产物,而且智力正常。1936 年 Lewis 对强迫障碍概念做了系统回顾,指出认识到强迫体验没有意义,并不是强迫障碍的必要特征,主观上感到必须加以抵制才是主要的。

早在多年前人们对强迫障碍就有了初步的认识,近年来医学上对该病又有了新的认识,但还有许多问题未被认识。在几个主要诊断系统中,对强迫障碍也存在不同的看法,目前对强迫障碍的基本看法如下:强迫障碍是一种以强迫障碍症状为主要表现的心理障碍,其强迫障碍症状有下列特点:有意识的自我强迫和反强迫并存,这种尖锐和强烈的心理冲突是患者痛苦的根源;患者体验到观念或冲动是他自己的,但违背了自己的意愿,虽极力抵抗,却无法控制;多数患者能意识到强迫障碍症状的不合理性,但无法摆脱;强迫障碍症状严重影响患者的日常生活和社会功能。

一、流行病学调查

(一)患病率和发病年龄

19 世纪 80 年代前,由于患者害怕或羞耻而不寻求治疗,以致人们认为 OCD 是一罕见的疾病,患病率为 0.05%。事实上,最早 Roth 和 Luton 在田纳西州调查显示 OCD 患病率0.3%,另一项早期研究发现法国农村 OCD 患病率为 1.0%。1980 年代开始用标准化工具调查 OCD 患病率,1988 年,美国运用 DSM-Ⅲ 诊断标准和定式精神检查方法在五大城市的大规模流调显示 OCD 在普通成人的终身患病率为 2.5%,6 个月的时点患病率为 1.6%。Fontenelle 等总结世界各地区非专业人员用诊断访谈问卷(DIS)调查获得的终身患病率依次为 1.1%(中国香港)、1.9%(韩国)、2.0%(冰岛)、2.1%(德国)、2.2%(新西兰)、2.3%(美国和加拿大)、2.5%(波多黎各)和 2.7%(匈牙利);年患病率依次为 1.1%(韩国)、1.6%(德国)、1.1%(新西兰)、1.3%(美国)、1.4%(加拿大)和 1.8%(波多黎各)。然而由专业人员采用复合国际诊断工具(CIDI)按 DSM-Ⅳ 标准获得患病率则相对较低,如加拿大月患病率 0.6%(DSM-Ⅳ)、德国年患病率 0.7% 和月患病率 0.4%(DSM-Ⅳ)。儿童和青少年患病率因地区、年龄、诊断工具和诊断标准变异很大(0.0~4.0%),青少年 OCD 患病率与成人相似,预计为 2%,儿童患病率相对低些,在 0.2%~0.8%,如按 DSM-Ⅳ 获得的终身患病率分别为 0.2%(英国)、0.5%(希腊)、0.7%(德国)、1.9%(美国)、2.3%(以色列)。大多数研究报道以 DSM-Ⅲ 为标准,OCD 年发病率(0.69%~0.79%)显著低于终身患病率(1.9%~3.3%),少数研究报道的年发病率更低(0.12%~0.20%)。

1982 年中国大陆 12 地区神经症流调资料显示强迫障碍的患病率为 0.03%,2001—2005 年全国四省流调结果显示 OCD 月患病率为 0.084%(DSM-Ⅳ 标准),比 20 年前明显增加,比西方国家(0.4%~0.6%)低 5~10 倍,也低于中国香港(终身患病率 1.1%)的患病率。2005 年河北省 18 岁以上成人流调结果显示 OCD 终身患病率为 0.26%、时点患病率为 0.246%(DSM-Ⅳ 标准)。2001 年浙江省 15 岁以上人群流调结果显示 OCD 时点患病率为 0.102%(男性 0.197%,女性 0.014%)(DSM-Ⅳ 标准)。国内目前还没有儿童和青少年的流调资料。

OCD 首次发病年龄从儿童到成人都有,20 岁前后是发病的高峰期,也有 2 岁发病和 70 岁发病的案例报道,男性发病年龄(13~15 岁)早于女性(20~24 岁)。Rasmussen 等报道:OCD 患者的平均发病年龄为(19.8±9.6)岁,男性患者(17.5±8.7)岁,女性患者(21.2±9.8)岁,83% 的患者在 25 岁以前起病;Castle 等报道:男性 OCD 患者的平均发病年龄为 22 岁,女性 OCD 患者的平均发病年龄为 26 岁,首次就诊的平均年龄男性 32.8 岁、女性 34.6 岁;林雄标等收集的 40 例临床样本的发病年龄为 9~30 岁,平均(18.9±5.5)岁,男性[(18.3±5.4)岁]略早于女性[(20.2±5.5)岁],85% 的患者在 25 岁以前起病。在成人中女性 OCD 患病率高于男性,Weissman 等的七国联合调查资料显示女性患病率是男性的 1.2~3.8 倍;Castle 等临床样本的男女比例为 1.00∶1.35;国内几个临床研究样本都是男性多于女性,在儿童中男性患病率明显高于女性,男女比例为 2∶1。2005 年河北省流调结果显示时点患病率女性(0.263%)略高于男性(0.229%),城市(0.667%)明显高于农村(0.187%),20~29 岁(0.41%)和 30~39 岁(0.37%)为患病高峰。

(二)病程和预后

OCD 通常是逐渐发展的,发病时间难以确定,也有少数案例是亚急性起病的,有明确的起病时间。OCD 的典型病程是逐渐加重——保持高水平波动——缓慢改善或消退,具有这种典型病程的患者约占 1/2,约 1/3 的患者持续波动,另有 10% 左右的患者病情不断恶化。许多 OCD 患者在寻求治疗时已有数年病程,有研究发现患者从有明显症状到首次就诊的平均时间在 7 年以上。Skoog 等对 122 例 OCD 患者的 40 年随访观察发现:20% 的患者完全恢复,28% 的患者明显改善,35% 的患者虽有改善,但仍有明显的临床症状,48% 患者的病程超过 30 年。国内有些临床资料显示 OCD 患者从有明显症状到首次就诊的时间为 1~15 年,平均 6.2 年。

在不加干预的自然状况下,只有少数 OCD 患者能在 1 年内缓解,多数患者病情持续波动数年,甚至终身不愈。1970年前,OCD几乎缺乏有效的药物治疗,心理疗法是主要的干预手段,当时中国的心理疗法专家寥寥无几,加上当时的社会环境也无法开展心理疗法,OCD患者基本上属于自然转归。1980年代发现氯米帕明对OCD有独特的疗效,国内也于1990年代初用于临床,OCD结局显著改善。1990年代后期,选择性5-羟色胺再摄取抑制剂(SSRI)用于治疗OCD,尽管疗效与氯米帕明相当,但不良反应明显减少,加上心理疗法的广泛开展,OCD患者的预后有明显的改观。预后不良可能与下列因素有关:有强迫障碍家族史者、病前有偏执型、精神分裂样和分裂型等人格障碍者的预后差,表演型、自恋型、边缘型、回避型、依赖型和强迫型人格障碍者则不能预测预后。治疗前有社会功能低下、持续病程、有抽动症状、高水平超价观念和无明显反强迫动机者的预后也差。妊娠、产后、流产和经前期等均可恶化强迫障碍症状。

(三)谱系障碍与共病

强迫谱系障碍是一个疾病家族,相互间存在一定程度的重叠,是一个疾病的连续谱。Hollander认为强迫谱系障碍可以看作一条直线,一端是强迫端,一端是冲动端,谱系障碍中的不同疾病则按疾病症状的性质差异处在直线的不同位点上。强迫端的行为是强迫行为或思维,以寻求安全为目的,过分估计伤害事件发生的可能性,代表疾病是强迫障碍;冲动端的行为是冲动行为,以冒险为目的,不能充分考虑行为可能带来的不良后果,代表疾病是反社会型人格障碍。二者存在相同神经环路但结果相反的大脑神经生化功能改变,强迫障碍患者前额叶功能亢进、中枢5-羟色胺能系统功能敏感性增加,后者相反,前额叶功能降低、中枢神经系统突触前5-羟色胺功能水平低下。虽然强迫障碍、冲动控制障碍在谱系中位置相反,但都表现出相似的对冲动行为抑制或延迟的缺陷。

强迫性谱系障碍的各种疾病在连续谱中从强迫端向冲动端移行,靠近强迫端疾病的症状具有强迫性质,靠近冲动端疾病则表现冲动行为的特征。强迫性谱系障碍主要包括4个群组:①与体表或体感有关的先占观念,包括躯体变形障碍、疑病症、神经性厌食症和人格解体障碍;②冲动控制障碍,包括病理性赌博、拔毛癖、强迫性性行为、自伤行为和偷窃癖;③神经系统疾病,包括孤独症、Sydenham症、舞蹈症、Tourette综合征;④其他疾病,包括抽动障碍、分裂-强迫障碍、进食障碍和分离性障碍等。

DSM-V将强迫障碍从焦虑障碍中分离出来,把"强迫及相关障碍"作为独立疾病单元,包含强迫障碍、躯体变形障碍、拔毛癖(拔毛障碍)、抓痕障碍(皮肤搔抓)、物质/药物所致强迫与相关障碍、躯体疾病所致强迫与相关障碍及其他特定强迫与相关障碍。

强迫障碍最常见的合并证是抑郁症,文献报道的共病率差异很大,从19%到90%,但多数流行病学研究报道:约1/3的OCD患者合并抑郁发作。在临床样本中,强迫障碍与抑郁症的共病率超过60%(Crino等,1996)。Rasmussen报道1/3的OCD患者就诊时合并抑郁症,2/3的OCD患者在人生的某个时期可能合并抑郁症。多数患者(38%)先有强迫障碍后有抑郁症,少数患者(11%)先有抑郁后有强迫。

人格障碍是OCD的另一常见并发症,有文献报道有2/3的OCD患者合并人格障碍,而且患者亲属的人格障碍发生率也高于普通人群,合并人格障碍的OCD患者治疗效果一般较差。有人怀疑人格障碍诊断的效度,Ricciardi等研究显示17例OCD合并人格障碍患者在系统治疗后,有9例不再符合人格障碍的诊断标准。另有研究发现54%的OCD患者并发惊恐障碍,30%的OCD患者并发特定的恐惧症,42%的患者并发社交恐惧症。最近研究报道10%的女性OCD患者并发神经性厌食症,33%的患者并发暴食症。另外抽动秽语综合征和其他抽动障碍与OCD

有关,20%～30%的 OCD 患者自己报告曾经或目前有抽动行为,抽动秽语综合征与 OCD 的共病率在 36%～52%。

二、病因和病理机制

强迫障碍的发生有一定的性格基础,这类患者过于不接受自己,甚至苛求自己,这才导致自我强迫与自我反强迫的尖锐冲突,有研究提示强迫障碍患者个性特征的形成具有一定的遗传基础。弗洛伊德把强迫人格称为肛门性格:爱整洁、吝啬和顽固。近年来研究发现强迫障碍有其生物学基础,如 5-羟色胺能神经元功能增强和额叶功能病理性增强;家系调查表明强迫行为的某些素质是可以遗传的。生化研究发现,具有抑制 5-羟色胺再摄取的药物(如氯米帕明、氟西汀)对强迫障碍症状有良好的效果,强迫障碍症状减轻常伴有血小板 5-羟色胺含量和脑脊液 5-羟吲哚醋酸含量下降,提示 5-羟色胺系统功能增强与强迫障碍发病有关。

(一)遗传学证据

有关强迫障碍的遗传学研究很多,试图了解遗传因素在患者个性形成或脑内神经递质改变中所起的作用。到目前为止,这方面的研究还没有获得实质性的突破,但通过家系调查、双生子研究、分离分析和基因关联研究,已积累了大量的提示性证据。

1.家系调查

强迫障碍患者有家族聚集现象是一个不争的事实。Rasmussen 等从 44 名符合 DSM-Ⅲ 标准的 OCD 患者的家族史中,发现有 7 名患者的父母具有强迫障碍的指征。有一项对 46 例强迫障碍患者及其家属的 2～7 年的随访研究显示,13%的一级亲属符合 DSM-Ⅲ-R 的强迫障碍诊断标准。Pauls 等(1995)对 100 例强迫障碍先证者的 466 名一级亲属进行了直接的访谈,结果发现强迫障碍和亚临床强迫障碍的发生率(10.9%和7.9%)显著高于对照组(分别为 1.9%和2.0%)。最近,国内有研究报道 OCD 患者一级亲属强迫障碍和亚临床强迫障碍的患病率分别为11.5%和34.5%(合计 46%)、二级亲属亚临床强迫障碍患病率为 3.9%,另外一级亲属其他精神疾病的患病率也明显高于普通人群,如精神分裂症(25.9%)、情感障碍(14.4%)、轻型抑郁症(11.5%)、广泛焦虑障碍(25.9%)、其他神经症(17.2%)和抽动障碍(23%)。家族聚集现象与疾病的遗传没有必然的因果关系,因为家族不仅是一个遗传单元,也是一个社会文化单元,因此只提示有遗传倾向的可能性,需做进一步研究证实。

2.双生子研究

双生子研究比家系调查更有说服力。早期日本学者曾做过一个小样本的双生子调查,报道双卵双生子(DZ)的同病率为 20%,而 10 对单卵双生子(MZ)的同病率为 80%;Rasmussen 等调查发现,MZ 的强迫障碍同病率为 65%;Carey 报道 15 对 DZ 强迫思维的同病率为 47%,而 15 对MZ 为 87%。这些研究支持特殊环境因素和基因因素对强迫障碍的行为表现起重要作用,说明遗传因素在强迫障碍的发病中起到一定的作用。

3.遗传模式

既然遗传因素在强迫障碍的发病中起到一定的作用,那么它是通过什么方式遗传的,是显性遗传、隐性遗传,还是多基因遗传。近年来研究者用分离分析对这些问题进行了探索,尽管没有明确的结论,但还是为我们提供了许多想象的空间。Calvallini 等从 101 个确诊的强迫障碍先证者家系的研究结果中找到了证据,证明了一个主基因的作用,但是无法确定确切的遗传模式;对意大利的 107 例强迫障碍家系进行了分离分析,并运用 Logistic 回归验证可能的基因遗传模式,发现显性遗传模式最为适合,但当强迫障碍伴有 Tourette 综合征(TS)或慢性运动抽动症(CMT)时则表现出不严格的遗传模式。Alsobrook 等对 100 例成人强迫障碍先证者家系的进行综合分离分析,发现了"追求对称和整齐"的主基因位点,但这不能确定为确切的孟德尔模式。Nestadt 等通过对 153 个家系(实验组 80 例,对照组 73 例)的综合分离分析证明存在一个主基因,"有性别和轻微家庭影响的孟德尔显性遗传模式"可以对所得资料进行最恰当的解释,按先证者性别进行分离分析的结果同样显示,强迫障碍最可能的遗传模式是有轻微家庭影响的孟德尔显性遗传。在这些家系中存在一种混合的传递模式,这种混合模式在多基因的背景上显示出一个起主要作用的基因,因此多基因可能影响强迫障碍的症状表现。

4.候选基因

家系调查及双生子研究揭示强迫障碍有遗传倾向,分离分析提出了强迫障碍的遗传模式。近年来,随着分子遗传学的发展,许多学者对强迫障碍潜在的候选基因进行了研究,提出强迫障碍候选基因的设想来自强迫障碍药物治疗及神经生化的研究,多数基因与 5 羟色胺(5-HT)、儿茶酚胺(CA)及多巴胺(DA)等神经递质的代谢过程有关,最新研究报道了 $GABA-A-\gamma2$、$HLA-CAR$、$MOG-4$、$MOG-2$ 等基因也与强迫障碍有联系。

5-HT 转运子(5-HTT)在 5-HT 再摄取过程中起重要作用,可能是强迫障碍的候选基因。DiBella 等研究发现 $5-HTT$ 基因第 4 内含子的突变及 Leu255Met 多态性与强迫障碍均有关联;McDougle 对 35 个欧美核心家系用传递不平衡检验(TDT)发现,$5-HTT$ 基因 SlC6A4 多态性 L 等位基因与强迫障碍呈正相关,且与 SSRI 类药物的疗效呈负关联趋势,提示 $5-HTT$ 基因 SlC6A4 多态性的 L 等位基因是强迫障碍发病的危险因子及 SSRI 疗效不佳的预测因子;Bengel 发现患者组 $5-HTTLPR$ 的长等位基因 l 与对照组有明显差异(46.7%:32.3%),也提示 5-HTT 与强迫障碍的易感性有关联。

5-HT 是通过 5-HT 受体发挥其效能的,因此 5-HT 受体基因有可能是强迫障碍的候选基因。根据受体亲和力和功能不同,5-HT 受体可细分成 14 种亚型,目前的研究多集中于 5-HT$_{2A}$、5-HT$_{2C}$、5-HTIDβ 等受体,Enoch 发现强迫障碍患者 5-HT$_{2A}$ 启动子多态性-1438G/A 等位基因频率增加比对照组大(患者组 0.50,对照组 0.41),支持 5-HT$_{2A}$ 受体基因与强迫障碍发病有关;Mundo 等发现 $5-HTID\beta$ 等受体基因 G861C 变异与强迫障碍之间有明显的连锁不平衡及 G 等位基因优先传递至患病的受试者,Pauls 等也报道了同样的结果,提出 $5-HTID\beta$ 等受体基因可能为强迫障碍候选基因之一。

Nicolini 发现伴抽动障碍的强迫障碍患者的 D$_2$ 受体基因 $TaqIA$ 多态性的基因型 A2/A2 频率与对照组相比有显著差异,提示 D$_2$ 受体基因 $TaqIA$ 多态性主要影响有抽动障碍的强迫障碍患者的易感性。Cruz 研究发现伴抽动障碍的强迫障碍患者与不伴抽动障碍的强迫障碍患者含有等位基因 A7 的比率为 91% 和 48%,认为等位基因 A7 是伴有抽动障碍的强迫障碍的一个危险因子。Billett 等的研究发现第 36~42 密码子上 21 bp 序列缺失的多态性在强迫障碍与对照组间有明显差异,认为该多态性与强迫障碍的易感性有关。未发现 DAT 基因多态性的等位基因及基因型频率与强迫障碍易感性有关联的证据。

强迫障碍与 COMT 关系的研究有许多阳性发现。Karaytogou 发现 COMT 基因的等位基因与强迫障碍易感性呈显著负关联,尤其在男性患者,同时在强迫障碍与 MAO-A 等位基因关系的研究中也得到了性别间差异的结果;Schindler 发现 COMT 等位基因的纯合子与强迫障碍之间有一定的关联趋势,支持 COMT 在强迫障碍发病中的作用;Camarena 等发现 MAO-A 基因与强迫障碍的发病有一定的关联倾向,并且性别间也有显著差异,支持不同性别的强迫障碍可能为不同的遗传亚型。

除传统的5-HT、CA、DA系统基因之外,最近尚有许多关于其他基因在强迫障碍发病中作用的研究,涉及MAO-A(单胺氧化酶)、MOG-2、MOG-4(髓磷脂少突胶质细胞糖蛋白,其基因与人类白细胞抗原及GABA-B基因位点相邻)、HLA-CAR(人类白细胞抗原),GABA-A-γ2等,但大部分没有得到阳性结果。

(二)神经生物学研究

在强迫障碍的神经生物学机制方面有过许多研究,发现某些递质、受体及一些其他物质与强迫障碍有些关联,但目前证据最充分的还是5-羟色胺假说。

1.5-羟色胺假说

5-羟色胺假说最初的证据来自三环类抗抑郁药氯米帕明对OCD的治疗作用,因为氯米帕明能抑制5-HT的再摄取,Thoren等年研究发现:氯米帕明能有效降低OCD患者脑脊液中5-HT代谢产物5-羟吲哚乙酸(5-HIAA)含量和改善强迫障碍症状。尽管氯米帕明的代谢产物也有抗去甲肾上腺素能的作用,但Zohar和Insel发现氯米帕明治疗OCD比地昔帕米明显有效,表明氯米帕明的抗强迫作用是通过5-HT系统实现的。Flament等发现氯米帕明也能有效降低儿童与青少年强迫障碍患者血小板5-HT浓度而发挥抗强迫作用,表明OCD的确存在5-HT系统异常。

近年研究者又对5-HT受体激动剂做了深入的研究。Zoher及Hollander的研究显示m-氯苯哌嗪(mCPP)能加重强迫障碍症状,而MK-212却没有这种作用,认为mCPP对5-HT(1D)受体有更强的亲和力。然而其他研究者用选择性5-HT(1D)受体激动剂(舒马曲坦或佐米曲坦)没有发现5-HT(1D)受体在OCD病理生理机制中特异作用。

还有研究者对5-HT受体拮抗剂进行了研究。Broocks等比较了奥氮西隆和mCPP的作用,发现mCPP导致焦虑、强迫障碍症状加重及自我认知改变,患者提前服用奥氮西隆并没有改善这些症状,表明mCPP引起的反应不能被奥氮西隆调整。另外有研究发现OCD患者还存在5-HT转运蛋白、蛋白激酶C(PKC)和5-HT受体敏感性异常。

2.多巴胺系统异常

多巴胺系统可能在OCD发病中发挥重要作用,因为OCD动物模型显示DA可导致动物产生刻板行为。Szechtman等的研究表明长期给老鼠服用喹吡罗产生的行为与人类的强迫性核查相似,抗强迫药氯米帕明会显著减少这种行为,而MAOI不但能阻止喹吡罗效应的发生,而且反转已经出现的强迫核查行为。这说明DA在OCD的发病中发挥重要作用,MAOI可能是取代喹吡罗结合位点发挥作用的。

Brambilla等通过多巴胺激动剂阿扑吗啡激发的生长激素(GH)反应来检测OCD患者与对照组DA功能,结果显示基础血浆GH、SMD-C浓度及GHRI激发的GH反应,阿扑吗啡对催乳素的抑制反应两组无差别,OCD组的阿扑吗啡激发的生长激素反应迟钝,这一研究提示多巴胺能系统功能失调。临床试验前期显示多巴胺系统与5-羟色胺系统之间有重要的相互作用,并且有研究证明能增加DA量的SRI对难治性OCD有很好的效果。

3.其他神经生物学因素

可能还有其他的神经生化系统参与OCD的发病机制。如阿片肽、类固醇、缩宫素和抗利尿激素。

(三)心理机制研究

尽管遗传假说或递质受体假说能够解释强迫障碍部分发病机制,尤其是 5-HT 假说为药物治疗提供了科学依据,但无法理解强迫障碍患者的内心痛苦。只有了解强迫障碍的心理机制,才能用心理学方法解除患者的心理痛苦,多年来,心理学研究者和实践家提出许多不同解释。

1.精神分析理论

强迫障碍患者的关键心理特点是超我过度理想化,不能容忍本我的许多基本需求,自我既想把本我的欲望压制下去,又想说服超我接受本我的需求,然自我的力量不够强大,无法协调超我与本我之间的冲突而感到痛苦。有研究提示强迫障碍患者的家庭教育过分严格,这种过分严格的教育内化患者的超我,表现为极端的完美主义、过分依赖外部标准、刻板、缺乏包容性,使自我充满许多不确定性、怀疑性和不安全性。更重要的是所有这一切过程是在潜意识中进行的,患者并未意识到,他们为自己的强迫性思维和行为感到痛苦,但却不知道自己为何要这样想、这样做,认为自己的所作所为是毫无意义的。其实"在强迫行为中,一切都是有含义并能够被解释的"。强迫行为"最后可以根据病史或象征意义得以解释"。精神分析理论认为"强迫性观念总是变相的自我谴责,它从压抑中重现出来,往往与某些性行为有关"。继发出现的强迫动作,是成功防御"压抑内容重现"的结果。强迫障碍患者在进行强迫动作的内在驱力与他明了这样做其实是多余或毫无意义的认知之间,存在思想与情感的分离。

精神分析关于强迫思维和强迫行为是源于性创伤的观点,重新获得当今研究者的重视。多年前,一项关于童年虐待的理论和实验性研究,明确了性或躯体虐待的创伤对于成年病理心理的形成有重要作用,不少强迫障碍患者的病史中有性虐待经历。对于这些患者,正如弗洛伊德所说,心理疗法必须着重于这一创伤经历的理解和修通。

目前文献的一个主要的论点是,强迫思维和强迫行为从病因学角度可以是有意义的,但从患者的角度而言,这些行为最初是没有意义的。但精神分析理论强调强迫障碍患者潜意识中仇恨和施虐性驱力的重要性。即"有潜意识仇恨的情况下,与生俱来的爱的施虐性部分较强地发展后,随之经历了成熟期前的完全压抑"。强迫障碍现象一方面来自意识中情感的感觉,另一方面源于一直存在于潜意识,表现为仇恨的施虐部分。尽管当今的学者很少注意潜意识仇恨这一观点,但研究者更多地注意强迫障碍与冲动—攻击障碍之间的关系。与弗洛伊德一样,Jones 也认为对爱和恨的麻木不清是患者摇摆于强迫和怀疑的基础。他也试图在肛门性欲和全能性思想之间建立起联系,而弗洛伊德曾认为这些是强迫障碍的特征。

1926 年,弗洛伊德指出自我和超我在强迫障碍症状形成过程中有重要作用。当自我在防御对抗伊迪帕斯情结的力比多要求时,它只能退行到较早的施虐性的肛门期水平。结果超我变得特别严肃和不友好,自我屈从于超我,通过反向形成,表现为富有责任、遗憾和清洁等形式。

2.行为学习理论

解释强迫障碍心理机制的行为假说源于 Mowrer 的两阶段学习理论。该理论最初用于解释恐惧症患者恐惧和回避行为,在第一阶段,当一个中性事物(观念、想法)与能够引起焦虑或躯体不舒服的刺激同时出现,通过经典条件反射原理,这个中性事物(观念、想法)就具备了让人焦虑或不舒服的能力;在第二阶段,为了减少痛苦或恐惧,人们自然采用回避或逃避行为,如果回避或逃避能成功地降低焦虑,这些行为就会得到强化而固定下来。

Dollard 和 Miller 首次用 Mowrer 的两阶段学习理论来解释强迫障碍的发展过程。强迫障碍患者的一些观念在正常人也是常见的,这些观念多数带有性色彩,如果把它视为罪恶而自责,就会感到痛苦或烦恼；为了减轻痛苦或烦恼，就会采用措施制止这些念头，由于强迫思维往往具有闯入性质难以真正回避，采用恐惧症患者类似的回避行为难以有效控制强迫思维所带来的痛苦，所以他们倾向于采取更主动的方式（如仪式行为）来减轻焦虑，这些仪式行为也因能够暂时减轻痛苦而持续存在。Rachman等认为，强迫行为常常由某些环境因素引起，当强迫障碍患者暴露于相应的环境时，他会有逐渐增强的不适或焦虑，而采取强迫行为后，常常体会到不适的感觉明显减轻了。

关于为何某种环境会引起焦虑反应，众说不一。Eysenk提出准备-潜伏假说。简言之，对某些外界情景的焦虑或不适的反应要追溯史前人类进化的过程，这些情景曾经对人类有死亡或伤害的威胁，唯有逃离方得安全。种系进化过程中，这些反应方式被记忆在皮质下结构中。某些患者的大脑皮质对皮质下的"抑制"不足，于是在某种境遇中这些人遂出现类似自动发作的焦虑反应。

3.认知理论

Carr提出，强迫障碍患者会高估未来发生的负性结果，Beck认为强迫思维是对未来危险的担心。强迫障碍患者担心的问题（如健康、死亡、性、道德）与正常人没有本质的区别，关键在于他们对强迫思维的危害性和责任性的评价，正是这种认知评价使强迫思维成为一种不适的体验，也成为一种要采取行动的指令。接着就出现的强迫动作，对患者来说，可以压抑或抵消强迫思维，减轻了要负责任的感觉，这样患者的不适和焦虑也随之减轻。如此，便逐渐形成了强迫行为并持续存在。Rachman提出：强迫思维只有当其触及当事者特殊的情感时，才会变得异常的重要。他说，尽管大多数人对于自己不喜欢的侵入性思想、念头，可以不在意或忽略，但对有的人，一旦令其感到意义重大，即会产生情绪的变化并固定于此。McFall和Wollesheim提出，强迫障碍患者持有错误的信念，如一个有价值的人必须在各方面都很出色、不完美就应该受到责备、某些仪式行为可以阻止灾难的发生。这些错误信念导致对事件的错误认识，从而引起焦虑；强迫障碍患者会低估自己应对威胁的能力，进一步强化了这个过程。这些不确定感、不适感和无助感通过仪式行为得以减轻，结果使患者以为仪式行为是缓解焦虑和痛苦的唯一有效方法而不断地巩固和发展。

Salkovskis对强迫障碍提出了更为详细的解释，指出闯入性强迫思维是引发某些负性自动想法的刺激源。当难以接受的闯入性思维与患者的信念系统相互作用引发负性自动想法后，才会导致焦虑、烦恼等痛苦体验。夸大的责任感和自责是强迫障碍患者信念系统的中心主题，认知和行为上的强迫是为了减轻这些责任感和阻止自责。大多数强迫障碍患者认为想到那些难以接受的想法，与做了那些行为的罪过相同，如想到偷情与实际越轨一样道德败坏，想到一些犯罪行为就等于犯罪。

Salkovskis还进一步提出了强迫障碍患者的5种功能失调信念，这些信念可以将强迫障碍患者同正常人区分开来：①想到什么行为，这个行为就可能会做出来；②如果不能够制止对自己或别人的伤害，其罪过与实施伤害的罪犯等同；③其他因素（如事件发生的可能性很小、客观原因等）不会削弱自己所担负的责任；④如果一个闯入想法发生了而没有压制下去等于希望那样的事件发生；⑤人应该学会控制自己的思想。所以，强迫思维可以是自我不协调的，表现出冲突是变形的、没有意义的，而强迫思维所引发的自动想法则是自我协调的。这个模式认为强迫障碍的治疗主要识别和诊断认知错误，以及矫正自动想法。

Salkovskis的理论引发了研究者注意强迫障碍患者的责任心，但研究未获得一致的结论。

强迫障碍患者在高责任情境下强迫障碍症状并没有明显增加,在低责任情境下强迫障碍症状却有所减少。Foa等研究发现,与社交焦虑和正常人相比,强迫障碍患者在低危险情境下体验到更多的痛苦、更强的责任感和强烈改变情境的愿望,在高危险情境下却没有明显的差异,提示强迫障碍患者对风险缺乏正确的估计。但在临床中却发现,强迫障碍患者不敢承担责任,在两难情境中不愿作出决策,怕承担失败的后果。

4.神经心理学研究

Hartmann运用因子分析的方法,检测强迫障碍的神经心理功能。他对Zeigarnik的工作特别感兴趣,后者发现人们对不完整测定项目的回忆要优于对于完整测定项目回忆。Hartmann注意到,不完整或无能力终止是强迫障碍性神经症状的特点。尽管样本量较小,Hartmann发现强迫性神经症患者对于不完整性测试项目的回忆并不优于完整性项目。相反,Zeigarn发现,冲动型的受试者回忆不完整项目比其他类似受试者更快。这一发现与强迫障碍患者不满意自己的表现的结果相一致,即使是对主观完整性项目也如此,这正如Hartmann所注意到的"主观性的不完整感觉和重复的倾向肯定影响了回忆过程"。不论我们是否接受这种观点,Hartmann的工作打开了走向强迫障碍神经心理学实验研究之路。这一领域的研究结果至今仍有其重要性。

有研究提示,强迫障碍患者对外界信息的解释机制受到破坏,如果情境缺乏安全信息,即便这个情境完全没有危险性,也会导致患者感到危险。他们不能根据情境中缺乏危险的信息去推断这个情境是安全的,其后果就是重复那些不会真正提供安全的仪式行为来减轻焦虑。

强迫障碍的临床表现可归纳为4个主要的症状群:①单纯强迫观念;②强迫怀疑/强迫检查;③强迫恐惧/强迫洗涤,强迫回避;④强迫性重复动作。

其相应的病理心理如下:①联想过程的强迫性体验;②病理性怀疑;③对危险的过高的非现实估计;④不确定与不完美感。强迫障碍的基本病状群并不意味着每一组症状都是独立的临床亚型,从症状的病理心理研究提示,强迫障碍是一组多维的异源性障碍,但是共同的病理心理基础涉及意志过程障碍,即注意、联想、思维、行为的自主性受到损害,但并没有像精神分裂症那样人格自主性的完全丧失,出现自我功能的全面受损,而是成为与自我相对抗的部分意志过程的异常,因而自我的失谐性是本病的核心。

(王方国)

第二节 强迫障碍的临床表现

按美国《精神疾病诊断与统计手册》(第四版)(DSM-Ⅳ)的说法,强迫障碍是一种严重影响个体日常生活的疾病,主要表现为周期性强迫思维和/或强迫行为。强迫思维指在人生某一历程中体验过的思想、意念或表象,反复地或持久地闯入头脑,以致引起显著的焦虑、烦恼或痛苦,如反复考虑是否被污染、是否会伤害别人、行为是否恰当、门窗或煤气是否关好;强迫行为指各种用来阻止或降低焦虑或痛苦的行为或精神活动,如反复洗手、检查或计数。

一、强迫理念

强迫理念是反复闯入人们脑海的、不想要的念头、表象或冲动,虽然是自己脑子产生的、不是外来的,但这些念头与自己的本性是不相符的、不想要的、感到痛苦的,即与自我不协调的。最常见的强迫理念有害怕伤害别人、害怕伤害自己、害怕被污染、追求对称或精确、性和宗教念头、怕举止行为失当、怕做错事等,按强迫理念的性质可分以下几种。

(一)强迫观念

强迫观念包括强迫性怀疑,强迫性穷思竭虑和强迫性对立观念等,是最常见的原发性症状。强迫性怀疑是怀疑自己,而不是怀疑别人,刚说过一句话或做过一件事,总怀疑是否说过或做过,或怀疑说错了或做错了,而反复检查、反复验证。强迫性穷思竭虑可以表现为老是想同一件事或问题,也可以是碰到什么想什么,所想的问题是没有实际意义的,也不会有结果,但患者控制不住,非想不可。对立观念是指患者每出现一个观念,马上出现跟它完全对立的另一个观念,如听说某人住院了,理智上想说"他不会有事的,很快会好",同时心理突然冒出另外一种念头"该死,肯定是癌症",因怕自己说出后一种想法,十分痛苦,甚至不敢说话。

(二)强迫表象

强迫表象与强迫观念不同,强迫表象是一种生动、鲜明的形象,有时是一种强迫性回忆,但形象很鲜明,出现的表象是令患者难堪或厌恶的,所以感到痛苦。

(三)强迫恐惧

强迫恐惧是患者对自己的恐惧,害怕自己丧失控制能力,害怕自己会发疯,害怕自己会做出违反习俗、道德,甚至伤天害理的事,但没有马上要行动的内力驱使。

(四)强迫意向

强迫意向是指患者感到有一股强大的内力驱使,有立即行动起来的冲动感,实际并未直接转变为行动,患者怕自己失去控制,真的转变为实际行动。患者想要做的可以是无关紧要的动作,如想对别人吐一口痰、想摸一下别人的臀部,也可以是拿刀砍自己或刺杀别人的严重行为。

(五)强迫缓慢

强迫缓慢比较少见,患者的行动变得异常缓慢,且有明显的仪式化特征,如签名要花10分钟,刷牙要花半小时,穿衣要1小时,在厕所或浴室一站就是几小时。患者似乎在思考行动的计划和步骤是否恰当,但很少感到焦虑。

二、强迫行为

强迫行为是有特定目的驱动的、反复性的、刻板的行为或心理活动,目的在于中和强迫理念所激发的焦虑,但这些行为本身绝对不是令人愉快的,也没有任何实用功效。

强迫行为从动力角度可分两种主要类型:屈从性强迫行为和对抗性强迫行为。屈从性强迫行为和强迫理念在内容上是一致的,如强迫怀疑引起反复的检查核对行为,污染性强迫观念导致反复洗涤;对抗性强迫行为是患者抵制强迫理念的结果,开始可能比较单一,如摇头、计数、跺脚等,以后可能发展成复杂的仪式化程序。

强迫行为从形式上可分外显强迫行为和内隐强迫活动。外显强迫行为是指别人能观察到的反复的、仪式性的行为,如反复打扫、洗涤,反复洗手、洗澡、反复检查、核对、关门,反复分类、整理、反复收藏,反复询问和确认。内隐强迫活动是指别人观察不到的、重复性和仪式性的心理活动,如反复计数、祈祷、沉思、默念、中和思维或自我否定。

三、情绪反应

所有的强迫障碍患者都有不同程度的情绪反应,如果只有强迫思维或行为,而没有相应的情绪反应,诊断强迫障碍要特别慎重。情绪反应的性质和强度与强迫思维内容有密切的关系,与性、道德、宗教和伦理相关的强迫思维可能会引起羞耻、不安、罪恶和抑郁等情绪反应;与污染和安全相关的强迫思维可能引起焦虑、害怕和痛苦等情绪反应;与冲动和伤害相关的强迫思维可能会引起害怕、恐惧和愤怒。

四、生理反应

在强迫思维出现之后,个体除出现上述情绪反应外,还伴有某些生理反应,如脸红、出汗、心跳呼吸加快、性唤起、血压升高、肌肉紧张等。生理反应性质和强度可能与强迫思维的内容有关,如强迫思维内容与性有关,可能会出现脸红、心跳加快、生殖器官膨胀或勃起、分泌物增加等性唤起反应。如果做脑电图或认知相关电位检查,也会发现一些与内容相关的电生理变化。

五、认知反应

为减轻痛苦、减少怀疑和不确定感,患者必然会思考强迫思维和行为的意义,弄清为什么会有这些想法,在脑子里展开激烈自我辩论。我老是出现这些怪想法和行为,他们一定是有意义的。我真的是那样的人吗? 如果我真像想的那样去做,那该怎么办呢? 最终会产生自我贬低、自我责备。

六、症状特征和内在联系

无论是何种动力或形式的强迫行为,开始都是偶然的、随意的,但后来又都具有强迫性和仪式性的特点。到这时,即使患者不情愿,也不得不强迫自己按既定的规矩办,违反这套规矩,哪怕是细枝末节,患者也会感到焦虑不安,从头做起。

强迫观念与强迫行为有一些共同的特征:①一种观念或思想反复地出现在患者意识中;②伴随的焦虑情绪使患者采取对抗措施;③强迫观念和强迫行为都是自我挫败性的,即对自己思维和行为有效性的否定;④多数患者自己认为这些强迫观念或强迫行为是荒谬的、不合理的、没有意义的;⑤患者有强烈的抵抗,因抵抗无效而深感痛苦。

强迫理念是原发性的,是诊断强迫障碍必备的症状,几乎所有强迫行为是继发性的,是强迫理念的产物,两者之间有可理解的联系。单有强迫动作,没有强迫理念不能诊断强迫障碍;单有强迫理念,没有强迫动作和心理痛苦,诊断强迫障碍也是危险的。

七、一些特殊的强迫障碍症状

(一)性强迫思维

性强迫思维指那些自己厌恶的、闯入的、与性相关的思想和表象,性行为的方式可以是亲吻、抚摩、献媚、性交、强奸、口交或肛交,性行为对象可以是陌生人、熟人、父母、子女、兄妹、朋友、同事、神话人物,可以是异性恋、也可以是同性恋。这类强迫思想在临床并不少见,大约1/5个强迫障碍患者有强迫性淫秽思想,例如,一位女子想和她的母亲口交;一位父亲想强奸自己幼小的女儿;一位小伙子看到别的男人从身边走过时,就想伸手去摸别人的生殖器;一位少妇遇见陌生的帅哥,就想同他上床。

(二)强迫之强迫

所谓强迫之强迫是指患者担心和害怕的不是原发性强迫思维和行为的后果,他担心的是强迫思维和行为本身,思考的是自己怎么排除不了强迫思维,这种没完没了强迫思维会毁了自己一生。强迫之强迫的最常见形式是患者原有的强迫思维(如注意到自己的呼吸、想到某一首歌、闪现某一幅图像)是中性的、本身是没有危险的,他的问题是自己怎么不能排除这些想法,自己的生活怎能毁于这些琐碎之事,他们在治疗中不是为了排除这些思维,而是设法实现这些想法。另一种特别危险的形式是变相的强迫思维,患者原有的强迫思维虽然具有危险性,但他们最害怕强迫思维会没完没了。例如,某患者担心微波炉会引起火灾而反复检查微波炉,但对此进行暴露和行为阻止治疗却毫无效果,事实上他在治疗中不是暴露原有的强迫思维,而是一直在想如何制止这种强迫思维,暴露治疗成为他的另一种仪式行为。

(三)其他特殊强迫障碍症状

DSM-Ⅴ还提到一些其他强迫障碍症状,如强迫性嫉妒(非妄想地感受到配偶不忠的先占观念),体臭恐惧(Jikoshu-kyofu,感受到躯体散发恶臭的先占观念),丑陋恐惧(Shubokyofu,感到自己异常丑陋影响别人的情绪),恐缩症(Koro,极度害怕阴茎、乳头或外阴会缩进体内)。

(王方国)

第三节　强迫障碍的诊断与评估

典型患者根据症状特点和有关诊断标准(CCMD-3 和 DSM-Ⅳ),诊断并无困难,但单纯的疾病诊断对治疗的指导价值不大,尤其是心理疗法。典型的强迫障碍只要有 1 年临床经验的医师都能诊断,患者也知道自己是强迫障碍,一个高级临床心理学家的诊断水平在于他对非典型患者的诊断,在于他对疾病背后社会-心理因素的了解,在于他对症状形成和保持机制的合理推测,在于他对治疗方案的选择和有效性的预估。

一、强迫障碍的诊断标准

(一)ICD-10 诊断标准

(1)必须在连续两周中的大多数天子里存在强迫观念或强迫动作,或两者并存。

(2)强迫障碍症状引起痛苦或妨碍活动。

(3)强迫障碍症状必须具备以下特点:①必须被看作是患者自己的思维或冲动;②必须至少有一种思想或动作仍在被患者徒劳地加以抵制,即使患者不再对其他症状加以抵制;③实施动作的想法本身应该是令人不愉快的(单纯为缓解紧张或焦虑不视为这种意义上的愉快);④想法、表象或冲动必须是令人不愉快地一再出现。

(4)排除抑郁症、精神分裂症、Tourett 氏综合征和器质性精神障碍。

(5)以优势症状把强迫障碍分为几种亚型:以强迫思维或穷思竭虑为主(F42.0),以强迫动作或仪式行为为主(F42.1),混合性强迫思维和动作(F42.2),其他强迫障碍(F42.8),强迫障碍,未特定(F42.9)。

(二)DSM-Ⅳ 的诊断标准

(1)存在强迫观念和/或强迫行为。

强迫观念的定义:①在患病以来某些时候,体验到反复的、持久的、思维、冲动和表象,这些内容是闯入性的、不适当的,并引起明显焦虑或痛苦;②思维、冲动、表象并非是单纯对现实生活问题的过度担心;③患者企图不理会或压制这些思想、冲动或表象,或用一些其他的思想、行动来中和它们;④患者认识到这些思维、冲动或表象是自己的头脑中产生的(不像思维插入那样是外力强加的)。

强迫行为的定义:①重复的行为(如洗手、整理东西、检查)或内心活动(如祈祷、计数、无声地重复的词语),患者感到这些行为是为抵制强迫观念而做出的,或按照刻板的规则进行的;②这些行为或内心活动目的是为减轻痛苦或预防某些可怕的事件或情景发生,然而,这些行为或内心活动与打算中和或预防的事件或情境缺乏现实的联系,或明显过分了。

(2)在患病过程中的某些时候,患者能认识到强迫观念或强迫行为是过分和不合情理的(此点不适用于儿童)。

(3)强迫观念或强迫行为导致明显的精神痛苦和消耗过多的时间(每天 1 小时以上),或明显干扰患者的日常生活、职业功能(如学习成绩)或社会活动和人际关系。

(4)如存在其他轴Ⅰ障碍,强迫观念和强迫行为的内容并不限于轴Ⅰ的精神障碍(如进食障碍者对食物的强迫观念;拔毛癖者对拔毛的强迫观念;体象障碍者对身体外貌的强迫观念,精神活性物质滥用者对药物的强迫观念;疑病者对患有严重疾病的偏见;性变态者对性冲动和性幻想的偏见;重性抑郁障碍者的自罪偏见)。

(5)这种障碍不是由于精神活性物质(如成瘾类或医用药物)或一般躯体疾病的直接结果。

(三)CCMD-3 的诊断标准

1.症状标准

(1)以强迫障碍症状为主,至少有下列 1 项:①以强迫思维为主,包括强迫观念,回忆或表象,强迫性对立观念,穷思竭虑,害怕丧失自控能力等;②以强迫行为(动作)为主,包括反复洗涤、核对、检查或询问等;③上述的混合形式。

(2)患者称强迫障碍症状起源于自己内心,不是被别人或外界影响强加的。

(3)强迫障碍症状反复出现,患者认为没有意义,并感到不快,甚至痛苦,因此企图抵抗,但不能奏效。

2.严重标准

社会功能受损或无法摆脱的精神痛苦,促使其主动求医。

3.病程标准

符合症状标准至少已 3 个月。

4.排除标准

(1)排除其他精神障碍的继发性强迫障碍症状,如精神分裂症、抑郁症或恐惧症等。

(2)排除器质性疾病,特别是基底节病变的继发性强迫障碍症状。

二、诊断性评估

诊断性评估主要是收集与强迫诊断和鉴别诊断有关依据,包括患者目前存在哪些强迫思维,这些强迫思维给患者造成哪些烦恼和痛苦,患者为减轻所采取哪些抵抗性行为或仪式性行为,患者对强迫思维或行为合理性或意义的认识,患者对疾病原因和后果的解释,疾病的发生和发展历程,症状对社会功能和日常生活的影响。

(一)症状问题

(1)DSM-Ⅳ明确指出强迫思维和强迫行为是相互联系的、结伴而行的,ICD-10 和 CCMD-3 对此没有明确的态度。有研究发现单纯的强迫思维罕见,只有 2% 的患者为单纯的强迫思维,不伴强迫行为。如果考虑某些内隐或患者没有意识到的抵制行为,单纯的强迫思维可能更罕见,另外如果患者对强迫思维不加任何抵抗,可能就不会感到痛苦和烦恼。这样看来只有强迫思维,没有发现强迫行为,诊断强迫障碍要特别慎重。单纯的强迫行为可能不存在,有些患者只是以强迫行为为主要临床表现,只要仔细询问肯定能发现强迫思维,所以只有强迫行为,没有强迫思维,不足以诊断强迫障碍。

(2)DSM-Ⅳ强调强迫行为包括外显的行为和内隐的心理活动,目的都在于预防或降低强迫思维带来的痛苦或焦虑,ICD-10 和 CCMD-3 对此没有做明确的区分。外显的强迫行为容易发现、容易识别,患者也会主动表述,而内隐的强迫行为可能不容易发现,某些对抗性思维与强迫性思维难区别,患者某些内隐对抗性行为可能是潜意识,患者自己也不明了,识别起来更困难。在暂时没有发现强迫行为,千万不要轻易放弃寻找,因为识别仪式性行为或仪式性心理活动对行为疗法具有重要意义,识别强迫思维背后的心理冲突对分析性心理疗法具有重要的指导价值,识别强迫思维背后的认知偏差是认知疗法的关键。

(3)所有强迫障碍患者都能意识到强迫观念来源于自己的内心世界,不是外界某种力量强加给他的。这种强迫观念是自己不想要的、不能接受的、感到痛苦的,所以才采用某些行为加以抵抗。尽管这些强迫性抵抗行为能暂时缓解强迫观念带来的心理痛苦,但这些行为也是自己不想做的,事后常觉得这些行为是无意义,正是这些强迫行为消耗了患者大量的时间和精力,严重干扰患者的日常生活和社会功能,给患者增添了另一层痛苦。

(4)无论是强迫观念,还是强迫行为,都必然会给患者带来心理痛苦。强迫思维和强迫行为没有导致心理痛苦和社会功能下降不足以诊断强迫障碍,应与其他神经症、精神疾病、强迫人格及某些正常行为模式相鉴别。因为精神分裂症和抑郁症患者可能存在强迫障碍症状,正常人(尤其是儿童)也存在类似强迫障碍症状的观念和行为,如数电线杆、踩石板等。

(二)自知力问题

(1)传统观点认为患者能清楚地认识到自己的强迫思维或强迫行为是不必要的、没有意义的、不合理的,也就是说强迫障碍患者的自知力是完整的。国内权威专家、CCMD-3、国内所有教科书都把自知力完整作为诊断强迫障碍的必备条件。实际上许多强迫障碍患者在就诊时自知力是不完整的,有不少患者认为他们担心的事情是有可能发生的,但他们的自知力还没有丧失,对强迫障碍症状的必要性和合理性还是有怀疑。

(2)DSM-Ⅳ不把自知力作为必备的诊断标准,只是提到"在患病过程中的某些时候,患者能认识到强迫观念或强迫行为是过分和不合情理的"。也就是说患者曾经对强迫障碍症状有批判能力,在就诊时可以没有自知力,并特别注明自知力标准不适用于儿童。DSM-Ⅴ要求在诊断时表明自知力情况,即具有良好或一般自知力,自知力较差,自知力缺失/妄想信念。ICD-10 的诊断要点中没有明确提到自知力问题,但在强迫障碍症状必须具备特点中提到"必须至少有一种思想或动作仍在被患者徒劳地加以抵制",也就是说,强迫障碍患者的自知力可以不完整。

(3)自知力是一个连续谱,很难用全或无来判断,但患者对症状必要性或合理性的认识水平与患者的治疗动机有密切的关系,而治疗动机直接影响治疗效果,因此治疗前评估患者的自知力水平还是必要的,最好采用等级评估。

（三）病程问题

强迫障碍是一种慢性疾病,有些患者有明确的起点,但也有些患者没有明确的起点。对没有明确起点的患者,以患者为强迫思维或行为感到痛苦或烦恼的时间为疾病的起点,一般是可以接受的。多数患者从起病到就诊都有数月或数年,也有十余年才就诊的患者,一些研究报道,从起病到初次就诊的平均时间为 7 年。

在相关诊断标准中,对病程的规定不一样,CCMD-3 规定病程为 3 个月,ICD-10 规定病程为连续 2 周,DSM-Ⅳ 和 DSM-Ⅴ 对病程没有明确的规定。一般情况下,这些病程规定不会影响诊断,因为强迫障碍患者从起病到初次就诊的时间相对比较长,通常超过 3 个月。如果患者就诊时,病程不足 3 个月,症状标准和社会功能标准符合,患者要求治疗,如果我们能肯定患者的症状在 3 个月内不会缓解,诊断强迫障碍,也无可非议;如果对病程不能作出肯定的预测,可以暂时诊断为强迫状态,给予相应的治疗,尤其是心理疗法。

（四）社会功能问题

相关诊断标准都提到疾病对社会功能影响的问题,疾病对强迫障碍患者社会功能有广泛和严重的影响,受影响的社会功能包括日常生活功能、婚姻和家庭功能、人际交往功能、学习和职业功能。强迫障碍患者的强迫思维和仪式行为消耗大量的时间(每天消耗 1 小时以上)和精力,必然对所有社会功能造成不同程度的影响。多数强迫障碍患者的学习和工作效率明显减退,部分患者失业、辍学或无法就业;人际交往受到严重影响,婚姻和家庭关系也受到影响,未婚或离婚率明显高于一般人群。

三、标准化评估

临床诊断性晤谈确定疾病的性质以后,还需要用标准化测量工具评定疾病的严重程度,同时也可以帮助治疗师了解治疗的进展情况。对强迫障碍的标准化评估包括几个方面:①强迫障碍症状的严重程度,②强迫障碍症状所致的痛苦程度(焦虑和抑郁),③疾病对社会功能和日常生活的影响程度。

（一）症状严重程度

评定强迫障碍症状的严重程度可以采用自评和他评的量表,目前常用的他评有耶鲁-布朗强迫障碍症状量表(Yale-Brown obsessive compulsive scale,Y-BOCS),自评量表有强迫活动检查表(compulsive activity checklist,CAC)。

1.耶鲁-布朗强迫障碍症状量表

Y-BOCS 是标准化的半结构式的临床晤谈表,完成评估大致需要 30 分钟。量表包含 10 个条目,每个条目采用 0～4 五级记分,其中 5 个条目评估强迫思维,另 5 个条目评估强迫行为,每个条目评估症状的不同侧面,即:频度——每天强迫思维或强迫行为所占据的时间,影响度——症状对社会功能和日常生活的影响程度,痛苦度——强迫障碍症状给患者带来的痛苦或焦虑程度,抵制度——患者对强迫障碍症状的抵制程度,控制度——患者对症状的控制程度。该量表评定的时间范围为目前和过去一周的情况,每个项目的评分是综合所有症状的总体效应做出的,不是单个症状的评定,量表总分为各条目得分之和。结果以总分的高低来评定病情的严重程度,总分越高病情越严重,具体标准如下:0～7 分亚临床水平,8～15 分轻度强迫障碍,16～23 分中度强迫障碍,24～31 分重度强迫障碍,32～40 分极重度强迫障碍。该量表具有较好的信度和效度,在临床和研究中广泛应用,是评定强迫障碍症状严重程度和评价药物和心理疗法效果的理想工具。

2.强迫障碍症状调查表

强迫障碍症状调查表(CAC)是以强迫障碍症状访谈表为基础编制的,是临床心理学家用来监测强迫障碍症状变化情况的量表。CAC最初的条目有62条,后来发展了许多简式版本。这里介绍强迫活动检查表(compulsive activity checklist,CAC)48个条目的版本。这个版本在临床上比较常用,具有较好的信度和效度,对治疗改变也比较敏感。

(二)强迫障碍症状所致的痛苦程度

强迫障碍症状会给患者造成不同程度的痛苦、焦虑和抑郁,有不少患者可能伴发抑郁。这些症状的量化评估不仅是治疗计划的重要依据,也是考查治疗效果的重要指标。焦虑症状评估可以采用Hamilton焦虑量表(HAMA)和Zung焦虑自评量表(SAS),抑郁症状评估可以采用Hamilton抑郁量表(HAMD)、Zung抑郁自评量表(SDS)和Beck抑郁量表(具体量表内容参见有关章节)。焦虑和抑郁分过高可能会影响EX/RP治疗的效果,也可能伴发抑郁症或其他焦虑障碍,不管何种情况,采用适当的抗抑郁或抗焦虑治疗是必要的。痛苦程度可以采用主观烦恼单位量表(SUDS)评定,评定各种症状和情境所致的痛苦程度,并按SUD值进行排序,制定暴露等级表。

(三)疾病对社会功能的影响

与疾病诊断有关社会功能主要包括人际交往、学习与工作、婚姻家庭、日常生活和生活自理等方面的功能,强迫障碍患者除基本的生活自理很少受到影响外,其他社会功能都有可能受到影响。受影响的程度与症状内容有密切的关系,如怕把病菌传给别人、害怕自己做出不礼貌的举动等会明显影响人际交往,怕工作出差错或怕写错字而反复检查会影响工作和学习效率,反复的仪式行为和回避行为消耗大量的时间和精力会影响多方面的社会功能。约有半数强迫障碍患者的婚姻家庭功能会受到影响,强迫障碍患者的未婚率和离婚率明显高于一般人群。对于上述功能可以采用不同的量表进行评定,如社交回避及苦恼量表(SAD)、人际信任量表(IT)、家庭功能量表(FAD)、中国人婚姻质量问卷(CMQI)和生活满意度评定量表(LSR)。

四、诊断和鉴别诊断

(一)诊断

依据相关诊断标准,典型强迫障碍的诊断并无多大困难,但在诊断时必须注意以下几点。

(1)不论症状是否典型,详细病史资料和系统精神检查是必须的,不能仅满足于诊断需要,要发掘患者所有可能存在的症状,包括对鉴别诊断有价值的阴性症状。

(2)有些强迫障碍症状比较隐晦,不仔细询问和观察很难发现,有些症状会引起焦虑、痛苦或羞耻感,患者不愿意暴露,有些问题患者并不认为是疾病的症状,尤其是一些对抗性思维或行为,所以采集病史时必须全面、深入。

(3)强迫障碍的典型特征是强迫与反强迫并存,只有强迫行为、没有强迫思维,不能诊断强迫障碍,单纯的强迫思维罕见,当只有强迫思维、无强迫行为时,诊断强迫障碍要特别慎重。

(4)强迫障碍可以合并其他障碍,如抑郁症、抽动障碍、人格障碍和其他焦虑障碍,在诊断主要疾病的同时,对其他共病也要作出相应的诊断。

(5)正常人也存在一些强迫现象,尤其是儿童这种现象更常见,所以只有使患者感到痛苦和烦恼的强迫现象才可能是强迫障碍症状。

(6)强迫障碍患者可能存在自知力不健全,尤其是儿童患者,所以对自知力问题要做具体分析。

(二)鉴别诊断

对不典型患者,症状比较复杂的患者,临床上需要与下列疾病进行鉴别。

1.抑郁症

抑郁性沉思与强迫性思维的区别在于思维的内容和思维的抵制程度不同。抑郁性沉思的内容是悲观的,最后陷入沉思,强迫性思维内容是虚构的,患者也认为是不适当的;抑郁症患者不太会努力压抑这些悲观的想法,强迫障碍患者会努力压制这些想法;当抑郁症与强迫障碍共病时,两种症状可能会同时存在,但在暴露治疗中只有强迫思维获得改善。

2.焦虑障碍

广泛焦虑与强迫障碍在过度忧虑上有很多相似之处,但是广泛焦虑者过度忧虑的内容一般在现实生活中存在,而且患者认为他的忧虑是适当的(自我协调的)、必要的,强迫障碍的思维内容是虚构的,自己也认为是不适当的(自我不协调的)、不必要的;强迫障碍患者注意事情的本身,焦虑障碍者担心事情的后果。强迫障碍与特定恐惧症也有很多相似之处,如对细菌和老鼠的恐惧及回避,恐惧症患者能通过成功回避来降低焦虑,而强迫障碍患者即便不存在害怕细菌感染也会反复洗涤。

3.疑病症与身体变形障碍

疑病症与身体变形障碍患者确信目前已经患某种疾病或身体某部位发生了畸形而焦虑不安,强迫障碍患者害怕将来会感染上疾病;疑病症与身体变形障碍患者关注的只是某一方面的问题,而强迫障碍患者害怕多方面的问题。

4.抽动秽语综合征和其他抽动障碍

区分抽动障碍的刻板行为和强迫障碍的仪式行为,主要分析行为与强迫思维的关系;抽动通常是自动的,患者本身并不感到痛苦和焦虑,而仪式行为主要是压制强迫思维带来的焦虑和痛苦;没有强迫思维的强迫障碍很少(2%),而强迫障碍并发抽动障碍的概率很高(20%～30%)仪式行为阻止法只对强迫动作有效。

5.妄想症和精神分裂症

有些强迫障碍患者的强迫思维具有坚信和怪诞等妄想和分裂的特点,但强迫思维常伴有强迫动作,在疾病过程中对症状的合理性有过怀疑,尽管强迫思维是自我不协调,但强迫行为是自我协调的,妄想症和分裂症在疾病的初期就没有自知力,分裂症状与其他心理活动和环境都是不协调的,同时伴有其他精神症状。

6.脑器质性精神障碍

中枢神经系统的器质性病变,特别是基底节病变,可出现强迫障碍症状,这种情况主要依据神经系统病史、体征和相关实验室检查结果进行鉴别。

五、治疗方案选择

目前有许多药物对强迫障碍有效,有些心理疗法(如暴露和反应阻止法)也有较好的效果,有效率都在70%以上。对每个具体患者而言哪种方案最合适却是一个难题,到底选择药物治疗,还是选择心理疗法,或者是两者联合使用,我们很难给出一个具有普遍意义的指导原则,因为我们也不知道什么样的患者最适合哪种治疗方法,只能在实践中不断探索。没有一种治疗方法适合所有的患者,也没有一种方法绝对无效,以往治疗有效不等于这次肯定有效,以往效果不佳,并不等于这次无效,关键在于针对具体病情具体分析、准确判断、灵活选择。除非某种治疗方法以往对患者特别有效或绝对无效,一般参照下列因素来选择治疗方法:治疗方法的便利性,患者的治疗动机和需求,患者的经济状况和时间,患者对治疗方法的接受性和耐受性,治疗师本人的经验和专长。

心理疗法需要较多的时间和精力,那些不能定时接受治疗性晤谈或没有时间完成家庭作业的患者不适合心理疗法;暴露和反应阻止疗法会引起暂时的痛苦和焦虑,那些拒绝进行暴露练习或不能忍受暂时痛苦的患者不适合暴露治疗;认知疗法或精神动力治疗需要一定的悟性和心理学头脑,那些不能从心理学角度看问题或文化程度低的患者不适合认知和精神动力治疗;对这些类型的强迫障碍患者,建议采用药物治疗,也可以在药物治疗的基础上,辅以心理疗法。

有些患者特别担心药物治疗的不良反应和药物治疗的远期效果,尤其是男性患者担心服药会影响性功能;有些患者害怕长期服药,又担心停药会复发,那些计划要生孩子的女性患者更担心这个问题;目前使用的 SSRI 类药物都比较贵,有些患者不能担负长期服药的经济压力,尤其是那些无业或失业的患者,但他们有时间;对这些类型的强迫障碍患者,建议采用心理疗法,尤其是暴露和反应阻止治疗。

目前认为药物治疗和心理疗法具有同样的效果,没有足够证据说明联合药物和心理疗法可以明显提高疗效,但联合治疗法肯定不会降低治疗效果,如果没有反对证据,可以采用联合治疗。有些患者就诊前已在别处接受药物,患者没有特别要求停药企图,治疗师可建议在继续服药的基础上,接受心理疗法,因为研究显示药物并不影响心理疗法的效果。如果服药已超过半年,症状没有明显的改善,或患者不能忍受药物的不良反应要求停药,可以考虑停药接受心理疗法,或在接受心理疗法的过程中逐渐停药。对于合并严重抑郁症或其他精神疾病患者,建议在心理疗法前,先进行药物治疗。

(王方国)

第四节　强迫障碍的药物治疗

目前有许多药物对 OCD 具有较好的效果,少数患者单纯服药就能解决问题,多数患者服药能减轻症状,部分患者单纯服药效果有限,需要联合心理疗法。尽管药物能改善多数患者的症状,但很少能永久性治愈,而且存在一些药物不良反应。多数患者服药时症状会有明显改善,但停药后症状可能反复,即便患者愿意长期服药,药物的长期效果也不是非常确切、不能完全阻止症状反复;即便药物治疗有效,患者也可能因种种原因(药物不良反应、认识问题、经济负担、结婚怀孕)中途停药、引起症状反复。目前最好的治疗方案是 SSRI 类药物与认知行为疗法联合使用。

一、药物选择

目前最有效的抗强迫剂有两类:三环类抗抑郁剂(TCAs)中的氯米帕明能抑制 5-羟色胺(5-HT)再摄取,选择性 5-羟色胺再摄取抑制剂(SSRI)。5-羟色胺是脑内的一种神经递质,OCD

与脑内 5-HT 失平衡有关。两类药物都非常有效,但一般首选 SSRI 类药物,因为它的不良反应小、比其他药物更安全。SSRI 类药物包括氟西汀、氟伏沙明、舍曲林、帕罗西汀、西酞普兰、艾司西酞普兰。

还有一些药物也能用于治疗 OCD,或作为 SSRI 和 TCAs 类药物的增效剂,包括单胺氧化酶抑制剂(MAOIs)和非典型抗抑郁剂,MAOIs 不能与 SSRI 类药物合用。尽管 MAOIs 有抗强迫作用,但这方面的研究不多,已有研究的结论也自相矛盾,一些临床试验显示它们的治疗效果与 TCAs 类相当,也有研究显示它的效果并不优于安慰剂。目前没有一种 MAOIs,包括苯乙肼和反苯环丙胺被美国食品与药品管理局认可作为抗强迫剂。非典型抗抑郁剂包括安非他酮和文拉法辛常作为 SSRI 的增效剂。安非他酮的化学结构与其他抗抑郁剂不同,SSRI 作用于5-HT,而安非他酮主要作用于多巴胺,对 5-HT 和去甲肾上腺素也有一定的作用。它的不良反应也不同于 SSRI,SSRI 可以引起性功能障碍,而安非他酮不仅不引起性功能障碍,反而能减轻或逆转其他药物引起的性功能障碍,在其他药物治疗无效或出现性功能障碍时,可以考虑使用。

此外,医学文献还报道一些其他药物也有抗强迫作用,如丁螺环酮、溴隐亭、氯硝西泮、阿普唑仑和曲唑酮。也有少数文献报道一些其他增效剂,如可乐定、利培酮、氟哌啶醇和匹莫齐特。

二、药物作用机制

SSRI 类药物于 20 世纪 80 年代上市,目前已成为最常用抗强迫药物。早期的抗抑郁剂是偶然发现的,SSRI 类药物是根据心境障碍的 5-HT 假说专门研制的,OCD 和其他焦虑障碍也被认为是 5-HT 含量不足,所以 SSRI 类药物也有抗强迫和抗焦虑作用。

SSRI 类药物主要抑制突触前膜对 5-HT 的再摄取,增加突触间隙内 5-HT 的含量。SSRI 对 5-HT 再摄取的抑制作用是选择性的,一般不影响去甲肾上腺素和多巴胺等其他神经递质,但不是完全选择性的,有些药物也影响其他神经递质。不同类型 SSRI 药物的作用部位和作用强度是不同的,对张三有效的药物不一定对李四有效,因此当一种药物无效时可以改服另一种药物,当然有的患者可能对所有的 SSRI 类药物都没有反应。

TCAs 类药物中只有氯米帕明具有抗强迫作用,效果与 SSRI 相当,由于其不良反应比较多,SSRI 类药物问世以后,很快失去市场。氯米帕明主要抑制突触前膜对 5-HT 的再摄取,增加突触间隙内 5-HT 的含量,起到抗抑郁和抗强迫的作用。其代谢产物去甲氯米帕明能阻断去甲肾上腺素的再摄取,增加突触间隙中游离的单胺类神经递质浓度,使突触后膜受体保持足够的兴奋性,发挥抗抑郁作用,但没有抗强迫作用。虽然现在不再作为首选的抗强迫剂,但当 SSRI 类药物效果不好时,可以考虑氯米帕明,另外,它可以静脉给药,可用于治疗难治性强迫障碍。

三、药物不良反应

药物不良反应是患者停药的主要原因,但强迫障碍患者对药物不良反应的耐受性比抑郁症和其他焦虑障碍患者大。

TCAs 类药物的常见不良反应包括体重增加、口干、神经过敏、头昏眼花、睡眠困难和性功能障碍。这些类似焦虑的症状使患者感到烦躁不安,性功能障碍是患者最担心的不良反应,这些不良反应是使患者停药的主要原因。

SSRI 类药物的常见不良反应包括恶心、呕吐、便秘、瞌睡、头痛、口干、失眠和睡眠紊乱,这些症状一般比较轻微和短暂。最麻烦的不良反应是性功能障碍,无论男性或女性服用该类药物,性欲减退和快感缺失的发生率约50%,勃起功能障碍有许多药物可以处理,如万艾可。

四、药物剂量

强迫障碍患者对药物的耐受性比常人或其他心理障碍患者大,因此治疗剂量通常比较大,如抑郁症患者百忧解的剂量是 20 mg/d,强迫障碍可能要用到 60~80 mg/d。具体用量的个体差异很大,取决于患者的体重、症状严重程度和其他因素,在混合或配伍用药时还要考虑到代谢的交互作用。西酞普兰、舍曲林和氟西汀等药物的不良反应比氟伏沙明和帕罗西汀轻。临床上,一般从小剂量开始,逐步加量,4~6周起效,10~12周达到最佳疗效,维持用药4~6个月。下面是一些药物治疗 OCD 的常规剂量。

(一)氯米帕明

过去氯米帕明是治疗强迫障碍的首选药,SSRI 类药物出现后使用率明显下降。治疗剂量为 75~300 mg/d,150~250 mg/d 为 OCD 的最有效剂量,体重在 50 kg 以下者用量最好不要超过 200 mg。从 25~50 mg 开始,隔天增加 25 mg,一般 2~4 周起效,6~12 达到最大疗效,药物生效后应维持治疗量 3~6 个月,以后缓慢减量至治疗量的 1/3~1/2 维持治疗一段时间,以防过早停药而复发。用药第一周药物反应较明显,常因不能耐受不良反应而中断治疗,男性患者最不能接受的不良反应是性功能抑制,心动过速、心慌也较普遍,从小剂量开始,缓慢加药或配合小剂量苯二氮䓬类药,可增强患者的耐受性。

(二)氟西汀

氟西汀治疗 OCD 的有效剂量为 40~80 mg/d,最佳有效剂量为 60~80 mg/d,从 20 mg 开始,逐渐加量,2~3 周起效,10~12 周达到最大疗效。由于该药的半衰期较长,换药时要注意。

(三)氟伏沙明

氟伏沙明是非常有效的抗强迫药物,美国美国食品和药品监督管理局批准的第一个非 TCA 类抗强迫剂。有效治疗剂量为 100~300 mg/d,最佳有效剂量为 200 mg/d,初始剂量 25~50 mg/d,每 3~4 天增加 50 mg,最高剂量300 mg/d。2~4 周起效,10~12 周达到最大疗效。

(四)舍曲林

舍曲林也有较好的抗强迫作用,而且有其他药物不具备的优点,它是 SSRI 类药物中最安全的,可以和其他药物配伍使用,半衰期短。它另一个特点是最低剂量就是最有效剂量,50 mg 与 200 mg 的治疗效果相同,但在低剂量无效时,可以试用最高剂量(200 mg)。

(五)帕罗西汀

帕罗西汀是有效的 SSRI 类药物,有效治疗剂量为 40~60 mg/d,初始剂量为 10 mg/d,以后每周增加 10 mg。帕罗西汀的半衰期非常长,因此不良反应也比较大。

(六)西酞普兰

西酞普兰用于治疗 OCD 的资料不多,但治疗抑郁症同其他 SSRI 类药物一样有效,少数研究提示西酞普兰有较好的抗强迫作用。有效治疗剂量为 40~60 mg/d(初始剂量 20 mg/d,最大剂量 80 mg/d),与其他药物有较好的交互作用。

五、治疗方案

(一)氯米帕明

以前认为氯米帕明是最好的治疗强迫障碍的药,氯米帕明的活性代谢产物具有 5-HT 和 NE

回收抑制作用,治疗剂量为 150～250 mg/d,一般要 2～3 周才显效,最大疗效要在 2～3 个月才达到。用药第一周药物反应较明显,常因不能耐受不良反应而中断治疗,男性患者最不能接受的不良反应是性功能抑制,心动过速、心慌也较普遍。从小剂量开始,缓慢加药或配合小剂量苯二氮䓬类药,可增强患者的耐受性。强迫障碍是一种慢性的病程,药物生效后应维持治疗量 3～6 个月,以后缓慢减量至治疗量的 1/3～1/2 维持治疗一段时间,以防过早停药而复发。

(二)选择性 5-HT 再摄取抑制剂(SSRI)

具有较强的抗强迫作用,且没有氯米帕明的抗胆碱不良反应,对心血管的不良反应也较小,较少诱发癫痫发作,已成为一线抗强迫药的趋势。常用的药物有氟西汀(20 mg/d),帕罗西汀(20 mg/d)、舍曲林(50 mg/d),一般 2 周后显效,最大疗效 6～8 周后达到。

(三)SSRI 合并氯米帕明

单用氯米帕明不良反应较大难以耐受,SSRI 与氯米帕明合用,除治疗强迫障碍症状外,还可改善睡眠、抑郁情绪,减少不良反应。二药合用剂量应相应减少,SSRI 的半衰期长(2～3 天),且抑制 P450 细胞色素氧化酶活性,使氯米帕明降解受抑制,药物浓度增加 1 倍以上。若氯米帕明与 SSRI 合用的剂量过大可出现严重药物不良反应——5-羟色胺综合征。

(四)抗强迫增强剂

氯硝西泮作为一种高效价苯二氮䓬类药,能作用于 GABA 和 5-HT 系统。与上述抗强迫药合用,可有增强抗强迫的作用,未见有报道单独使用有抗强迫作用。氯硝西泮事实上除增加抗强迫作用外,还有改善睡眠、减轻焦虑和抗抑郁的作用。与氯米帕明合用还可以预防氯米帕明的诱发癫痫的作用,是治疗强迫障碍较好的辅助药。碳酸锂是另一种认为有增强抗强迫作用的增强剂,单独使用也无法抗强迫作用,但与氯米帕明合用有增强抗强迫作用,特别是合并有抑郁者。

(王方国)

第五节　强迫障碍的心理疗法

强迫障碍的治疗是非常困难的,心理疗法者和患者都要有充分的思想准备,准备经受挫折,以防发生严重的沮丧,即使是有效的治疗方法显效时间也在几个月以后。何况治疗方法的有效性因人而异,强迫障碍患者的治疗依从性差,对治疗的有效性常抱着怀疑的态度,所以治疗效果更难以预测。强迫障碍的治疗目标有几个方面:解除伴发的生理功能障碍(头痛、失眠、或精神症状);控制强迫动作和各种仪式化行为;排解强迫理念(强迫观念、强迫表象,强迫恐惧和强迫意向等)及这些症状背后的心理冲突;最终目的是要改变适应不良的人格,这是很难达到的,因为这种人格在病前就已存在,且根深蒂固。

强迫障碍曾经被认为是一种神经症,精神分析之父弗洛伊德对此投入大量的精力,认为 OCD 是介于强迫性人格与精神疾病之间的一种疾病,他采用精神分析治疗,也是以后几十年唯一的心理疗法方法,但治疗效果有限,因此 OCD 是一种罕见的难治性疾病。尽管如此,精神分析和以后发展的精神动力治疗还是最常见的心理疗法方法,这种治疗的目的有两个:暴露潜意识的动机、领悟症状与潜意识冲突的关系,因此有称为领悟定向的心理疗法。经典精神分析治疗已很少使用,而短程动力治疗由于疗效快越来越受到人们关注。现在研究发现,单纯的领悟并不能治愈强迫障碍,因为 OCD 患者除了心理冲突外,还有生物学原因,所以现在倾向于药物与认知行为疗法联合使用,而且具有较好的效果,至少 80％的患者在一年内能获得明显的改善。

认知行为疗法(CBT)是一类心理疗法的总称,能有效地治疗强迫障碍。虽然不能完全治愈,但却是目前能长久改善强迫障碍症状的最好方法,有大量的科学研究表明 CBT 不仅能缓解症状,还能改变脑的生物学特性。CBT 治疗目标有两个:改变思维和改变行为。认知技术是确认、分析和改变不合理的思维,行为技术是改变强迫思维和行为。最重要的行为技术包括暴露反应阻止(也称为暴露仪式阻止,简称 ERP)和系统脱敏。

一、ERP 治疗 OCD

暴露和反应预防(exposure and response prevention,EX/RP)治疗由 Meyer 首次报道,它通过对引发强迫性思维的线索进行长时间暴露,同时严格阻止抵制强迫性思维的行为反应(如回避、洗手、祈祷、计数等行为和心理反应),取得显著的治疗效果。这种治疗方法在实施前,对暴露线索和等级、反应阻止的程序要严格设计,通常采用现场暴露,对一些无法采用现场暴露的情境或线索可以采用想象暴露。例如,一个害怕煤气没有关好会引起火灾而反复检查的患者,强制他在不做检查的情况下离开房子,并且令其想象可能出现的可怕后果,不做任何抵抗行为,直到紧张焦虑消失,对每一线索进行反复多次的暴露,直至不再引起紧张焦虑。现场暴露或想象暴露都是为了消除强迫思维带来的烦恼和痛苦,长时间暴露于恐惧的想法和情境中,能使患者获得更多正性的信息,打破原来的错误联结,矫正原有的负性评价,最终打破患者对威胁性刺激的习惯化环路。EX/RP 疗法一般遵循先易后难、循序渐进的原则,从一个中等难度的情境开始,两次治疗之间布置暴露练习作业,并要求阻止仪式行为。

(一)ERP 的作用机制

ERP 缓解强迫思维和强迫行为涉及 3 种机制:行为机制、认知机制和自我效能改变。从行为理论角度看,OCD 患者的恐惧或焦虑是通过经典条件反射获得的,而回避或仪式行为通过操作性条件反射(负性强化)获得或保持的,ERP 通过阻止抵制反强迫行为,可使恐惧性条件反应熄灭,尤其是重复地连续暴露于恐惧刺激可以产生习惯化(条件性恐惧自然降低)。反应预防通过阻止抵抗焦虑的仪式性行为可以促进习惯化,当害怕的强迫思维与不抵抗行为和最终焦虑减轻反复结合,条件性焦虑最终被熄灭。从认知理论角度看,患者的症状是不合理信念所致,ERP 通过向患者呈现信念不合理性的证据就能矫正功能失调性信念(过高估计威胁性),例如,当患者面对恐惧情境和抵制仪式性行为时,他会发现强迫性害怕会自然消退(习惯化),害怕的负性后果不再发生。这些证据被加工整合到患者的信念系统中,抵抗焦虑和预防灾难性后果的强迫行为就没有必要了。最后,ERP 帮助患者不依赖回避和安全行为控制焦虑和恐惧,能显著增强患者的自我效能,这种控制感是 ERP 生效的不可忽略的因素。

Foa 和 Kozak 注意到 ERP 期间有 3 个指标发生了变化:①在暴露期间,生理唤醒和主观害怕被激发;②在每次暴露期间,恐惧反应逐渐消退(习惯化);③每次暴露开始时的恐惧反应逐次降低。

(二)ERP 治疗 OCD 的效果

多年来,世界各地开展了众多 ERP 治疗 OCD 效果的调查研究,包括英国、荷兰、希腊和美国等,众多治疗师用 ERP 治疗 500 多名 OCD 患者,一致证明 ERP 能有效治疗 OCD。随机对照试验显示 ERP 效果显著优于其他治疗技术,如渐渐肌肉放松训练、焦虑管理训练和安慰剂对照,还发现强化 ERP 治疗效果优于氯米帕明（OCD 最有效药物）。ERP 治疗后患者 Y-BOCS 减低 50％～60％，平均后测分为 9～13 分，只有轻微的残留症状。

ERP 不仅对伴随外显强迫仪式患者具有很好的治疗效果，对那些所谓纯强迫思维（可能伴有内隐心理仪式）患者也有较好的治疗效果。最近研究显示，让患者重复暴露于强迫思维的描述（放强迫思维录音带），并禁止心理仪式，治疗后 Y-BOCS 分数从 25.1 降至 12.2 分（降低 52％），3 个月后随访时平均得分为 10.8 分。如果增加认知疗法技术（矫正功能失调信念）和放松训练技术，治疗效果还将进一步提高，总有效率（Y-BOCS 分数降低 30％以上）在 85％以上。因此 ERP 是目前治疗 OCD 的最有效方法，一般包括治疗前评估、治疗前准备、强化治疗、家庭随访和巩固疗效防止复发等 5 个阶段。

二、治疗前评估

在明确诊断后，治疗师要花 2～3 个小时同患者交谈，为制定治疗计划收集必要的信息，如引发痛苦和焦虑的刺激或威胁性线索，患者采用的回避行为或仪式行为，患者担心的负性后果，了解患者强迫信念的强度，以及停止强迫仪式可能导致的负性后果。

（一）威胁性线索或刺激

威胁性线索可以分为两类：①在现实环境中确实存在的线索或刺激（外部线索），②威胁性线索是患者的一些想法、想象的情境或患者自己体验到的冲动（内部线索），这类线索在现实生活中并不存在。消极回避和仪式行为（主动回避）都是为了减轻与威胁性线索相关的痛苦和焦虑，外显的仪式行为容易识别，内隐性（心理的）仪式有时不容易识别，治疗师必须教会患者区分强迫思维和内隐仪式行为。两类问题的处理方式是不同的，强迫思维采用暴露疗法，仪式行为采用反应阻止法。

1.外部线索

多数强迫障碍患者恐惧的对象是周围环境中的某些具体事物，如物体、人或情境，但每个强迫障碍患者对具体事物的恐惧又有自己的特点。如同样是污染恐惧，有的是害怕污染物中的病菌，有的是害怕污染物本身，有的是担心自己得病，有的是担心把病菌传给别人；又如害怕厕所污染物，有些患者害怕所有厕所，有的只害怕公共厕所，有的则害怕抽象的厕所。这些具体的特殊信息是暴露治疗成功的关键，治疗师在制定治疗计划前，必须收集这些特殊信息，确定患者恐惧的具体对象和具体情境。多数患者的恐惧对象不是单一的，有些患者开始只对单一的对象感到恐惧，以后恐惧的对象可能会泛化，因此，治疗师必须对引发强迫思维的物体、情景、场所及症状发展情况作出全面的评估，同时还要指导患者对所有害怕对象或情境进行主观不适感评定（SUDS）。只有这样才能制定合理的暴露等级表。

2.内部线索

有些患者恐惧的对象是自己内在想法、表象或冲动，这些内部线索使患者心烦、感到羞耻或感到厌恶，从而引发焦虑和痛苦。患者常不愿意报告引起痛苦的内部线索，而是反复述说内心的痛苦或烦恼，若不仔细询问，可能会遗漏这些重要信息。此类例子很多，如伤害亲人或强奸自己子女的冲动、想着亲人会出意外、想同陌生人上床的念头等。治疗者要鼓励患者说出这些想法，强调说出这些想法对治疗是有帮助，告诉患者正常人也经常有一些不被社会接受的想法，强调想法与现实是有区别的，想法不等于行动。

(二)回避与仪式行为

EX/RP 治疗禁止所有回避和仪式行为,即便是最微小的动作,因此在治疗前要全面收集回避行为和仪式行为的信息。需要收集的信息包括患者在疾病过程中采用过哪些回避和仪式行为,患者逃避哪些情境,每种仪式行为分别是对抗或顺应哪些强迫思维,这些行为缓解痛苦和焦虑的有效性如何,哪些强迫思维、情景、事物或情境是患者无法回避或用仪式行为对抗的。有些人、事和情境可以引发强迫思维和不愉快的情绪体验,强迫障碍患者常常回避它们,如某青年看到老年妇女,就害怕她会拿针扎他的生殖器,所以极力回避老年妇女,看到老年妇女,就用手握住生殖器绕道而行,回家后反复检查衣物,尤其是内裤和生殖器;有些患者害怕上厕所或碰到垃圾桶会沾上病菌,或害怕把病菌传给别人,因此他们回避上公共厕所、回避倒垃圾,若不得已上厕所或不小心碰到垃圾桶,就反复洗手或洗澡,或者回避与别人接触。

那些对抗外部线索的回避和仪式行为容易发现,而一些对抗内部线索的回避和仪式行为则不容易发现,但却是暴露和阻止治疗所必需的,治疗师必须仔细询问和观察。如从来不敢把钱放在口袋里,穿不系鞋带和不用拔鞋跟的大鞋或拖鞋,从来不用公共场所的茶杯或餐具,经常换班或调班,反复搓手、眨眼、无声计数或祈祷,这些都是治疗中需要处理的。

如果治疗师对某个回避行为与强迫障碍的关系有疑问,可以设计一个行为实验进行验证,让患者暴露他所害怕或回避的情境中,如果患者感到焦虑、痛苦或难受,并试图逃避,那么该逃避行为是治疗需要阻止的行为。如果通过询问未能发现患者是否对某强迫思维采用回避或仪式行为,治疗师可以设计一个实验来调查回避或仪式行为,让患者暴露于他害怕的思维、情景或场所,而且尽可能想象最糟糕、最害怕的后果,如果患者采用某种行为对抗这种处境,那么该行为就是回避或仪式行为。如果不能确定某个行为是否为仪式行为,治疗师也可以通过行为实验来验证,如果停止该行为会引起患者焦虑或痛苦,这个行为就是仪式行为。

(三)不合理信念及其强度

在临床实践中,我们体会到患者对不合理信念的坚持程度与治疗效果有密切的关系,患者对强迫信念的后果越坚信,暴露治疗效果越差。顽固坚持错误信念的患者在讨论他们所恐惧的强迫思维时,他们可能会欺骗治疗师,治疗的依从性比较差,在暴露练习时可能不按要求进行。

在评估患者信念强度时,要注意多数患者对信念的坚持程度是波动的,因此进行动态观察可以获得更可靠的信息。有些患者虽然口头上承认他们的强迫思维是不合理的、采用的强迫行为是无意义的,但他们还是为他们的思维感到痛苦和烦恼,说明他们内心还是相信他们担心的后果是有可能发生的。有些患者可能坚信他们的强迫思维或强迫行为是合理的、他们担心的后果确实会发生的,在治疗中他们不敢暴露他们的强迫思维、不愿放弃他们的仪式行为。

(四)恐惧的后果

约有 2/3 的强迫障碍患者害怕他们的想法会变成现实,害怕停止仪式行为会发生严重的后果。强迫性洗手患者害怕他们不洗手会感染不治之症,或会把病菌传给别人,导致别人生病、残废或死亡。强迫性检查患者害怕停止检查或检查不细致,会导致灾难性后果,如房屋失火、家庭失窃、开车撞死人。有些强迫障碍患者不清楚或不确定会发生什么样的负性后果,但肯定有不好事情发生。有 1/3 的患者并不是害怕会发生灾难性后果,而是怕停止仪式行为会让他们感到非常痛苦,他们无法忍受这样的痛苦,除非他们进行仪式行为,否则焦虑和痛苦会持续上升,直到他们完全垮掉。确切了解强迫障碍患者所恐惧的后果,对制定治疗计划是非常有帮助的。

三、治疗前准备

心理疗法是一项计划性很强的工作,所以在治疗前要做好充分的准备。准备工作包括建立良好的治疗关系、治疗原理和治疗过程的介绍及其他一些必要的准备工作。

(一)建立有效治疗关系

无论采用何种治疗,建立良好的治疗关系和激发患者的治疗动机是最基本的,因此治疗正式开始前,首先要评估者的症状特点、患者对疾病和治疗的态度及患者家属的态度。强迫障碍患者既有改变的一面,也有抗拒改变的一面,他只愿意同治疗者说症状本身,不愿意谈症状以外的事和放弃强迫动作,有些患者每次找不同治疗者看,避免与同一治疗做深入的交谈。认知技术要指出和改变患者的不合理思维,暴露和仪式阻止必然引发患者的痛苦和焦虑,没有良好的治疗关系,将会影响治疗的实施和效果。

在认知疗法中,治疗者与患者的关系是一种协作性同盟关系,协作同盟对保证治疗者与患者有共同的目标,减少阻抗和避免误解是非常重要的。这种关系的发展要求治疗者是可信的,交流是开放和真诚的,以及治疗者显示充分的自信。治疗者同患者必须就下列问题形成共识,如焦点问题、治疗日程安排、总体治疗计划和目标、信息反馈的重要性和信息反馈方式等,并共同收集资料,发展和修正假说。

(二)治疗原理和过程介绍

向患者介绍治疗原理和治疗的具体过程是一件非常重要的事情。认知行为疗法要求患者放弃他的不合理思维和强迫习惯,必然会引起暂时的焦虑和痛苦。如果患者不知道为什么要经受这样的痛苦,或不相信CBT的治疗效果,他们可能会不配合治疗,不能遵守治疗要求。

一般可以这样向患者介绍治疗原理:"你曾提到,你有许多自己不想要的想法和行为,这些症状叫作强迫思维或强迫行为,它们让你感到非常不舒服或烦恼,并浪费了你大量的时间和精力,而且以你个人的能力难以驱除它们。那些令你不舒服的想法、表象或冲动反复地闯入你的脑子里,而你又不想要它们,因此你感到非常痛苦或焦虑,总想做点什么来减轻这份痛苦。为了去掉那些不想要的想法,你会采取一些措施,包括一些对抗性或顺从性的行为和思维,并养成了习惯,如反复洗手、关门、检查、计数、祈祷等,我们把这些行为叫做仪式性行为。

正如你所知道的那样,这些仪式性行为并不总是管用,它们虽能暂时减轻痛苦,但这些烦恼很快就会回来,有时会更痛苦。最后你发现需要做更多的仪式行为才能缓解痛苦,结果还是暂时的,你只好采用更复杂的仪式行为。慢慢地,那些复杂的行为也不管用了,无奈,你只好采用更多的时间和精力去做那些仪式行为,以致你学习和工作毫无成效、生活受到严重干扰。

把要进行的治疗叫作认知行为疗法,这种治疗方法包括3个部分。第一部分是要改变你的错误思维或不合理思维,许多心理问题与我们的错误观念有关,比如有些人特别害怕细菌,事实上并不是所有的细菌都是有害的,有些细菌对人体健康是有益的;第二部分是打破痛苦或焦虑与引起这些痛苦的物体、情境或想法之间的联系,比如,你每次出门前明知煤气已关好,但总是不放心,使你感到非常烦恼和痛苦;第三部分是打破仪式性行为与焦虑和痛苦缓解之间的联结,换句话说,你反复关煤气的仪式行为暂时缓解了你的焦虑和痛苦,因此使你经常反复地做那些动作。我们的治疗就是要打破仪式行为与你的焦虑或痛苦等感受之间的联结。这种方法还会帮助你学会在焦虑时不采用仪式行为。"

在介绍治疗原理之后,接着就要向患者解释治疗过程,同时签订治疗协议,安排治疗时间。

"现在我要针对你的强迫思维和行为问一些问题,了解每种情境和想法给你带来了多大的烦恼或痛苦,并按痛苦的大小排队。我们按 100 分制评定痛苦或焦虑的程度,0 分表示没有一点痛苦或焦虑,100 分表示最大的痛苦或焦虑。"

"你本来想到煤气没有关好,会感到焦虑,就要去检查。现在,我们要你看到煤气没有关,且不让你去关,你肯定会感到很焦虑和痛苦,但只要坚持不去关,焦虑和痛苦也会逐渐减轻。通过多次练习,就会打破焦虑与强迫思维之间的固有联系,以后即使怀疑煤气没关好,也不会感到焦虑和痛苦了。"

有些强迫障碍患者的强迫思维只是脑子里想法或表象,在现实生活中很少出现,因此难以将这些患者放在真实情境中进行暴露治疗,但可以进行想象暴露治疗。如果你害怕的情境不是真实存在的,我会让你想象那些恐惧的情景,想象那些情景正在发生,想象最恐惧的后果,想象事件的每个细节,但不要采用仪式行为进行抵抗,让焦虑和恐惧达到顶峰,此时你会发现你担心的后果并没有发生,你的焦虑和痛苦将随之减轻。

当不想要的想法或表象闯入脑海时,强迫障碍患者感到紧张、焦虑和痛苦,他们会采取某些仪式行为驱散那些害怕的想法或表象,以减轻痛苦和焦虑。暴露练习同样会引发类似的焦虑和痛苦,你肯定想用一些仪式行为来减轻痛苦,但治疗中禁止你这样做。当你直接面对恐惧而不求助于仪式行为时,你的焦虑和痛苦会暂时升高,但随后会逐步减轻。通过反复的暴露练习,焦虑缓解与仪式行为之间的联结就被打断了,最终不用任何仪式行为,你也能控制焦虑,你将重新获得自由。

(三)行为记录和监测

在治疗前,我们还要训练患者准确监测和记录仪式行为。仪式行为的监测不仅可以反映治疗的进展,也使患者看到治疗性改变的真实性,仪式行为并不像他们想象那样管用,因此监测是暴露治疗的重要成分、监测本身可以减少仪式行为、具有治疗意义。我们可以这样对患者说:"在暴露治疗过程中,准确监测记录强迫思维和强迫行为的频度和严重程度是非常重要的,掌握这些资料有助于我们及时地调整暴露目标和治疗程序。这个星期我们在收集信息制定治疗计划的同时,你要每天记录强迫障碍症状产生频度和占据的时间。当然这不是一件容易的事,但我相信你能做到。这是一张症状记录表,你先拿去看看,试着做些记录,下次我们专门讨论如何监测和记录。"

治疗师要告诉患者如何使用症状记录表、具体记录那些内容,解答患者提出的一些问题。同患者一起回顾昨天的情况,按回忆的内容填写症状记录表,并说明监测仪式行为的原则。①在症状记录表上,随时记录你所做的仪式行为和在每项仪式行为上所花的时间。②不要估计仪式行为所花的时间,一定要准确记录。③立刻在记录表上记录下你监测到的时间,不要耽搁。④直到一天结束前或第二天开始前,不要把你的记录放进抽屉,要随身带着记录表和笔。⑤用一句简短的话记录引发仪式行为的原因。

治疗师要注意检查患者的自我监测表,包括检查引发仪式行为的情境。如果需要的话,提供建设性意见。患者要学会用简明的语言描述引发仪式行为的情境或刺激,治疗师要评估患者时间估计的准确性,并强调准确记录的重要性。

(四)确定治疗支持者

在治疗前,患者要确定一名在强化治疗过程中提供支持的人,如父母、伴侣或朋友。患者可以依靠这个人的支持和鼓励完成暴露练习,另外要让支持者监测患者是否按照治疗要求制止自己的仪式行为。如果患者进行仪式行为的渴望非常强烈,阻止仪式行为有困难时,支持者要提供支持、鼓励和帮助。由于需要支持者参与和配合,因此治疗师需用一定时间专门与支持者讨论治疗原理和治疗过程。

在治疗前,患者与支持者必须在治疗师的指导下就双方的权利和义务达成口头或书面协议。患者要授予支持者督查和建议的权利,并愿意接受支持者的帮助、听取支持者的建议、接受支持者的督查;支持者必须承诺:不管出现什么问题、遇到什么困难,都不指责和批评患者,在患者遇到困难时,以及时提供帮助和支持。

支持者要定时与治疗师取得联系,每周至少两次向治疗师汇报患者的治疗进展和治疗过程中遇到的问题,遇到特殊问题要及时向治疗师汇报,以使治疗师及时掌握患者在治疗情境外的情况,更好地帮助患者完成家庭作业。如果出现违背治疗要求的情况,如拒绝完成家庭作业、进行仪式行为,在取得患者同意的情况下,支持者要与治疗师取得联系。

(五)制定治疗计划

强化认知行为疗法,一般需要 3 个星期,每周有 5 次暴露治疗,每次两小时,同时在家里还要完成一些认知练习和暴露练习。

在决定做认知行为疗法前,首先要确定患者是否适合 CBT 治疗。不伴其他心理障碍和严重躯体疾病的强迫障碍患者,一般都能从 EX/RP 治疗获益;如果伴发其他心理障碍(如抑郁症、酒依赖、物质滥用),在接受 EX/RP 治疗前最好先接受相关的治疗,否则会影响 EX/RP 的治疗效果;如果其他心理障碍是继发的,预计强迫障碍症状改善能促进继发心理障碍的改变或其他治疗的效果,也可以先实施 EX/RP 治疗。实施 EX/RP 治疗,患者需要投入大量时间和精力,还要忍受暂时焦虑和痛苦,在治疗实施前须向患者解释清楚,使患者有充分的思想准备,对那些治疗动机不强或没有足够时间的患者可以采用其他心理疗法或药物治疗。

治疗师要向患者强调暴露治疗是有效缓解强迫障碍症状的重要方法。比如,一个害怕强奸自己亲生女儿的患者,治疗师可以告诉患者,想象把自己置身于害怕的情境中,尽可能想象所有可能的细节和后果,坚持不逃避,直到焦虑和痛苦完全消除。如果做到这一点,以后即使想到同样的细节,就不会有更多的痛苦和焦虑了。对患者而言,最重要的是理解 EX/RP 的治疗原理——忍受暂时的痛苦和焦虑,将换得永久的自由。告知患者,治疗的第一周可能会体验到明显的焦虑和痛苦,随着治疗的进行,痛苦和焦虑将逐渐消退,强迫障碍症状将逐渐减轻。

治疗师还要向患者说明治疗过程中需要完成一定数量的家庭作业。每天除了两个小时的治疗外,还需在支持者的帮助下完成 2~3 个小时的家庭作业。家庭作业并不局限在家里完成,完成的地点或场所视强迫障碍症状的内容而定。如果强迫障碍症状的内容与家庭情境有关(如关门、检查煤气等),暴露场所可以在家里;如果强迫障碍症状涉及的情境是在家庭以外(商店、公共场所等),那么暴露场所应选择相应的地点。建议每次暴露 1 个小时,每天暴露 2~3 次,在暴露练习时,每隔 10 分钟记录一次 SUDS,直到 SUDS 降至 20 以下。在某些场所,要进行 1 小时的暴露练习可能做不到,遇到这种情况,治疗师要帮助患者设计合理的治疗方案。比如,一个害怕公共厕所污染物的患者,要他在公共厕所待 1 小时,显然不可能,也不合理,治疗师可以建议患者用手绢擦公厕的墙壁或门窗,并把这块“被污染”的手绢放在自己的口袋里,这样就可以延长暴露时间。

(六)治疗设置

多数强迫障碍患者可以在门诊接受治疗,只有少数患者需要住院治疗。患者在接受治疗期间,应尽可能保持正常的生活,特别是那些害怕的刺激与日常生活有关时,坚持正常生活尤为重要。医院是一个人为的具有保护性的场所,尤其对强迫检查患者来说,在医院里他们不需要承担任何责任,可能就不会产生反复检查的冲动。如果是外地患者,无法每天到门诊接受治疗,可以建议他们在诊所附近公寓或旅社住下,每天到门诊接受治疗。有自杀危险、伴有其他精神疾病、病情严重无法在门诊治疗或没有有效支持者等患者,建议住院治疗。

如果患者是在职人员,而且强迫障碍症状与工作有关,建议患者继续上班,这样可以进行相关的暴露,但治疗需要时间,每周有几个半天要接受治疗,因此要求患者要合理安排时间,或每天工作半天。如果症状与工作无关,不强调患者要继续上班,最好要有一个月的时间接受系统治疗,如果患者工作时间比较自由,能拿出足够的治疗时间,可以继续上班。

四、强化治疗

EX/RP 强化治疗期一般为 3 周,每周 5 次,每次 2 小时。特殊情况下,可以适当变通,但一般不能少于每周 3 次,总次数为 15 次。每次治疗开始先用 15 分钟讨论家庭作业和患者的行为监测表,接着进行 45 分钟的想象暴露和 45 分钟的现场暴露,最后用 15 分钟布置家庭作业。这是治疗的一般程序,治疗师可以根据具体情况进行调整,比如,现场暴露不能在治疗场所进行,需要去比较远的地方(商店、教堂),想象暴露和现场暴露可以交替进行(一次进行想象暴露,一次进行现场暴露)。原则上能够进行现场暴露的,尽可能采用现场暴露,因为现场暴露比想象暴露效果更好,有些患者在想象暴露中难以唤起焦虑或痛苦的体验,最好采用现场暴露。

每次治疗开始时,要向患者提出明确的要求,明确本次暴露的具体任务和要达到的目标。强迫障碍患者对参加暴露治疗本身就非常害怕,治疗师要做正向引导,相信患者能完成,不要过多讨论暴露可能引发的痛苦或安全性,更不要强调治疗的危险性,但对这些问题治疗师自己要做到心中有数,做好必要防范准备。

想象暴露是现场暴露的前奏,在想象暴露时,患者坐在舒服的沙发或有靠背的椅子上,解除一些不必要约束、装饰品、眼镜或义齿等,尽可能地全身放松,治疗师提供以下指导。

"今天,我们要开始做想象暴露,我希望你闭双眼,想象你害怕的情景(如门窗没关好,煤气没关),尽可能想象事件的每个细节、可能产生可怕后果,同时认真体会你在那种情景中内心感受(焦虑、害怕或痛苦),每隔 10 分钟我会让你报告你的感受,你可以按 100 分制报告,注意不要离开想象的场景,也不要采用任何措施进行抵抗。"

治疗师要把想象暴露过程中的对话用录音机录下来,让患者带回家听这盘磁带,继续做想象暴露练习。

每个患者害怕的情境是不同的,无论是想象暴露还是现场暴露,治疗师所给指导语都要有针对性,尽可能对患者所害怕的情景作生动的描述,这里列举两个现场暴露指导语的实例,供大家参考。

从治疗的第一天开始,对暴露和仪式行为阻止方法要给予专门的指导,以后每次都要不断提醒和强调,最好打印一份暴露和行为阻止规则给患者,以帮助患者记住这些规则,或便于患者每次暴露前复习这些规则。

五、家庭随访

家庭随访是考察治疗情境中获得的应对技能或效果能否用于日常生活的重要步骤。通常,在治疗过程中做两次家访,治疗结束后的 1 个月内,每周做 1 次家访,每次家访约 4 个小时。

EX/RP 的家庭随访有几个目的:①有些患者的症状只能在家庭里才能进行现场暴露,如强迫性整理,睡觉前强迫性检查门窗、电源和煤气,强迫性储藏等,治疗师可以让患者开关煤气或门窗,然后不检查就离开房子。②有些强迫性清洗患者在家庭有一块特殊的安全地带,治疗师可以让患者把这些地方弄"脏",陪着患者接触以前不敢接触的东西,或陪患者逛商场接触超市里的东西。③有些外地患者在住院治疗期间不能回家进行暴露练习,无法检验治疗获得的效果能否用于日常生活情境,在治疗结束前,治疗师要与患者讨论家庭训练和家庭随访计划,以扩大治疗效果的范围和巩固治疗效果,治疗师要定期家访以考察家庭作业完成情况和取得的效果。④家访还提供一个机会,治疗师和患者能够在一起讨论正常行为的范围。

六、巩固疗效,防止复发

治疗结束后,为了进一步巩固疗效、防止复发,除了患者继续坚持暴露练习外,治疗师还要帮助患者制定一个巩固疗效的计划。这个计划包括后续家庭暴露练习、支持性心理疗法、建立正常行为指导规则、讨论症状缓解后的生活适应问题。

有研究提示后续治疗和支持计划,能巩固治疗效果、防止复发和提高患者的生活质量。有一项研究发现,强化治疗后继续参加 12 周的支持性心理疗法(每周一次,没有暴露练习),可以减少患者症状的复发率。

(王方国)

第十章

人 格 障 碍

第一节　人格障碍的概述

　　此类人古即有之,但科学的研究始自 19 世纪初。Pinel 于 1806 年首先报道一法国农民在一次愤怒发作时将一妇女投入井中。此人是"软弱而放纵母亲之子,幼年时有求必应,以及至成年骄纵跋扈,稍不遂意就引起强烈的愤怒,狗近前踢死,马不安时无情鞭打"。Pinel 当时难以将其归类,命名为"不伴妄想的躁狂"。随着 Pinel 对此例的描述和诊断,《精神病理性低能》一书中对精神疾病态进行了详细的描述。Kraepelin 应用病态人格术语。病态人格实际应当译为精神疾病态人格,它与精神疾病态是同义的。

　　人格障碍的定义是难以精确规定的。早期的一些定义因具有贬义已被废弃。Kraepelin 指这类人的特征是使他人不便、烦恼或蒙受损害;Schneider 以"害人害己"来概括病态人格。近年来倾向认为人格障碍是人格特质招致严重的适应不良和显著的功能障碍。人格特质是心理学术语,早年 Allpart 界定为"固定和持久的行为方式",DSM-Ⅲ-R 指出人格特质是"人格的突出部分,但并不意味着是病理"。ICD-10 和 DSM-Ⅳ 指出人格障碍具有 3 个要素:①早年开始,于童年或少年起病;②人格的一些方面过于突出或显著增强,导致牢固和持久的适应不良;③对本人带来痛苦和贻害周围。

　　病态人格原是广义的概念,泛指所有类型的人格不正常,后来一些学者发现病态人格的最初定义符合现今称谓的反社会人格,从而又出现了病态人格的狭义的概念,专指反社会人格,提出以人格障碍代替广义的病态人格。

　　关于人格障碍是否为精神疾病历来争议较大。有学者推断这类人的人格病态如此突出,必定有相应的生物学基础,只是目前未能发现而已。Schneider 指出病态人格是一种特殊的、不寻常的人格,这类人从任何意义上来说均偏离正常,但不能视为疾病。他认为病态人格为一临床术语,并非道德观念,反对将其作为社会疾病看待。Schwart 从理论和实践方面对人格障碍加以探讨,认为将其作为疾病看待是有困难的。他指出医学上疾病的标记是一个或多个器官的结构和/或功能的障碍,招致患者疼痛、不适或良好感觉的减低。现有的几种精神疾病(神经症、心理生理疾病、精神分裂症和情感性疾病)均符合上述标准,均以一个器官(脑)的功能障碍为特征,并表现情绪、思维、意识等障碍和躯体不适。人格障碍是自幼发展起来的适应不良,不具有脑和其他器官的功能障碍,无疼痛或不适,其处理方式也非医学的,且药物治疗无效,主要是再教育。

随着研究的深入,目前倾向认为人格障碍是精神疾病。仲雄(Nakao)等指出人格障碍所致的功能障碍与大多数重性精神障碍一样严重。ICD-10 舍去"人格特质突出化"的理由是它不属于精神疾病。Millon 和 Davis 代表美国观点,承认人格障碍为一有效的精神疾病类目。Paris 概括人格障碍为"正常人格特质的病理性增强"。

人格障碍并不少见,国外发达的国家总的患病率介于 2%～10%,如瑞典(Allebeck 等)为 2.7%,挪威(Bremer)为 9.4%,英国(Casey 和 Tyrer)为 13%,德国(Dilling)为 2.8%,美国(Mi chael)为 9.8%,(Reich 等)为 11.1%;为 10.3%。

国内 12 个地区精神疾病流行病学调查发现人格障碍的患病率为 0.13‰(5 人),而调查时点前五年在 12 000 户中重犯罪者为 105 人;1993 年国内 7 个地区精神疾病流行病学调查的结果为 0.10‰。

实际上,应用科学的工具证明人格障碍的患病率在我国不低于国外。黄悦勤以"人格障碍问卷(PDQ-R)""父母养育方式问卷(EMBU)"和"一般资料问卷"为工具,对某重点理工科大学全体一年级的 2 205 名学生进行调查,问卷筛查出的可疑人格障碍对象由精神科医师采用"国际人格障碍检查表(IPDE)"进行调查,发现人格障碍患者 55 人,患病率为 2.5%,接近国外数字。

一、人格障碍与神经症间的关系

欧洲精神病学家,特别是德国和英国,认为人格障碍与神经症间有着密切的联系,具体反映在 Mayer-Gross,Slater 和 Roth 等所著的《临床精神病学》第四章"病态人格与神经症反应"中,他们强调"诊断为神经症的人,我们完全可以找到病态人格的特征,而在病态人格的人,也可发现神经症的特征"。"神经症的症状和病态人格的行为都可认为是一种反应,一方面取决于素质的倾向,另一方面取决于环境中压力";"从理论上无法把所谓病态人格与所谓神经症人格区分开来"。Tolle 著《实用精神病学》中指出"人格障碍可表现出大量的神经症性反应,许多神经症患者也具有人格障碍。在人格障碍与神经症之间没有一个截然分明的界线"。所谓"神经症人格"是来自心理分析理论,霍妮认为神经症患者是指那些行为、情感、心态、思维方式都不正常的人,他们在剧烈的竞争中充满焦虑及为对抗焦虑而建立起来的防御机制,这就是神经症人格。Jasper 认为神经症症状是不正常人格的人对应激所发生的反应,即在寻常情况下仅表现为行为(人格)不正常,而在遭遇应激时发生神经症反应,表现神经症症状。"性格神经症"是指那些与神经症病因相似的人格,这类患者可以没有神经症症状。Freud 推测决定人格发展过程的因素,就是神经症发生的原因。Kolb 指出每一种神经症都有其独特的性格结构,这种性格结构通常称为性格神经症。ICD-9 将人格障碍与性格神经症并列。ICD-10 未进行如此处理。

目前认为,人格障碍与神经症之间关系虽然密切,即人格障碍有助于神经症的发生,神经症也有助于人格障碍的形成,而且二者共患的机会较高,但在本质上二者属于不同的疾病范畴。

二、人格障碍的范围和分型

(一)范围

人格障碍是人格特质的病理性增强,但病理性增强和寻常增强之间并无明确的界限。只在 ICD-10 发展过程中曾出现"人格特质突出化"的建议(ICD-10-R)。这一术语于 1963 年由 Leonhard 提出,他认为在人格障碍周围尚存在一些既不同于正常人格变异,又非人格障碍的一种中间状态的轻性类型。这一建议经临床验证，发现层次多不易掌握，而且最根本的是因"它本身并非障碍"予以否定。然而事情并未到此而结束。Westen 和 Gobbard 认为 DSM-Ⅳ轴Ⅱ诊断对严重人格障碍是有局限性的。Westen 和 Westen 对 714 例持久适应不良类型的患者由精神科医师和心理学家进行评定，结果仅 39.4％诊断为人格障碍。他们建议扩大轴Ⅱ疾病的范围，应包括临床实践中的人格病理。Gobbard 认为这类达不到轴Ⅱ诊断阈值的患者可能为亚临床表现。他发函给哈佛医学院有经验的医师，询问他们目前是否处理过"神经症人格模式"但不符合轴Ⅱ诊断的患者，结果 85％的回答是肯定的，神经症人格类型的人表现自尊存在困难，与领导关系紧张，与人相处困难，与人建立亲密关系困难。

（二）分型

Tyrer 和 Johnson 建议根据评分的高低，将人格障碍按严重程度分为四类，即无人格障碍、人格困难、简单人格障碍和弥漫人格障碍。事实上扩大人格障碍的范围和层次利少弊多，给临床诊断带来困难。

对人格障碍作出科学的分类是困难的，Schneider 指出"在任何一个年度，如果要求对不正常人格作出适当的分型，将使任何医师陷入极大的窘境"。

一些人格障碍类型是从不同出发点提出的，不免给分类带来混乱，如边缘型人格和自恋型人格来自精神动力学说和心理疗法实践；分裂样型和强迫型人格是由欧洲现象学派提出；回避型人格源自学院心理学；分裂型人格是受丹麦精神分裂症寄养儿研究的启发而派生的，这一研究发现精神分裂症的血缘亲属中分裂型人格的发生率较之寄养家庭和对照组血缘亲属为高。

Kraepelin 的病态人格分类主要是基于描述，而 Schneider 和 ICD-10 是采用描述与病因结合的分类方法作出的。一般认为，ICD-10 分类虽不尽完善，但在应用上是适当的和令人满意的。ICD-10 与 DSM-Ⅳ 二者的分型已非常接近，多数类型二者是共同的，如偏执型、分裂样、反社会型（ICD-10 为社交紊乱型 dyssocial type）、表演型、强迫型、边缘型、依赖型、焦虑型（DSM-Ⅳ 为回避型）等，ICD-10 中有一种类型即冲动型不见于 DSM-Ⅳ，而 DSM-Ⅳ 中有分裂型、自恋型和被动攻击型三种类型，在 ICD-10 分类系统中则无。

DSM-Ⅳ 将人格障碍分为 A、B、C 三组，A 组为奇特和古怪组，包括偏执型、分裂样、分裂型；B 组为戏剧性、情绪性和不稳定组，内含反社会型、边缘型、表演型、自恋型；C 组为焦虑或恐惧组，包括回避型、依赖型、强迫型、被动攻击型和未加标明（NOS）的类型。这样区分有助于进行研究，因为组中所包括的类型常有重叠。

缺乏合理基础的增加项目，会导致混乱和重叠。Tyrer 认为人格障碍可分为未成熟型和成熟型两大类：前者包括反社会型、冲动型、表演型、依赖型、自恋型等。随着年龄增长，大脑臻于成熟，特别到45岁后，情况趋向缓和。成熟型包括强迫型、偏执型、分裂样、回避型等，则不因年龄增长而改善。

我国 CCMD-Ⅱ-R 将人格障碍分为偏执型、分裂样、反社会型、冲动型、表演型、强迫型、其他未特定诸型，临床实践证明是可行的。边缘型人格障碍已得到 DSM-Ⅳ 和 ICD-10 等诊断分类系统接受，但我国诊断此一类型的案例不多，类似患者往往被诊断为精神分裂症、抑郁症或其他人格障碍（如反社会型或表演型）。

（于俊文）

第二节 人格障碍的病因

一、神经生物学

神经生物学研究在 20 世纪 60 年代起集中于精神疾病态和犯罪行为;1968 年 Grinker 等概括边缘人格后来对这种较常见和对社会影响较大的患者也开展了一些生物学研究;Rado 和 Meehl 提出分裂型,指出此类人具有精神分裂症的遗传素质,但并无明显精神疾病性表现,生物学研究在这一类型也较多。其他类型人格障碍的生物学研究则较少,故本节可介绍的内容并不包括所有类型人格障碍,因人格障碍为异质性障碍,相互参照意义不大。

(一)遗传因素

人格是高度遗传的,然而双生儿和寄养研究试图定位假定的基因却收效甚少。到目前为止,没有任何研究可以明确认定人格特质或人格障碍的位点。有一些显著相关的报道,但在独立的样本中尚无一致的重复。

1.孪生儿研究

美国对 15 000 双孪生儿的研究表明,在单卵孪生儿(MZ)中人格障碍的一致率大于双卵孪生儿(DZ)数倍。一项研究表明,出生后分开教养的 MZ,与在一道教养的 MZ 相似,表现在人格和气质的多种测度、职业、空间时间兴趣和社会态度等方面。

2.家族史研究

A 组人格障碍常见于精神分裂症患者的血缘亲属,而对照组并非如此。分裂型人格障碍患者较多出现于有精神分裂症史的家庭中,而偏执型和分裂样型人格障碍患者这种相关较少。

B 组人格障碍明显有遗传基础。反社会人格障碍常伴发酒精滥用;边缘型人格障碍的家庭背景中抑郁症多见,而且与对照组比较,他们的亲属中有较多患心境障碍;表演型人格障碍与躯体化人格障碍(Briquet 综合征)高度相关,这两种疾病的症状存在重叠。

C 组和未加标明的人格障碍也有遗传背景。回避型人格障碍患者常伴有高的焦虑水平;强迫型特质在 MZ 较 DZ 多见;强迫型人格障碍患者显示一些与抑郁伴发的征象,如快速眼动(REM)潜时缩短和不正常地塞米松抑制试验(DST)结果。

3.寄养儿研究

早年寄养儿研究多围绕反社会人格障碍,如 Cadoret 发现反社会行为父母所生的孩子寄养到无反社会行为父母的家中,发现这些孩子反社会人格障碍的发生率高于那些非反社会父母寄养出去的孩子。该研究还发现,无论是血缘父亲还是母亲为反社会人格者都可得出以上研究结果。然而在其子女中,符合反社会人格者常常是男性多于女性,而女性的癔症发生率高。因此,Cadoret 提出癔症是与男性的反社会人格同样的遗传特质在女性身上的表达方式。这一研究结果得到后来研究的重复。Schulsinger 对寄养子生物学父母反社会行为进行研究,显示反社会障碍者其父母的反社会行为也较多。

4.染色体异常

早期研究发现 XYY 三体核型(此类人多为男性,身高 184 cm 以上,常有犯罪前科,多出现在公安部门和精神疾病院)与犯罪有关,在一大型教化院中有 1/3 的犯人属于这一核型。后来的研究发现其实际数值并未明显超过一般人群。

5.连锁研究

目前已经开始出现这方面的相关报道,但要评估其意义为时尚早。

(二)脑病理学和脑成熟

1.神经影像学研究

神经影像学研究多限于分裂型、反社会型和边缘型人格障碍。

(1)分裂型人格障碍:分裂型人格障碍和精神分裂症患者的分裂型亲属脑室容积增加。Siever 等发现分裂型人格障碍患者脑室容积增加伴发血浆高香草酸(HVA)和缺陷样症状相关,表明额叶皮质损害伴发脑室容积增加和这一区域 DA 功能减退。分裂型人格障碍患者的其他结构性改变包括颞叶和海马的容积减低。磁共振成像(MRI)研究发现分裂性患者透明膈腔不正常。Raine 和 Siever 等发现此类患者额叶容积与额叶执行功能测验的操作呈反比。威斯康星卡片分类试验操作不良伴发血浆 HVA 浓度减低。此外,脑室容积增大也倾向伴发血浆 HVA 浓度减低,同样与缺陷样症状(社交退缩增加,情感狭窄)呈负相关。总之,分裂型人格障碍患者,特别是有缺陷样症状者,常常是以种种皮质加工作业的损害、脑室容积增加和多巴胺活动指数减低为特征(可能是额叶)。

(2)反社会型人格障碍:因为观察到一些脑损伤患者有攻击行为,故推断脑损伤可能是反社会人格形成的因素。Blair 等认为精神疾病态的神经基础是杏仁核、内侧眶额叶皮质功能障碍。Raine 等对反社会型人格障碍患者进行 MRI 检查,发现前额叶皮质容积减少,提示前额叶功能障碍。

(3)边缘型人格障碍患者神经影像学研究结果示:(脑)结构功能不良。MRI 研究发现边缘型人格障碍患者海马和杏仁核容积减低,或者仅杏仁核容积减低。如用手动示踪评定法,可发现右前扣带(BA24)和左眶额叶皮质呈显著型容积减低,但用体素形态测定法未能重复。

Brambilla 等用示踪法研究,当未检查细分时发现整个额叶容积减少;未检查眶额叶皮质时,也未发现背外侧额叶容积减少。PET(用 ^{18}F-去氧葡萄糖)检查显示:在休止时,健康人有较大的相对正常的葡萄糖代谢,而边缘型人格障碍患者前扣带回、后扣带回及内侧和眶部额区代谢降低。Juengling 发现边缘型人格障碍患者,在休止时额叶和前扣带回区 γ-GMR 升高,而且在 go/no 90 作业中增加。可能是经由 5-HT 的作用,前扣带回及其附近区域在正常情况下发挥抑制性影响,在边缘型人格障碍患者存在上述区域的功能障碍。Irle 等发现边缘型人格障碍妇女右侧顶叶皮质容积显著减少,海马容积也减少。右侧顶叶皮质萎缩反映右侧半球神经发育缺陷。

2.脑成熟不足

脑电图研究提示具有攻击行为的犯罪者(其中部分可能为反社会型人格障碍)符合脑发育延迟的特征,这在一定程度上支持以上假说。

(三)神经递质

1.内啡肽

内啡肽有与外源性吗啡类似的效应,如止痛和抑制警觉。高内啡肽水平可伴发于无情型人格(相当于反社会人格)。

2.5-羟色胺(5-HT)

人格障碍的神经递质研究中以 5-HT 最多。5-HT 与攻击和冲动性呈负相关,在非灵长类哺乳动物(鼠)攻击行为发生中,5-HT 发挥着重要作用。

Asberg 等首先报道脑脊液中 5-羟吲哚醋酸(5-HIAA)浓度减低见于有自杀未遂(对自身的攻击)史的抑郁症患者。后来一些学者发现脑脊液中 5-HIAA 与人格障碍患者终身攻击行为史成反比。Brown 等进一步展示三变因相关,即攻击史、自杀史和脑脊液中 5-HIAA 浓度减低三者相关。总之,有攻击行为的人格障碍提示脑脊液中 5-HIAA 浓度减低。

应用氟西汀可提高 5-HT 水平,可对人格的一些性格特质产生戏剧性改善。在许多人,血清素可减轻抑郁、冲动性和深思默想,并产生全身健康感。

3.儿茶酚胺

人格障碍患者去甲肾上腺素(NE)和多巴胺(DA)的研究不如 5-HT 多。

(1)去甲肾上腺素:NE 能与攻击直接相关。Brown 等对 12 例男性人格障碍患者进行研究,发现 3-甲氧-4-羟苯乙醇(MHPG)浓度与终身攻击史呈正相关。Siever 和 Trestman 报道血浆 NE 与男性人格障碍患者自报冲动性呈正相关。Coccaro 发现男性人格障碍患者血浆游离 MHPG 浓度降低。边缘人格与对照组比较也示血浆游离 MHPG 低。在所有人格障碍患者,血浆游离 MH PG 与人格障碍患者终身攻击史呈负相关。

(2)多巴胺:多巴胺功能测定集中于分裂型和攻击型方面。Siever 等比较 11 例分裂型人格障碍和 6 例健康志愿者对照,发现前组脑脊液高香草酸(HVA)浓度升高。那些精神疾病样分裂型症状与脑脊液中 HVA 浓度呈正相关。Siever 等对 10 例分裂型人格障碍和 14 例非分裂型人格障碍患者进行血浆 HVA 测定,发现前一组显著升高。DA 功能与阳性症状呈正相关,而与缺陷型症状呈负相关。

人格特质的研究发现,多巴胺能和血清素能系统有警觉激活功能。

4.其他神经递质

(1)乙酰胆碱的研究仅限于边缘型人格障碍。Steinberg 等观察 10 例边缘型人格障碍在输入乙酰胆碱酯酶抑制剂毒扁豆碱后的改变,发现乙酰胆碱可能介入到边缘型人格障碍患者的情感不稳定特质。

(2)血管升压素:低等哺乳动物的实验研究表明,中枢血管升压素和攻击呈正相关。Coccaro 等发现脑脊液血管升压素浓度与终身攻击史呈显著正相关,特别是对他人的攻击。

(四)激素

表现冲动特质的人往往显示高水平的睾酮、17-雌二醇和雌酮。在灵长类,雄激素增加攻击和性行为的可能性,但睾酮在人类攻击上的作用尚不明。伴有抑郁的一些边缘型人格障碍患者显示不正常的 DST 结果。

(五)血小板单胺氧化酶(MAO)

猴实验表明,低的血小板 MAO 水平与猴的活动和社交性相关。低血小板 MAO 活性的大学生用掉更多时间在社会活动上,而高血小板 MAO 活性并非如此。分裂型人格障碍中的一些患者血小板 MAO 活性低。

(六)电生理

脑电图改变常见于反社会人格障碍和边缘型人格障碍,主要改变为慢波活动。

二、社会-心理因素

众所周知,养育可影响正常人格的发展,但这些影响在不正常人格的构型上究竟起多大作用,以及不正常人格构型的本质是什么,目前仍了解不多。儿童时期的不合理教养可导致人格的病态发展。儿童大脑有较大的可塑性,一些性格倾向经过正常的教育可以纠正,如听之任之,发展下去可出现不正常人格。家庭环境也至关重要,凡父母不和睦,经常争吵,甚至分居或离异,会对孩子人格发展带来不良影响。父母对孩子的教育方式也是影响人格正常发展的因素,粗暴凶狠、放纵溺爱和过分苛求都是有害的。

目前,发育理论比较引人注目,但主要集中于反社会型人格障碍的研究。

(一)分离

幼年与母亲分离可导致后来反社会行为的出现,以及难以建立亲密的人际关系等人格障碍特征。分离造成的影响还取决于许多其他的因素,包括分离时儿童的年龄、以往与父母的关系和分离的原因等。

(二)父母因素

儿童与父母的一方分离通常是在父母之间长期的关系紧张和争执不休之后,而这会影响孩子的发育。Rutter曾报道,分离与反社会人格之间存在联系,患者反社会人格的形成在一定程度上是因为其父母婚姻关系的不和谐。

(三)儿童的社会学习

Eysenenk指出,反社会人格障碍是由于训练较迟而没有习得正常的社会行为所致。Scott提出,反社会行为可通过以下几方面的学习而得以发展:①成长于反社会人格家庭;②家庭缺乏一贯的行为准则;③通过一些反社会行为克服自己的一些情绪问题(如以攻击行为来掩饰自己的自卑);④存在不能持久集中注意力及其他一些学习障碍。

(四)儿童行为问题与反社会人格

Robins发展一项对教养院儿童的长期(30年)追踪研究,结果发现儿童期的行为问题与成年后的反社会人格障碍有关。后者只有少数行为障碍儿童到成年后仍有持续的反社会行为,但成年反社会人格障碍患者绝大多数在儿童期已出现苗头。有偷窃行为的男孩和性行为放荡的女孩到成年出现反社会行为的可能性很大。

（于俊文）

第三节　人格障碍的特征

一、反社会人格障碍

反社会人格障碍又称无情型人格障碍或社会性病态,是对社会影响最为严重的类型。患病率在发达的国家为 $4.3\% \sim 9.4\%$。

Kraepelin提倡用病态人格之前精神疾病态概念即已问世,当时二者均系广义的术语,包括各种类型人格障碍。对这一广义名称(病态人格)的应用,Leonhard 和 Petrilowitsch认为对它消极方面强调得过多,二人拒绝使用病态人格,主张以异常人格代替。Gelder等认为异常人格和人格障碍是同义语,可以交互使用。

随着美国社会病态和反社会人格名称的问世,病态人格或精神疾病态失去广义的内涵,专指反社会型人格障碍,这一狭义的概念得到英国和其他一些国家的赞同。

从精神疾病态一语形成的过程,可见其概念是社会、道德和医学成分的混合。反社会人格常有贬义,除美英等国家外,其他地区较少采用。Schneider拒绝使用"反社会"一词,认为它不是医学术语,在其人格障碍分型中以"无情型人格"代替。

精神疾病态曾被称为精神疾病态状态,指违犯社会法规的一些品行障碍或心智障碍的人。精神疾病态状态虽非精神不正常,但却反复出现或发作性发生反社会行为的品行障碍,其中大多数人用社会刑法和医学方法处理无效,也无有效的预防措施。

反社会人格障碍的特征是高度的攻击性,缺乏羞惭感,不能从经历中取得经验教训,行为受偶然动机驱使,社会适应不良等,然而这些均属相对的。

(一)高度攻击性

反社会人格患者具有高度的冲动性和攻击性已众所周知,然而却有一些并无攻击行为。Cleckley区分病态人格为两类,一类为冲动-攻击型,一类为社会退缩型。Buydeus-Branchey等发现15岁以前有暴力行为的人到成年较之那些15岁以前无此类行为者易于发生暴力。他们将反社会人格分为具有攻击型行为和不具有者二类,前一类具有终身发生身体暴力的倾向。

实际上,DSM-Ⅳ对反社会人格障碍的诊断描述,一些标准是攻击性的,一些则否。

(二)无羞惭感

认为此类人无羞惭感,缺乏与焦虑相关的自主神经反应(包括皮肤直流电反应)。

James等对反社会人格和非人格障碍者各524人进行焦虑和抑郁的观察,结果发现25%的反社会人格患者存在焦虑和抑郁,其发生率与对照组并无显著区别。James等称谓那些伴有焦虑和抑郁的反社会人格为"心绪恶劣性精神疾病态",这类人与不伴焦虑的反社会人格患者比较,表现智力功能困难、存在自杀观念、易于激惹、伴发其他神经症特点,住院时间长,对治疗反应不良。他们认为伴发焦虑和抑郁的精神疾病态可能代表一种特殊的综合征。Blackburn建议将精神疾病态分为焦虑和非焦虑两型,前者为继发性人格改变;后者为原发性精神疾病态,相当于Karpman的真性精神疾病态。

(三)行为无计划性

精神疾病态患者的行为大多受偶然动机、情绪冲动或本能愿望所驱使,缺乏计划性或预谋。Arieti区分精神疾病态为单纯型和复杂型,二型均系自我中心,但单纯型的反社会行为一般缺乏预谋,而复杂型精神疾病态患者往往在事情发生前有计划,而且可以达到行为的目的。因此单凭计划性有无而确定攻击行为的性质是不适当的。

(四)社会适应不良

ICD-10认为反社会人格障碍常因其行为与公认的社会规范有显著背离而引人注目。适应不良是精神疾病态患者的重要特征。由于对自己的人格缺陷缺乏自知力,不能从经验中取得教益,因此本病是一种持久和牢固的适应不良行为的模式。然而,一些学者曾提出适应良好的患者。Henderson提出创造性精神疾病态状态,而且举出2名患者在不同道路上发挥创造力,但2例彼此之间甚少共同之处。

这类人在幼年往往有学习成绩不良、逃学、被开除、漫游、反复饮酒、性放荡、说谎、破坏公物、偷窃、违纪、对抗长者、攻击人等表现。成长后情感肤浅而冷酷,脾气暴躁,自我控制不良,对人不坦率,缺乏责任感,与人格格不入;法纪功能较差,行为受本能欲望、偶然动机和情感冲动所驱使,具有高度的冲动性和攻击性;自私自利,自我评价过高,狂热但不动人的行为;对挫折的耐受力差,遇到失利则推诿于客观或者提出一些似是而非的理由为自己开脱,或引起反应状态;缺乏计划性和目的性,经常更换职务;缺乏良知,对自己的人格缺陷缺乏觉知;缺乏悔恨感与羞惭,不能吸取经验教训;多种形式的犯罪,趋向伴发药物或酒精滥用。

此类人一般不情愿寻求医师帮助,因此门诊极为少见,他们往往违犯社会法纪而被监禁或投入劳教。有时他们被迫来就诊,其时大多表现紧张、抑郁、认为周围对他歧视、遭人憎恨。这种认识和情绪状态可迁延下去,甚至到年长(成年后期)违纪行为减少时也如此,他们与家庭、朋友、配偶(女伴)不能保持长久、亲密而忠实的关系,两性关系混乱,经常更换婚姻关系,对子女不闻不问。

"反社会"一语虽系政治社会用语,但也从这一侧面突出反映了他们对社会的危害,这类人在监狱和劳教机构占相当大比率(40%～78%),不少是累犯或惯犯,往往因发生反应状态而被送精神疾病机构进行医学鉴定。

反社会人格障碍虽然经常发生违纪行为,但与一般犯罪是有区别的,尽管二者对所犯罪行为均负有完全责任能力,司法精神科医师和司法工作者应区分反社会人格犯罪和不法分子作案:①一般犯罪者往往有计划和有预谋地达成犯罪,反社会人格多不能;②犯罪者违法目的明显,反社会人格多受情感冲动支配,犯罪动机较模糊;③犯罪者在使他人受害时作案手法隐蔽和狡诈,企图逃避罪责,反社会人格害人害己,而对自己的危害尤大;④具有反社会人格的人较少造成凶杀或其他严重案件以致判处极刑;⑤一般罪犯的人格固然是有缺陷的,但未达到人格障碍程度,而反社会人格则在心理活动的各个方面都有沉重的影响,反映在生活的各个侧面出现持续和长期的行为障碍。

反社会人格障碍一旦形成后趋于持续进程,在少年后期达到高潮。随着年龄增长,一般在成年后期违纪行为即趋于减少,情况有所缓和。

反社会人格障碍与表演型人格障碍有较多重叠,他们均具有情感肤浅、情绪不稳定、高度利己主义等特点。近年来关于反社会人格、表演型人格和癔症三者间关系引起精神病学家和人类学家的关注。Robins 发现行为指导所咨询的反社会人格女孩到成年时诊断为癔症。Guze 等报道相当多的癔症个人史中有反社会行为,其家族中也有较高的反社会行为或违纪者。Guze 注意到妇女癔症和社会病态之间高度相关。Carethers 提出"精神疾病态和癔症"假说,他认为在同样基础上,男性发展为精神疾病态,妇女则导致癔症。Lilonfield 推断,表演型人格是基础并起媒介作用,如为男性则发展为反社会人格,如为妇女则发展为癔症(Briquet 综合征)。

早期研究发现精神分裂症患者血统亲属中有 17%～19%为反社会人格,但未得到后来研究的证实。

反社会人格障碍的诊断是不难的,受人称赞的 12 种诊断标准项目太多,不易掌握。Mccord 等的概括比较简洁,他指出这类人的特点是法纪观念较差,行为受原始欲望所驱使,具有高度的冲动性和攻击性,甚少感到羞惭,并且情感是歪曲的等。Zis kind 对社会病态提出 5 条诊断标准和 5 条排除指标。5 项必需的标准是冲动性、不负责任、情感肤浅、不能从既往经验或惩罚中得益和良知的损害;排除指标包括 5 种疾病即精神发育迟滞、器质性脑综合征或脑损伤、精神分裂症、情感性精神病和神经症。这一诊断易于掌握,但有待进一步检验。

二、偏执型人格障碍

偏执型人格障碍在一般人口中的数目不详,他们很少求助于医师,如果配偶或同事陪伴其去治疗,他们多持否认或辩解的态度,使治疗者难以明辨真相。患病率为 0.4%~1.6%。

偏执型人格多见于男性,类似名称有狂信型人格、诡辩型人格。这类人表现固执,敏感多疑,过分警觉,心胸狭隘,好嫉妒;自我评价过高,体验到自己过分重要,倾向推诿客观,拒绝接受批评,对挫折和失败过分敏感,如受到质疑则出现争论、诡辩,甚至冲动攻击和好斗;常有某些超价观念和不安全感、不愉快、缺乏幽默感;这类人经常处于戒备和紧张状态之中,寻找怀疑偏见的根据,对他人的中性或善意的动作歪曲而采取敌意和蔑视,对事态的前后关系缺乏正确评价;容易发生病理性嫉妒。此类人一般是自我和谐的,不会主动或被动寻求医师帮助。他们常出现于信访部门或司法精神疾病鉴定场合。

偏执型人格障碍似乎与偏执狂、偏执型精神分裂症(包括晚发性妄想痴呆)有关。ПоноВ 曾观察到由偏执型人格发展为偏执狂的患者。晚发性妄想痴呆患者约半数(45%)病前具有偏执型人格特点。关于偏执型人格障碍与这两种疾病的关系尚有待进一步研究。

偏执型人格障碍的经过是漫长的,有的终身如此,有的可能是偏执型精神分裂症的前奏。随着年龄增长,人格趋向成熟或应激减少,偏执型特征大多缓和。

此类人与偏执性精神障碍不难区别,前者缺乏固定的妄想。偏执型人格不存在幻觉和妄想可与偏执型精神分裂症鉴别。

三、分裂样人格障碍

分裂样人格障碍又称关闭型人格或内向性。分裂样人格障碍的患病率各家报道不一,介于0.7%~5.1%,男性多见。这种人表现退缩、孤独、沉默、隐匿、不爱交往;情绪缺乏和冷漠,不仅自己不能体验欢乐对人也缺乏温暖,爱好不多;过分敏感而且害羞、胆怯、怪癖,对表扬和批评均反应不良;未丧失认识现实的能力,但常表现孤立行为,趋向白日梦和内省性隐蔽;活动能力差,缺乏进取性。对人际关系采取不介入的态度;缺乏性兴趣;缺乏亲密的知心朋友。

分裂样人格障碍的本质曾有一些推断,有人认为其与精神分裂症为一谱性疾病。也有认为是一独立的状态,即素质性人格障碍。后一种意见得到广泛的承认。

DSM-Ⅲ除分裂样人格障碍外,又增加分裂型人格障碍和回避型人格障碍,其目的是缩小精神分裂症的范围。分裂型的特征是思维古怪,他们在感知、社会交往和行为上虽有异常,但未达到精神分裂症的程度,他们的思维特点是反常的,固执的,有时可见短暂的怪异思维发作,超价观念和特殊行为。这类人通常被认为是边缘型精神分裂症。这类人格障碍的家族中有较高的慢性精神分裂症患病率。ICD-10 将分裂型人格障碍更名为分裂型障碍,与精神分裂症和偏执型障碍列为一类,并建议慎用这一诊断,因为其与单纯型精神分裂症,分裂样、偏执型人格障碍均无明显界限。回避型人格障碍虽有一定程度的社会隔离,但他渴望与周围接触,是有别于分裂样和分裂型的。这类人对社交的不利后果非常敏感,在抵制这种敏感的过程中表现焦虑、害羞和悲伤。周围对他们的轻视和忽略及其他社会负性影响是他们不能容忍的,由于他们无时不在期待上述情况的出现,故而与社会隔绝。他们经常为不能与周围人适当相处感到苦闷,并缺乏自尊心。

分裂样人格障碍并非终身如此,后来发展为精神分裂症的比例尚未明确,国内外资料指出,半数以上精神分裂症患者的病前人格为分裂样型。

四、强迫型人格障碍

强迫型人格障碍接近易感型人格,为精神分析学派早期研究的对象。Freud 描述强迫型人格的孤立和置换防御机制。

强迫型人格障碍在人群的患病率为 1.7%,1.7%,2.2%。道德观念强的人较之温和、灵活性强的人易于发生,男性较多见。

这类人的特征为惰性、犹豫不决,好怀疑和按部就班。他们以高标准要求自己,希望所做的事完美无瑕,事后反复检验,苛求细节。为此他们表现焦虑、紧张和苦恼。他们的道德感过强,过于自我克制,过分自我关注和责任感过强,平时拘谨,小心翼翼,对自身安全过分谨慎,思想得不到松弛;事先计划好所有动作,而且考虑过于详细;过分迂腐,刻板与固执;这类人虽然可以得到一个稳定的婚姻并在工作上取得成就,仍然甚少挚友。

强迫型人格障碍与强迫性神经症间关系是确立的。具有这种人格障碍的人容易发生强迫性神经症,而强迫性神经症患者病前为强迫人格者为 72%。强迫型人格障碍与抑郁性疾病(抑郁症、更年期抑郁症)的关系受到重视,可能在二者之间存在某种联系。更年期抑郁症患者病前人格多为强迫型,抑郁症的病前人格为强迫型者易于伴发强迫症状。

正常人可有一些强迫现象,不应与强迫型人格混淆,后者的职业或社交能力受到严重损害可资区别。

五、表演型人格障碍

表演型人格障碍又称寻求注意型人格障碍或癔症型人格障碍,女性较多见,但实际上未必有很高的比例,这可能与一些学者的性别偏见有关。男性癔症性人格表现也无不同于女性的特征,但年龄多在 25 岁以下,并且往往伴有酒精中毒、药物依赖和职业不稳定等病史。患病率为 2.1%~3.0%。

这类人以人格不成熟和情绪不稳定为特征,他们常以自我表演、过分的做作和夸张的行为引人注意;暗示性和依赖性特别强,自我放任,不为他人考虑,表现高度自我中心;极端情绪性,情感变化多端,易激动;对人情感肤浅,这使他们难以与周围保持长久的社会联系;长久渴望得到理解和评价,感到容易受到伤害;高度的幻想性,往往把想象当成现实;不停地追求刺激,不能忍受寂寞,希望生活似演戏一样热闹和不平静;外表及行为显示不恰当的挑逗性,打扮得花枝招展卖弄风骚,甚至调情,诱惑人,但性生活被动、缺乏激情,虽偶尔体验到性乐,却往往是性乐缺乏的;言语、举止和行为可能类似儿童,情绪不成熟。这种人与癔症间关系不似既往想象的那样密切,癔症的病前人格为表演型者仅 20%,而非常严重的表演型人格障碍却可终身不发生癔症。表演型人格也可为抑郁症、焦虑症等精神疾病的病前特征。

表演型人格也常涉及司法精神病学鉴定,这是由于这类人与反社会人格有一定重叠,易于发生违犯社会法纪的行为。

表演型人格障碍与 DSM-Ⅲ 新增加的自恋型和边缘型接近,三型均具有戏剧性、情绪性和反复无常等特征。自恋型人格障碍的特征是表现癖和夸大;对批评的反应冷淡或愤怒。与人相处缺乏情感交流;唯利是图;绝对化地看待人,或者认为过于理想化或者指控一无是处。自恋性与表演型非常相似,难以区别,似无另立新类型的必要。

六、冲动型人格障碍

冲动型人格障碍又称暴发型人格障碍。ICD-10 将情绪不稳定型人格障碍分为冲动型和边缘型,此二型均以冲动性及缺乏自我控制为突出表现。冲动型的主要特征为情绪不稳定及缺乏冲动控制能力。暴力或威胁性行为的暴发很常见,在其他人加以批评时尤为如此。此型包含暴发型和攻击型人格障碍。这种人常因微小的刺激而突然暴发非常强烈的愤怒和冲动,自己完全不能克制,其时可出现暴烈的攻击行为,这种突然出现的情绪和行为变化和平时是不一样的。他们在不发作时是正常的,对发作时的所作所为感到懊悔,但不能防止再发。这种冲动发作也常因少量饮酒而引起。

七、边缘型人格障碍

美国报道的患病率为 0.2%～1.9%;德国为 1.1%;加拿大男中学生为 10%,女中学生为 18%。

Kraepelin 曾注意精神分裂症的不典型和边缘类型。DSM-Ⅳ将边缘综合征分为两类,即边缘型人格和分裂型人格。

边缘型人格障碍虽然在 DSM-Ⅲ作出概括,但在被全球普遍接受之前经历了一个不断被检验的过程。

Kroll 等介绍英国精神病学界对边缘型人格的态度:按照 DSM-Ⅲ,边缘患者诊断性晤谈(diagnostic interview of borderline,DIB)和 MMPI 所描述的标准,类似的患者在英国是存在的。按照 ICD-9,这类人可诊断为人格障碍。边缘型人格的可信度可以建立,但与其他人格障碍区别存在困难。诊断为边缘型人格的患者中有的也可诊断为抑郁性疾病,易于形成混乱。边缘型人格的效度有待于病程诊断、资料、其他临床病因及治疗结果的研究。1983－1984 年期间对边缘型人格患者进行大量心理测量学、神经内分泌学、心理生理学、家族史等研究,结果均提示边缘型人格与情感性疾病有关。McGlashan 指出,边缘型人格可能是原发性情感性疾病的变异型。

Tamopolsky 和 Berelowitz 对边缘人格的新近研究做了综述。针对边缘型人格是否为一独立的疾病实体,介绍了一些研究结果指出,边缘型人格障碍无论是横截面(同时伴发)或纵断面(追踪演变)均与精神分裂症无明显关系;边缘型人格与情感性精神疾病有较高的伴发率。在符合 DIB 诊断的边缘型人格患者中,重性或轻性情感性疾病伴发率可高达 50%。追踪研究发现混合型边缘人格(边缘人格与情感症状混合)74% 后来可能是或很可能是情感性疾病;而纯粹型(仅表现边缘人格)23% 证明是情感性疾病;边缘型人格与表演型人格(女)和反社会人格(男)有较多重叠,另一些患者与依赖型人格和癔症型人格三者常合并发生。此外,边缘型人格与分裂型人格之间也存在重叠,不少患者符合这两类标准;纵向研究提供有关边缘型人格障碍的稳定性的资料,大多数仍保留原来诊断(Pope 等为 60%;Barrow 为 60%～90%)。少数改变为其他人格障碍,其中主要是表演型和自恋型,个别为分裂型人格;社会结局研究表明,精神疾病理与社会功能之间并不呈正相关,边缘型人格与精神分裂症相比有较好的社会适应;家族研究发现边缘型人格亲属中患表演型人格和自恋型人格者较多;与分裂型比较,混合型边缘型人格家族中抑郁症的发生率高于分裂型。

Tamopolsky 等的总结指出:与情感性疾病伴发并不表示它是依赖于情感障碍的,不存在边缘人格与情感障碍的特殊统一连续体。边缘型人格往往在发生心绪不良或自伤行为时急诊住院,此时可发现非常类似抑郁的症状。抑郁常见于边缘人格和反社会人格。过去认为边缘型人格概念是含糊的,现在已得到若干阐明。

我国精神病学者一开始感到边缘型人格障碍的概念是陌生的和含糊的,中国精神障碍分类与诊断标准未纳入。

DSM-Ⅳ-TR 概括边缘型人格障碍以四个方面(人际关系、自我意象、情感、显著的冲动性)不稳定为特征,并提出降低诊断标准,符合其中任何 5 条即可诊断。目前我国各地区参照此诊断标准诊断。

八、其他人格障碍

(一)循环型人格障碍

循环型人格障碍又称情感型人格障碍,多见于女性。本型包括情感增盛型、情感低落型或抑郁型两种相反的亚型。

情感增盛型的人表现情感高涨,内心充满信心和喜悦,雄心勃勃,精神振奋,热情好交往,情绪乐观,较急躁,做事有始无终,常作出大量的计划和设想,但并非都是经过深思熟虑的。情感低落型的人则相反,情绪低沉,悲观,愁眉不展,自感精力不足,信心不强,寡言少语,遇事感到困难重重。循环型人格障碍则以心境良好和悲伤相交替为特征,这种转换并非外部因素引起。

循环型人格障碍与躁郁症间关系尚处于探讨阶段。躁郁症患者的病前人格相当多(30%～80%)为循环型人格,但循环型人格是否属于其他特殊的情感障碍(other specif ic affective dis-order,DSM-Ⅳ)尚有待证实。

此型人格障碍一般发生于青少年阶段,心境高涨或低落的程度、持续时间及其周期频度是不一样的,但随年龄增大,往往加重,这是不同于其他类型人格障碍之处。中年后期出现心境波动,应注意有无器质性疾病的可能。

抑郁型人格障碍被 DSM-Ⅳ 列于附录中,但未置于官方诊断中,认为这一类得到若干研究的支持,且有明确的诊断标准,可供作为研究的参考。

(二)依赖型人格障碍

依赖型人格障碍患病率为 0.3%。此类患者以妇女多见。这类人的特征是缺乏自信,不能独立活动,感到自己孤独无助和笨拙,情愿把自己置于从属的地位,一切悉听他人决定,如为儿童或少年,衣食住行和空闲时间安排都要由父母做主;由于不能独立生活,许可他人对其生活的主要方面承担责任,妇女从事何种职业得由配偶决定。他们为了获得别人的帮助,随时需要有人在身旁,每当独处时便感到极大的不适。一个依赖型妇女甘愿忍受丈夫的虐待,以免被遗弃。这一类型的提出似乎也是出于对妇女的偏见,由于男权社会的影响势必发展妇女依赖,不宜列为人格障碍的一种类型。

(三)回避型人格障碍

回避型人格障碍,又称焦虑型人格障碍,临床以社交抑制,自感能力不足,对负性评价敏感为特征。这类人因为害怕批评,回避一些人际交往较多的职业活动;不愿与人打交道,除非肯定受到欢迎;在众人面前表现拘谨;在社交场所注意四周人的可能不友好态度,在新的社交场合表现被动,认为自己在社交上无能,低人一等,还常不愿冒个人风险或参加新的活动。

(四)不适当型人格障碍

不适当型人格障碍又称被动型人格障碍,特征是对社会交往和情绪刺激缺乏有效的反应。他们缺乏能力,计划性不足,不稳定,判断力不良,不能适应生活中的挑战,然而检查却不能发现他们在体力上或精神上有任何欠缺。他们与周围人不发生争辩,不能与人建立亲密的关系,故在人群中往往被忽略。不适当型人格障碍在英国应用较多,但牛津大学精神病学家 Gelder 建议避免采用这一名称,因为不仅它具有贬义,而且与其冠上这一标签还不如详细告诉他们如何适应生活更妥当。

(五)被动-攻击型人格障碍

被动-攻击型人格障碍患病率德国为 1.8%,美国为 0.4%～3.0%。此型人格障碍的特点是被动拒绝那些使其充分发挥他的工作和社交能力的要求,这种拒绝不是直接表达的,而是采取间接的方式如拖延、执拗、故作无能或扮作脆弱,其结果是社交和工作方面表现严重而持久的效能不足,实际上他们是有潜力的。此型名称是基于"被动表达隐蔽的攻击"的假设而做出的。这种情况见于正常人和不同类型人格障碍,似乎无另立新型的必要。

(六)未加标明的人格障碍

未加标明的人格障碍指不符合特定人格障碍的诊断标准的人格功能障碍,如存在不止一种特定人格障碍特征,但不符合某一人格障碍的标准("混合型人格")并引起有临床意义的苦恼是重要功能(如社交或职业)的损害。不包括在分类中的特定人格障碍也可应用 NOS。John son等指出,少年和年轻成人有 NOS 人格障碍者有较多的共患轴 I 疾病,和较多的教育失败,人际关系困难和躯体攻击行为。

(于俊文)

第四节 人格障碍的诊断与鉴别诊断

人格障碍一般于早年开始,此类偏离正常的人格,一旦形成以后即具有恒定和不易改变性。他们智力并不低下,但人格的某些方面非常突出和过分地发展,而且本人对自己人格缺陷缺乏正确的判断。如具备以上特征,又能排除器质性疾病和精神疾病所致的人格改变,则确定人格障碍并不困难。

临床工作中很少诊断人格障碍,原因可能基于:不熟悉人格障碍的症状特征;认为人格障碍具有贬义,医师不情愿给患者戴上这个帽子;这类人往往不出现于医师面前(无论是门诊或病房),只是在司法鉴定或其他场合(信访部门、少年教养机构、监狱)遇到。

一、人格障碍的诊断

精神疾病的诊断一般分为临床应用诊断和研究应用诊断两种。

(一)临床用诊断

与其他精神疾病的诊断一样,临床诊断依靠病史收集,检查(物理检查、神经系统检查和精神检查)及对照人格障碍的诊断标准。

收集病史除询问本人外,知情者提供的情报非常重要。与寻常精神疾病诊断不同之处是要系统了解患者人格的重要方面,即其毕生的行为模式。评估其人格的提问大约包括以下几种:①生活安排,向患者了解如何安排自己的日常生活,特别闲暇时间? 是独居在家还是出外会友? 有什么兴趣和爱好。②社会关系包括与上级、同级和异性相处情况? 是否容易获得友谊? 亲密朋友多吗? 值得信赖并保持持久友谊的朋友多吗? ③惯常的心绪如何? 是愉快的还是忧郁的? 是稳定的或易变的? 如易变持久多久? 变化是自发或与环境有关? 遇有不满,是流露出情感或掩盖之。④性格是人格的重要组成部分,首先要患者概括说出自己是怎样的人。许多人可能难以描述,则可提问帮助,如你遇到问题过分苦恼吗? 你为人是严格的或宽厚的? 随和的或爱操心的? 刻板的或灵活的? 你感到自己值得人喜欢,有信心和有能力吗? 你是否过分关注别人的意见或者因被人拒绝而感到受了伤害? 一些人格特质如多疑、嫉妒和缺乏信任等往往不为患者本人觉察到,需借助于知情者。询问他们,被检查者是否易于激动而与人争吵? 行为是否具有冲动性? 自己的感觉是否依赖他人? ⑤态度和准则涉及患者的宗教信仰、是否为宗教团体的成员和遵循的道德标准。了解他对健康和疾病的态度。

精神检查主要是在晤谈和检查过程中观察患者的行为。

ICD-10、DSM-Ⅳ-TR 和 CCMD-Ⅱ-R 均为人格障碍作出明确的诊断标准。这些分类系统要求诊断人格障碍应符合一般标准和相应类型的症状指标(CCMD-Ⅱ-R 和 ICD-10 规定至少符合3条)。

(二)研究用诊断

用于临床研究和流行病学调查,需要两类评定工具,即问卷和晤谈。

问卷工具即自陈或调查,常用的工具有与 DSM-Ⅲ-R 匹配的 SCID-Ⅱ PQ(SCID-Ⅱ),人格诊断问卷-修订(PDQ-R),密隆临床多轴调查表(MCMI,Millon 等 1985)等。问卷的功能在于筛查出可疑的人格障碍对象。

晤谈工具为定式或半定式,对筛查出的可疑对象由精神科医师进行检查以确定人格障碍患者。常用的有国际人格障碍检查(IPDE),DSM-Ⅲ-R 人格障碍定式检查(SCID-Ⅱ),DSM-Ⅲ 人格障碍晤谈(PDI-Ⅳ)等。SCID-Ⅱ,PDI-Ⅳ 也可用于临床诊断。目前 IPDE,SCID-Ⅱ,SCID-Ⅱ PQ 和 PDI-Ⅳ 已在国内译为中文。

二、人格障碍的鉴别诊断

(一)神经症

Mayer-Gross 等认为人格障碍与神经症二者是一致的已如上述。事实上,人格障碍和神经症是可加以区别的。大多数神经症是在人格已形成后才发展起来的,即具有病程特点,而人格障碍是由早年即开始的,持续一生的。神经症患者适应环境能力尚好,而人格障碍则有明显社会适应障碍。临床上可见癔症与表演型人格障碍,强迫性神经症与强迫型人格障碍并存。

(二)躁狂抑郁症

轻型躁狂症可以主要表现易激动,好挑剔,惹是生非,与人争执,爱管闲事,无理取闹,攻击或侵犯周围的行为障碍,如果既往史不详,有时可能被误诊为人格障碍。南京神经精神疾病防治院1978 年对住院的89 例人格障碍进行追踪,其中 2 人更正为躁狂症。一男性年轻患者,于 1966 年2 月 28 日入院,主要表现为劳动纪律性差,好与人争吵,打骂母亲,情绪易激动,经常无理取闹,因对其幼年情况了解不够,出院时诊断为人格障碍。1967 年 1 月 10 日因发生类似情况再次住院,除仍表现惹是生非,无理取闹外,护士发现他"乐哈哈地,整天有什么愉快的事",后更正诊断为躁狂症,经电休克治疗后好转出院。1968 年 6 月一度出现抑郁,企图自杀。

躁狂症轻型或不典型的患者虽然可能有类似人格障碍的表现,但仔细观察可发现情感高涨、兴奋性强、言语增多等症状,结合病程及既往性格特征不难区别。

(三)精神分裂症

精神分裂症早期或缓解不全患者易与人格障碍混淆,需注意鉴别。Kanageb 等追踪精神疾病态 358 例,其中 34 例(9.8%)改诊为精神分裂症。南京神经精神疾病防治院 89 例中,12 人追踪更正为精神分裂症,占 13.5%,总计早期患者 2 人,疾病缓解不全遗留人格缺陷者 5 人,偏执型精神分裂症误诊为偏执型人格 5 人。上海精神疾病防治院追踪 1958－1977 年住院人格障碍 103 人,14 例更正诊断为精神分裂症,占 13.5%。

　　精神分裂症早期可表现为人格和行为改变,如劳动纪律松弛,情绪不稳定,易与人争吵,对家人态度恶劣,责任感差,学习和工作效率下降等。Hoch 和 Donaif 曾提出"假性病态人格型精神分裂症"的概念,临床特征为反复发生与社会要求不相适应的越轨行为,如犯罪或性变态等,这些早期或假性病态人格型患者如果仔细检查,可发现不适当的情感和行为及不固定的妄想观念。例如,一男工人,因不安心工作,劳动纪律松弛,无理取闹,有时喊叫而住院。入院诊断为人格障碍。出院不及 1 个月用力砍伤其爱人再度住院后更正诊断为精神分裂症。回顾第一次住院时即有无故喊叫,对爱人怀疑,夜间不眠,长时间在床上抽烟及自语等。此人既往曾被评过模范,群众关系和一般表现均好,也不符合人格障碍的规律。临床实践证明,如一年轻人既往个性健全,一段时间来无明显主客观原因,而出现上述类似行为改变时,应考虑早期精神分裂症的可能。

　　精神分裂症缓解不全可遗留人格缺陷,如缺乏既往精神疾病史(或表现轻症未被注意)则区别往往比较困难,可结合既往个性特征及家族史等加以诊断。精神分裂症缓解不全的患者,除表现人格改变外,情感、思维、意志等方面也有障碍,他们往往缺乏自发性和自然性,这是人格障碍所具备的。

　　轻型或处于静止状态的偏执型精神分裂症,可误诊为偏执型人格障碍,但后者主要表现在过分敏感的基础上对日常事务和人际关系的误解,从而产生一定的牵连观念,但一般不发生幻觉、妄想,可与精神分裂症进行区别。

(四)人格改变

　　人格障碍需与脑器质性疾病(脑动脉硬化症、老年性痴呆、脑炎、多发性硬化症)所引起的人格改变又称假性病态人格进行鉴别。脑器质性疾病患者大多有脑功能(包括智能)障碍和神经系统体征,结合脑电图、CT 等辅助检查,鉴别并不困难。

三、人格障碍的共病

　　人格障碍不仅可与其他精神疾病共病,也可在不同类型人格障碍之间相互伴发。

　　在临床上具有重要意义的是人格障碍与其他精神疾病的共病,从而影响这些疾病的结局。二者共病时人格障碍(轴Ⅱ疾病)对精神疾病(轴Ⅰ疾病)的影响如下:①加重精神疾病症状的严重程度,表现为症状数目多,严重性高(有较多的重精神疾病症状);②为难治性精神疾病常见原因,如与人格障碍共病的精神分裂症、抑郁症、强迫症、焦虑症等对治疗抵抗;③不良的结局,表现为患者的社会功能、职业功能、家务功能,治疗依从性等受到较大的损害;④再住院率高,这与伴发人格障碍的精神疾病复发率高有关;⑤长期存在心理和社会危机,如发生自杀和自杀未遂的风险高。

　　过去强调一旦发生精神疾病,特别是重精神患者格障碍的表现被精神疾病性症状掩盖不易识别和诊断。目前认为通过知情者提供病前情况,结合工具检查,诊断共患的人格障碍是可行的和可能的。问题的焦点是要确定人格障碍是在精神疾病之前已经发生(可采用比较法收集资料)或是在病后才出现。

　　精神疾病的一级亲属中有较高的人格障碍发生率,无论是神经症或重性精神疾病均如此。强迫症患者的一级亲属中 1/3 有强迫性格或强迫性特质。Zimmerman 等对综合医院精神科门诊859例患者进行评定,发现391人(45%)患者符合包括未加标明人格障碍在内的DSM-Ⅳ11种人格障碍中的一种。因此,Zimmerman等主张对所有精神疾病患者进行人格障碍的评定。精神疾病最常伴发的人格障碍是回避型(14.7%)、边缘型(9.3%)和强迫型。Bridget等报道回避型和依赖型较之其他类型人格障碍与心境障碍和焦虑障碍高度相关;强迫型人格障碍与两种精神疾病伴发者也高,但低于回避型和依赖型;偏执型、分裂样型人格障碍与心境恶劣障碍、躁狂症、惊恐障碍、广场恐怖、社会恐怖、广泛焦虑障碍呈高度相关;表演型、反社会型与躁狂症、惊恐障碍和广场恐怖相关。

(于俊文)

第五节　人格障碍的治疗

由于人格障碍的本质和发生原因尚未解决,因此对治疗作用的估价不一。Kraft复习有关治疗的资料后指出,即使是最严重的患者,经过一个阶段治疗后也可获得好转。在人格障碍的治疗上应该清除无能为力的悲观论点,采取积极的态度进行矫治。

一、药物治疗

临床研究表明不正常人格往往伴发神经化学异常,这些为药物治疗提供了根据。与糖尿病、高血压、抑郁症一样,人格障碍(如以边缘型人格障碍为例)也有诸多不同亚型(如Oldham于2001年将边缘型人格障碍分为情感型、冲动控制障碍型、攻击型、依赖型和空虚型),因此单一药物治疗不能期望用于疾病的所有类型,即使同一型用药也不一样,必须具体患者具体对待。制订药物治疗计划时应检查有无共患疾病,如伴发酒精中毒和物质滥用,则会对药物治疗的反应不良,伴发抑郁、焦虑者应采取联合治疗。近年来对边缘型人格障碍的药物治疗研究较集中。故围绕这类型介绍较多。

(一)边缘型人格障碍
此类患者临床常见,药物治疗包括锂盐、抗抽搐药、纳曲酮、抗精神疾病药物和抗抑郁药等。
1.锂
边缘型人格障碍患者的情感不稳定是4个不稳定特征之一,则给予心境稳定剂锂是适当的。Rifkin等对21例本型患者进行锂盐治疗,14人(67%)获得行为改善,躁狂样行为和抑郁行为均减轻;而安慰剂组仅4人有进步。Goldberg报道用锂盐治疗边缘型人格障碍也取得效果。锂盐虽然对情感不稳定有效,但是属于部分的,兼之锂盐的不良反应较多,过量服用有中毒风险,目前锂盐视为二线用药。
2.抗抽搐剂
一些早期研究(缺乏安慰剂对照)发现抗抽搐药对边缘型人格障碍有效。Gardner和Cowdry用双盲安慰剂-对照交叉法,证明卡马西平、阿普唑仑、超反苯环丙胺、三氟拉嗪4种药物对此类患者有效,而效果最好的是卡马西平。卡马西平对情感不稳定和冲动控制不良有效;如边缘型患者共患抑郁症则不宜应用卡马西平。卡马西平对边缘型患者的效果也是部分的,也不应作为首选药物。

3.纳曲酮

有两篇报道指出连用 3 周鸦片拮抗剂纳曲酮对一些边缘型人格障碍患者有效,表现为自伤行为减少。这些资料未涉及对伴发抑郁或焦虑的效应,而且急性治疗结束后未做追踪观察,需进一步研究以确定其价值。

4.抗精神疾病药物

(1)传统抗精神疾病药物:抗精神疾病药物用于边缘型人格障碍的机制是其抗冲动-攻击和抗精神疾病效应。一些开放研究和双盲-安慰剂对照研究均证明本剂对边缘型人格障碍患者有效。Gold berg 对伴有短暂精神疾病发作的门诊边缘性人格患者进行替沃噻吨(平均剂量 8.7 mg/d)治疗,结果发现不伴短暂精神疾病发作的患者无效;伴发强迫行为、恐怖性焦虑、牵连观念者均减轻。Soloff 等证明氟哌啶醇(平均日剂量 7.2 mg)对住院边缘型人格障碍患者有效,也能改善抑郁症状、冲动控制不良和暴怒/愤怒。后来 Soloff 等发现氟哌啶醇的效果是暂时的,而且脱落率高,其效果较安慰剂稍好,从纵向研究角度价值不大。三氟拉嗪对边缘型患者的急性期治疗效果是微小的,仅较安慰剂在改善拒绝敏感、自杀行为和焦虑等方面有效,对冲动控制无效。

(2)非典型抗精神疾病药物:此类药物阻断 5-HT$_2$ 受体,已知此受体不正常可介入焦虑、抑郁和自杀行为的发生,而这些症状均见于边缘型人格障碍,预期用非典型抗精神疾病药物有效。

Frankenburg 和 Zanarini 用氯氮平治疗 15 例边缘型人格障碍患者,所有患者均共患有精神病性障碍,疗程为(4.2±2.1)个月,平均用量(253.3±163.7)mg/d,所有患者均出现不良反应,BPRS 示 18 人中 12 人改善,但效果是部分的。类似的研究应用的氯氮平剂量较小(43.8±18.8)mg/d,住院治疗(20.3±7.2)日,在 BPRS、HAMD 和 GAF 等量表评定上均示进步(Benedetti 等)。利培酮用于治疗边缘型人格障碍仅见于两篇报道:Szigethy 和 Schalz 治疗的患者伴发心境恶劣障碍,利培酮 1 mg/d 联合氟伏沙明 300 mg/d,结果显示能量和心境有改善;Khonzom 和 Donnelly 对传统抗精神疾病药物,TCAs,SSRI 和心境稳定剂治疗无效的患者进行 4 mg/d 的利培酮治疗,自我损伤明显改善,追踪 11 个月仍然有效。

5.抗抑郁药

(1)奈法唑酮:本剂的药理作用是 5-HT$_2$ 拮抗。Markovitz 和 Wagner 用本剂治疗 57 例边缘型人格障碍患者,日平均量为(508.8±142.4)mg/d,疗程(40.1±28.7)周,结果发现 63% 的患者有效,躯体症状改善率头痛 52%,偏头痛 50%,纤维肌痛 57%,激惹性肠道综合征 52%,神经性皮炎 69%,颞腭关节综合征 69%,经前综合征 73%。

(2)TCAs:TCAs 对本病患者的疗效是有限的。Soloff 等的安慰剂对照研究发现阿米替林对边缘型人格障碍患者的疗效是不明显的,而且阿米替林可引起反常反应如敌对和不稳定增强。

(3)MAOIs:MAOIs 对边缘型人格障碍患者的利弊,发现 MAOIs 疗效低,不良反应大,其使用受到限制。

(4)SSRI:在过去的 10 年中 SSRI 可能是治疗边缘型人格障碍最令人鼓舞的药物。最早应用的药物是氟西汀,在有关的 4 篇开放治疗报道中均证明氟西汀治疗边缘型人格障碍有效,经量表评定,抑郁、焦虑和自我损伤症状均改善。3 篇对照研究应用氟西汀减轻攻击症状,剂量上限可达 60 mg/d。舍曲林对人格障碍患者(其中许多为边缘型人格)的冲动性攻击症状有效。Markovitz 研究舍曲林对 32 例边缘型人格障碍患者的效果,剂量开始 50 mg/d,后加至最低 200 mg/d,结果发现 23 例(48%)自我损伤行为、自杀行为和抑郁改善。对舍曲林有效的预测信息是减少对碳水化合物的渴求。保持一定的舍曲林血清水平对取得效果是需要的,血药水平与碳水化合物的渴求是相关的。

(5)文拉法辛:一组开放研究证明文拉法辛对边缘型人格障碍有效(Markovitz 和 Wagner)剂量为 200～400 mg/d,平均(315.2±95.8)mg/d,疗程为 12 周。SCL-90 和 DIB 评分提示躯体症状和自我损伤症状改善。

(二)反社会型人格障碍

对监狱犯人进行锂盐治疗,Bridge 和 Wagner 发现锂对重大违规有效,而安慰剂组则无此作用。有趣的是接受治疗的犯人大违规不犯,小违规不断,表明锂对攻击仅仅起减轻作用而非消除。

(三)分裂型人格障碍

由于本型人格障碍在遗传上与精神分裂症有关,抗精神疾病药物的使用是适当的。Hymowitz 等用神经阻滞剂治疗本病,可减轻分裂型。抗精神疾病药物对分裂型人格障碍的急性期治疗是有益的,但其长期效果是不确定的。

(四)回避型人格障碍

70%～85%的社交焦虑障碍患者同时有回避型人格障碍。临床研究证明,帕罗西汀、舍曲林、氟西汀、文拉法辛、溴法罗明(brofaromine,可逆性 MAO Is)和 P 物质等均对社交焦虑障碍有效,但未提及对回避型人格障碍的影响。如果考虑社交焦虑障碍与回避型人格障碍是类似的行为模式,他们可能有着相同的化学原因,则回避型人格障碍也可应用上述药物。

药物治疗应与心理疗法联合才能达到较好的效果,较采用任何一种要好。通过药物治疗后,患者睡眠改善,攻击行为减轻,冲动性降低,情感控制改善,心境好转,但药物不能改变患者对世界的理解,必须继续进行心理疗法和心理教育。

二、精神外科治疗

大脑一定部位(杏仁核、扣带回、内束前支、尾状核下)定向破坏手术可改善某种类型的人格障碍症状,如冲动行为明显者,但手术导致不可逆脑局部损伤,故外科治疗应采取慎重态度。

三、心理疗法

心理疗法对人格障碍是有益的,通过深入接触与他们建立良好的关系以人道主义和关心的态度对待他们,帮助他们认识个性的缺陷所在,进而指出个性是可以改变的,鼓励他们树立信心,改造自己性格,如遇到困境可进行危机干预。

治疗性社区,或称治疗性团体。实际上是一种生活和学习环境,通过参加其中活动以控制和改善他们的偏离行为。在这里他们可以丢掉那些获得和习得的不良习惯。与参加这一活动的其他成员的相互交往,探索新的和较适合的恢复的方法和途径。Craft 和 Mile 都证明这种集体治疗方式较个别精神治疗有效。

对人格障碍患者有益的心理疗法包括支持性心理疗法、心理分析和心理分析性心理疗法、认知疗法、认知分析治疗、人际间心理疗法、辩证行为疗法和心理教育。

Beck、Freeman 和 Davis 所著《人格障碍的认知疗法》一书问世,为人格障碍的治疗带来希望。在此书的结论中指出:"随着我们跨越 21 世纪的第一个十年,我们甚至更多的希望,曾经被认为很难治疗的人格障碍,将会与情感和焦虑障碍一样可以被治愈。"

四、教育、训练和安排

多数学者指出惩罚对这类人是无效的、需要多方面紧密配合对他们提供长期而稳定的服务和管理，特别是卫生部门和教育系统的配合。以精神科医师为媒介组织各种服务措施。丹麦有处理此类人的特殊中心，由精神科医师、社会工作人员和律师组成，由一全日工作的管理人员主持日常工作，并经常与精神疾病福利官员、社会治安部官员、职业介绍所官员等取得密切联系。管理人员根据不同情况召开会议请部分有关人员参加。这类中心不仅起矫正诊室和整顿中心的作用，而且提供全日性门诊咨询服务，给这类人以持续的关照和支持。在那里管理人员与寄宿舍、监护车间、日间医院、工业复员部门、综合医院、急诊室等机构取得密切配合，实践证明这种做法对慢性人格障碍是有益的。

（于俊文）

第十一章

双 相 障 碍

第一节　双相障碍的概述

一、历史及发展

古希腊人认为躁狂是一种疯狂乱语,情绪亢奋的状态。躁狂和抑郁的关系可能早在公元前1世纪就有记载,Soranus曾发现在一次发作中同时存在躁狂和抑郁,表现为愤怒、情感不稳、失眠,有时感到悲伤和自卑,他还指出有交替发作的倾向。法国医师Falret曾描述躁狂和抑郁可在同一患者身上交替出现,命名为"环性精神疾病",其症状为发作性,可自行缓解。

德国精神病学家Kahlbaum首先提出躁狂和抑郁不是两个独立疾病,而是同一疾病的两个阶段,并命名为环性精神障碍。Kraepelin通过纵向研究,将躁狂和抑郁合二为一,命名为躁狂抑郁性精神疾病(manic-depressive insanity,MDI)。德国Leonhard根据情感相位特征提出单相与双相障碍的概念,既有躁狂又有抑郁发作者称为双相障碍。反复出现躁狂或抑郁发作而无相反相位者,称为单相障碍。Angst和Perris的研究进一步证实了Leonhard单、双相障碍的分类观点,并逐渐被人们所接受。现已成为ICD及DSM等诊断分类系统中有关心境障碍分类的基础。

在ICD-10、DSM-Ⅳ及我国曾广泛采纳的CCMD-3诊断体系中,双相障碍与抑郁障碍归为心境障碍。然而,鉴于双相障碍谱系与精神分裂症谱系在症状特点、家族史及遗传学的联系,以及双相障碍和抑郁障碍在治疗选择、预后上的差异,DSM-Ⅴ将双相谱系障碍从心境障碍中独立出来。并将双相谱系障碍的内涵进一步扩大,规定曾有抑郁发作但未达到病程标准或症状标准的阈下轻躁狂发作患者,归为其他特定的双相障碍。DSM-Ⅴ关于双相及相关障碍划分为:双相障碍Ⅰ型、双相障碍Ⅱ型、环性心境障碍、物质或药物所致双相及相关障碍、躯体疾病导致双相及相关障碍、其他特定的双相及相关障碍、非特定的双相及相关障碍。

二、流行病学

由于诊断概念及分类存在分歧,且早期心境障碍的流行病学研究未将单、双相分开,很难加以综合比较而得出结论。

20世纪70年代,京沪川宁鲁等地先后进行了精神疾病的流行病学调查,但由于各地使用的诊断标准和流调方法不一,故最终结果差异较大,双相障碍的年患病率为 0.03‰～0.07‰,1982 年,在全国 12 个地区首次使用世界卫生组织统一的流调方法及工具,对 15 岁以上人口进行调查,发现双相障碍的年患病率为 0.76‰,时点患病率为 0.37‰,而同期国际一些调查显示双相障碍的时点患病率为 0.6‰～13.1‰,Weissman 报告的时点患病率为 1.0%。我国的双相患病率与国外有较大差距,这可能与当时我国对于双相障碍的概念理解存在差异,所使用的诊断标准及流行病学的调查方法和工具与国外不一致有关,其中可能的现实背景是:相当一部分心境障碍被误诊为精神分裂症。改革开放之后,中国学术研究和医学教育逐渐与世界接轨,随着近年来我国不断强调和培训临床医师对双相障碍的识别诊断技巧及规范治疗能力,促进了该病的正确理解和认识,准确诊断率逐渐提高。2009 年,The Lancet 发表了中国精神疾病流行病学调查(2001—2005 年)结果,费立鹏教授等使用《DSM-Ⅳ-TR 轴Ⅰ障碍定式临床检查(SCID),中文版》进行 4 省区调查,发现双相障碍的月患病率为 0.2%。

(孙庆祝)

第二节　双相障碍的病因与发病机制

病因仍不清楚。大量研究资料提示遗传因素、生物学因素和心理和社会等多因素都对其发生有明显影响,并且彼此之间相互作用,导致了疾病的发生和发展。

一、遗传因素

在双相障碍的病因中,遗传因素是双相障碍最为主要的危险因素,双相障碍具有明显的家族聚集性,其遗传倾向较精神分裂症更为突出。

(一)群体遗传学研究

群体遗传学研究提示双相障碍虽有明显的家族聚集性,但其遗传方式不符合常染色体显性遗传,属于多因素遗传病。中、重度双相障碍在人群中的患病率为 1%～2%,而双相障碍先证者亲属患病的概率高出一般人群 10～30 倍。双相障碍先证者和亲属关系的研究表明,血缘关系越近,发病危险性也随之增加,一级亲属患病率远高于其他亲属,并且有早发遗传现象(即发病年龄逐代提早、疾病严重性逐代增加)。由此可见群体遗传因素在双相障碍病因中占重要地位。

(二)家系研究

遗传倾向调查发现,双相障碍的遗传度高达 80%,较之抑郁症(major depressive disorder,MDD)的遗传度 40%高许多。双相Ⅰ型障碍先证者的一级亲属患双相Ⅰ型的可能性较对照组高8～18 倍,患抑郁症的可能性高 2～10 倍;而抑郁症先证者的一级亲属患抑郁症的可能性比对照组高 2～3 倍,患双相Ⅰ型障碍的可能性高 1.5～2.5 倍。随着亲属级别的降低,患病率增高更明显。

研究还发现,50%的双相Ⅰ型障碍患者的父母至少有一人患有心境障碍(抑郁障碍或双相障碍)。如果父母一方患有双相Ⅰ型障碍,其子女有 25%的机会患心境障碍;若父母双方都患有双相障碍Ⅰ型,其子女患心境障碍的机会为 50%～75%。表明双相障碍Ⅰ型患者的家系传递与遗传因素的关系更密切。

(三)双生子、寄养子研究

双生子研究显示,同卵双生子的同病一致率(33%~90%)较异卵双生子(10%~25%)高。

寄养子研究显示,患双相障碍的寄养子的生身父母罹患该病比正常寄养子的生身父母高,而生身父母患双相障碍的寄养子患该病者比生身父母正常的寄养子要多。寄养于正常家庭的双相障碍患者的生身父母双相障碍的患病率明显高于寄养父母;寄养于双相障碍父母的正常寄养子患病率低于患病父母的亲生子女。Mendlewicz 和 Rainer 调查了 29 例双相障碍寄养子的双亲,发现其生身父母中 31% 存在情感障碍,而其寄养子父母中只有 12% 存在情感障碍,提示患病父母的亲生子女即使寄养到环境基本正常的家庭环境中仍具有较高的双相障碍发生率,从而间接说明环境因素在双相障碍发病中所起的作用不如遗传因素明显。

(四)分子遗传学

双相障碍连锁分析研究发现在多个染色体上都有可能的致病基因连锁位点,其中有另一项研究重复证实的有 18p11.2、21q22、22q11-13、18q22、12q24、4p16 等染色体区域。

候选基因关联分析发现 5-HT 转运体、多巴胺转运体、多巴胺 β 羟化酶基因(DBH)、酪氨酸(TH)基因、单胺氧化酶基因存在关联。除此之外,其余定位与双相障碍连锁区域内的单胺能神经递质相关的基因在双相障碍病因机制中的作用仍不能完全排除,如 5-HT$_{2a}$(13q14-21)、5-HT$_{1a}$(5q11.2-q13)、5-HT$_{2c}$(Xq24)、5-HT$_6$(1p35-p36)、5-HT$_7$(10q21-24)、DRD4、DRD5 及 COMT 等。

二、神经影像学研究

近年来,双相障碍的神经影像学的研究进展非常快,相关研究结果对探索双相障碍的发病原因及其致病机制提供了重要的生物学证据。各种神经影像学技术在双相障碍的研究中得到了广泛应用,虽然目前的研究结果仍不尽一致,但根据目前现有的研究结果,双相障碍的影像学改变主要涉及额叶、基底节、扣带回、杏仁核、海马等与认知和情感调节关系较密切的神经环路的损害,也涉及以上脑功能区皮质下白质的微观结构改变,这些改变可能是导致皮层和皮层下连接损害和脑功能连接损害,最终导致双相障碍的临床症状发生。表 11-1 列举近年来主要的神经影像学研究结果。

表 11-1　双相障碍的主要神经影像学研究结果

部位	研究方法	主要研究结果
杏仁核	MRI,fMRI,PET	多数研究显示杏仁核容积增大,代谢异常
海马	MRI,PET,SPET	海马容积减小、正常均有报道;右侧海马代谢增高
基底神经节	MRI,fMRI,PET	尾状核增大、正常均有报道,多数研究提示尾状核、纹状体有激活异常,纹状体代谢降低
白质	MRI,DTI	绝大多数研究报道深部脑白质高信号,额叶多见,与年龄相关
眶额皮质	MRI,PET,DTI	多数报道代谢下降,容积减小

三、神经递质功能研究

双相障碍的主要病理机制可能是中枢神经系统的神经递质功能异常。由于中枢神经递质系统本身非常复杂,且各神经递质之间的相互作用也非常复杂,目前研究认为与双相障碍相关的神经递质包括 5-羟色胺、去甲肾上腺素、多巴胺、乙酰胆碱、谷氨酸、γ-氨基丁酸、神经肽。

(一)5-羟色胺

双相障碍的 5-羟色胺(serotonin,5-HT)假说越来越得到人们的认可。该假说认为 5-HT 直接或间接参与调节人的情绪。5-HT 功能活动降低与抑郁发作患者的食欲减退、失眠、昼夜节律紊乱、内分泌功能失调、性功能障碍、焦虑不安、不能对付应激、活动减少等密切相关;而 5-HT 功能增高则与躁狂发作有关。

大量资料提示中枢 5-HT 神经递质的变化和相应受体功能的改变与双相障碍的发生有关。比如,双相障碍患者尸检中发现脑脊液 5-HT 代谢产物 5-羟吲哚乙酸(5-HIAA)水平低于正常人。双相障碍患者血小板上 5-HT 跨膜转运体功能减弱,血小板摄取 5-HT 减少,摄取 5-HT 上调功能减弱。

(二)去甲肾上腺素

研究发现双相抑郁患者尿中肾上腺素(norepinephrine,NE)代谢产物 3-甲氧-4 羟苯乙二醇(MHPG)较对照组明显降低,转为躁狂症时 MHPG 含量升高;酪氨酸羟化酶(TH)是 NE 生物合成的限速酶,而 TH 抑制剂 α-甲基酪氨酸可以控制躁狂症,导致轻度的抑郁,可使经地昔帕明(去甲米帕明)治疗好转的抑郁症患者出现病情恶化。

(三)多巴胺

研究发现某些抑郁症患者脑内多巴胺(dopamine,DA)功能降低,躁狂发作时 DA 功能增高。其主要依据:多巴胺前体 L-DOPA 可以改善部分单相抑郁症患者的抑郁症状,可以使双相抑郁转为躁狂;多巴胺激动剂,如 Piribedil 和溴隐亭等有抗抑郁作用,可使部分双相患者转为躁狂;新型抗抑郁药,如安非他酮主要阻断多巴胺的再摄取。研究发现抑郁发作时,尿中多巴胺的降解产物 HVA 水平降低。另有报道,能阻断多巴胺受体的抗精神疾病药物,可治疗躁狂发作,也说明心境障碍患者存在 DA 受体的变化。

(四)乙酰胆碱

Janowry 认为乙酰胆碱(acetylcholine,Ach)能与去甲肾上腺素能神经元之间存在张力平衡,脑内 Ach 能神经元过度活动,可能导致抑郁;而肾上腺素能神经元过度活动,可能导致躁狂。

(五)谷氨酸

研究显示双相障碍患者谷氨酸(glutamate,Glu)能系统的异常,可能与额叶皮质甘氨酸高亲和力,NMDA 受体的下调和局部脑区谷氨酸转化率的改变有关。

(六)γ-氨基丁酸

临床研究发现抗惊厥药如卡马西平、丙戊酸钠具有抗躁狂和抗抑郁作用,其药理作用与脑内 γ-氨基丁酸(gamma-aminobutyric acid,GABA)含量的调控有关。有研究发现双相障碍患者血浆和脑脊液中 GABA 水平下降。

四、神经内分泌功能失调

近年来大量研究资料证实某些内分泌改变与双相障碍有关。主要涉及下丘脑-垂体-肾上腺轴(HPA)、下丘脑-垂体-甲状腺轴(HPT)及下丘脑-垂体-生长素轴(HPGH)的改变。

(一)下丘脑-垂体-肾上腺轴

下丘脑-垂体-肾上腺轴是研究最多的神经内分泌轴。下丘脑-垂体-肾上腺轴(hypothalamic-pituitary-adrenal axis,HPA)是指从下丘脑发动至糖皮质激素合成的神经内分泌支配轴,众多研究提示 HPA 轴与抑郁发作之间有密切关系。抑郁症和双相障碍患者的 HPA 轴活性增高,包括中枢促肾上腺皮质激素释放激素、垂体促肾上腺素皮质激素和肾上腺糖皮质激素。

(二)下丘脑-垂体-甲状腺轴

抑郁心境常与甲状腺功能减退显著相关,也有报道伴有快速循环发作的双相障碍患者较无快速循环发作的双相障碍患者而言,甲状腺功能减退的发生率更高,此部分患者用甲状腺激素治疗可能有效。多数针对下丘脑-垂体-甲状腺轴(hypothalamic-pituitary-thyroid axis,HPT)的研究发现,双相障碍患者中 TSH 对 TRH 的反应增强,血浆基础 TSH 浓度升高。双相障碍患者还有其他的甲状腺轴异常,包括 TSH 对 TRH 的反应钝化,血浆 TSH 浓度夜间峰值钝化或缺失,抗甲状腺微粒体抗体或抗甲状腺球蛋白抗体的出现率也较高。抗甲状腺素抗体并非锂盐治疗后产生,但锂盐能加速该抗体的形成。

(三)下丘脑-垂体-生长素轴

研究发现在双相抑郁发作和精神疾病性抑郁发作患者中生长素(growth hormone,GH)对地昔帕明的反应降低,部分患者 GH 对胰岛素的反应也降低,而在躁狂发作患者身上发现 GABA 激动剂巴氯芬可以激发的 GH 明显分泌的情况,而此种情况在抑郁症患者中不存在。尽管以上证据表明双相障碍患者存在下丘脑-垂体-生长素轴(hypothalamic-pituitarygrowth hormone axis,HPGH)调节 GH 不正常,但目前其中的具体机制仍不清楚。

五、神经生理功能障碍

(一)神经细胞信息传递系统功能异常

研究发现,双相障碍患者存在鸟苷酸结合蛋白(G 蛋白)活性异常增强,可能意味着 G 蛋白高活性是双相障碍的一种素质标记,也可能是一种功能状态,表现为躁狂患者 Gp 蛋白活性增强,而抑郁患者 Gs 功能亢进。碳酸锂对 Gp、Gs 两种蛋白均有抑制作用,这可能是碳酸锂对双相障碍躁狂发作和抑郁发作都有治疗作用的机制。而拉莫三嗪可能是通过下调 $5-HT_{1A}$ 介导的腺苷酸环化酶活性起抗抑郁和稳定心境的作用。

研究也发现双相障碍患者存在细胞内 Ca^{2+} 释放活动增加,未经治疗的双相抑郁患者细胞内的 Ca^{2+} 水平明显高于单相抑郁患者,但治疗后双相障碍患者的 Ca^{2+} 水平与健康对照无差异,由此推断认为细胞内 Ca^{2+} 水平升高可能是双相障碍的状态性标志。

(二)点燃及敏感作用假说

1992 年 Post 提出了心境障碍点燃假说。该假说的理论基础是指,重大的心理和社会应激因素在心境障碍发病起始阶段有着至关重要的作用。而这种点燃假说的提出正是运用发展精神疾病理学观点来解释应激和情感障碍之间存在着变化关系。另外,行为敏感性在疾病的复发、快速循环研究中也较为常见,有的学者在点燃假说基础上提出了敏感作用假说这一概念,另有学者认为无论是双相抑郁还是单相抑郁发作,之前住院治疗的次数可以高度预测之后疾病复发的可能性。在点燃效应模型中存在应激敏感作用这一元件,假说认为对应激源的敏感性可以促使双相障碍疾病的初发及快速循环,可以看出,点燃假说与敏感作用理论基础具有同源性。

但点燃假说及之后的敏感作用至今并未得到一致的认可,当然原因是多方面的,如样本量的选取及研究方法的局限与不同,另外双相障碍相关研究存在着与单相抑郁研究一样的不足之处,也就是说已有的这些研究更多是着重于生活应激事件的频率,而忽视了应激事件本身所产生的影响问题。相信,对这一理论的肯定还需要更多更完善的相关研究来加以证实。

六、生物节律改变

早在 20 世纪 80 年代,Ehler 和 Frank 等提出了社会时间控制器理论,认为一系列的生活事件可以导致社会生物节律的紊乱,如睡眠障碍、饮食紊乱等,从而使得易感个体出现抑郁的发作。该理论一部分来源于抑郁症患者的一些生物节律的紊乱,如睡眠-觉醒周期的紊乱、体温的改变、褪黑素的改变及皮质醇节律的改变。以前,研究多针对抑郁的发作,目前越来越多的研究和证据关注社会生物节律对于双相障碍躁狂发作的影响。

除了"外在扳机"(即社会时间控制器理论)对于易感人群可以导致疾病外,长期的社会生物节律紊乱使得易感个体处于一种基本稳定的功能失调的状态,这种状态逐渐成为患者的一种特质,使得患者更容易发作抑郁或者躁狂,这就是"内在扳机"的作用。

Malkoff-Schwartz 等人进行了大量的研究,发现与正常对照组相比,双相障碍患者在发病的前 8 周经历的社会生物节律紊乱(social rhythm disruption,SRD)事件更多,并且至少经历一件 SRD 的比例远高于对照组(55% vs .10%)。组间比较还发现,在躁狂组 SRD 事件与疾病发作相关,研究提示 SRD 事件的8周的时间窗可能促发躁狂,而对抑郁没有该作用;学者还认为 SRD 事件与躁狂相关可能是因为躁狂更受社会生物节律的影响。但由于研究的样本量比较小,故该结论仍需谨慎看待。2000 年,相关学者进一步深化研究,比较了正常对照和心境障碍患者 8 周和 12 周的 SRD。患者组分为 4 组,分别为双相躁狂(21 例)、双相抑郁(21 例)、双相快速循环(24 例)及单相抑郁(44 例)。组间比较发下躁狂患者在发作前经历更多的 SRD 事件,这与先前的结果一致。而 20 周的结果与 8 周结果的差异没有统计学意义。

目前为止关于社会时间控制理论的证据仍然十分有限,相关的研究证据样本量小,并且无法明确其中的因果关系,仍需要更多的大样本设计良好的研究予以证实。但这样的研究和理论对于我们理解双相障碍的病因和临床表现都有十分重要的意义。

七、神经可塑性与神经营养失衡假说

双相障碍与多种生物学改变有关,其中神经可塑性研究越来越受人关注。神经可塑性或脑可塑性就是指中枢神经系统(CNS)在形态结构和功能活动上的可修饰性。即指在一定条件下 CNS 的结构和功能,能形成一些有别于正常模式或特殊性的能力。

神经营养失衡假说与神经可塑性密切相关。脑源性神经营养因子(BDNF)属于神经营养素家族,BDNF 与酪氨酸激酶 B(TrkB)结合,激活参与神经营养因子作用的信号转导途径,对发育过程中神经元的存活、分化及成年神经元的存活、功能起重要作用。不少抗抑郁药物、电抽搐治疗和丙戊酸、碳酸锂等心境稳定剂等均可以增加神经元的可塑性,从而产生神经保护作用。

心境稳定剂增加神经元可塑性可能与调控神经元内信号转导通路的变化有关。

(1)磷酸肌醇-蛋白激酶-C 环路:心境稳定剂可抑制磷酸肌醇-蛋白激酶C 通路。锂盐和丙戊酸盐可以减少肌醇向胞内转运;同时锂盐作为肌醇磷酸酶的非竞争抑制剂,可阻止三磷酸肌醇转化为肌醇,从而影响了蛋白激酶 C 信号传导通路。

(2)Wnt 信号通路:心境稳定剂通过作用于 Wnt 信号通路提高神经元可塑性。Wnt 可激活散乱蛋白(dishevelled,Dsh),后者能抑制糖原合成激酶(GSK-3β)和蛋白激酶 A,GSK-3β 可以磷酸化 β-链蛋白,使其降解。锂盐通过抑制 GSK-3β 提高 β-链蛋白水平,产生抗凋亡效应,并通过 T 细胞因子/淋巴增强因子 1(Tcf/Lef-1)刺激轴突生长。丙戊酸盐和其他抗惊厥药,也通过抑制

GSK-3β 或诱导 β-链蛋白来抗凋亡。

（3）神经营养因子下游信号传导通路：心境稳定剂可影响神经营养因子信号传导通路。脑源性神经营养因子(BDNF)信号传导通路可能参与电抽搐治疗和心境稳定剂治疗的作用机制。

八、社会-心理因素

双相障碍具有高发病率与高复发率，曾有研究发现，负性生活事件会增加双相抑郁发作，而某种类型的负性及正性生活事件则会增加双相躁狂发作。但是，绝大部分这些研究很难证实引起疾病发生的这些社会-心理因素与该疾病发展有关。也就是说，在疾病发展过程中，生活应激事件与情绪之间的关系到底是持久的，还是多变的？发展精神疾病理学观点强调基因、神经生理、应激及心理因素之间这种相互作用关系在疾病进展过程中起着重要作用。

（孙庆祝）

第三节　双相障碍的临床表现与类别

一、临床表现

(一)躁狂发作

躁狂发作的典型临床症状是心境高涨、思维奔逸和精力活动增强。

1.心境高涨

患者主观体验特别愉快，自我感觉良好，整天兴高采烈，得意扬扬，笑逐颜开，洋溢着欢乐的风趣和神态，甚至感到天空格外晴朗，周围事物的色彩格外绚丽，自己也感到无比快乐和幸福。患者这种高涨的心境具有一定的感染力，常博得周围人的共鸣，引起阵阵的欢笑。有的患者尽管心境高涨，但情绪不稳，变幻莫测，时而欢乐愉悦，时而激动暴怒。部分患者则以愤怒、易激惹、敌意为特征，甚至可出现破坏及攻击行为，但常常很快转怒为喜或赔礼道歉。

2.思维奔逸

患者表现为联想过程明显加速，自觉思维非常敏捷，思维内容丰富多变，思潮犹如大海中的汹涌波涛，有时感到自己舌头在和思想赛跑，言语跟不上思维的速度，常表现为言语增多，滔滔不绝，口若悬河，手舞足蹈，眉飞色舞，即使口干舌燥，声音嘶哑，仍要讲个不停。但讲话的内容较肤浅，且凌乱不切实际，常给人以信口开河之感。由于患者注意力随境转移，思维活动常受周围环境变化的影响致使话题突然改变，讲话的内容常从一个主题很快转到另一个主题，即表现为意念飘忽，有的患者可出现音联和意联。

患者的思维内容多与心境高涨相一致，自我评价过高，表现为高傲自大，目空一切，自命不凡，盛气凌人，不可一世。可出现夸大观念，认为自己是最伟大的，能力是最强的，是世界上最富有的。甚至可达到夸大或富贵妄想的程度，但内容并不荒谬。有时也可出现关系妄想、被害妄想等，多继发于心境高涨，且持续时间不长。

3.精力活动增强

患者表现为精力旺盛，兴趣范围广，动作快速敏捷，活动明显增多，且忍耐不住，爱管闲事，整天忙忙碌碌,但做事常常虎头蛇尾,一事无成。对自己行为缺乏正确判断,常常是随心所欲,不考虑后果,如任意挥霍钱财,有时十分慷慨,将高级烟酒赠送同事或路人。注重打扮装饰,但并不得体,招引周围人的注意,甚至当众表演,乱开玩笑。自认为有过人的才智,可解决所有的问题,乱指挥别人,训斥同事,专横跋扈,狂妄自大,自鸣得意,但毫无收获。社交活动多,随便请客,经常去娱乐场所,行为轻浮,且好接近异性。自觉精力充沛,有使不完的劲,不知疲倦,睡眠需要明显减少。病情严重时,自我控制能力下降,举止粗鲁,甚至有冲动毁物行为。

4.躯体症状

由于患者自我感觉良好,故很少有躯体不适的体诉,常表现为面色红润,两眼有神,体格检查可发现瞳孔轻度扩大,心率加快,且有交感神经亢进的症状如便秘。因患者极度兴奋,体力过度消耗,容易引起失水,体重减轻等。

5.其他症状

患者的主动和被动注意力均有增强,但不能持久,易为周围事物所吸引,急性期这种随境转移的症状最为明显。部分患者有记忆力的增强,且无法抑制,多变动,常常充满许多细节琐事,对记忆的时间常失去正确的分界,以致与过去的记忆混为一谈而无连贯。在发作极为严重时,患者极度的兴奋躁动,可有短暂、片段的幻听,行为紊乱而毫无目的指向,伴有冲动行为;也可出现意识障碍,有错觉、幻觉及思维不连贯等症状,称为谵妄性躁狂。多数患者在疾病的早期即丧失自知力。

老年患者临床上主要表现易激惹,狂妄自大,有夸大观念及妄想,言语增多,可有攻击行为。意念飘忽和性欲亢进等症状也较少见。病程较为迁延。

(二)轻躁狂发作

躁狂发作临床表现较轻者称为轻躁狂,患者可存在持续至少数天的心境高涨、精力充沛、活动增多,有显著的自我感觉良好,注意力不集中,也不能持久,轻度挥霍,社交活动增多,性欲增强,睡眠需要减少。有时表现为易激惹,自负自傲,行为较莽撞,但不伴有幻觉、妄想等精神疾病性症状。患者社会功能有轻度的影响。部分患者有时达不到影响社会功能的程度,一般人常不易觉察。

(三)抑郁发作

抑郁发作临床上是以心境低落、思维迟缓、认知功能损害、意志活动减退和躯体症状为主。

1.心境低落

主要表现为显著而持久的情感低落,抑郁悲观。患者终日忧心忡忡,郁郁寡欢、愁眉苦脸、长吁短叹。程度轻的患者感到闷闷不乐,无愉快感,凡事缺乏兴趣,任何事都提不起劲,感到"心里有压抑感""高兴不起来";程度重的患者可痛不欲生,悲观绝望,有度日如年、生不如死之感,患者常诉说"活着没有意思""心里难受"等。部分患者可伴有焦虑、激越症状,特别是更年期和老年抑郁症患者更明显。典型患者抑郁心境具有晨重夜轻节律改变的特点,即情绪低落在早晨较为严重,而傍晚时可有所减轻,如出现则有助于诊断。

在心境低落的影响下,患者自我评价低,自感一切都不如人,并将所有的过错归咎于自己,常产生无用感、无希望感、无助感和无价值感。感到自己无能力、无作为,觉得自己连累了家庭和社会;回想过去,一事无成,并对过去不重要的、不诚实的行为有犯罪感,想到将来,感到前途渺茫,预见自己的工作要失败,财政要崩溃,家庭要出现不幸,自己的健康必然会恶化。在悲观失望的基础上,常产生孤立无援的感觉,伴有自责自罪,严重时可出现罪恶妄想;也可在躯体不适的基础上产生疑病观念,怀疑自己身患癌症等;还可能出现有关系、贫穷、被害妄想等。部分患者也可出现幻觉,以听幻觉较常见。

2.思维迟缓

患者思维联想速度缓慢,反应迟钝,思路闭塞,自觉"脑子好像是生了锈的机器""脑子像涂了一层糨糊一样"。临床上可见主动言语减少,语速明显减慢,声音低沉,对答困难,严重者交流无法顺利进行。

3.认知功能损害

研究认为抑郁症患者存在认知功能损害。主要表现为近事记忆力下降,注意力障碍(反应时间延长),警觉性增高,抽象思维能力差,学习困难,语言流畅性差,空间知觉、眼手协调及思维灵活性等能力减退。认知功能损害导致患者社会功能障碍,而且影响患者远期预后。

正电子发射断层扫描(positron-emission tomography,PET)研究发现,抑郁症患者额叶中部皮层和背前侧血流量的下降与执行功能下降有关。患者威斯康星卡片分类测验(Wisconsin card sorting test,WCST)的总反应数、随机错误数、持续错误数增加反映患者信息反馈后行为改变的困难,患者认知灵活性下降。患者学习规律、归纳规律的能力减退。有学者研究发现,抑郁症患者精神运动速度减慢、瞬间和延迟自由回忆有缺陷,认为患者存在选择性回忆障碍,即能够将信息编码,但回忆和再认的特定过程受损。

与受教育程度相匹配的对照研究发现,抑郁症患者的智商明显降低。这反映了在高级认知过程中,患者涉及视觉记忆-控制、空间知觉力、视觉分析综合能力、逻辑联想、部分与整体关系的观念及思维灵活性、想象力及抓住事物线索的能力均受到损害,致使患者环境适应能力下降。

4.意志活动减退

患者意志活动呈显著持久的抑制。临床表现行为缓慢,生活被动、疏懒,不想做事,不愿和周围人接触交往,常独坐一旁,或整日卧床,不想去上班,不愿外出,不愿参加平常喜欢的活动和业余爱好,常闭门独居、疏远亲友、回避社交。严重时,连吃、喝、个人卫生都不顾,蓬头垢面、不修边幅,甚至发展为不语、不动、不食,可达木僵状态,称为"抑郁性木僵",但仔细精神检查,患者仍流露痛苦抑郁情绪。伴有焦虑的患者,可有坐立不安、手指抓握、搓手顿足或踱来踱去等症状。

严重的患者常伴有消极自杀的观念或行为。消极悲观的思想及自责自罪,可萌生绝望的念头,认为"结束自己的生命是一种解脱""自己活在世上是多余的人",并会使自杀企图发展成自杀行为。这是抑郁症最危险的症状,应提高警惕。长期追踪发现抑郁症约15%的患者最终死于自杀。

5.躯体症状

在抑郁发作时很常见。主要有睡眠障碍、乏力、食欲减退、体重下降、便秘、身体任何部位的疼痛、性欲减退、阳痿、闭经等。躯体不适的体诉可涉及各脏器,如恶心、呕吐、心慌、胸闷、出汗等。自主神经功能失调的症状也较常见。病前躯体疾病的主诉通常加重。睡眠障碍主要表现为早醒,一般比平时早醒2~3小时,醒后不能再入睡,这对抑郁发作具有特征性意义。有的表现为入睡困难,睡眠不深;少数患者表现为睡眠过多。体重减轻与食欲减退不一定成比例,少数患者可出现食欲增强、体重增加。

一般认为躯体不适的体诉可能与文化背景、受教育程度和经济状况等有关,体诉较多的患者,其社会阶层、受教育程度及经济状况均较低。有的抑郁症患者其抑郁症状为躯体症状所掩盖,而使用抗抑郁药物有效。有人称为"隐匿性抑郁症"。这类患者长期在综合医院各科就诊,虽大多数无阳性发现,但容易造成误诊。

6.其他

抑郁发作时也可出现人格解体、现实解体及强迫症状。

(四)特殊人群的临床表现

1.儿童青少年期双相障碍

儿童青少年双相障碍患病率约为1%,其临床特点是易激惹、环性心境改变和共病注意缺陷多动障碍(ADHD),较少典型的心境障碍发作病程,多表现为慢性、非波动性模式。儿童青少年期双相障碍患者的抑郁发作症状较易识别,但躁狂症状则复杂多形,易造成误诊漏诊。

儿童青少年躁狂发作的主要特点是症状不典型、行为障碍突出,常具有攻击并破坏行为,同时伴有精神疾病性症状,但随着时间推移,情感症状会表现得越来越明显。症状包括认知、情感和意志行为3个方面。

(1)认知:第一是夸大,觉得自己能力出众、钱财最多、权力很大等,表现为自以为是,自吹自播。第二为说话有力,是躁狂的关键症状,患儿说话声音响亮,夸夸其谈,难以打断等。第三思维奔逸,患儿会说"我的脑子像奔跑的兔子"。第四意念飘忽,可询问其父母患儿是否有频频改变话题,是否谈话内容听起来很乱,缺乏中心思想。第五注意力分散,患儿极容易受到外界影响而分散注意力,出现随境转移。最后是精神疾病性症状,儿童双相障碍常会伴有精神疾病性症状,甚至首发症状就是精神疾病性症状,所以需要仔细评价精神疾病性症状是否与心境发作一致。

(2)情感:第一为欣快,可表现为高兴,喜欢喧闹,欢叫,表情丰富,极度愉快、轻浮、愚蠢等。第二有易激惹性增高,儿童躁狂发作时其情绪具有发作性和极端性,是常见症状之一,患儿表现为极具攻击、破坏行为,常对小事表现出极度愤怒、攻击、自伤、伤感,对挫折、批评的耐受性下降,易引发愤怒和抵抗性的情绪反应。

(3)意志行为:第一是睡眠需要减少,患儿每晚睡眠时间比正常同龄儿童少2小时以上,甚至只睡4~5小时,有时午夜就醒来,在家里找事做或四处游荡,白天也没有疲劳感。第二是指向性活动增加,表现活动增多,要求增多,本病状对诊断儿童躁狂发作有一定的特异性。第三是精神运动性激越,激越常有强制性,如果嗜好没有得到满足,不良感受没有消除,情感就会立即爆发出来。第四为性意向亢进,男童喜亲吻母亲,抚摸别人的生殖器等,青少年躁狂患者可能找多个人性交。最后为自杀,双相障碍抑郁发作、混合发作、或伴精神疾病性症状时,可出现自杀观念和自杀企图,但自杀并非躁狂的核心症状。

2.老年期双相障碍

老年期双相障碍包括早发型双相障碍(起病于50岁之前)和晚发型双相障碍(起病于50岁之后)。晚发型双相障碍的家族聚集性相对较低,会有较多的躯体和神经系统的并发症,如脑血管疾病、痴呆等。老年期双相障碍患者躁狂症状出现频率较低,程度也较轻,更多地表现为情绪易激惹,一般能较快获得缓解。

老年双相障碍患者抑郁发作时,除了抑郁心境外,多有显著的焦虑烦躁情绪及易激惹和敌意,躯体不适及精神运动性抑制较年轻患者明显,其中躯体不适主诉以消化道症状常见,有时也有易激惹和敌意的症状,可出现较明显的认知功能损害症状,严重时类似痴呆,称为抑郁性假性痴呆。老年患者躁狂发作多起病急骤,情感高涨、意念飘忽、性欲亢进等症状表现不典型,反而表现为易激惹、情感活动不稳定,情感缺乏感染力,常以激惹性增高,兴奋躁动,到处乱跑,爱管闲事等为主要表现。患者可伴有偏执症状,多为敌对性和迫害性内容。老年患者的夸大妄想给人一种幼稚、愚蠢的印象。如果在65岁以后首次出现躁狂发作,应高度警惕脑器质性病变可能,需做各种影像学及实验室检查,以助排除。

3.妇女妊娠期、产后及绝经期双相障碍

女性一生经历月经来潮、妊娠、分娩、哺乳、绝经等一系列特殊生理过程中,均伴随着激素水平和生理状态的改变,故而对女性的情绪、行为和思维有一定影响,使女性特别易罹患某些特定的精神疾病。双相障碍Ⅱ型在女性中更常见,女性双相障碍患者在妊娠期易出现病情恶化,而双相障碍妇女产后的复发风险也很高。女性进入更年期后,由于性腺功能衰退,卵巢停止排卵,并逐渐闭经,也容易出现情感性障碍病情复发。

较之男性患者,女性双相障碍患者的临床特征存在一些特殊性。

(1)发作形式:女性患者抑郁发作次数多,而躁狂发作次数较少。其抑郁发作往往持续时间更长,更难治,同时女性患者也常会经历更多的混合发作和快速循环的病程特点。

(2)临床表现:女性在躁狂发作的症状更多表现为思维奔逸和随境转移,有别于男性患者的夸大、冒险行为及过度活跃。

(3)共病情况:女性患者比男性患者更易共患其他疾病,研究显示,首次住院的躁狂发作患者中,女性患者共病率是男性的2.7倍,合并焦虑障碍的比例尤其高。

(五)双相障碍共病

1.共病其他精神障碍

双相障碍共病现象十分突出,共病会对双相障碍的病程和预后会产生很多不良影响,故需引起关注重视、并及时处理。相关报道指出,双相障碍共病其他精神障碍的比例高达90%以上,而更有70%的患者共病3种及以上精神障碍。其中常见的有物质滥用、焦虑障碍、进食障碍、人格障碍、冲动控制障碍和注意缺陷多动障碍等。在DSM-Ⅳ轴Ⅰ大类精神障碍中,双相障碍与焦虑谱系障碍共病最为常见,共病率约为74.9%;其次是双相障碍共病物质滥用障碍,共病率为42.3%,而双相障碍与冲动控制障碍的共病也高达62.8%。而在DSM-Ⅳ轴Ⅱ人格障碍中,双相障碍与边缘型人格障碍关系复杂,共病比例近20%,明显高于其他人格障碍,有认为双相障碍与边缘型人格障碍共病是由生物学和环境共同背景影响及二者互相作用的结果。

双相障碍共病有如下临床特点:①发病年龄,共病焦虑障碍的双相障碍患者发病年龄更早,平均为15.6岁,而无焦虑障碍共病的患者发病年龄为19.4岁;②心境发作,有焦虑障碍、物质滥用障碍共病的双相障碍患者其心境发作更加频繁,容易出现快速循环发作;③自杀风险,焦虑障碍、物质滥用障碍等共病使双相障碍患者的自杀企图、自杀观念等风险增加1~1.5倍,且自杀与药物/物质滥用之间会形成恶性循环;④药物治疗,有焦虑障碍、物质滥用障碍等共病的患者,对心境稳定剂的反应较差,常需要3种以上药物联合治疗,临床疗效不佳,缓解期时间短,生活质量和社会功能受损更为明显。

2.共病躯体疾病

双相障碍除了与其他精神障碍共病外,还常共病躯体疾病,包括代谢内分泌疾病(糖尿病、肥胖、代谢综合征)、心血管疾病、疼痛障碍、自身免疫性疾病等。

双相障碍共患代谢综合征相当常见,是普通人群的1.6~2.0倍。流行病学调查显示代谢异常将导致双相障碍标准死亡率提高1.9~2.1倍,而代谢综合征也会增加疾病的严重程度和自杀风险。双相障碍患者发生代谢综合征的原因可能与药物引起体重增加、不良的生活方式等有一定关系,但有研究结果指出双相障碍和代谢综合征有着共同的病理机制,其中包括遗传因素、异常激活的免疫炎症信号传导级联、胰岛素抵抗等。因此推测,治疗代谢综合征的药物也许能治疗双相障碍,而目前国外也有研究尝试将胰岛素增敏剂吡格列酮、罗格列酮应用于治疗双相障碍共病代谢综合征,其疗效与安全性有待深入研究。

二、类别

双相障碍的诊断分类,各个主要的诊断系统不尽相同。尤其是 DSM-Ⅴ 的问世,有关双相障碍的分类出现巨大的改变。在 ICD-10、DSM-Ⅳ 中,双相障碍与抑郁障碍同属心境障碍。而 2013 年问世的 DSM-Ⅴ 取消了"心境障碍",取而代之的是"双相及相关障碍""抑郁障碍"。

(一)国际疾病分类第 10 版(ICD-10)

ICD-10 中双相障碍属于"心境障碍"分类中的亚类。

(1)F31.0 双相情感障碍,目前为轻躁狂。

(2)F31.1 双相情感障碍,目前为不伴有精神疾病性症状的躁狂发作。

(3)F31.2 双相情感障碍,目前为伴有精神疾病性症状的躁狂发作。

(4)F31.3 双相情感障碍,目前为轻度或中度抑郁。

(5)F31.4 双相情感障碍,目前为不伴精神疾病性症状的重度抑郁发作。

(6)F31.5 双相情感障碍,目前为伴精神疾病性症状的重度抑郁发作。

(7)F31.6 双相情感障碍,目前为混合状态。

(8)F31.7 双相情感障碍,目前为缓解状态。

(9)F31.8 其他双相情感障碍。

(10)F31.9 双相情感障碍,未特定。

(二)美国精神障碍诊断与统计手册第 5 版(DSM-Ⅴ)

DSM-Ⅴ 中关于双相障碍的概念扩大为双相谱系障碍,独立成章"双相及相关障碍"。

(1)双相障碍Ⅰ型。

(2)双相障碍Ⅱ型。

(3)环性心境障碍。

(4)物质/药物所致双相及相关障碍。

(5)其他躯体疾病所致双相及相关障碍。

(6)其他特定的双相及相关障碍。

(7)未特定的双相及相关障碍。

(孙庆祝)

第四节　双相障碍的诊断与鉴别诊断

双相障碍的诊断主要应根据病史、临床症状、病程及体格检查和实验室检查,典型患者诊断一般不困难。目前国际上通用的诊断标准有 ICD-10 和 DSM-Ⅴ。但任何一种诊断标准都难免有其局限性,而密切地临床观察,把握疾病横截面的主要症状及纵向病程的特点,进行科学的分析是临床诊断的可靠基础。

一、诊断要点

双相障碍的诊断主要根据病史、临床症状、病程特点、体格检查和实验室检查,依据相关的精神疾病诊断分类标准而确定。密切的临床观察和病史询问,把握疾病横截面的主要症状或症状群及纵向病程特点,进行科学分析是临床诊断的可靠基础。

(一)早期正确诊断对治疗和预后的影响

双相障碍从首次出现症状到被确诊平均需要 7～10 年。在美国,有 69% 的双相障碍患者曾被误诊,被诊断为单相抑郁最为常见,其他疾病包括焦虑障碍、精神分裂症、人格障碍和精神活性物质滥用等。双相障碍诊断的关键是对躁狂和轻躁狂病程的识别,而在特殊人群,如儿童、青少年和老年人中躁狂或轻躁狂常不典型,容易出现躁狂抑郁混合发作和烦躁不安,很容易被漏诊。

双相障碍抑郁发作时常被误诊为单相抑郁,常使用抗抑郁药物治疗,如果不能及时准确的识别可能会加重病情。虽然在抗抑郁药能否诱发轻躁狂上还有争议,但是它对双相障碍的疗效不佳已经达成共识。而这部分没有被识别出的双相障碍在长期不合理的治疗中往往被看成难治性抑郁,大大增加了社会和个人负担。

(二)躁狂识别的困难

躁狂识别困难的常见原因包括患者常否定或忽略躁狂症状;轻躁狂可以是愉悦的,功能保持较好,并不一定会带来痛苦感;躁狂很少被及时治疗,除非有严重的躁狂发作病史;混合发作常被误认为是激越性抑郁;破坏性症状和易激惹性被看成是异常性人格;儿童躁狂常被误诊为注意缺陷多动障碍;躁狂伴发的精神疾病性症状被当成精神分裂症的诊断依据;物质滥用在年轻患者中常见,它所引起的躁狂更常见混合发作和烦躁而不是欣快。

(三)双相抑郁的特点

双相障碍各种类型中最易被漏诊和误诊的是双相Ⅱ型障碍。双相Ⅱ型障碍一般首次以抑郁发作为主,而且抑郁病程持续的时间和发作的次数都要远远多于轻躁狂,探索轻躁狂病史比较困难。但是双相抑郁在临床特征上有别于单相抑郁,了解这些特征可能有助于我们早期正确诊断双相障碍。与单相抑郁比较,双相抑郁更可能具有以下特征:嗜睡或日间瞌睡;其他不典型抑郁症状,如贪食和"铅麻痹";精神疾病性症状和/或病理性自罪感;精神运动性迟滞;突然起病或病程迁延;产后抑郁;季节性症状群;情绪不稳、易激惹或阈下躁狂症状;双相障碍家族史;发作次数>3 次;精力旺盛型人格特征等。

二、诊断标准

(一)ICD-10 关于双相障碍的诊断标准

本病的特点是反复(至少两次)出现心境和活动水平明显紊乱的发作,紊乱有时表现为心境高涨、精力和活动增加(躁狂或轻躁狂),有时表现为心境低落、精力降低和活动减少(抑郁)。发作间期通常以完全缓解为特征。

1.躁狂与轻躁狂发作

躁狂发作通常起病突然,持续时间 2 周至 4、5 个月不等(中位数约 4 个月);抑郁持续时间趋于长一些(中位数约 6 个月);但除在老年期外,很少超过 1 年。两类发作通常都继之于应激性生活事件或其他精神创伤,但应激的存在并非诊断必需。首次发病可见于从童年到老年的任何年龄。发作频率、复发与缓解的形式均有很大变异,但随着时间推移,缓解期有逐渐短的趋势。中年之后,抑郁变得更为常见,持续时间也更长。

(1)躁狂发作:心境的高涨与个体所处环境基本协调,表现可从无忧无虑的高兴到几乎不可控制的兴奋。心境高涨同时伴有精力增加和随之而生的活动过多,言语急促,以及睡眠需要减少。正常的社会抑制消失,注意不能持久,并常有显著的随境转移。自我评价膨胀,随意表露夸大或过分乐观的观念。

也可出现知觉障碍,如觉得色彩特别生动(并且往往是美的);专注于物体表面或质地的精微细节,主观感到听觉敏锐。患者可能着手过分和不切实际的计划,挥金如土,或变得攻击性强、好色,或在不恰当的切合开玩笑。某些躁狂发作中,不出现心境高涨,而代之以易激惹和多疑。首次发作还常见于 15～30 岁,但也可发生在从童年后期直至六、七十岁的任何年龄。

发作至少应持续一周,严重程度达到完全扰乱日常工作和社会活动。心境改变应伴有精力增加和上述几条症状(特别是言语急促、睡眠需要减少、夸大、过分乐观)。

(2)轻躁狂:轻躁狂是躁狂的较轻表现形式;较之环性心境,心境和行为的异常更为持续,也更为明显,故不宜归于其下。轻躁狂不伴幻觉和妄想。存在持续的(至少连续几天)心境高涨、精力和活动增高,常有显著的感觉良好,并觉身体和精神活动富有效率。社交活动增多,说话滔滔不绝,与人过分熟悉,性欲望增强,睡眠需要减少等表现也常见,但其程度不致造成工作严重受损或引起社会拒绝。有时,易激惹、自负自傲、行为莽撞的表现替代了较多见的欣快的交往。

可有注意集中和注意的损害,从而降低从事工作、得到放松及进行闲暇活动的能力,但这并不妨碍患者对全新的活动和冒险表现出兴趣或有轻度挥霍的表现。发作持续 4 天以上。

2.抑郁发作

患者本次发作表现为"抑郁发作",且"过去必须至少有一次轻躁狂、躁狂或混合性的情感发作"。抑郁发作的诊断标准如下。

患者通常具有心境低落、兴趣和愉快感丧失、精力不济或疲劳感等典型症状。其他常见症状是:①集中注意和注意的能力降低;②自我评价降低;③自罪观念和无价值感(即使在轻度发作中也有);④认为前途暗淡悲观;⑤自伤或自杀的观念或行为;⑥睡眠障碍;⑦食欲下降。病程持续至少两周。

根据抑郁发作的严重程度,将其分为轻度、中度、和重度 3 种类型。

(1)轻度抑郁:是指具有至少两条典型症状,再加上至少两条其他症状,且患者的日常的工作和社交活动有一定困难,患者的社会功能受到影响。

(2)中度抑郁:是指具有至少两条典型症状,再加上至少三条(最好四条)其他症状,且患者工作、社交或家务活动有相当困难。

(3)重度抑郁:是指三条典型症状都应存在,并加上至少四条其他症状,其中某些症状应达到严重的程度;症状极为严重或起病非常急骤时,依据不足两周的病程做出诊断也是合理的。除了在极有限的范围内,几乎不可能继续进行社交、工作或家务活动。

应排除器质性精神障碍,或精神活性物质和非成瘾物质所致。

3.混合发作

患者过去至少有过一次躁狂、轻躁狂或混合性情感发作,目前或表现为混合性状态,或表现为躁狂、轻躁狂及抑郁症状的快速转换。

虽然双相障碍最典型的形式是交替出现的躁狂和抑郁发作,其间为正常心境分隔;但是,抑郁心境伴以连续数天至数周的活动过度和言语急促,以及躁狂心境和夸大状态下伴有激越、精力和本能驱力降低,都并不罕见。抑郁症状与轻躁狂或躁狂症状也可以快速转换,每天不同,甚至因时而异。如果在目前的疾病发作中,两套症状在大部分时间里都很突出且发作持续至少两周,则应作出混合性双相情感障碍的诊断。

4.伴/不伴精神疾病性症状

ICD-10 诊断标准中,就患者是否伴有精神疾病性症状进行标注。如患者在本次躁狂/轻躁狂或抑郁发作中,伴有幻觉、妄想、木僵等精神疾病性症状,则称之为"伴有精神疾病性症状",反之则为"不伴精神疾病性症状"。

(二)DSM-Ⅴ双相及相关障碍诊断标准差异及对 DSM-Ⅳ 的更新

1.DSM-Ⅴ 中双相及相关障碍分类

(1)双相障碍Ⅰ型:至少曾有一次躁狂发作;躁狂或抑郁发作都不可能归于分裂情感性障碍、精神分裂症、精神分裂样精神障碍、妄想性精神障碍,或其他特定或非特定的精神分裂症谱系障碍和其他精神病性障碍。

(2)双相障碍Ⅱ型:至少曾有一次轻躁狂发作和抑郁症发作;从无躁狂发作史;轻躁狂或抑郁都不可能归于分裂情感性障碍、精神分裂症、精神分裂样精神障碍、妄想性精神障碍、或其他特定或非特定的精神分裂症谱系障碍和其他精神病性障碍。

(3)环性心境障碍:在 ICD-10、DSM-Ⅳ 中,环性心境障碍归类于持续性心境障碍,并未将其划分为双相相关障碍。而在 DSM-Ⅴ 诊断标准中,明确"环性心境障碍"属于双相及相关障碍的一种。环性心境障碍是指心境持续不稳定,包括众多的轻度情绪低落和轻度情绪高涨时期。一般认为患者的心境的起伏与生活事件无关。这种心境不稳定通常开始于成年早期,呈慢性疾病病程,但不代表患者没有稳定的正常心境,有时患者也可以存在一次心境稳定数月的情形。诊断要点是心境持续的不稳定,包括两种情绪轻度波动方向的众多周期,但没有任何一次在严重程度或持续时间等要素上符合双相或者单相抑郁的诊断标准,病程要求为成年人中至少持续 2 年,儿童、青少年患者持续 1 年。如果出现了躁狂、抑郁或混合发作,则必须在整个病程开始的最初 2 个月内,否则诊断为双相障碍。

(4)物质/药物所致双相及相关障碍:是指患者在服用物质/药物或接受某种治疗出现符合躁狂发作、轻躁狂发作或抑郁发作诊断标准的临床表现,且这种反应超过了药物或治疗应有的生理反应。

(5)其他躯体疾病所致双相及相关障碍:是指某些躯体疾病导致的出现符合躁狂发作、轻躁狂发作或抑郁发作诊断标准的临床表现。从病史、体检、辅助检查等证据证实患者出现的上述症状是源于某种躯体疾病。常见的疾病有 Cushing's 病、多发性硬化、脑卒中、脑外伤。

(6)其他特定的双相及相关障碍:DSM-Ⅴ 对那些有抑郁障碍病史,且除不符合连续 4 天发作时间外,完全符合轻躁狂标准的个体情况;及那些虽然连续 4 天或以上存在轻躁狂症状,但症状过少不足以满足双相Ⅱ型诊断标注的个体情况,给予"其他特定的双相和相关障碍"的分类。

2.DSM-Ⅴ 有关躁狂/轻躁狂发作症状学标准的更新

为了提高诊断的准确性和便于临床背景上早期识别,躁狂和轻躁狂发作的标准 A 在心境变化的基础上强调了活动和能量水平的变化。

3.DSM-Ⅴ 有关"混合发作"的更新

原有关于混合发作中关于同时满足躁狂和抑郁症标准的要求被取消了。取而代之的是,如果在躁狂或者轻躁狂发作的基础上呈现抑郁的特征或者在抑郁症障碍或双相障碍抑郁发作的基础上呈现躁狂或轻躁狂的特点,就加以"带有混合性特征"这个标注。

4.新增"受焦虑困扰"的标注

新增"受焦虑困扰"的标注指那些伴有焦虑症状的患者,在DSM-V中有特定的定义,而这些症状并不是诊断双相障碍的标准的一部分。

三、鉴别诊断

(一)与精神分裂症或分裂情感性精神障碍鉴别

属于常见临床问题。首先,双相障碍患者可以出现幻觉妄想等精神疾病性症状。其次,躁狂发作和抑郁发作时的某些症状,可能与精神分裂症或分裂情感性精神障碍难以鉴别。如躁狂发作时易激惹、冲动和好斗的躁狂发作患者与精神分裂症常常混淆,尤其是具有怪异和偏执的妄想时,过度兴奋而或明显的不协调的情感,常易与精神分裂症尤其是青春型的愚蠢荒唐行为混淆;躁狂发作严重时,思维联想速度加快以至于患者不能表达出完整的内容,出现思维内容的跳跃,常会被误以为思维散漫,继而被误认为是分裂样精神疾病的思维障碍,在临床上有时难以鉴别;严重的抑郁发作可以出现木僵状态,会与精神分裂症的紧张型木僵难以鉴别。

鉴别双相障碍与精神分裂症或分裂情感性精神障碍需要特别关注患者的情感症状的特点、社会功能水平、家族史、自然病程和先前病程的特点。其鉴别要点如下。①何为原发症状:精神分裂症出现的精神运动性兴奋或抑郁症状,其情感症状并非是原发症状,而是以思维障碍和情感淡漠为原发症状;双相障碍则以情感高涨或低落为原发症状。②协调性的区别:精神分裂症患者的思维、情感和意志行为等精神活动是不协调的,常表现言语零乱、思维不连贯、情感不协调,行为怪异;而双相障碍的情感症状与思维、意志行为通常相协调。③病程特点:精神分裂症的病程多数为发作进展或持续进展,缓解期常有残留精神症状或人格的缺损;而双相障碍是间歇发作性病程,间歇期基本正常。④病前性格、家族遗传史、预后和药物治疗的反应等均可有助于鉴别。

(二)与相关人格障碍及气质的鉴别

双相障碍的患者具有人格障碍共病率高的特点。尤其是边缘型人格障碍、表演型人格障碍、自恋型人格障碍。边缘型人格障碍的易激惹性、不稳定性、冲动性和自杀性等症状与双相障碍特点重叠。表演型人格障碍的情感爆发、狂怒、过分表现、爱打扮等与躁狂发作的特点重叠。自恋型人格障碍的自命不凡、自我评价过高、骄傲自大的特征与躁狂发作特点重叠。与人格障碍的鉴别点主要有以下几个方面。①病程特点:双相障碍是发作性病程特点,缓解期基本恢复正常,而人格障碍是持续性病程特点,起病与18岁之前,发作无规律性,其行为模式和情感特点是影响广泛、渗透到生活的各个方面。②治疗疗效:大部分双相障碍患者经过心境稳定剂治疗,病情能够获得缓解,且缓解期社会功能基本恢复正常。而人格障碍患者,心境稳定剂虽有部分疗效,但很难完全控制病情,很难恢复到正常状态。

(三)与注意缺陷多动障碍鉴别

双相障碍和注意缺陷多动障碍有着多组症状的重叠,如话多、注意力不集中和精神运动性兴奋。临床中,二者共病率高,尤其是儿童青少年的患者,其临床症状的表现容易出现不典型特征,一般趋向于连续性、慢性、快速循环和混合性特征的病程特点。因此在诊断上很难与注意缺陷障碍鉴别。主要鉴别点如下。①起病年龄:ADHD一般起病于儿童期,常在7岁之前起病,而双相障碍起病多在青少年期或青春期后;②家族史特点;③季节性:双相障碍更具有季节性波动的特点；④症状特点：双相障碍主要以情绪不稳定性为主要特点，而 ADHD 以注意力缺陷为主要特点；⑤治疗反应性：双相障碍主要对心境稳定剂有效，而 ADHD 主要对中枢兴奋剂有效。

（孙庆祝）

第五节　双相障碍的治疗原则及策略

一、治疗原则

（一）双相障碍的治疗原则

1.明确诊断，规范治疗原则

双相障碍的临床表现隐匿，常被误诊或漏诊，从首次出现症状到被确诊平均需要 7～10 年或以上。正确诊断是规范治疗的前提，双相障碍尤其是双相抑郁经常被误诊为抑郁症等，从而错误使用抗抑郁药，其严重后果是导致出现快速循环发作或混合发作。早期识别和正确规范的干预与有效的维持治疗和复发预防不仅可以减少双相障碍患者的病期和症状，而且可以延长患者的寿命和改善其功能结局。所以包括详细的病史采集、精神检查、临床评估及辅助检查的诊断性评估须贯穿于治疗的全过程。

2.综合治疗原则

尽管各类用于治疗双相障碍的药物有了长足发展，但双相障碍各种发作的急性期治疗及预防复发的疗效仍不尽如人意。应采取药物治疗、物理治疗、心理疗法和危机干预等措施的综合运用，其目的在于提高疗效、改善依从性、预防复发和自杀，改善社会功能和更好地提高患者生活质量。

3.个体化治疗原则

个体对治疗的反应差异很大，制订治疗方案时要考虑患者性别、年龄、家族史、临床亚型、既往治疗史、躯体情况、目前是否合并药物等多方面因素，选择合适的药物。积极提倡基于评估的治疗，在治疗过程中需要密切观察疗效、不良反应，定期通过相应的量表评估疗效和不良反应，监测血药浓度，在评估和监测的基础上调整治疗方案，提高患者治疗的耐受性和依从性。

4.长期治疗原则

由于双相障碍几乎终身以循环方式反复发作，其发作的频率远较抑郁症为高，尤以快速循环发作者为甚。因此，双相障碍常是慢性反复发作病程，其治疗目标除缓解急性期症状外，还应坚持长期治疗原则以阻断反复发作。医师应在治疗开始前即向患者和家属明确交代长期治疗的重要性及实施办法，争取良好的依从性。长期治疗可分为急性治疗期、巩固治疗期和维持治疗期。

5.患者和家属共同参与治疗原则

由于双相障碍呈慢性反复循环发作性病程，而又需要长期治疗，所以提高治疗的依从性是至关重要的。为取得患者与家属的认同与合作，必须对他们双方进行相关的健康教育。这种教育应是长期的、定期的，或根据需要而安排。这种教育最好以医师与患者及其家属共同参与的形式进行，有固定的内容。同时，医师应就其疑虑和面临的问题与他们进行充分的讨论，针对性地解决问题。讨论的内容可以包括双相障碍的疾病本质、临床表现、病程特点、治疗方法及有关药物知识、长期治疗的必要性、复发的早期表现及自我检测、复发的有关因素及处理、婚姻及疾病遗传倾向等问题。鼓励患者间就经验教训进行相互交流。患者及家属教育有助于改善医患关系,提高患者对治疗的依从性,增强预防复发的效果,提高患者生活质量。此外,还可印制一些通俗易懂的知识性小册子,供其阅读。

(二)双相障碍的药物治疗原则

1.心境稳定剂为基础治疗原则

不论双相障碍为何种临床亚型,都必须以心境稳定剂为主要的药物。双相障碍抑郁发作,只有在抑郁发作很严重且持续时间长(>1个月)时,在使用心境稳定剂的基础上可谨慎使用抗抑郁药,抗抑郁药物以安非他酮或 SSRIs 作为优先考虑。双相障碍快速循环发作和混合发作禁用抗抑郁药。

2.根据病情需要,联合用药的原则

药物联用的方式有心境稳定剂加用抗精神疾病药物、两种心境稳定剂联用、两种心境稳定剂加用抗精神疾病药物、心境稳定剂联合抗抑郁药、心境稳定剂加用苯二氮草类药物等。在联合用药时,要了解和考虑药物之间的相互作用。

3.定期监测血清药物浓度,评估疗效及不良反应

由于锂盐的治疗窗比较窄,治疗有效浓度和中毒浓度接近,应对血锂浓度进行动态监测。卡马西平或丙戊酸盐浓度也应该达到抗癫痫的血药浓度。

二、治疗目标及策略

(一)双相障碍的急性期治疗目标及策略

1.急性期治疗目标

(1)预防伤害,控制自杀或兴奋冲动行为。

(2)制订短期和长期(预防复发)的治疗计划。

(3)尽快恢复功能的最佳水平。

(4)同患者及家属建立良好的医患联盟。

(5)监测和处理药物不良反应。

2.急性期治疗策略

双相障碍是一种严重的精神疾病,明确诊断非常重要。治疗开始前需详细询问病史,进行体格、神经系统及精神检查,同时进行各项实验室检查,如头颅 CT 或 MRI、脑电图、甲状腺激素检测等,排除脑器质性疾病或躯体疾病所致精神障碍,排除精神活性物质所致精神障碍等。症状评估尤其注意患者是否存在自杀意念或企图,对他人是否存在伤害或冲动行为的风险,根据我国《精神卫生法》的要求,存在伤害风险的严重患者可以进行保护性非自愿住院治疗。

一旦确定为双相障碍急性发作期,应确定其发作的类型(抑郁发作、躁狂或轻躁狂发作、混合发作或快速循环发作),然后详细了解和评估其临床相中的表现,尤其是重点评估自杀和冲动风险,以决定治疗场所。恰当的治疗场所决定患者的治疗能够得以有效实施及保护患者安全。

有下列情况者应住院治疗:有拒食、自伤或自杀、伤人行为或倾向的重症患者,伴有明显精神疾病性症状,不能控制自己行为、骚扰社会和家庭,伴有重要器官疾病或有物质依赖需要同时治疗者,依从性不良者,老年人、孕妇及身体虚弱需要密切监护者。对于病情许可,且能依从治疗或

有监护人能保证治疗顺利实施者可以选择门诊治疗。

依据患者病情及其他相关因素,制订中长期治疗计划,选用合适的药物种类及剂量,长期治疗有助于患者病情的稳定并获得最大限度地缓解。不论何种临床类型,都必须以心境稳定剂为主要治疗药物。由于双相障碍的临床表现复杂多变,所以根据发作形式、病程特点及躯体情况不同,临床处理的侧重也不一样,因此应根据不同的临床类型、不同患者的具体情况制订全面而又合理的处理方案。需要快速控制病情时,可以联合使用电抽搐治疗。

积极进行家庭教育,加强与患者及家属的沟通,共同决策,建立良好的医患联盟。向家属告知病情及选用的治疗方案,为患者提供心理和社会干预,降低应激水平,为保证患者及照料者的安全提出建议,争取家属和患者的配合,提高治疗的依从性。定期对患者进行心理疗法、康复和职业训练。

此期治疗目的主要是控制症状、缩短病程。注意治疗应充分,并尽量达到完全缓解,以免症状复燃或恶化。如非难治性患者,一般情况下6～8周可达到此目的。

(二)双相障碍的巩固维持期治疗目标及策略

1.巩固维持期治疗目标

(1)防止已缓解症状的复发或再燃,进一步加强对残留症状(如躯体症状、认知损害症状等)的控制。

(2)提高生活质量,促进职业及社会功能恢复,早日回归社会。

(3)监测和控制药物的不良反应,如心、肝、肾功能损害,甲状腺功能异常,多囊卵巢,体重增加,糖脂代谢异常等。

(4)提供心理干预,提高药物治疗效果与依从性,改善预后。

2.巩固维持期治疗策略

从急性症状完全缓解后即进入此期,其目的是防止症状复燃、复发,促使社会功能的恢复。重点是对患者残留症状的评估和处理,因为残留症状可能会导致患者社会功能无法恢复等一系列问题,严重的引起复燃/复发。

在此期间主要治疗药物剂量应维持急性期水平不变。巩固治疗期的时间长短原则上是按发作的自然病程、治疗的难易程度等来决定,但是临床实践中不易掌握。一般巩固治疗时间为抑郁发作4～6个月,躁狂或混合性发作2～3个月。如无复燃,即可转入维持治疗期。对已确诊的双相障碍患者,在第二次发作(不论是躁狂还是抑郁)缓解后即应给予维持治疗。此期配合心理疗法十分必要,以防止患者自行减药或者停药,促进其社会功能恢复。

在维持治疗期,对原治疗措施可以在密切观察下进行适当调整,或小心减去联合治疗中的非心境稳定剂药物,或相应减少剂量。有研究表明,使用接近有效治疗剂量者比低于治疗剂量者的预防复发效果要好。以锂盐为例,早期研究认为有效血锂浓度应在0.8～1.2 mmol/L,但近年来的研究认为血锂浓度在0.5～0.8 mmol/L作为维持治疗同样有效,不过一项对照研究发现,血锂浓度低(0.4～0.6 mmol/L)时不良反应明显减少,然而复发率是高血锂浓度(0.8～1.0 mmol/L)时的3倍。

维持治疗并不能完全防止双相障碍病情复发。因此,应教育患者和家属了解复发的早期表现,以便他们自行监控,以及时复诊。导致复发的诱因可能是:躯体情况、明显的社会-心理因素、服药依从性不良或药物剂量不足。因此,在维持治疗期间应密切监测血药浓度并嘱患者及时复诊观察。复发的早期表现可能为出现睡眠障碍或情绪波动,此时可及时给予相应处理,如短期应用苯二氮䓬类药或增加剂量,以避免发展成完全发作。如病情复发,则应及时调整原维持治疗药物的种类和剂量,尽快控制发作。

维持治疗应持续多久尚无定论。如过去为多次发作者,可考虑在病情稳定达到既往发作2～3个循环的间歇期或2～3年后,边观察病情边减少药物剂量,逐渐停药,以避免复发。在停药期间如有任何复发迹象,应及时恢复原治疗方案,缓解后应给予更长维持治疗期。此期间应祛除可能存在的社会-心理不良因素及施以心理疗法,更有效地减少复发的风险。

巩固维持期应该继续监测和控制药物的不良反应,尤其是长期的不良反应,比如锂盐引起的亚临床甲状腺功能减退/甲状腺功能减退,丙戊酸盐引起的多囊卵巢等,以及时发现并及时处理。

(孙庆祝)

第六节 双相障碍的规范化治疗

在普通人群中,阈下双相障碍的终身发病率为1.4%～2.4%,在临床人群中也常见,35%以上的重度抑郁发作(major depressive episode,MDE)也满足阈下轻躁狂的终身标准,与单相MDE的患者相比,同时患有阈下轻躁狂的患者具有很多双相Ⅰ型或双相Ⅱ型的临床症状:发作年龄、抑郁发作频率、自杀企图、共病率。双相谱系障碍(bipolar spectrum disorder,BSD)临床表现复杂,容易反复发作,常为慢性病病程,目前给出治疗建议仍然较为困难,对于哪些疾病应归为此类,目前医学界仍未达成共识,几乎完全没有合理设计的临床试验。双相障碍中亚型的存在、抑郁症状的高发、混合情绪的多发、躁狂阈下症状等干扰因素下,有关诊断的稳定性目前仍不确定,在很多患者中既有可能是双相Ⅰ型,也有可能是双相Ⅱ型的前驱症状。

由于缺乏设计合理的临床试验,因此无法向双相障碍患者给出具体的治疗建议,临床实践中应根据以下情况制订治疗方案:疾病症状、疾病病程、既往治疗疗效、家族病史。心境障碍研究主要亟待解决的问题:阐明BSD的性质,并确定BSD的最佳治疗方案,因为在很多重症抑郁障碍患者中也可能存在阈下双相障碍。

治疗指南成为精神疾病治疗的重要依据。本节综合考虑我国双相障碍防治指南(中华医学会)、加拿大焦虑与心境障碍治疗网络/国际双相障碍学会指南(CANMAT/ISBD)、世界生物精神病学学会联合会指南(WFSBP)、美国精神病学会双相障碍治疗指南(APA),并结合临床实践,研究双相障碍的规范化治疗程序。规范化治疗有利于提高疗效,减少复发,改善患者的社会功能,为真正回归社会提供有利条件。双相障碍的全程治疗包括急性期、巩固/维持期治疗。

关于双相Ⅰ型与双相Ⅱ型障碍的区分及意义,一直存在很多争议,但就目前公认的主要区别,在于后者仅有轻躁狂发作,从无躁狂发作。但两者在双相抑郁发作上无实质性区别。故本章节将双相Ⅰ型抑郁、双相Ⅱ型抑郁统称为双相抑郁,制定急性期治疗规范。

CANMAT基于四级证据标准(表11-2),给出三线临床治疗推荐(表11-3),权衡性较佳,临床较实用。

表 11-2 证据标准

1 级证据:Meta 分析或重复双盲(DB),包含一个安慰剂组的随机对照试验(RCT)
2 级证据:至少一项 DB-RCT,包含安慰剂或活性药物对照组
3 级证据:前瞻性非对照组试验,包含 10 个或更多的受试者
4 级证据:轶事报道或专家意见

表 11-3 推荐治疗

一线治疗:1 级和 2 级的证据+临床支持,用于疗效和安全性评价
二线治疗:3 级或以上的证据+临床支持,用于疗效和安全性评价
三线治疗:4 级或以上证据+临床支持,用于疗效和安全性评价
不推荐:1 级或 2 级证据,但缺乏疗效

一、双相Ⅰ型躁狂、混合状态、快速循环型,以及双相Ⅱ型轻躁狂的急性期治疗

(一)双相躁狂急性期治疗

处于急性躁狂期的患者,可伴有过度兴奋、行为冲动、易激惹,以及精神疾病性症状,阻碍治疗的顺利进行。急性期治疗的主要目标是快速控制冲动、易激惹的症状,使患者回到健康的基线状态。急性期仍以口服药物为主,肌内注射药物也可以在急性期使用,如氟哌啶醇是急性躁狂症的有效针剂,但由于锥体外系的高风险,不是第一线治疗推荐,待症状控制后应逐渐停用。尽管各国指南未完全统一,但锂盐、丙戊酸盐、非典型抗精神疾病药物已经显示出明确的功效,抗抑郁药使躁狂程度加重,或使混合状态加剧,禁止使用。伴有精神疾病性特征,需要使用抗精神疾病药物。其中 APA、AMA、BMA 指南均认为口服或肌内注射苯二氮䓬类药物的短程使用,也可有一定的帮助。

APA 指南也将锂盐、丙戊酸盐作为急性期躁狂发作的首选药物,尽管锂盐相对丙戊酸盐起效较慢,在上述 2 种药的基础上联用非典型抗精神疾病药物效果更佳,故锂盐或丙戊酸盐联用非典型抗精神疾病药物是一线推荐(表 11-4)。对于轻躁狂,单用锂盐或丙戊酸盐,或非典型抗精神疾病药物即可。抗抑郁药会诱发或加剧躁狂症状,应停用。该型患者如选用心理疗法,必须在药物治疗的基础上,且干预目标是解决服药的不依从性。如果上述治疗无效,一线干预是优化药物治疗剂量,确保血药浓度在治疗范围内,严重的患者短期辅助抗精神疾病药物或苯二氮䓬类药物的肌内注射治疗。当第一线药物的最佳剂量无法控制症状,推荐治疗方案包括增加另一类一线用药,或更换卡马西平或奥卡西平,或更换抗精神疾病药物。氯氮平对于难治性疾病的疗效确定,但考虑到药物之间的相互效应,应谨慎使用。ECT 仍作为重症患者或难治性患者的良好方案。

与临床实际应用情况不同,急性期电抽搐治疗在各国指南中均作为二线治疗,但如果症状严重,为了快速控制症状,可首先考虑电抽搐治疗,然后再常规使用一线药物巩固及维持治疗。

CANMAT 对于双相躁狂急性期的主要治疗可以分为 5 个步骤。

(1)第一步治疗:审查一般原则,确定患者的主要发作表现,保证患者能接受药物治疗;评估用药,根据评估情况,决定是否给予药物治疗。

(2)第二步治疗:如决定药物治疗,选择治疗方案,并确定治疗的依从性及治疗效果,首选一

线药物治疗,双丙戊酸钠、锂盐、丙戊酸盐和某些非典型抗精神疾病药物仍然是一线治疗药物,两药联合使用,首选锂制剂或双丙戊酸钠联用非典型抗精神疾病药物,如一线药物治疗效果不佳,经审查无治疗方案意外因素影响疗效,则进入第三步治疗。

表 11-4 CANMAT 双相躁狂常用药物的推荐

一线	二线	三线
锂盐	卡马西平	氯丙嗪
双丙戊酸钠	卡马西平 ER	氯氮平
双丙戊酸钠 ER	ECT	奥卡西平
奥氮平	氟哌啶醇	他莫昔芬
利培酮	锂盐＋双丙戊酸钠	卡里哌嗪
喹硫平		锂盐或双丙戊酸钠＋氟哌啶醇
喹硫平 XR		锂盐＋卡马西平
阿立哌唑		他莫昔芬辅助治疗
齐拉西酮		
阿塞那平		
帕利哌酮 ER		
锂盐或双丙戊酸钠＋利培酮、喹硫平、奥氮平、阿立哌唑、阿塞那平		

(3)第三步治疗:联合治疗或更换药物,增加或更换治疗,注意药物之间的相互作用对药效和安全性的影响,增加或换用非典型抗精神疾病药物,增加或换用锂制剂或双丙戊酸钠,以其他一线药物更换其中一种或所有药物,如效果仍不佳,则转入下一步。

(4)第四步治疗:以其他一线药物更换其中一种或所有药物,考虑增加或换用二线、三线药物或选择电抽搐疗法。

(5)第五步治疗:如仍无效,考虑增加新的或实验性药物,包括佐替平、左乙拉西坦、苯妥英钠、美西律、ω-3 脂肪酸、降钙素、快速色氨酸耗竭剂别嘌醇、氨磺必利、叶酸、美金刚。

碳酸锂是躁狂发作急性期经典治疗药物,具有降低自杀风险及潜在的神经营养和神经保护作用,对典型躁狂发作、无共病焦虑或物质滥用患者疗效好。但对非典型(如以烦躁为主的所谓烦闷型)、快速循环型、混合发作型躁狂患者效果欠佳,且碳酸锂起效较慢。迄今为止,最大样本量的锂盐治疗躁狂发作的短期、安慰剂对照试验结果显示,只有 50% 的患者在治疗 3 周后获得 50% 或以上的病情改善。因此,临床上为达到更迅速及更安全的疗效,通常合并非典型抗精神疾病药物,尤其是对于伴精神疾病性症状的躁狂发作。碳酸锂治疗常用剂量为 0.6～2.0 g/d,其治疗浓度和中毒浓度较接近,须严密监测血锂浓度。急性期治疗血锂浓度为 0.8～1.2 mmol/L,维持期为 0.6～0.8 mmol/L。

丙戊酸钠、丙戊酸制剂、双丙戊酸钠等与奥氮平等非典型抗精神疾病药物的随机对照研究表明,对急性躁狂发作患者,二者的疗效无显著差异;但伴有精神疾病性症状时,非典型抗精神疾病药物优势更大。其总体治疗范围宽,较少出现过量反应,尤其是和具有致命性的锂过量相比。在许多急性躁狂的对照试验中发现,卡马西平肯定是明显优于安慰剂,但较丙戊酸钠疗效差些,与氯丙嗪、碳酸锂处于同等水平。但临床上使用较少,主要原因在于50%的患者出现不良反应,最常见的剂量相关不良反应包括神经系统症状,如复视、视物模糊、乏力、恶心、共济失调等,较少见的不良反应包括皮疹、轻度白细胞计数减少、轻度血小板计数减少、低钠血症。奥卡西平作为卡马西平的10-酮基类似物,具有类似的疗效,且有研究比较不良反应较后者小,但与卡马西平直接比较的双相障碍研究缺乏,故CANMAT将其作为三线推荐。

锂或丙戊酸盐联合抗精神疾病药物可以更快速地起效,有研究比较抗精神疾病药物结合任一丙戊酸钠或安慰剂,锂或丙戊酸钠结合任一奥氮平或安慰剂,锂或丙戊酸钠结合利培酮或安慰剂,锂或丙戊酸钠或卡马西平结合利培酮或安慰剂,结果均支持联合治疗起效更快,但卡马西平治疗组被排除在外。

(二)混合状态、快速循环型双相障碍的治疗

混合发作作为一种特殊的疾病形式,较难诊断,60%患者对锂盐的反应不佳,丙戊酸钠可能更有效。混合状态没有得到充分研究,大体治疗原则如下:①带有混合特征的躁狂及抑郁发作应避免使用抗抑郁药;②正在经历混合发作的双相障碍患者应停用抗抑郁药,喹硫平、奥氮平联合丙戊酸盐是较多指南的推荐。

双相障碍快速循环(rapid-cycling,RC)发作指患者频繁以躁狂、轻躁狂、抑郁或混合的形式发作,每年发作≥4次,每次发作均有明确的转相和2次同相发作间歇期>2个月,可伴有精神疾病性症状,精神疾病性症状与心境协调或不协调,发作时社会功能明显受损。双相障碍中10%~30%的患者可出现双相快速循环发作,其风险与下列因素有一定关系,如近期的物质滥用、早期生活受虐、女性、长期治疗反应差、高发病率及高自杀风险等。这些因素提示或会加重快速循环。双相快速循环患者较难治疗,治疗原则如下。

(1)首先确定有无甲状腺功能低下与酒精滥用等加重快速循环的因素,减少或停止可能促进快速循环发生的因素,并治疗这些因素。抗抑郁药也加重循环,不能使用。

(2)基本治疗药物应以心境稳定剂如丙戊酸盐或锂盐为基础,增加或优化心境稳定剂的使用,在经典的治疗失败后要进一步进行试验性的治疗,碳酸锂、丙戊酸盐、拉莫三嗪、卡马西平、第二代抗精神疾病药物或心理和社会治疗均对部分患者有效。

(3)快速循环患者对锂的治疗反应相对较慢,尤其是锂盐。长期随访研究发现,锂盐维持治疗的情况下,患者在5年内至少经历过一次复发,对25%以上患者无预防效果,提示锂对快速循环的效果有限。丙戊酸盐的开放性随访研究中发现,单一或联用丙戊酸盐,快速循环患者得到较好的维持状态。且目前大部分RCT试验结果支持,丙戊酸盐治疗双相障碍快速循环的疗效优于碳酸锂。

(4)多数情况下需要联合非典型抗精神疾病药物或拉莫三嗪治疗。在联合用药时,要了解药物对代谢酶的诱导或抑制产生的药物相互作用。

二、双相抑郁急性期治疗

在抑郁发作过程中经常伴有混合性的轻躁狂症状,该现象在双相Ⅱ型患者和双相Ⅰ型患者中的发生率分别为70%和66%,在双相Ⅱ型抑郁发作时也常常能观察到精神疾病性症状,临床研究表明使用抗精神疾病药物单独治疗(如喹硫平、奥氮平)或与心境稳定剂联合治疗均可获得明显的效果疗(表11-5,表11-6)。

表 11-5　双相 I 型抑郁急性期常用药物推荐(CANMAT)

一线	二线	三线
锂盐	双丙戊酸钠	卡马西平
拉莫三嗪	鲁拉西酮	奥氮平
喹硫平	喹硫平+SSRI[†]	ECT*
喹硫平 XR	莫达非尼辅助治疗	锂盐+卡马西平
锂盐或双丙戊酸钠+SSRI[†]	锂盐或双丙戊酸钠+拉莫三嗪	锂盐+普拉克索
奥氮平+SSRI[†]	锂盐或双丙戊酸钠+鲁拉西酮	锂盐或双丙戊酸钠+文拉法辛
锂盐+双丙戊酸钠		锂盐+MAOI
锂盐或双丙戊酸钠+安非他酮		锂盐或双丙戊酸钠或 AAP+TCA
		锂盐或双丙戊酸钠或卡马西平+SSRI[†]+拉莫三嗪
		喹硫平+拉莫三嗪

注:* 在某些情况下可以作为一线或二线药物使用;† 帕罗西汀除外;SSRI.选择性 5-羟色胺再吸收抑制剂;MAOI.单胺氧化酶抑制剂;ECT.电抽搐疗法;AAP.非典型抗精神疾病药物;TCA.三环类抗抑郁药;+合并用药。

表 11-6　双相 II 型抑郁急性期常用药物推荐(CANMAT)

一线	二线	三线
喹硫平	锂盐	抗抑郁药单独治疗(主要用于不常见的轻躁狂患者)换用或更改抗抑郁药
喹硫平 XR	拉莫三嗪	喹硫平+拉莫三嗪
	双丙戊酸钠	ECT 辅助治疗
	锂盐或双丙戊酸+抗抑郁药	NAC 辅助治疗
	锂盐+双丙戊酸钠	T_3 辅助治疗
	非典型抗精神疾病+抗抑郁药	

注:ECT.电抽搐疗法;NAC.N-乙酰半胱氨酸;T_3.三碘甲状腺原氨酸。

　　WFSBP 指南于 2012 年更新,基于循证医学、参考其他治疗指南及系统综述的利弊对各种药物进行了详尽的分类。被划分为 A-1 级(证据充分,来自对照研究)治疗双相抑郁的药物仅有喹硫平一种,而奥氮平、拉莫三嗪、氟西汀及丙戊酸盐单药治疗,以及奥氮平/氟西汀合剂(OFC)、拉莫三嗪+锂盐、莫达非尼+现有治疗等被划为 B-3 级(证据有限)。该指南并未固着于循证医学依据的位次排名,提供的是利弊分析及如何治疗双相抑郁的推荐。

　　CANMAT 指南均推荐锂盐、拉莫三嗪及喹硫平(速释及缓释剂型)作为双相抑郁的一线单药治;一线联合治疗为锂盐或双丙戊酸盐+一种 SSRI(帕罗西汀除外,下同),奥氮平+一种SSRI,锂盐+双丙戊酸盐,以及锂盐或双丙戊酸盐+安非他酮。该推荐引发了关注,其中之一在于锂盐治疗双相抑郁的有效性;7 项安慰剂对照研究中,仅有 1 项结果为阳性。对于血锂浓度已超过 0.8 mEq/L 的患者而言,其结果仍为阴性。另外,该指南推荐双丙戊酸盐及鲁拉西酮作为二线单药治疗。推荐喹硫平+SSRIs、拉莫三嗪+莫达非尼/锂盐/双丙戊酸盐、锂盐/双丙戊酸盐+鲁拉西酮为二线联合治疗。事实上,仅有锂盐+拉莫三嗪具有作为二线联合治疗的支持性证据。

　　三线治疗推荐主要基于专家意见,并且主要为难治性患者所预留。单药治疗包括卡马西平、奥氮平及电抽搐治疗(ECT),而联合治疗则包括锂盐+卡马西平、锂盐+普拉克索、锂盐/双丙戊酸盐＋文拉法辛、锂盐＋一种 MAOI、锂盐/双丙戊酸盐/一种非典型抗精神疾病药物＋一种 TCA、锂盐/双丙戊酸盐/卡马西平＋一种 SSRIs 和拉莫三嗪、喹硫平＋拉莫三嗪。

伴有精神疾病特征的患者,通常需要用抗精神疾病药物治疗的辅助治疗,ECT 同样是一个合理的选择。

锂作为双相障碍急性抑郁发作,很早就被列为推荐治疗,特别用于减少自杀企图,预防自杀。相对安慰剂,锂作为优化治疗,有显著疗效或预防复发的概率达 79%,定义为一个良好的或中等的反应,需注意的是,在使用锂作为抗抑郁药时起效时间较长,至少 6～8 周后。

拉莫三嗪主张推荐用于抑郁发作、非典型抑郁发作或肥胖或共病内科疾病的双相患者。拉莫三嗪能有效预防抑郁发作,但不推荐用于混合发作。对于伴精神疾病性症状的抑郁不推荐单用拉莫三嗪,但可以与抗精神疾病药物合用。拉莫三嗪可推荐用于既往有抗抑郁药转相病史的患者。选择拉莫三嗪治疗时,应告知患者皮疹的风险。皮疹程度不一,较严重的是皮疹伴有发热,喉咙痛,突出的面部或黏膜受累。在这种情况下,拉莫三嗪(或联用丙戊酸钠)应停药。

锂盐＋拉莫三嗪可有效治疗急性期双相抑郁,并有预防抑郁作用。锂盐和锂盐＋丙戊酸盐能显著降低复发率,较单纯丙戊酸盐治疗复发率要低,锂盐＋丙戊酸盐较丙戊酸盐单用更能有效预防躁狂发作,而锂盐单药治疗较丙戊酸盐单用能更有效预防抑郁发作。

药物联用,一项研究比较了喹硫平(300 mg/d 和 600 mg/d)、帕罗西汀和安慰剂急性期治疗双相抑郁 8 周,结果显示,帕罗西汀与安慰剂组无显著差异,但喹硫平高、低剂量两组均有效。另 1 项随访 10 年的资料显示,接受单一抗抑郁药治疗,其转躁、轻躁和自杀企图发生率高于抗抑郁药＋心境稳定剂。

目前双相障碍中抗抑郁药的使用证据最为支持的是联合 SSRIs(帕罗西汀除外),一项奥氮平单用、奥氮平＋氟西汀,以及安慰剂治疗双相 I 型抑郁患者 8 周,结果显示,加用氟西汀组的疗效显著优于奥氮平单用($P = 0.02$)和安慰剂组($P < 0.001$)。

已证明药物治疗联合心理和社会干预有助于提高双相抑郁患者病情稳定期间的功能状态;在均接受药物治疗的基础上强化心理疗法干预,康复率及达到康复所需的时间也短于未联合组。

总之,在治疗前,对患者进行综合评估,合理选择药物;治疗中密切监测,定期全面评估;药物剂量调整遵循个体化原则;若治疗无效,可考虑换药或增效强化等优化策略。

三、双相障碍的巩固/维持治疗

双相障碍呈反复循环发作性病程,其治疗目标除缓解急性期症状外,还应坚持长期治疗原则以阻断循环反复发作。多数研究将双相抑郁发作患者经急性期治疗后的巩固期、维持期作为一个连续的治疗过程处理,基本不区分双相 I 型、II 型障碍,CANMAT 也未区分巩固和维持期,但对双相 I 型抑郁、II 型抑郁分别进行了阐述(表 11-7)。

一般情况下,6～8 周急性期后,症状达到大部分缓解,即进入巩固维持期。巩固治疗时间为抑郁发作 4～6 个月,躁狂或混合性发作 2～3 个月,目标在于防止症状复燃和促进社会功能的恢复,巩固期药物治疗基本与急性期一致,并维持原有药物剂量,但应停用抗抑郁药,以减少转躁风险,若无复燃可转入维持期治疗。此外,可配合心理疗法,如认知行为疗法、家庭疗法等。

双相障碍维持治疗期的主要目标是预防复发、减少亚阈值症状及残留症状、降低自杀风险,减少循环次数和情绪不稳定性,以及维持良好的社会功能。维持多久一直无明确定论,一般建议首次发作为 1～2 年,如为多次发作者,可维持治疗 2～3 年或更长,以至终身服药。

表 11-7　双相障碍巩固/维持治疗用药(CANMAT)

一线	二线	三线
锂盐	卡马西平	阿塞那平
拉莫三嗪*	帕利哌酮 ER	辅助治疗:苯妥英钠,氯氮平,ECT,托吡酯,ω-3脂肪酸,奥卡西平,加巴喷丁,阿塞那平
双丙戊酸钠	锂盐＋双丙戊酸钠	
奥氮平†	锂盐＋卡马西平	
喹硫平	锂盐或双丙戊酸钠＋奥氮平	
利培酮 LAI‡	锂盐＋利培酮	
阿立哌唑‡	锂盐＋拉莫三嗪	
锂盐或双丙戊酸钠＋喹硫平,利培酮LAI,阿立哌唑,齐拉西酮	奥氮平＋氟西汀	

注:* 在预防躁狂时疗效有限;† 如果发生代谢不良反应,则使用时应严密监测;‡ 主要用于预防躁狂;LAI.长效注射剂;ECT.电抽搐疗法。

多项药物维持治疗的对照研究(活性药物与安慰剂、活性药物之间的头对头比较)、meta 分析、系统综述均显示,所有的研究药物(阿立哌唑、丙戊酸盐、拉莫三嗪、锂盐、奥氮平、喹硫平和利培酮)单一治疗在预防双相障碍复发的疗效都显著优于安慰剂,第二代抗精神疾病药物(奥氮平、喹硫平、利培酮长效注射剂、齐拉西酮)和心境稳定剂联合治疗预防双相障碍复发的疗效也显著优于安慰剂。

双相障碍患者的残留抑郁症状可能导致依从性的下降。对于提高治疗依从性而言,健康教育是一种行之有效且事半功倍的做法。依从性与下列因素有关:对用药的高满意度、单独治疗、学历、复发恐惧感。依从性与以下因素呈负相关:疾病因素、物质滥用、既往住院治疗、精神疾病症状、疾病洞察力下降、用药因素、不良反应、每天获益不明显、每天用药程序复杂、患者态度、认为没有必要服药、对用药态度消极、感觉外貌变化明显、感觉生活目标受到干扰。患者不依从可能导致以下结果:发作频率(特别是抑郁发作)、住院风险、急诊风险、旷工、短期失能、工人补偿金增加等。

包括认知行为疗法方法在内的心理疗法不仅可以提高治疗依从性,还可以显著降低双相障碍的复发率。

维持期规范治疗如下:①建议继续使用急性期有效的药物,并保持剂量、用法不变;②采取综合方式提高治疗依从性,病情缓解后应每 1～3 个月定期随访和进行全面评估,监测和管理治疗不良反应及其他问题;③维持使用具有心境稳定作用的药物;④提高治疗依从性是药物维持治疗有效的保证。总之,在药物治疗中,非典型抗精神疾病药物已占据双相障碍治疗的主导地位;在双相抑郁的治疗中,抗抑郁药物的使用需谨慎,使用时需权衡获益风险比;在使用药物治疗时,需注意其长期服用的安全性。

四、特殊人群的规范化治疗

(一)儿童及青少年双相障碍的治疗

起病于儿童及青少年的双相障碍患者并不少见,约 2/3 的成人双相障碍患者首发于儿童、青少年,29％首发年龄早于 13 岁。受青春期发育性因素影响,起病年龄越早,临床表现越不典型,诊断越困难,预示首次缓解后复发更早。儿童双相障碍有自身的特点:很少主动叙述情绪体验;精神症状更多表现为行为障碍,更倾向于发脾气、离家出走、攻击破坏等行为来表达情绪。因此,儿童及青少年的双相障碍常重叠于其他儿童期心理障碍,易导致漏诊和误诊。访谈时需要充分了解下述信息:①孕期是否患有严重的病毒感染,并服用过某些可能影响胎儿发育的药物;②胎儿发育是否足月,分娩的方式,以及分娩时是否存在窒息、难产等;③新生儿及儿童的发育情况,说话、行走及人际交往等发育是否延迟等;④青少年期的学习成绩及人际关系表现,了解是否存在智力等发育问题。需要排除器质性精神疾病,如急性中毒、谵妄、中枢神经系统病变(肿瘤、炎症)、代谢障碍等,同时需要排除儿童期常见的精神疾病,如孤独症谱系障碍、儿童期焦虑障碍、缄默症和品行障碍等。

儿童和青少年双相障碍一旦确诊,通常必须使用药物,针对家庭的心理干预也是重要的治疗方式。药物治疗原则与成人双相障碍患者基本相同。不过,治疗中也要充分考虑到儿童及青少年的特殊性。

在精神药物治疗之前,首先要对患儿进行全面的检查,对病情、体质等进行评估后再选择合适的药物,根据血药浓度检测,确定最佳剂量和用药时间,应避免频繁改换药物、随意增加或减少药量,以及多种药物联合应用。

1.心境稳定剂

心境稳定剂是治疗的主要药物,用于躁狂发作及双相障碍的维持治疗。

(1)锂盐:锂盐被美国食品和药品监督管理局批准用于 12 岁及以上年龄的双相障碍。锂盐对急性躁狂、疾病负担伴物质滥用的青少年有效;用于维持治疗效果肯定。儿童对锂盐相对更耐受,常见不良反应包括胃肠不适、体重增加、眩晕、腹泻、多尿、烦渴、遗尿、共济失调、白细胞计数增加和萎靡不振。肾脏、甲状腺、视觉、其他神经系统、皮肤、血管等不良反应少见。年龄小的儿童比年龄大的儿童的不良反应更多,因此,对年幼儿童治疗中注意个体化原则,药物的使用剂量更要结合患者的个体特征,治疗中需要严密观察疗效及不良反应,必要时测定药物的血药浓度。

(2)抗惊厥药:包括丙戊酸盐、卡马西平、拉莫三嗪和托吡酯。对 8～18 岁儿童及青少年躁狂急性期治疗,双丙戊酸盐有效率 40％,卡马西平 36％,锂盐 46％,3 种药物之间无显著性差异。丙戊酸的常见不良反应有:恶心、呕吐、食欲或体重增加;过度镇静、震颤;肝功能损害、胰腺炎、血氨升高、高血糖和月经变化等。致命的肝毒性仅见于使用多种药物的十岁以下儿童。卡马西平的不良反应包括:恶心、呕吐、眩晕、过度镇静、皮疹。少见的更严重的不良反应有再生障碍性贫血、粒细胞缺乏、肝毒性。拉莫三嗪因其可能出现皮疹和表皮松解症,在儿童青少年应用较少。有报道显示通过减低拉莫三嗪的起始剂量,缓慢加量,可以使儿童严重皮疹的发生率下降到1％。托吡酯可能引起词语识别困难,因此使用较少。

2.抗精神疾病药物

某些非典型抗精神疾病药物已经用于治疗青少年躁狂发作。利培酮已被美国食品和药品监督管理局批准可用于 10～17 岁双相障碍躁狂发作和混合发作的非典型抗精神疾病药物。阿立哌唑被美国食品和药品监督管理局批准用于 10～17 岁双相障碍患者躁狂发作和混合发作中进行单一用药,或合并碳酸锂、丙戊酸钠治疗。

对于单药治疗疗效不佳的患者,需要联合治疗。可以选择锂盐和双丙戊酸盐联合应用,利培酮或氟哌啶醇等抗精神疾病药物和锂盐联用。对急性期治疗有效,对有精神疾病症状的躁狂发作,辅助使用抗精神疾病药物至少4周。

3.心理和社会治疗

儿童、青少年双相障碍会对家庭带来一系列的问题。由于儿童、青少年出现哭闹、易怒、攻击、暴力、自杀等行为,会使父母感到紧张、困扰、愤怒等,应向父母宣教疾病的特点,进行家庭干预,可针对性地帮助患儿康复,提高治疗的依从性。认知行为疗法对双相障碍患者恢复期也有帮助。

(二)老年双相障碍的治疗

双相障碍通常起病于青壮年,也有部分患者发病较晚,晚发型情感障碍是否有别于青壮年起病的情感障碍,目前国内外的报道不一致。相对于年轻患者,老年双相障碍抑郁和躁狂发作的间期都有所延长。老年患者在躁狂发作时缺乏感染力,常以激惹性增高、傲慢、躁动、外跑、爱管闲事为主要表现;偏执症状较多,妄想内容带有敌对性和迫害性。在抑郁发作时,常伴有疑病症状、躯体化症状;自杀倾向较为严重;思维内容常带有妄想性质。老年期双相障碍患者常常共患躯体疾病,躯体疾病会增加发生抑郁相的风险,而抑郁的发生也会增加共患躯体疾病的风险,延缓躯体疾病的康复。因此,临床上需同时关注患者的躯体和精神状态。同时老年双相障碍具有下述特点:①存在与年龄相关的脑内神经递质的减少;②整体认知功能损害更为明显;③体内药物清除速度减慢,血药浓度增高;④对药物的敏感性增加,药物滴定速度不宜过快、剂量不宜过大;⑤老年患者更易发生镇静、直立性低血压、抗胆碱能作用、静坐不能、帕金森综合征及迟发性运动障碍等。因此,老年双相障碍患者在药物治疗时,安全性是首要问题,药物的选择、剂量的调整、不良反应的监测等方面均应该予以重视。

主要选用心境稳定剂和抗精神疾病药物。老年患者使用药物时,应遵循以下原则:①用药之前要做详细的体格检查及必要的实验室检查。注意心脏、肝、肾及神经系统情况。注意血压、有无青光眼、颈椎骨关节病、前列腺、甲状腺等情况。②用药时要注意和治疗其他躯体疾病的药物间的相互作用。③尽可能选择半衰期短的药物,避免使用长效制剂。④宜从低剂量开始,治疗剂量一般是成人的1/3～1/2。⑤增加剂量的过程要比青壮年慢,不能加量过快,治疗剂量应低于青壮年。一般对于65～80岁患者,治疗剂量一般是成人的1/3～1/2,对于80岁以上者,剂量应该更小。⑥尽量分次服用,避免一次给药。⑦应避免频繁改换药物、随意增加或减少药量。⑧定期监测血药浓度。

(三)孕期、围生期及哺乳期妇女的治疗

怀孕对于双相障碍存在多方面的挑战:双相障碍的遗传风险:研究显示双相障碍的遗传度高达85%,明显高于抑郁症。双相Ⅰ型障碍先证者的一级亲属患双相Ⅰ型的可能性较对照组高8～18倍,患抑郁症的可能性大2～10倍。研究发现,50%的双相Ⅰ型障碍患者的父母至少有1人患心境障碍,其子女有25%的机会患有心境障碍。若父母双方都有双相障碍,其子女患心境障碍的概率是50%～70%。但如果精神分裂症患者妊娠期不使用药物治疗,病情可能不稳定或复发,可能会发生潜在胎盘不完整和胎儿中枢神经系统发育不良,也会给患者自身带来危害,甚至自杀等行为,无法保证妊娠期的顺利进行。

怀孕前期准备尤其重要,建议患者及家属与医师及时沟通,做好风险评估及预案,做好多方面准备:①明确怀孕的风险,包括停药复发、患儿畸形及患儿患病的风险等,建议患者尽量避免生育。②如果患者及家属仍强烈要求怀孕,建议孕前停药一段时间,孕期尽量避免服用对胎儿有明显影响的抗精神疾病药物。妊娠前3个月和分娩前1～2个月尤其避免服用抗精神疾病药物。

与患者及其配偶共同讨论孕期继续药物治疗和停止治疗的风险与获益。③告知患者孕期和产后双相障碍复发的风险增加,建议增加精神科就诊次数,还可考虑联合心理疗法。④尽快制订孕期、围生期和产后的书面计划;并告知产科医师、助产士、内科医师相关计划。⑤如果患者正在服用抗精神疾病药物且病情稳定,但停药将很可能复发,则通常建议继续服用药物,尽量选用对胎儿影响较小的药物,并监测肝功能、体重和血糖等。⑥分娩后尽快恢复治疗,建议采用人工喂养而不是母乳喂养,避免药物通过乳汁影响新生儿。⑦尽量避免选用以下药物:丙戊酸、卡马西平、锂盐、拉莫三嗪,以及长时间服用苯二氮䓬类药物。

哺乳期妇女选用以下几种药物治疗相对比较安全:氯米帕明、阿米替林、去甲替林、舍曲林,目前暂无这些药物在婴儿体内蓄积中毒的证据或有关的严重不良反应。母亲服用锂盐期间应停止哺乳。哺乳期服用丙戊酸钠、卡马西平、短效的苯二氮䓬类药物较安全。避免使用大剂量抗精神疾病药物。

(四)双相障碍合并躯体疾病时的治疗

双相障碍可以出现某些躯体症状,合并某些躯体疾病,同时躯体症状可以和双相障碍合并存在。在一定情况下,双相障碍因躯体疾病所诱发。有部分患者因躯体疾病出现抑郁症状或躁狂症状,而被误诊。因此诊断上,首先需诊断器质性疾病和躯体性疾病所致的双相障碍。

对双相障碍合并躯体疾病时应该两者兼顾,同时治疗。在躯体疾病严重的时候,以躯体疾病治疗为主,优先考虑躯体疾病的治疗方案;在情感障碍为主的时候,应该以控制情绪症状为主,在情绪症状控制的同时处理躯体疾病。

(孙庆祝)

第七节　双相障碍的其他治疗相关问题

一、双相障碍的非药物治疗

(一)电抽搐治疗

1.概念

电抽搐治疗(electric convulsive therapy,ECT)又称电休克治疗,是以一定量电流通过大脑,引起意识丧失和痉挛发作,从而达到治疗目的一种方法。临床观察和对照试验都证实了电抽搐治疗对抑郁或急性躁狂发作的有效性(有效率达 70%~90%),其优势在于可以使病情迅速缓解,尤其适合于重症患者。近年来,改良电抽搐治疗(modified electric convulsive therapy,MECT)得到推广,它在施行 ECT 时加用麻醉药及肌松剂,能减轻肌肉强直、抽搐,避免骨折、关节脱位等并发症的发生,禁忌证也较传统电抽搐治疗少(如基础情况好的老年患者也可施行)。

2.适应证

(1)严重抑郁,有强烈自伤、自杀行为或明显自责自罪者。

(2)极度兴奋躁动、冲动伤人者。

(3)拒食、违拗和木僵患者。

(4)难治性抑郁或躁狂,以及无法阻断的快速循环发作。

（5）对药物治疗不能耐受者。

3.治疗疗程

通常每周治疗 2～3 次，6～12 次为 1 个疗程。必要的情况下可以每周 1 次以延长治疗时间。

4.药物治疗的联合

电抽搐治疗疗效维持时间不长，但可缓解急性期症状，因此临床上较少单独使用 MECT，而是根据情况联合药物治疗，以便在停止电疗后疗效得以维持。需要注意，某些药物如苯二氮䓬类药或抗癫痫药物会提高抽搐阈值而影响治疗效果，联合锂盐则可能增加神经毒性，建议治疗前停用，待疗程结束后再继续使用。

（二）重复经颅磁刺激治疗（rTMS）

重复经颅磁刺激（repetitive transcranial magnetic stimulation，rTMS）是一种利用时变的脉冲磁场作用于大脑，产生感应电流，影响皮质神经细胞电活动，进而改变脑代谢和功能的新兴技术。

1.双相抑郁

rTMS 于双相抑郁的疗效仍有待大样本的检验，仍有不少研究表明 rTMS 治疗双相抑郁的有效性，并且有很好的耐受性，没有明显的不良反应和转躁情况。药物治疗辅助高频 rTMS 刺激背外侧前额叶（10/20 Hz、左侧 DLPFC）对双相抑郁是一种安全、有效的治疗选择，而且反映皮质兴奋性变化的脑电指标能对疗效作出预测。对难治性双相障碍患者，在药物治疗的基础上叠加低频经颅磁刺激（1 Hz，右侧 DLPFC），治疗 3 周后抑郁症状可以得到显著改善。难治性和基线时症状严重的患者需要接受更长疗程的 rTMS。有研究显示 rTMS 治疗双相抑郁转躁的风险仅为 0.84%，患者在接受 rTMS 治疗时，需评估既往是否具有抗抑郁药物转躁的病史，目的是及时监控并降低患者转躁的风险。

2.躁狂发作

目前关于 rTMS 治疗躁狂症的研究较少。基于心境障碍的假说，治疗躁狂的 rTMS 设置与治疗抑郁时相反，选取右侧前额叶作为刺激部位。现有的证据显示，高频 TMS 刺激右侧 DLPFC 具有抗躁狂作用，且作为药物治疗的辅助治疗效果更可靠，而高频 TMS 治疗左侧 DLPFC 可能会阻断抗躁狂药物的疗效。为了取得更好疗效，在具体治疗过程中，不论是双相躁狂还是双相抑郁，建议观察期不少于 4 周（20 个治疗序列）。

以下情况可以优选 rTMS 治疗：①不愿接受药物治疗或药物治疗不能耐受的轻至中度患者，可单独应用 rTMS 干预；②难治性患者，可考虑合并 rTMS 治疗；③不伴有精神疾病性症状、家族史为阴性的患者；④近期的研究表明 rTMS 可以显著改善孕期妇女的抑郁症状，对不愿或不能接受抗抑郁药治疗的孕期女性来说或是一种安全有效的治疗措施。需要注意，若孕期发生癫痫可导致胎儿死亡，故治疗时需选择右侧低频 rTMS 以避免癫痫风险。

（三）心理疗法

许多双相障碍患者即使在心境正常时也可能存在社交、婚姻、职业和认知方面的问题，或其他慢性应激因素。单纯使用以药物为主的生物学治疗，即使治疗方法正确，患者的依从性好，也往往不足以控制症状，有较高的复发率，并造成较大的社会和经济负担。因此，双相障碍中有必要联合心理疗法，祛除可能的社会-心理不良因素，增加依从性。有研究（包括随机、双盲研究）发现，不论是双相Ⅰ型或双相Ⅱ型的抑郁患者，在药物治疗的基础上合并使用心理疗法的疗效要优于单用药物治疗,表现在恢复速度快,服药依从性较好,病情稳定性较强,再住院率较低,心理和社会功能较好。其中对抑郁的治疗和预防效果要显著优于躁狂。

具有循证医学证据的心理疗法主要有认知行为疗法(cognitive behavioral therapy,CBT),以及人际关系治疗等。所有的治疗都是短程、具有教育性质、以公平为导向的方法,一般来讲,完整疗程需要在12～16周完成16～20次治疗。认知行为疗法的基本原理有两点:认知对情绪和行为有控制性的影响力;行为又反过来强烈地影响着认知和情绪。CBT通过目标导向的、系统的程序,主要目的是解决情绪、认知和行为的障碍,提高和改善其功能水平。尽管如此,关于治疗理论和治疗方式的适应证,目前的研究尚不能得出准确的结论。选择何种治疗流派和方法在现阶段还是更多地取决于治疗师的能力和经验,以及患者的婚姻、家庭情况和治疗偏好。有几点比较明确:①双相障碍的全病程综合治疗中,心理疗法贯穿整个过程,更主要的目标是基于患者的中远期心理和认知变化;②心理疗法,尤其是CBT对轻度或慢性的双相抑郁患者有较大的优势;③服药依从性是心理疗法的一个重要内容,因为75%以上的复发和服药依从性欠佳有关;④发病后第一年是患者了解和适应疾病,恢复自知力,提高治疗依从性的关键时期。

二、双相障碍的症状及功能评估

(一)双相障碍临床症状评估

对心理活动进行量化并在此基础上评估其发生、发展及严重程度等是心理测量的主要任务,而评定量表就是用来量化观察中所得印象的具体测量工具。量表是将临床医师的判断比较过程从经验转向标准化或规范化的工具,往往有明确的适用范围、项目定义、评定标准及测验过程等。对量表结果的解释常因种类、性质和具体应用而异,症状评估量表最常用的统计指标有单项分、因子分和总分,而诊断量表则属于定性评定量表,结果是具体的疾病诊断名称。

双相障碍常用的诊断量表有简明国际神经精神访谈(mini international neuropsychai-ticinterview,MINI)。症状评估量表包括抑郁自评量表(selfrating depression scale,SDS),汉密尔顿抑郁评定量表(Hamilton rating scale for depression,HAM-D),蒙哥马利抑郁评定量表(Montgomery-Asberg depression rating scale,MADRS),杨氏躁狂评定量表(Young mania rating scale,YMRS),贝克-拉范森躁狂量表(Bech-Rafaelsdn mania rating scale,BRMS),心境障碍问卷(mood disorder questionnaire,MDQ),32项轻躁狂症状清单(hypomania checklist-32,HCL-32),双极性指数评估表(bipolarity index,BPX)等。

目前普遍的共识是对双相障碍,尤其是双相抑郁的诊断和识别率偏低,因轻躁狂可能由于持续时间短、表现不明显而被漏诊,双相障碍的平均误诊时间可达7.5年。在上述量表中,HCL-32、MDQ、BPX等主要是从抑郁人群中筛查或预测双相障碍的角度出发,提高诊断的准确率。以双极性指数评估表为例,BPX整合了5个维度,即临床发作特征、首次发作年龄、病程相关特征、治疗反应和家族史,每个维度最高20分,患者越符合双相障碍的特征得分就越高,反之越低。对于单相抑郁,如果患者同时具有某些特点,如起病年龄早、症状不典型、情感旺盛型人格、伴有精神疾病性症状、发作具有周期性、共患焦虑障碍或者物质滥用、多种抗抑郁药治疗效果不好。在BPX评估条目中会有相应的评分标准,如果患者具有上述危险因素,其BPX得分会高于单相抑郁患者,并且具有的危险因素越多,双相障碍的可能性越大,得分越高。BPX在国内外研究中的灵敏度和特异度可达到为0.80和0.78,有助于提高诊断的准确度,为患者定制个体化的治疗方案。

(二)双相障碍的预后及功能评估

虽然双相障碍可有自限性,但如果不加治疗,复发几乎是不可避免的。未经治疗者中,50%的患者能够在首次发作后的第 1 年内自发缓解,其余的在以后的岁月里缓解的不到 1/3,终身复发率达 90%,约有 15%的患者自杀死亡,10%转为慢性状态。在应用锂盐治疗双相障碍以前,患者一生平均有 9 次发作。

长期的反复发作,可导致患者人格改变和社会功能受损。1/3 的双相Ⅰ型障碍患者有慢性症状和明显的社会功能缺损。只有躁狂发作的双相Ⅰ型比有抑郁发作者预后好,但双相Ⅰ型混合发作或快速循环型的预后更差。对普通的成人双相障碍患者而言,病前职业状况不良、缺乏社会支持系统、酒精依赖、有精神疾病性特征、抑郁特征、发作间歇期的抑郁特征和男性与不良预后有关;躁狂发作期短暂、晚年发病、无自杀观念和共病情况者预后较好。老年双相障碍的预后视患者的躯体状况、情绪障碍的严重程度而定。合并严重躯体疾病、有严重自杀倾向的患者预后不佳,缺乏良好社会支持系统的患者,预后也不佳。儿童及青少年双相障碍较成人有更高的双相障碍阳性家族史,早年即可表现较明显的环形情绪波动,发病与环境因素较少联系,躁狂相和抑郁相的转换也比成人频繁,预后不佳。

为了提高患者的预后,目前国内外主要采用了综合的心理和社会干预方法,包括:①争取社会各方面的支持,人员培训、个案管理;②健康教育、职业康复;③家庭干预和家庭教育;④技能训练与病后的自我管理;⑤认知行为疗法及认知康复;⑥对合并其他障碍的综合治疗;⑦疾病与危险因素监测等。最新的全国精神卫生工作规划(2015-2020 年)中,政府将在重点精神疾病的健康教育、专业人员培训、患者治疗和社区康复等方面加大投入,这对优化双相障碍的个案治疗和全病程管理、改善预后有很大的促进作用。

国内外尚未形成统一的功能评估方法,这些评估通常是对患者的功能进行总体评定,如功能大体评定量表,个人与社会表现量表,日常生活能力量表等。早期与 DSM-Ⅳ配套使用的功能评估工具为总体功能评定量表(global assessment of functioning scale,GAF),其后基于 GAF 基础上形成和发展了个人和社会功能量表(personal and social performance scale,PSP),2013 年 DSM-Ⅴ公布后,推荐的功能评估工具为世界卫生组织伤残评定量表(WHO DAS2.0)。

(孙庆祝)

第十二章

创伤及应激相关障碍

第一节 概 述

一、精神创伤与应激发生的三要素

通常医学上所说的精神应激(stress,压力),是指机体应付困难处境时的一种基础状态。这种状态的发生,一般与3个因素有关。

(一)应激源

应激源,即导致应激发生的事件。这类事件多种多样,包括生物的、物理的、化学的、心理的诸多方面。涉及范围大到群体的战争、地震,小到发生在个体的车祸、人际的纠结等;强度大到危及生命的被残杀,伤及身体的被强奸;小到每天令你牵肠挂肚的一般家庭矛盾、工作烦恼等。无论何种事件,要导致个体出现精神应激或创伤,其事件的共同特点是:事件的性质是负性的、违反了个体的需要与欲求,比如生存、情爱、地位、名利等;事件的强度(空间)或者持续性(时间)超出了个体的承受或者应对能力,即个体认为此情景自己无法或很难应付,或者个体不能确定是否能应付,此时躯体就会自动启动应激反应。一般来讲,如果作为直接的病因或直接的诱因,应激源一定是异常强烈的、突然发生的、负性的,超出一般人的承受能力的。如天灾人祸导致的急性应激障碍、PTSD,某些因突发的强烈精神创伤所致的中风、心肌梗死,某些强烈的精神或躯体应激导致的急性应激性(消化道)溃疡等。这些疾病的发生只与强烈的精神创伤有关,与轻度的即使持续时间很长的应激原没有必然关系,虽然发病的个体首先要具有某种易感的基础。而轻度的持续的应激在精神应激相关疾病的致病机制中,则只可能是某些疾病的参与因素之一或影响疾病的发生发展,不可能成为直接的病因。如精神应激在心血管疾病、消化道疾病、某些皮肤疾病等发生中的作用,如果没有其他因素的参与,如高脂对心血管疾病形成的影响、胃黏膜局部因素对溃疡病形成的影响、皮肤的局部损害对某些特异性皮炎形成的影响,仅靠单一的精神应激因素至少目前为止还无法解释其全部的发病机制。

(二)个体易感素质

应激发生的第二个因素是个体易感素质。许多研究都一致发现,面对同样事件,并非所有个体都会发生应激反应,即使在动物中也是如此。这种易感素质显然与个体的生物-心理-社会素质有关。而且,应激反应发生时机体的生理和心理的变化也许是非特异性的,但应激反应如果产生了病理性后果,其结局却又是不同的,比如在非特异性的应激反应的作用下,个体的心理和躯体抵抗力都下降到临界值,如果该个体具有某一器官功能或结构的薄弱或易感(先天的遗传或后天的损害,如长期应激的累积效应导致心理和生理耐受力的下降),或同时存在某种应激相关疾病的其他危险因素(如高脂与冠心病,皮肤局部易感因素与特异性皮炎等),就可能共同作用或多途径叠加作用导致不同的应激所致的疾病的发生。

(三)支持系统的保护作用

与应激有关的第三个因素是支持系统的保护作用。如果面对困难处境的个体有很好的资源和社会支持系统,无论是经济上的,人际间的,还是社会保障体系的资源,显然都有利于个体面对应激原时不发生应激反应,或者很好的应对应激处境而使其不对健康造成损害,或者帮助个体从应激反应中尽快解脱出来而不留后患。

二、从精神应激到精神创伤

个体正常状态下机体是处于一种内环境的动态平衡,又称为"内稳态平衡"。当面临应激事件时,个体要付出努力来解决或逃避(战斗或逃跑)应激事件,此时机体就会发生我们通常所说的应激反应。精神应激一旦发生,一般会以一系列的反应体现出来,这些反应包括分子水平上的生物化学反应,激素水平层面上的调控及系统整合方面的行为、情绪和认知的变化等,统称为应激反应。应激反应的目的在于去除或克服应激原对自身造成的不利影响,最终有利于个体的生存及种族的繁衍。从生物学的水平来说,这时几乎所有的器官都先后会发生变化,尤其是神经内分泌、心血管系统、免疫系统、胃肠道最先出现功能的改变。机体此时保持大脑和肌肉功能的能量动员;注意力高度集中在体会到的危险或者困难处境上;大脑灌注率和局部脑葡萄糖消耗增加;心排血量增加,呼吸加快,血流重新分配,脑和肌肉的能量和代谢增加;免疫功能改变;生育功能和性行为抑制;食欲和哺乳功能下降等。这些反应都与增加机体对应激的适应有关。相对于机体原来的"内稳态平衡"来说,此时在应激状态下的变化是一种"异稳态平衡",个体正是通过这种"异稳态平衡"来尽快摆脱或战胜应激原以使"内稳态平衡"恢复。

然而,这种具有保护作用的抗应激损害的"异稳态平衡"与某些疾病的病理生理过程并无决然的界限,或者说其本身在某种条件下也可能具有病理生理作用。如应激时,交感肾上腺髓质系统的兴奋导致儿茶酚胺(去甲肾上腺素、肾上腺素等)的增加,进而引起心血管系统的反应——心率加快、血压升高、各系统间血量供应的重新分配、血糖升高等,以提高机体应付应激原的能力。但这种状态如果过度或者持续时间过长,就可能会对心血管系统造成不利的影响,如小血管的痉挛、血管内皮的损伤等,在有效应激的情况下,这种不良的影响是可逆的,但如果这种状态长期存在或反复发生,那么这种影响就会变成病理性的而难以逆转,成为促发高血压、动脉粥样硬化、糖尿病、中风等疾病的重要因素。在有其他心血管疾病高危因素(如高盐饮食、家族史阳性者)存在的情况下,这种不良影响就更为明显和快速。因此,当应激反应过强或者经常发生时,这种"异稳态平衡"就会持续或经常性地存在而成为机体的一种负荷,称为"异稳态负荷",在此情况下抗应激系统终将不堪重负甚至抗应激系统本身在机体的"异稳态负荷"中也受到损伤,从而发生失代偿或代偿失调形成了精神创伤,而导致与精神应激相关的躯体疾病、精神疾病或其他病理现象。

（楚　卫）

第二节 急性应激障碍

急性应激障碍是指个体在突然遭遇强烈的精神应激后立即出现的(1 小时之内)、持续时间3 天以上的一过性应激反应,ICD-10 又称为急性应激反应。但突然遭遇精神应激事件后是否出现急性应激障碍及其严重程度则取决于个体的易感素质和心理应付方式,因为大多数人在面临同样的精神应激后即使发生心理应激反应,依然达不到急性应激障碍的程度。当面临这些突发的严重精神应激事件时,个体最常用"回避"等心理应付方式和"否认"等心理防御机制,表现为避免谈论、回想或回避某些事件的情景以缓解痛苦;常常觉得应激性事件并没有发生过,或记不起事件是否曾经发生过。这些应付机制经常持续到焦虑减轻和能够面对或谈论这一事件时。当然,也有些个体应用其他一些心理应付或防御机制,如过度使用烟、酒、镇静药等成瘾物质,退行、误植、投射等方式。

一、临床特点

在遭遇强烈的精神创伤后数分钟至数小时之内起病,历时短暂,可在几天至一周内恢复,临床症状完全消失,预后良好。部分患者病程可达 1 个月,但最终可完全缓解。

临床症状最初多表现为茫然,意识清晰度下降,注意力不集中,对周围的事物理解困难,事后有遗忘现象。也可在意识清晰的情况下反复出现闯入性的回忆或脑海里重现创伤性事件;或者睡眠中反复出现与创伤事件有关精神痛苦或生理应激反应即称为创伤再体验症状。

几乎每个患者都存在持续的高度警觉状态。表现为过度警觉,惊跳的噩梦;或面对与创伤性事件有关的事件、场景、人物等触景生情并产生严重的反应增强,可伴有注意力不集中,激惹性增高及焦虑情绪。焦虑的躯体症状如心悸、出汗、头痛、躯体不适、入睡困难、易惊醒和噩梦也很常见。

患者竭力不去想创伤经历中的人与事;避免参加能引起痛苦回忆的活动,或避免去可能引起痛苦回忆的地方,或表现为对创伤性事件的选择性/防御性遗忘、失忆。病情严重的患者可出现短暂的思维联想松弛、片段的幻觉、妄想达到精神疾病的程度,则称为急性应激性精神疾病(曾称反应性精神疾病)。

二、诊断和鉴别诊断

(一)诊断

急性应激障碍的诊断主要依靠临床特征,目前的实验室技术及其他辅助检查多无阳性发现。具体包括以下内容。

(1)有严重的精神创伤。

(2)在遭遇精神刺激后若干分钟至若干小时内发病。

(3)主要有闯入性创伤再体验、回避、警觉性增高、分离症状。

(4)社会功能严重受损。

(5)满足诊断标准的症状至少持续 3 天至 1 个月内。

（二）鉴别诊断

1.谵妄状态

某些非成瘾物质中毒、中枢神经系统感染、躯体疾病在急性期常出现谵妄状态,患者表现为精神运动性兴奋、恐惧、意识障碍,有些患者还可追溯到发病前有某些应激事件,应注意鉴别。一般来讲,急性应激障碍不会有意识障碍;其次,详细的病史和体查、实验室检查确定有无器质性病因很重要,第三,谵妄患者即使病前有应激事件,程度也不强烈,与症状的关系不密切。

2.情感障碍

多数情感障碍发病也与某些应激事件有关,主要症状也可表现为精神运动性兴奋或抑制状态,需与急性应激性障碍相鉴别。情感障碍的精神运动性兴奋或抑制为协调性,病程一般较长,常循环发作;抑郁心境涉及较广,包括平时兴趣,日常喜好,个人前途等各方面,没有固定的应激事件,且消极、自卑或自杀企图也常见,整个临床相有晨重夜轻的变化规律,应激性障碍无上述特征。

3.分离性障碍

分离性障碍是既往曾称为癔症的一个亚类。也常在精神应激性事件后发病,且症状表现短期内有时难与急性应激性障碍区别。但癔症表现更为多样化,带有夸张或表演性,并给人以做作的感觉,病前个性有自我中心,富于幻想、外向等特点,其中很重要的一点为暗示性较强,病情反复多变。

三、治疗

急性应激障碍的治疗因患者和创伤性事件的特点而有所不同。基本原则是及时、简洁、紧扣重点。除帮助患者尽快脱离创伤性情境外,主要有减轻情绪反应,学习面对应激事件,使用有效的应付技能,帮助解决其他相关问题。多数患者通过基层医院或社区医师的及时有效处理能得到恢复而不需看精神科专科医师。

（一）减轻情绪反应

如果病情不是很严重,患者又有很好的社会支持系统,那么和亲友或应激事件相关人员（如发生交通事故后的事故处理人员,得急病后的急诊科医师）的有效交流和心理支持,往往就可以使患者的负性情绪得到缓解。如果缺少这样的支持系统或应激事件的内容很难与人交流（如被人强奸）,或病情很严重,则需要专业的心理危机干预。焦虑或抑郁严重者,还需短期的抗焦虑或抗抑郁药物治疗,有睡眠障碍者可短期给予镇静催眠药。

（二）学习面对应激事件

逐步地和患者讨论应激事件,让患者体验和表达相关的情感,认识到自己可能存在的消极感受和应付方式,有助于防止患者因过久地应用回避或否认机制而延缓疾病的恢复或使其转化为恐惧症或创伤后应激障碍。

（三）使用有效的应付技能

如果发现患者应用不健康的应付方式或防御机制,如过度使用烟、酒、镇静药等成瘾物质,应指导患者学习有益的应付技能。一般来讲,应激性障碍的患者其情感反应都是呈过度唤起状态,过高或过低的情感唤起状态都会干扰应激问题的解决。因此第一步是帮助患者把情感反应调整到接近正常水平。例如,与患者逐步讨论应激性事件,教会患者如何在回顾应激事件时学会调节自己的焦虑情绪,鼓励调动自主性,严重者可以短期服用抗焦虑药。第二步是仔细评估患者的问题和采用的应付技能。第三步则是和患者讨论各种有效的应付技能,鼓励患者自己选择新的有效的方法。医师在这个过程中不是告诉患者如何做,而是帮助和鼓励患者自己选择和自己做。如果经过治疗后患者觉得自己已经学会了一些应付技能来处理未来的应激事件,治疗就可以结束了。一般治疗的时间不需很长。

(四)帮助解决相关问题

有时一种应激事件可以带来其他的后果,如严重的交通事故导致患者肢体的残疾。因此除了处理患者因交通事故本身带来的应激反应外,还应该帮助患者改变和适应今后作为残疾人的行为方式。此外,对患者有问题的家庭支持系统给予必要的心理干预,使患者能得到来自家庭的有效支持,是十分重要的。

(楚　卫)

第三节　创伤后应激障碍

创伤后应激障碍(post traumatic stress disorder,PTSD)是应激相关障碍中临床症状严重、预后不良、可能存在脑损害的一类应激障碍。它是指个体面临异常强烈的精神应激后较迟发生的一类应激相关障碍。主要表现为创伤性体验反复闯入意识或梦境中,高度的焦虑状态及回避任何能引起此创伤性记忆的场景,患者的心理、社会功能严重受损。据国内外的流行病学资料报告,50%以上的女性和60%以上的男性一生中会经历一次严重的精神创伤性事件;而经历过这种创伤性事件的个体,平均8%左右会发生 PTSD(不同的创伤性事件 PTSD 发生率不同)。患PTSD 后,1/3 以上的患者因为疾病的慢性化而终身不愈,丧失劳动能力;1/2 以上的患者常伴有物质滥用、抑郁、各种焦虑性障碍等;自杀率是普通人群的 6 倍。尤其该病的发生常与灾难和公共突发事件有关,常导致社会医药资源的过度消耗,影响善后处理,给生活的重建造成很大困难与阻碍。

一、临床表现与评估

(一)主要临床症状

1.创伤再体验症状

在意识清晰的情况下反复出现闯入性的回忆或脑海里重现创伤性事件;或者睡眠中反复出现与创伤事件有关的噩梦;或面对与创伤性事件有关的事件、场景、人物等触景生情并产生严重的精神痛苦或生理应激反应即称为创伤再体验症状。创伤性体验的反复重现是 PTSD 最常见也是最具特征性的症状。儿童患者较成人更多出现短暂的"重演"性发作,又称闪回,即再度恍如身临其境,可伴随出现错觉、幻觉及意识分离性障碍。

2.警觉性增高

几乎每个患者都存在这种症状,为一种自发性的持续高度警觉状态。表现为过度警觉,惊跳反应增强,可伴有注意力不集中,激惹性增高及焦虑情绪。焦虑的躯体症状如心慌、出汗、头痛、躯体多处不适等症状很明显,睡眠障碍表现为入睡困难、易惊醒和噩梦,而且持续时间较长,治疗较困难。

3.回避或麻木

患者表现为长期或持续性极力回避与创伤经历有关的事件或场景,可分为有意识回避和无意识回避。有意识回避可表现为极力不去想有关的创伤性经历中的人与事;避免参加能引起痛苦回忆的活动,或避免去到会引起痛苦回忆的地方。无意识回避可表现为对创伤性事件的选择性/防御性遗忘、失忆,而与创伤性事件无关的记忆则基本保持完整。无意识回避也可表现为创伤性事件发生后拼命地工作,这些人往往不会认识到他们拼命地工作其实也是一种回避、逃避行为,有时他们会认识到只要自己一旦停下来,创伤性事件就会不由自主地在脑海中浮现(病理性重现)。

患者也可出现情感麻木,对周围的环境刺激普遍反应迟钝,出现社会性退缩。对以往的爱好失去兴趣,疏远周围的人。对未来生活、学习、工作都失去憧憬。外表上给人木讷、淡然的感觉,但机体实质上处于警觉状态。

(二)其他症状

除上述三联征外,PTSD 常有其他一些症状,如分离症状、兴趣范围的缩窄、人际关系的改变、人生观、价值观的改变,乃至人格的改变、抑郁、自杀、攻击言行,酒精和安定类药物等精神活性物质的有害使用或滥用甚至精神疾病症状等。这些症状虽然没有单列出来作为诊断标准,但在临床中发生率较高,有些症状常常成为残留症状而影响疾病恢复。

在诊断 PTSD 中分离症状并非必须存在,但临床很常见(如无法回忆创伤相关的重要方面或人格解体、现实解体等),而且分离症状表示应激反应的严重程度,恢复较困难。有人认为,如果急性应激障碍期间分离症状比较明显,往往会迁延为 PTSD。

睡眠障碍是 PTSD 最常见的症状之一,列在症状标准第二项"高警觉性"类。其实到目前为止,并没有确凿的证据表明,PTSD 的睡眠障碍仅仅是焦虑的表现之一。PTSD 的睡眠障碍发生率非常高,据研究报道高达 60%,在临床实践中,几乎所有的 PTSD 患者似乎创伤后都有过睡眠障碍,临床表现包括与高警觉性关联的入睡困难或易惊醒;创伤性内容的噩梦;无噩梦回忆的觉醒;睡眠潜伏期延长,治疗比较棘手,且不一定随着 PTSD 的其他症状的缓解而缓解,常常成为主要的残留症状,而使患者难以获得彻底治愈。

(三)精神创伤的临床评估

PTSD 的临床评估与其他精神障碍不同的是,除详细的体格检查、实验室检查和精神状况检查外,还包括对精神创伤性事件的详细评估。

1.评估的注意事项

如果是在大规模的群体创伤性事件或者大规模的灾难过后不久就莅临现场进行 PTSD 或者心理创伤的筛查与评估,因其工作量大,工作条件差,此时需要尽快对可疑患者进行筛查性分类,确定是躯体损伤还是心理损伤,再开始进行创伤性事件和临床症状的评估。在此期间,主要取决于精神科医师的基本访谈技能和简易操作的评估工具。这种初始的评估还应包括对创伤的反应程度、基本照顾和情绪支持的一般医疗服务和精神科服务资源,被评估者对自身或他人的潜在危险等。

评估过程中应该始终注意,在创伤性事件发生后,过早或不恰当地深入探询事件或患者的体验可能增加患者的痛苦,引发对生动和细致的创伤事件回忆,此时评估应限于先收集与治疗有关的重要信息。因为医师在不恰当的时机进行深入探询会导致患者对治疗的抵抗。所以精神科医师应对经历创伤事件个体的敏感性把握适当的时机,对创伤性事件的探讨和患者情感的宣泄应该在客观危险结束和主观的恐惧有所缓解后进行。

2.评估的基本内容

创伤性事件的评估包括事件发生的整个过程及被评估者在这个过程中的反应及对创伤事件的态度和认识等。还应该注意评估症状与创伤相关事件的时间关系。其他包括是否可获得各类资源(如安全的住宅、社会支持系统、伴侣照顾、食物、衣服、医疗服务等),确定既往创伤经历和共存的躯体或心理疾病,包括抑郁障碍和物质依赖等。一般来讲,对被评估者经历的事件评估最重要的是要评估事件是否具有突发性、负性、严重性与不可控制性。

3.常用的创伤评估工具

临床评估中,医师除了根据临床经验进行评估外,最好同时使用具有敏感性和特异性的标准化评估方法,如定式诊断访谈、自评量表和心理生理检测等,以利于提高评估的准确性及对疾病严重程度的变迁做出纵向的标准化监测。同时,临床医师可能还需要复习病历记录、询问多个知情者以更为准确地了解被评估者的行为和经历。下面介绍几个常用的评估工具。

(1)临床用创伤后应激障碍诊断量表(clinician-administered PTSD scale,CAPS):是用来评估和诊断 PTSD 症状严重性的一种常用的结构式晤谈工具。自从 1990 年美国 PTSD 国立研究中心开发此工具以来,已经成为创伤领域应用最广泛的标准化诊断测量工具,非常适合在创伤应激领域的临床和研究中使用,已在许多不同的创伤人群中得到成功应用,有很好的信效度。目前 CAPS 及 CAPS-CA(儿童及青少年版本)有两个版本,覆盖了 PTSD 的所有症状。

(2)DSM-Ⅳ定式临床访谈(structure clinical interview for DSM-Ⅳ,SCID-P):SCID-P 可定式评估轴Ⅰ、轴Ⅱ的所有精神障碍,按照 DSM-Ⅳ诊断标准分为相应的独立评定模块。每个定式问题由访谈者提问,紧接着有详细的询问提示,需要由经过专业培训的专业人员进行访谈。SCIDP 中评定时将询问被访谈者对其"最严重创伤经历"的心理反应症状。由于使用全版本 SCID-P 是很费时的,临床医师可有选择性地使用部分模块去评估常常与 PTSD 共病的状态,推荐使用如焦虑障碍、情感障碍或物质滥用等模块。筛查条目的使用有助于根据设计需要排除一些精神障碍。

SCID-P 经检验对 PTSD 的诊断有很好的信度、效度及一致性。但是 SCID-PTSD 也存在一些使用上的限制:①评分是两分法,即存在此症状或不存在此症状,而不是多维度的分析;②不能够评估症状的频率或严重性;③症状只是针对最严重的创伤性事件,可能会忽略到很多其他相关创伤事件的重要信息;④SCID 的创伤筛查可能错过重要的创伤事件。

(3)PTSD-17 清单(PCL-17):PCL-17 由 17 项自评的 PTSD 症状构成,不同的记分方法可用于症状严重度的连续性评估,也可用于判定符合还是不符合 PTSD 状态诊断,但最主要是用作 PTSD 的筛查,不作为最终诊断工具使用。是与否的两分法包括划界分及分群法的划定。原量表是基于 DSM-Ⅲ-R 而设计的自评式量表,现用的 PCL-17 是按照 DSM-Ⅳ标准修订后的,有平民版本(PCL-C,civilian),也有军方版本(PCL-M,military)。PCL-C 版本中的创伤经历重现及回避症状适用于一生的创伤事件,而 PCL-M 的创伤经历重现及回避症状仅适用于与战争有关的创伤事件。PCL 广泛地应用于研究及临床,需时仅 5~10 分钟。需要时,源于 CAPS 的 17 项生活事件清单(识别潜在的创伤经历)可同 PCL 一起使用。有学者在中国一年级医学生中进行了 PCL-C 信效度检验。

二、诊断与鉴别诊断

(一)诊断

PTSD 的诊断过程中,病史采集及上述的临床评估至关重要。患者的自知力多存在,因此病史采集和临床评估时,医患沟通最好是开放性提问,耐心倾听,才能真正了解创伤性事件的细节,有助于明确诊断。

PTSD 患者起病前有一个或多个明确的严重精神创伤性事件,继之出现上述的"三联征":创伤再体验症状、警觉性增高、回避与麻木,内容与创伤性事件息息相关,持续一个月以上,社会功能受损。体格检查、实验学检查不能发现特异性的病理生理异常。根据 DSM-IV 诊断标准,可根据不同的病程诊断为急性创伤后应激障碍(病程 3 个月内)、慢性创伤后应激障碍(病程 3 个月以上)、延迟性创伤后应激障碍(在创伤性事件 6 个月后才发病)。如果合并抑郁症、焦虑症和物质滥用等,可下共病诊断。如果辅助临床诊断评估工具,如 CAPS 或者 SCID-IV,可使诊断更为标准化。

目前国际上通用的 PTSD 诊断标准主要有 ICD-10 和 DSM-V。

(二)鉴别诊断

1.与正常心理反应的鉴别

对重大灾难性事件的正常心理反应,一般持续时间较短,社会功能保持相对完整,通过有效的心理危机干预能迅速缓解,多表现为一过性的生理心理反应。

2.与急性应激障碍的鉴别

急性应激障碍在创伤性事件发生后紧接发生,除了可以出现 PTSD 的创伤后再体验、焦虑、回避与麻木等症状外,分离症状也比较多见。达到诊断的症状群至少持续 3 天,但大多会逐步缓解,不会超过 4 周,超过 4 周则诊断 PTSD。而 PTSD 大多在创伤事件发生后数天直至半年内才逐渐出现症状,病情至少持续 1 个月,有些可持续多年,病程迁延。有研究发现创伤性事件后急性应激障碍的发生在某种程度上可预测 PTSD 的发生,因为一部分会演变为 PTSD,但并没有证据表明急性应激障碍必然会发展为 PTSD。许多发生 PTSD 的患者创伤性事件后没有即刻发生急性应激障碍。

3.与适应性障碍的鉴别

适应性障碍的应激源主要是生活环境或社会地位的改变,而且这些改变是长期存在的,患者的人格基础在此病的发生、发展过程中起了重要作用,临床表现以抑郁、焦虑、害怕等,伴有适应不良的行为或生理功能障碍。而创伤后应激障碍的应激源几乎对每一个人来说都是严重的、异乎寻常的,临床表现是与创伤性事件有关的"三联征"。

4.与抑郁症的鉴别

抑郁症的核心症状是情绪低落和兴趣丧失。通常没有明显的生活事件,也没有与创伤事件相关的"三联征"之一的创伤后再体验症状。创伤后应激障碍患者有前述的特征症状,也可出现明显的抑郁症状,如丧失性创伤事件后失去亲人,内疚、自责。

5.与强迫症的鉴别

强迫症患者,特别是有强迫思维的患者,其脑中也会不由自主地出现挥之不去的强迫思维,多数患者往往能认识到这些思维是没有必要的,从而出现反强迫的症状。而且这些强迫思维出现之前通常没有明显的创伤性生活事件,即使存在,其强迫思维也不一定与生活事件密切相关,这类患者多具有明显的强迫人格特征。创伤后应激障碍患者的"再体验症状"不是强迫观念,闯入脑海中的是既往发生过的创伤性事件,是相对固定不变的,而且患者并不会认为这种闯入性记忆是不恰当的,他只是希望这些痛苦的经历不要再出现。

6.与惊恐障碍的鉴别

惊恐障碍可以表现为发作性焦虑、恐惧感、窒息感,持续约数分钟缓解,有时容易与 PTSD 的再体验症状混淆。鉴别的要点是有无强烈的精神创伤史,惊恐症状是否与创伤有关。

(三)诊断中需注意的几个问题

从临床表现和诊断标准来看,PTSD 的诊断似乎比较简单明了。但临床工作中,PTSD 应该说是一个难以诊断的疾病,这种困难来自 PTSD 的不同表现形式,比如儿童 PTSD 与成人就有很多不同之处;此外,PTSD 经常与各种躯体、精神疾病共病,使患者的临床表现显得错综复杂,增加了 PTSD 诊断的难度。

1.儿童 PTSD

尽管不少儿童遭遇过成年人的虐待、校园暴力、自然灾害和人为灾害,但仅有少部分儿童完全符合 PTSD 的诊断标准,较多的儿童则是体验到 PTSD 的症状及与之相关的功能损害,如不敢上学、怕见人。Simons D&Silveira WR 报道,儿童观看了带有创伤性事件的电视节目后都有可能出现 PTSD,因此,诊断儿童 PTSD 需注意以下几点。

(1)暴露于特殊的创伤性事件:除了成年 PTSD 常见的创伤性事件,评估儿童 PTSD 时,还要注意经历的特殊创伤性事件,如儿童性虐待的问题。尽管儿童性虐待并不一定威胁到他们身体的完整性或遭受明显的暴力(如仅仅是对生殖器的抚摸,而并没有阴茎的插入)。此外,儿童目睹尸体或尸体一部分也可能带来心理创伤。

(2)再现症状:儿童一般至少会持续以下列方式之一的再现创伤性事件。①可能对创伤性事件具有重现性;或出现紊乱的思维、记忆和想象;或出现与创伤性事件有关的身体感觉联想。低龄儿童(一般指小于 9 岁)可以出现重复的与创伤性事件有关的游戏,如目睹恐怖现场的儿童反复出现玩"飞机"撞"大楼"的游戏;遭受性虐待的儿童反复出现玩不恰当接触身体的游戏等。②反复做噩梦,其内容可以与创伤性事件有关或无关。③可能感到创伤性事件似乎就在眼前(一种闪回);其极端形式为他们可能会在数秒、数天体验到分离状态;低龄儿童可以出现与创伤相关的活动,如遭受性虐待的儿童可能将物体插入自己或其他小孩的阴部。④当他们遇到与创伤性事件相似的人和事时,容易出现心理紊乱或躯体症状。如经历过水灾的 PTSD 患儿可能听到下雨声就出现惊恐反应或不敢入睡。

(3)回避和麻木:儿童一般至少会持续体验到以下 3 个回避和麻木症状。①尽量回避与创伤性事件有关的想法、感觉或话题,并回避勾起让他们回忆创伤性事件的人和事;②难以回忆起创伤性事件的某些方面,存在心理遗忘;③对外部世界的兴趣减低,存在精神麻木;④年长的儿童对未来缺乏长远打算;低龄儿童则很少出现这种情况,因为他们本身对未来想法的能力有限。

(4)过分警觉:儿童一般至少会持续体验到以下两个过分警觉症状。①难以入睡或易醒,而不论是否存在与创伤有关的梦;②显得过分警觉(如每晚要父母多次检查家里的门是否锁好)或出现明显的惊跳反应(如听到电话铃声便跳起来)或者不敢离开父母的怀抱;③容易发脾气、易激惹;④难以集中注意力或难以完成功课。

(5)一般认为,对小于 9 岁的低龄儿童使用"成人式样"的诊断晤谈是不适合的,因为他们难以详细描述事件的发生、经过与体验。因此,对于低龄儿童 PTSD 的诊断标准不仅取决于医师对其观察和交流,也要注意低龄儿童的自我报告。在评估受虐低龄儿童的过程中要加强照管。

2.阈下创伤后应激障碍

有关阈下 PTSD 的定义及其相应的诊断标准一直是一个颇有争议的问题。研究发现,创伤性事件后受影响人群出现部分 PTSD 临床症状的比例明显高于符合诊断标准的个体,有些个体可能症状持续或发展为符合诊断标准的 PTSD,如果给予及时干预有可能促进病情的尽早恢复。但是目前尚无公认的阈下创伤后应激障碍的诊断标准。

3.影响诊断的其他相关因素

(1)性别与文化因素:男性与女性经历创伤性事件种类略有不同,男性的创伤性事件倾向于战争、躯体损害,而女性则多见于遭受强奸、性侵害。对遭受性侵害的女性在诊断评估时,应始终保持开放的态度,有助于在评估时与受害者讨论性侵害后的相关问题,如艾滋病、怀孕、避孕、愤怨、自责、自罪等伴随情绪,有时诊断评估者(如医师)的性别至关重要。有报道:评定者/治疗者与被诊断者性别的差异可能有助于受害人在事发后更容易接受和配合评估,也有助于治疗。

不同民族中创伤事件的发生和 PTSD 的形成也不尽相同,在 PTSD 的诊断、评估过程中应始终考虑家庭、社会、文化因素对 PTSD 形成的影响。创伤事件发生后,个体角色、创伤经验、生活方式、价值取向、文化环境都可作为缓冲因素,影响 PTSD 的发生。上述因素可通过对创伤性事件的解释和提供社会文化环境,而促进或者抑制个体自身应付应激的潜能,提供或者削弱社会支持系统。创伤事件发生后,社会结构的破坏会影响个体对生活的态度。

(2)共病与合并躯体损伤:PTSD 常常会合并躯体疾病。有报道:儿童期遭受性虐待和躯体虐待的个体,在成人期发生更多的住院、外科手术、躯体主诉和疑病症。慢性 PTSD 常常导致肠激惹综合征,慢性疼痛和纤维性肌痛,有时,PTSD 的部分症状类似于心血管、神经系统症状,因此,常常造成误诊和漏诊。

在躯体疾病急诊留观患者中(如大面积烧伤、截肢、颅脑损伤),PTSD 常常作为伴随疾病。在急诊状态时,虽然生命体征的观察优先于 PTSD 的诊治,但急性期后,对 PTSD 的评估和社会-心理干预应成为重点。有时,PTSD 患者的陪伴亲属中也出现类似症状。此时,在建立信任的基础上,也应对亲属进行评估。

PTSD 患者常常合并其他精神障碍,如情绪障碍、物质滥用、人格障碍、焦虑障碍等。大量研究表明,遭受强奸后出现的 PTSD 可增加共病抑郁症、自杀观念、自杀企图的发生率;与身体受侵害有关的 PTSD 常共病物质滥用。PTSD 合并物质滥用时,常引发新的应激事件(如工伤、交通事故等),加重 PTSD。如物质滥用在 PTSD 之前就存在,发生 PTSD 后物质滥用现象会加剧。

合并躯体或精神障碍的 PTSD 患者,其症状更重,持续时间更长,诊断容易混淆,更易导致新的应激性事件。诊断评估过程中,应先评估这类患者的理解判断能力,必要时应待心理功能重建后再进行评估。

三、治疗

总体上来讲,PTSD 的发病机制还没有完全阐明,因此目前的治疗方法基本上还是经验性治疗。包括药物治疗、心理疗法与物理治疗。从循证医学研究的证据看,目前更倾向于各种治疗方法的联合应用,比如心理疗法与药物治疗的联合使用。用通俗的话来说,就是药物治疗针对患者的症状,心理疗法解决患者的实际存在的问题。从流行病学的资料看,50%以上的 PTSD 患者一年之内可以自愈,但医学的干预肯定可以提高治愈的比例和加快治愈的速度;积极的治疗对于慢性化的患者也是有效的,尽管有一部分患者终身不愈。

(一)治疗前需要特别关注的问题

对确诊为 PTSD 的患者需尽早治疗,在制订治疗方案前,需要对患者的状况如年龄、性别、

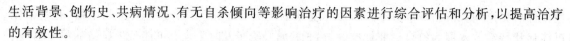

生活背景、创伤史、共病情况、有无自杀倾向等影响治疗的因素进行综合评估和分析,以提高治疗的有效性。

1.年龄

创伤暴露及由此导致的PTSD,可以发生在所有年龄阶段,但所有形式的创伤暴露率在青春期晚期最高。虽然年龄和发生PTSD的相关性研究结果不一致,但在治疗过程中,年龄是需要考虑的重要因素。例如,在成年早期遭遇导致肢体缺失的创伤会引发如何长期适应残疾的问题;而相同的创伤如果发生在人生的晚期,可能引发恐惧,依赖、丧失灵活性及需要家庭照料,这两种情况的治疗计划显然是不同的。儿童PTSD的治疗因其心理应对能力相对不成熟而具有其特殊性;而年龄大的PTSD患者合并躯体疾病(如高血压、肾衰竭、心脏病)及合并用药的情况较多,老年人心理应付机制僵化、刻板,较难采取灵活的办法处理创伤影响,而且躯体状况不良时常放大心理创伤的效应。尤其是心血管疾病、神经系统疾病患者。这些都是治疗前需要充分考虑的问题。

2.性别

女性多见的创伤性事件是被强奸或性侵犯。不同性别在创伤暴露上的后果也是治疗时需考虑的因素。如对强奸或性侵犯后的最初评估需要积极主动地以开放的状态去听取患者的倾诉,从而获得必需的体格检查和研究的资料及建立信任感;制订治疗计划时要充分考虑这类创伤的特殊后果,如性传播疾病、怀孕、自尊的伤害、愤怒或内疚的情绪等。孕妇的治疗尤其是药物治疗有诸多限制,需要考虑。

3.生态-社会-文化因素

生态环境因素极大地影响创伤性事件的性质、强度、修复和重建的难度,进而影响社会动员、紧急救援和恢复重建的可能性与有效性,影响灾难相关人群的士气和信心,因此也可能会影响到PTSD患者对治疗的信心。民族或亚文化群体的文化传统、精神风貌,以及他们与其他民族、群体的关系,会影响这些群体中的个体在面临危机时的态度、价值观、心理防卫机制及应对行为,因而可能放大或减轻灾难应激的身心后果。例如,文化和社会支持系统的保护性作用,可能通过提供一个能够使患者体验到社会支持和对创伤事件进行解释的背景来实现,潜在地给患者提供一个正性的自我评价,缓冲应激性事件的负性影响。文化规范也可能促成创伤性的知觉的形成(例如,一位强奸受害者的家庭成员可能因为受害者使得他们"蒙羞"而避开受害者)。所以,制订和实施治疗计划时,应该注意创伤事件发生地的概况、患者民族文化背景、习俗、社会经济地位、性别及家庭角色,以及政策、法律、传媒等因素对患者当前临床情况的影响。治疗最好在不远离患者的文化环境和家庭环境的状况下进行。

4.躯体和精神疾病的共病

PTSD患者常表现出复杂的症状组合和共病状态。这种混杂可能导致PTSD治疗的不充分,也可能导致不适当地提供了内科或外科治疗,包括不必要的成瘾药物的应用。因此,在制订这类PTSD患者的治疗方案时,应该和其他内科医师协作进行,以利于正确诊断和治疗。

与精神疾病或躯体疾病共病的PTSD患者一般来说症状更严重,成为慢性PTSD的可能性更大。这样的个体经常需要较长的治疗时间,这与共病的种类和严重程度相关。而且,因为躯体和精神状况虚弱,这些患者需要高水平的治疗和支持来完成日常生活活动。一些治疗手段可能使他们非常疲惫不堪。所以,有共病的PTSD患者需要一个循序渐进的治疗计划,这个治疗计划从初级的支持途径开始并发展以恢复病前功能为目标的治疗方案。

5.创伤史与进行性创伤

对后发的创伤来说,过去的创伤可能增加易损性、促进 PTSD 的发展,而且使治疗和痊愈复杂化。一般情况下,只要伤害还在持续,患者就不易康复(例如,患者持续处在暴力伤害的环境中,或者地震的幸存者持续处于余震的环境中),因此要对次生或者持续性创伤是否存在需要评估。在治疗过程中尤其是心理疗法,提供一个安全的环境使患者脱离持续的伤害至关重要。如果患者持续处在暴力伤害的环境中,药物是否对症状有效也不清楚。

6.自伤和自杀行为

研究发现,PTSD 在初期企图自杀的可能性是其他焦虑障碍的两倍,约占心境障碍的 50%。人格障碍、严重的 PTSD 症状、抑郁、精神活性物质使用问题、注意力缺陷/多动障碍及社会支持不良均为额外的自杀风险因素,当患者沉浸在躯体残疾、自责自罪、羞耻感、愤怒及在同一创伤事件中亲人受伤或死亡的悲痛反应中时,自杀危险度可能增加。因此,在对任何一位 PTSD 患者制订治疗计划前,都必须评估是否有自杀的风险。

有自杀倾向的患者需要在能确保安全的环境中接受恰当的药物及心理疗法。这些患者疗程有可能比单独治疗 PTSD 疗程要长。在一些罕见的情况下,抗抑郁药物在治疗初期可导致躁动不安以致加重或触发自杀或攻击性行为,应予注意。

7.失眠或噩梦

失眠和噩梦是创伤后应激障碍常见的睡眠障碍症状,因此对治疗创伤后应激障碍的一线药物有效。然而,睡眠障碍或者噩梦也常常在 SSRI 治疗后仍持续存在,甚至因为这些药物的使用而加重。在这些情况下,我们首先要评估患者的生活模式,如是否有咖啡因类物质的大量使用造成睡眠紊乱。在药物疗效持续不佳的情况下,要考虑与睡眠相关的呼吸障碍,如睡眠呼吸暂停综合征(OSA),夜间周期性肢体运动障碍,或者其他睡眠障碍;必要时可进行多导睡眠图检查。

8.患者的依从性

研究显示创伤后应激障碍患者的药物不依从率很高。因此治疗开始时需要建立良好的医患关系,向患者和家属提供必要的治疗信息,尽可能与患者和家属一起制订治疗计划,了解患者对治疗的态度和期望值。当治疗无效时,医师应考虑到药物不依从性。如果患者正在与创伤相关的法律诉讼程序中,症状很可能因为对创伤事件的回忆而恶化,尤其是当情况对患者不利时。如果创伤幸存者认定赔偿是康复的必要条件,这对药物治疗反应与患者的依从性也会有一定影响。

(二)药物治疗

1.药物治疗的基本方法

当确定创伤后应激障碍诊断,并决定采用药物治疗之后,针对 PTSD 的主要三大症状,目前首选 SSRI(舍曲林、帕罗西汀、氟西汀),它们有较多的临床治疗证据。起始剂量小(氟西汀 10 mg,舍曲林 25 mg,帕罗西汀 10 mg 等)。低起始剂量一般更适用于对躯体化症状较为敏感的患者。也可用正常起始剂量(氟西汀 20 mg,舍曲林 50 mg,帕罗西汀 20 mg)。其他 SSRI 类药物对创伤后应激障碍也有疗效,只是证据水平较低。SNRI 类药物文拉法辛对创伤后应激障碍也有证据表明有较好的疗效,但应注意高血压和其他心血管系统的不良反应(尤其是在高剂量时)。米氮平也有研究报告对 PTSD 有效。老一代抗抑郁药物,如三环类或单胺氧化酶抑制剂对创伤后应激障碍也是有效的,如果因费用的限制而不能使用 SSRI 或 SNRI 时,可以使用三环类如丙咪嗪或阿米替林。不过应该注意毒副作用,包括心血管系统不良反应、癫痫风险、抗胆碱能不良反应、饮食限制等。一般不把单胺氧化酶抑制剂作为首选药物。

在药物治疗一段时间后,治疗反应可分为充分有效、部分有效或无效。其治疗反应有以下几种。①无效:很少或无症状改善(<25%变化);②部分有效:症状改善为25%～50%;③充分有效:症状改善>50%。在持续治疗3～6个月,许多患者可能达到临床治愈状态,即症状缓解>70%,这也是药物治疗的目标。从已发表的数据来看,在大部分临床试验中具有统计学和临床学意义的疗效在2～4周出现。达到充分药物疗效所需要的时间是6～12周。但如果剂量充分,部分疗效应在4～6周出现。

部分有效:如果4～6周治疗后,达到部分有效,此时应对持续无反应的症状及患者的症状结构和共病情况进行一次评估。值得注意的是,SSRIs对有些患者可能出现焦虑的不良反应。有焦虑障碍的患者一般对药物的不良反应更加敏感,因此用药时应考虑从较低剂量开始滴定。此时医师可以考虑是改换药物还是加大原有的药物剂量治疗。在改换药物或在原来药物加大剂量的基础上,可针对目前存在的主要症状采用辅助药物进行治疗,如哌唑嗪、曲唑酮、丙咪嗪或阿米替林等。上述辅助药物不仅对睡眠障碍有效而且对创伤后应激障碍的其他症状也有治疗作用。在某些情况下,医师同时考虑加大基本药物剂量与添加辅助药物。

无效:如果患者经过6～12周治疗,药物剂量已达最高,症状仍继续存在,患者的症状对治疗没有反应,后续措施的选择将会根据临床判断来决定,因为这时指导医师的数据有限。重要的是要系统性地回顾可能造成这种无反应的各种因素,包括原治疗方案的细节及它的目标和原理,患者对治疗效果的感知,患者是否理解并坚持了治疗方案,如果患者没有坚持治疗那么导致他或她这么做的原因是什么。对这些无治疗反应的患者,其他需要考虑的因素包括:联合治疗中的问题,心理或环境困难的存在,早年生活经历,如童年被虐待或以前的创伤经历,以及并发的精神疾病共病;如物质滥用所致精神障碍和人格障碍。有些患者在治疗的初始阶段可能会出现症状恶化。这可能是因为选择性5-羟色胺再摄取抑制(SSRI)的激活作用导致焦虑所致。也可能是由于讨论和揭开从前的心灵创伤所致,而不一定是药物无效。有时病情在治疗初始会有一个短暂的好转,但很快消失,这有可能是"安慰剂"作用或"非特异性"反应,类似的现象在抑郁障碍治疗文献中也有所报道。此类反应在创伤后应激障碍治疗中占何比例,应如何治疗目前仍不清楚。如果患者有自杀或者伤人的倾向,应立即住院治疗。提供有效的社会支持也是非常必要的,但要注意过度支持或"补偿"心理对疾病康复会产生负面影响。

如果确定是药物对症状不敏感,应该在保留原有药物的基础上辅加第二种药物治疗。药物的选择要根据病症的存在与否及共病,包括持续性创伤后应激障碍的核心症状(如再体验症状、回避、麻木和警觉过高)、睡眠障碍、精神症状、情感障碍和精神活性物质滥用等。比如,患者有警觉过高、多动、或分离性症状,可辅加抗肾上腺素能类药物;如果有攻击性、冲动性或行为不稳定,可辅加抗惊厥类药物或心境稳定剂。有恐惧、多疑、过度警觉和精神症状的患者可能获益于抗精神疾病药物。治疗的成功与否取决于药物的疗效及其不良反应。如对SSRI治疗无效的患者,建议首先辅加单一治疗有效的药物,如三环类抗抑郁药、非典型抗精神疾病药物。如果上述辅助药物无效,则可考虑证据水平相对低的药物如抗惊厥药物、可乐定或普萘洛尔等。如果患者同时患有其他疾病,则共病在很大程度上决定辅助药物的选择。如共病情感障碍或焦虑障碍的患者应考虑使用能同时治疗创伤后应激障碍和共病的药物(如抗抑郁药物同时治疗创伤后应激障碍和抑郁症)。

充分有效:经过12周的药物治疗,很多患者都会出现50%以上的症状缓解。然而,进一步的好转则需要通过持续治疗。持续治疗不仅能使创伤后应激障碍症状进一步改善,而且能够使患者的整体功能得到提高,减少复发。由于创伤后应激障碍的迁延性与反复发作性,并且50%的患者在停药后症状出现恶化,建议药物治疗至少要持续1年。

越来越多的证据表明非典型抗精神疾病药物对创伤后应激障碍的辅助治疗有效,因此应该对这类药物有所重视。共患其他精神病的PTSD患者,非典型抗精神疾病药物(如奥氮平、喹硫平、利培酮、阿立哌唑)有效。与老一代抗精神疾病药物相比,新一代抗精神疾病药物产生锥体外不良反应和急性心血管不良反应相对较低,但其他的不良反应,尤其是体重增加和代谢综合征包括高血脂,高血糖,糖尿病,以及由此而产生的远期心脏不良反应应予重视。

2.睡眠障碍的药物治疗

越来越多的证据显示睡眠紊乱是PTSD的重要症状之一。所以治疗一开始就要进行睡眠评估,而且如果睡眠问题一直存在且总体治疗效果不满意,在治疗路径的每一步都要进行睡眠再评估。有些专家认为,只要在治疗睡眠紊乱的基础上,开展针对PTSD其他核心症状的治疗,才可能有效。也即首先是针对睡眠障碍的治疗,然后才考虑SSRI等药物针对PTSD其他症状的治疗,其理由是,SSRI类抗抑郁药对PTSD的疗效并没有预期的好,而且性功能障碍的不良反应明显,有时还会加重睡眠障碍。

PTSD的睡眠障碍最常见为噩梦和失眠。有研究认为,睡眠中和入睡时脑内NE活动增加被认为是PTSD睡眠紊乱的重要生化机制,目前已有许多文献资料证明唯一可以通过血-脑屏障的作用α_1-肾上腺素受体拮抗剂哌唑嗪不但对PTSD常见症状的治疗效果要优于通常被认为有效的药物(SSRIs和SNRIs),而且对噩梦是首选。哌唑嗪用于PTSD以1 mg每晚睡前开始;在耐受前提下,以每周1 mg递加;一般最大推荐剂量为每晚4 mg左右,也有的研究报告使用到每晚10 mg。哌唑嗪的这种缓慢滴定可以大大减少常见的低血压不良反应。

入睡困难的患者目前建议首先使用曲唑酮。有时也可以两者合用,但曲唑酮与哌唑嗪合用可能还会导致血压问题,应予注意。曲唑酮的起始剂量通常是在睡前服用50 mg,如果镇静作用太强可以指导患者减量至25 mg。曲唑酮用于改善睡眠的用药剂量范围是12.5～300.0 mg。

如果哌唑嗪和曲唑酮无效或不能耐受,可考虑其他催眠药物,但有关研究证据不多。①三环类(TCA)治疗PTSD风险性较高,但有证据显示小剂量多塞平对失眠有效,2010年美国美国食品和药品监督管理局已批准它作为催眠药,然而其机制可能与H_1受体阻滞有关,易耐受不宜长期应用。②苯二氮䓬类(BZs)是PTSD失眠的常用药,但研究提示BZs对PTSD核心症状可能无效且会增加滥用的风险。临床应用BZs似乎见效快,但无法排除其安慰剂效应,因此目前不赞同临床习惯应用。建议若明确无滥用史可使用BZs,否则应先予小剂量BZs试验,再决定用否。③喹硫平也被广泛用于PTSD的睡眠治疗,但与剂量无关的体重增加作用应予注意,而且耐受性低于哌唑嗪,不宜作为PTSD失眠的一线用药。④其他药物证据太少,不宜作为首选。

(三)心理疗法

现有的研究证据大多是正面评价各种心理疗法方法对PTSD的疗效。如Sherman等对所有心理疗法对照研究作的Meta分析显示,总体上目前常用的一些心理疗法方法如认知行为疗法、精神动力学治疗、团体心理疗法等,对经历战争创伤的士兵、遭暴力袭击的女性受害者,以及其他创伤事件受害者等均有疗效。以下介绍几种常用于PTSD的心理疗法方法。

1.精神动力学心理疗法

到目前为止,精神动力学心理疗法尚缺少随机对照方法治疗PTSD疗效的研究资料。尽管如此,临床上仍一致地认为精神动力学心理疗法可以帮助患者理解过去的经历是如何影响现在

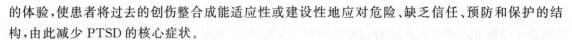

的体验,使患者将过去的创伤整合成能适应性或建设性地应对危险、缺乏信任、预防和保护的结构,由此减少 PTSD 的核心症状。

2.认知与行为疗法

认知与行为疗法常被用于个体、团体和家庭疗法的形式中。通常将行为疗法和其他形式的治疗合并运用,如认知行为疗法(CBT),包括什么是正常的应激反应教育,放松和焦虑管理技术,对病理信念的认知疗法,对创伤事件的想象和情境暴露,以及复发的预防。这样的联合治疗可以增加疗效。目前循证医学的研究证据和临床经验提示认知行为疗法是对急性和慢性 PTSD 核心症状最有效的心理疗法。

有研究结果显示,CBT 还有早期干预的作用。一项研究显示,在大规模的暴力袭击后马上进行 CBT 干预,可以起到早期干预作用,但需要增加治疗次数,并且有躯体严重损伤的案例相对疗效较差。针对交通事故或工业事故的幸存者及强奸或暴力受害者的认知行为疗法研究表明,患者在受创后 2~3 周开始接受治疗,若干疗程的治疗可以加速康复并阻止 PTSD 的形成。

3.眼动脱敏再处理

近十几年来,眼动脱敏再处理(Eye movement desensitization and reprocessing,EMDR)作为一种新的、在时间上非常经济的心理疗法技巧开始得到广泛应用。该技巧主要与创伤性的记忆症状相关。EMDR 是治疗 PTSD 的基础方法,而不是一个孤立的方法。因此,EMDR 是否是 CBT 中的一些元素在起作用,这个问题一直很难被确切回答。在许多有关 EMDR 治疗 PTSD 疗效的研究报告中,EMDR 在改善急、慢性的 PTSD 症状方面都是有效的。

4.团体心理疗法

许多人希望和有类似经历的人讨论他们的创伤。与别人一起分享自己的经历有助于谈论创伤并应对症状、记忆及其他情况。在团体中患者之间可以在理解的基础上建立人际关系。患者可以在小组中学习处理羞耻、罪恶感、愤怒、害怕等情绪。与小组一起分享有助于患者建立自尊和信任。

随机、对照设计的团体心理疗法研究非常少,团体心理疗法与其他方法的比较研究也非常少。团体心理疗法可以分为支持性的、精神动力性的、各种 CBT、焦虑管理、严实暴露、自信训练、认知重建等,因此很难依据团体心理疗法的疗效得出一个总体的结论。团体心理疗法研究主要集中在战争退伍军人和有儿童期受性虐待经历的女性。疗程 10~24 次,持续 3~6 个月。值得一提的是一项有关海湾战争退伍军人团体心理疗法研究,接受 12 天住院高强度团体心理疗法,采用一些结构式小组晤谈的形式。随访一年结果显示,原来符合 PTSD 诊断的患者只剩下 14.4%的还符合诊断标准。

5.其他早期社会-心理干预策略

早期的支持性心理疗法,心理教育和个案管理都显示对急性创伤个体有所帮助,因为这些方法注重及时的治疗并且有利于下一步进行心理疗法与精神药物治疗。鼓励严重受创的患者首先要依靠自身的内在力量、周围的支持网络及他们自己的判断,这样也可能减少更多的治疗。对于那些反复多次经历创伤的患者,鲜有证据表明单独实施的早期支持治疗能够长期地抑制 PTSD 的症状。然而也没有证据表明早期支持治疗是有害的。相对地,单次治疗不值得推荐,在某些情况下会加剧症状,而且在 PTSD 的预防上似乎并没有效果。

个案全程管理、心理教育和其他支持性治疗可能有利于下一步的治疗,它们似乎并不会使 PTSD 症状恶化。一些研究表明它们与 PTSD 症状的减轻有关。关注现时和创伤为中心的集体治疗也可能减轻 PTSD 的症状。

在创伤后的早期,结构式小组晤谈是否能减少急性应激障碍的症状或 PTSD 的发生,尚未得到确切的结论。有不少文献报道了早期干预的各种方法,如电话支持,个案管理,单次的心理辅导等,这些方法还需要和已经被证明的方法进行对照研究。

6.其他心理疗法

近年来也有研究者用一些新方法,在探索对 PTSD 的治疗效果。有研究表明,依靠互联网进行的干预和开展以集体外出进行创造性活动的方式进行干预,可以减轻 PTSD 症状并改善其社会功能。

有研究者尝试"侵入性回忆监测法",也有研究者尝试写作法等来治疗 PTSD,取得了一些疗效,但样本量均较小,无法显示统计学意义。

另外,有研究表明,有些文化宗教仪式对治疗创伤有益,提示在已经被证明是有效干预方法的基础上结合文化特性开展治疗,是值得倡导的。

(四)其他治疗

1.生物反馈

生物反馈是借助于生物反馈仪,将机体内环境的生理变化加以描记,如皮肤温度、肌电、心率、血压及脑电活动,放大并转换为人们可视或者可听到的信号,加以认识与体验,并学会自我调节,来达到整合心身平衡的目的。生物反馈一般分为肌电、皮肤电、心率、血压、脑电反馈。生物反馈放松训练 4～8 周为 1 个疗程,每周 2 次,每次 20～30 分钟。对消除应激、紧张、焦虑有较好的作用。

PTSD 的核心症状表现为创伤性事件的再体验、持续性回避和警觉性增高,除了这些心理反应外,患者还可出现心血管、消化、神经系统等躯体的生理病理症状。针对 PTSD 的这些症状,单纯药物治疗的效果有时不够理想。生物反馈治疗通过传感器把所收集到的内脏器官活动信息加以处理和放大,以及时转换成人们熟悉的视觉和听觉信号。通过学习和训练,使患者学会在一定范围内对内脏器官活动(如心率、血压、皮温、肌电等)的调整,矫正患者偏离正常范围的生理活动,来达到心身反应的平衡状态。

2.无抽搐 ECT 治疗(MECT)

目前认为,MECT 对抑郁症特别是难治性抑郁症有效。也有人认为,MECT 对伴有精神病性障碍的抑郁症与 PTSD 共病患者疗效欠佳。有项研究($n=26$)结果显示,PTSD 与抑郁症共病在接受 MECT 治疗后,抑郁症状有明显的改善。MECT 治疗也可以显著减轻 PTSD 的闪回反应、警觉性增高、紧张恐惧、焦虑抑郁等临床症状。这项研究中,所有患者的症状都较严重,病程长,抗抑郁药物治疗无效;MADRS 和 PTSD 检查项目(PCL)平均得分分别为 40.5 分和 71 分;本次抑郁发作持续时间超过 3 年,PTSD 症状持续超过 22 年。因此,这一结果提示对严重或难治性 PTSD 患者具有一定的适用性。每周 MECT 治疗 3 次,隔天 1 次,疗程 6～10 次。治疗参数的选择因人而异。

3.经颅磁刺激疗法

经颅磁刺激(rTMS)是一项近年来新开展的无痛无创治疗技术,它利用一定时变磁场在脑内诱发电磁场,产生感应电流,以此刺激提高大脑细胞的兴奋性,并影响脑内多种代谢和电生理活动。

有研究发现,PTSD 患者再体验症状时,右侧边缘系统和额叶皮层结构脑血流和代谢增加。

而 rTMS(1~5 Hz)可以使正常受试者的区域性脑代谢降低。Mc Cann 等根据这一理论,对两例 PTSD 患者进行了为期 4 周的治疗,其 PTSD 症状均有显著改善,疗效持续 1 个月。Grisaru 等做了一项 10 例 PTSD 患者的开放性研究,结果发现经过单次 rTMS 治疗后24 小时,患者的 CGI 评分明显下降,回避、焦虑和躯体化症状也有明显改善。rTMS 对焦虑症状改善持续 4 周,对其他症状的疗效维持数天。这些研究表明,rTMS 可以改善 PTSD 的临床症状,但是其疗效是短期的。因此,重复治疗或缩短间隔治疗时间,可能会取得较好的疗效。当然,rTMS 的快速效应(24 小时)可用于急性期的干预治疗措施。

对 PTSD 与抑郁障碍共病患者,Rosenberg 等认为,rTMS(特别是左前额被外侧)可以发挥与抗抑郁剂相似的作用,可改善患者的情绪和 PTSD 症状。在 rTMS 治疗 PTSD 与抑郁障碍共病患者的开放性研究中,结果表明 rTMS 可以产生明显的疗效和持续性的情绪改善。第 2 个月随访时仍表现症状的持续性改善(HAMD 平均减分率 50%),这一结果优于其他抗抑郁剂治疗 PTSD 的研究结果。其机制可能是 rTMS 对左前额叶刺激可以有效地改善 PTSD 常见的抑郁、焦虑和激越症状,但对 PTSD 核心症状改善不明显。此外,rTMS 还可显著改善患者的睡眠障碍。Osuch 等采用 rTMS 与暴露疗法联合治疗 PTSD 患者,结果显示,治疗组的警觉性增高症状有明显改善。其耐受性良好,无明显的不良反应。

(楚　卫)

第四节　适应性障碍

适应性障碍是个体在经历程度较轻,但较持久的精神应激事件后,尤其是生活的变迁,如迁居、移民、地位的显著变化后出现的情绪障碍或适应不良行为,导致社会功能损害,持续时间相对较短,随着应激性生活事件的消除或个体适应能力的改善而恢复(不超过 6 个月)。本病患病率的报道差异很大。男女无明显差异,任何年龄皆可发生,一般认为年龄越小,发生适应性障碍的机会越多。

适应性障碍的发生与应激源和个体适应能力有关。应激源可以是单一的或多重的,可以突然而来或逐渐产生的。与急性应激障碍和 PTSD 不同的是,适应性障碍的应激源强度较弱,多为日常生活中常见的生活事件。青少年最常见的应激源是父母不和或离婚、迁居远方、学习环境的改变(如从农村中学升入城市大学);成年人中最常见的应激源是婚姻冲突、经济问题或残疾子女出生等;老年人最常见的应激源是退休、社会地位的变迁及丧失子女等。但是,面对这些需要适应的应激性事件,多数人能很好适应而不发生适应性障碍,因此适应性障碍的发生还与个体的适应能力有关。适应能力包括个性心理特征、应对应激的方式,过去经历和克服类似处境的经验和技巧,获取社会支持的能力及个体的生理状态等因素。只有在应激源较强而个体适应能力较弱时,才可能发生适应性障碍。

一、临床特点

适应性障碍的表现形式多样,主要以情绪障碍为主,如抑郁、焦虑,也可以表现为适应不良的品行障碍为主,这与年龄有某些联系。成年人多见情绪症状,焦虑、抑郁及与之有关的躯体症状都可出现,但达不到焦虑症或抑郁症的诊断标准。青少年以品行障碍为主,如侵犯他人的权益或行为与其年龄要求不符,逃学、偷窃、说谎、斗殴、酗酒、破坏公物,过早开始性行为等。儿童可表现为退化现象,如尿床、幼稚言语或吮拇指等形式。症状表现不一定与应激源的性质相一致,症状的严重程度也不一定与应激源的强度相一致。一般而言,症状的表现及严重程度主要决定于患者的病前个性特征。

病程一般不超过 6 个月。若应激源持续存在,病程可能延长,不论病程长短,起病急缓,预后都是良好的,尤其是成年患者。

二、诊断与鉴别诊断

(一)诊断

(1)有明显的生活事件作为诱因,特别是生活环境或社会地位的改变,精神障碍通常开始于事件后1个月之内。

(2)有证据表明患者的社会适应能力较弱。

(3)以情绪障碍为主要临床相,如烦恼、焦虑、抑郁等,同时有适应不良的行为(如不愿与人交往、退缩等)和生理功能障碍(如睡眠不好、食欲缺乏等)。但严重程度达不到焦虑障碍、抑郁症或其他精神障碍的标准。

(4)社会功能受损。

(5)病程至少 1 个月,最长不超过 6 个月。

(二)鉴别诊断

1.抑郁症

抑郁是适应性障碍患者的常见症状,应与抑郁症相鉴别。一般来讲,抑郁症患者的抑郁症状较重,常出现消极念头,甚至自杀企图和行为。症状有昼夜节律变化,且发病时精神因素不甚明显,既往有抑郁或躁狂发作史,也可有家族史。

2.人格障碍

人格障碍一般发病于早年,且无明显的应激源,常有多年持续的人际适应不良史。有时人格障碍患者可被应激源所加剧,但应激源不是人格障碍形成的主导因素。如果人格障碍患者在应激源作用下出现了新的症状,且符合适应性障碍的诊断标准,则应作出适应性障碍和人格障碍的双重诊断。

(三)治疗

1.消除应激源

一些症状较轻的适应性障碍患者在改变环境或消除应激源后,精神症状可逐渐消失。因此,应尽可能减少或消除应激源。如对住院的儿童应提倡家长陪护,以减少对医院的恐怖感。

2.心理疗法

对适应障碍的治疗主要是采用心理疗法措施,减少应激源,如应激源无法减少或消除则增强患者应对能力、建立支持系统以达到最佳适应状态。治疗的首要目标就是关注应激所致的明显的功能障碍,帮助患者调整这种失衡。很多应激是可以避免或最小化的(比如:承担了超过个人承受能力的责任,与陌生人缺乏保护、有风险的性生活)。其他一些应激可能在部分患者身上会引发过度的反应(如被爱人抛弃)。患者就可能企图自杀,或不与人交往,收入受到严重影响。在这种情况下,治疗师就要尽力帮助患者把他们的愤怒或者其他情绪转化为言语而不是破坏性行为,帮助他们以最佳状态适应应激,管理创伤性应激。言语化的作用在减少应激压力和提高应激应对能力时不能过度夸大。治疗师还必须澄清和解释应激源对患者的含义。如乳房切除术破坏了患者的形体美和形体的完整性,这时就很有必要向患者澄清她仍然是女性,仍然能够与人建立完整的关系,包括性关系。并告诉她癌症是可以治疗或切除的,不会再复发。否则,患者的绝望想法"一切都完蛋了",可能会占主导地位,取代其他的应激(如乳房切除术)反应,严重影响工作和/或性生活,陷入痛苦的处境,丧失工作能力。

可运用心理咨询、心理疗法、医学危机干预、家庭疗法、团体治疗这些方法,鼓励患者把应激所致的恐惧、焦虑、愤怒、绝望、无助感,用言语表达出来。治疗的目标就是帮助患者正视他们正在遭受的担忧和冲突,找出减少应激源的方法,提高他们的应付能力,帮助他们从不同角度来看待应激源,建立关系(如支持网络)来帮助他们管理应激源和他们自己。比如,认知行为疗法在处理年轻新兵的适应方面就很有效果。

3.药物治疗

心理疗法是治疗适应障碍的主流,但 Stewart 等强调药物治疗的重要性,他们主张应广泛推荐药物治疗,虽然研究数据并不完全支持他们的观点,但是在该患者接受心理疗法或支持性治疗3 个月后仍然没有缓解时,药物治疗依然是很重要的。

关于适应障碍的随机对照的药物临床试验很少。对于那些既往或目前有严重酒精滥用的患者,推荐使用抗抑郁药或丁螺环酮来代替苯二氮䓬类药物,因为这些患者对苯二氮䓬类药物依赖的风险比较高。需要注意的是,新型抗抑郁药不良反应小,最小不良反应和药物相互作用的剂量就能有效减轻恶劣心境。在治疗伴有焦虑情绪的适应障碍患者时,除了心理疗法,也需要考虑药物治疗,并且需要考虑使用抗焦虑药物。心理疗法或者药物治疗不管是单独使用还是联合使用,医师都需要特别留意治疗的重点,当患者被诊断为适应障碍时往往提示该患者可能处于重性精神障碍的早期,症状还没有完全表现出来。因此,如果症状继续恶化,症状更明朗化,疗效欠佳时,就需要回顾患者的全部症状,重新考虑诊断某一重性障碍的可能性。

对于有自杀企图或暴力行为的适应性障碍患者,应转入精神疾病专科医院,既有利于脱离应激源,又利于系统专科治疗。

(楚　卫)

第十三章

破坏性、冲动控制及品行障碍

第一节 概　　述

破坏性、冲动控制及品行障碍包括了一组以情绪和行为自我控制障碍为特征的疾病，如对立违抗性障碍、间歇性暴怒障碍、品行障碍、反社会人格障碍、纵火狂、偷窃狂等。一般可分为情绪自我控制和行为自我控制障碍两大类，行为自我控制障碍包括对他人权利、对社会规则等行为上控制困难的对立违抗性障碍、品行障碍和反社会人格障碍，以及对一些特定行为上控制困难的纵火狂和偷窃狂；情绪自我控制障碍主要包括间歇性暴怒障碍。

破坏性、冲动控制及品行障碍与常见的外向性行为相关，在正常人群中也会出现某种程度上的破坏性、冲动控制和品行等外向性行为。界定正常与疾病，主要依据行为出现的频率、持续性及在不同情景下的广泛性和损害性。当然还需要充分考虑个体的年龄、性别及不同的文化背景等因素的影响。因此，临床医师在界定病理性行为时，首先需要充分认识到个体自我控制能力的发展性，掌握自我控制能力的发展规律。

破坏性、冲动控制及品行障碍在男性中多见，且首次发病年龄大多在儿童和青少年期，很少有对立违抗性障碍和品行障碍起病于成年期。不同类型的破坏性、冲动控制及品行障碍之间存在着一定的发展性关系，如大多数品行障碍的患者之前符合对立违抗性障碍的诊断，以及对立违抗性障碍是品行障碍、焦虑障碍和抑郁障碍的危险因素。但是，这种发展性的关系并不绝对，大多数对立违抗性障碍的患者最终并不会发展为品行障碍。

自我控制是一个心理学概念，有时又称为自我调节，它是指人们为了符合社会功能在面对需要时控制自己的行为、情绪及愿望的能力。自我控制是个体完成各种任务、协调与他人关系、成功适应社会的必要条件。一般把自我控制理解为一个多维度、多层次的心理活动系统。不同的学者从不同角度对自我控制的维度结构进行了研究。如 Kopp 等认为自我控制包括抑制冲动行为、抵制诱惑、延迟满足、制定和完成计划、采取适应于社会情境的行为方式 5 个方面；杨丽珠和董光恒等基于我国幼儿的研究，提出自我控制应该包括自觉性、坚持性、自制力和自我延迟满足4 个结构维度；而谢军等则将自我控制能力分为对外显行为的自我控制和对内隐行为的自我控制，外显行为的自我控制包括对情绪的控制、坚持性、自制力和独立性四个因素，内隐行为的自我控制包括对动机的控制和自觉性两个因素。

自我控制是自我意识发展的重要方面。儿童时期是自我控制产生、发展的重要时期。儿童的自我控制能力不是与生俱来的，它是随着儿童生理条件的不断成熟，在和环境不断交互作用的过程中逐渐发展起来的。儿童的自我控制能力一般从 2～3 岁开始出现，3～4 岁是自我控制能力发展的关键时期，且儿童的自我控制发展水平具有性别差异，女孩高于男孩。Block 等人发现个体的自我控制在 3～23 岁随年龄而升高，Eisenberg 等人的研究也发现虽然儿童整体的情绪自我调节能力在青春期前一直升高，但其中的行为调节能力却在 4～10 岁及 6～12 岁没有变化，我国张萍等研究也发现儿童的自我控制在2～4 岁、4～11 岁具有低等程度的相对稳定性。

影响自我控制能力发展的重要因素有生物学因素及社会-心理因素。首先，神经生理学研究儿童自我控制能力与大脑皮质的抑制过程相关，大脑前额叶是参与抑制过程的重要生理基础。其次，儿童自我控制的逐渐成熟是建立在认知发展不断成熟的基础上的，随着认知水平的发展然后才发展出与认知水平相一致的自我控制能力。再者，情感对儿童的自我控制行为起着至关重要的作用，发展心理学认为内疚感和同情是儿童自我控制发展的基础。还有，语言的发展促进了儿童自我控制的发展。维果斯基认为自我言语是重要的自我调节手段之一，并通过观察证实学龄前儿童自我言语可以有效帮助幼儿控制自己的行为以最大限度地达到目标，之后许多研究均证实自我言语及他人指导言语都是重要的自我调节手段，可以帮助人们监督和控制自己的思想和行为。当然，家庭也是影响自我控制发展的重要因素，不同的父母控制模式形成了儿童不同的自我控制特征，家庭因素中除了父母控制模式外，父母的养育行为、养育观念、受教育水平、家庭收入等因素也影响着儿童自我控制能力的发展。

（于俊文）

第二节　对立违抗性障碍

一、概述

对立违抗性障碍（oppositional defiant disorder，ODD）是儿童期常见的心理行为障碍，主要表现为与发育水平不相符合的明显的对权威的消极抵抗、挑衅、不服从、敌意等行为特征。对立违抗性障碍的患病率为 1%～11%，平均为 3.3%。对立违抗性障碍在不同年龄段、不同性别中的分布不同，一般说来，男性多于女性。在儿童期男女的比例约为 1.4∶1，而在随后的青少年期、成年期都表现为男性占多。对立违抗性障碍儿童的亲子关系、师生关系、同伴关系受到了显著的破坏，这些行为特征决定了患者对家庭、学校和社会的影响远较其本人的感受为重。一般对立违抗性障碍没有严重的违法或侵犯他人权利的社会性紊乱或攻击行为。

二、病因与发病机制

关于对立违抗性障碍的病因，总体上认为没有一个单一的因素会导致对立违抗性障碍，是遗传因素与环境因素相互作用的结果，即一个具有生物学易感性的个体，同时在环境中遭受到有害因素及保护性因素，在这些因素的交互作用下决定了这个个体逐步发展为对立违抗性障碍。

(一)生物学因素

虽然对立违抗性障碍有明显的家族聚集性,但是目前的遗传学研究还没有一致性的发现。与情绪调节相关的气质因素被认为与对立违抗性障碍相关,如高水平的情绪反应和挫折耐受性差等。研究也发现一些生物学标记与对立违抗性障碍有关,如低的心率和皮肤电导反应性、基础皮质醇水平及 HPA 轴的反应性异常、前额叶和杏仁核功能异常等,但是这些生物学标记是否具有特异性还不清楚。

(二)环境因素

父母养育方式的过于严厉、不一致、忽视等现象在对立违抗性障碍的儿童青少年家庭中比较常见。

目前的对立违抗性障碍的心理病理模型认为,对立违抗性障碍是由于这些儿童存在某种技能的缺陷而逐渐发展形成的,即一个存在明显的不服从行为的儿童可能原本就存在完成成人要求所必备的认知或情绪能力的缺陷,如有的儿童的情绪调节能力没有发展好,可能会造成他的反应过度;有的儿童则存在工作记忆、任务转换、问题解决等执行功能的异常,这些缺陷会削弱他们完成成人指令的能力。这个心理病理假设强调了儿童和家长之间的交互作用,同时也强调了行为产生的背景。

三、临床表现

对立违抗性障碍的基本特征是频繁且持续的愤怒或易激惹情绪、好争辩或挑衅的行为模式及怨恨。有对立违抗的儿童在出现这些行为特征的时候常常伴有负性的情绪,因此,这些行为特征与愤怒或易激惹情绪通常同时出现。对立违抗性障碍的症状可能起初时仅仅在一个场景下出现,通常是在家庭内。然而那些严重的患者,症状可以在多种场景下出现。症状的广度可以作为对立违抗性障碍严重程度的一个指标。

(一)对立、违抗性行为与愤怒、敌意的情绪

对立违抗性障碍的儿童在童年早期其父母或主要抚养人就经常会抱怨难带、不好哄,特别容易出现不听话、烦躁不安、脾气大等行为。学龄前期的儿童往往在稍不如意时就出现强烈的愤怒情绪和不服从行为。学龄期的儿童则常以故意的、被动的、令人厌烦的行为频繁地表达对父母、兄弟姐妹及老师的反抗和挑衅,并时时对他人怀恨在心。经常与父母或老师对着干,不服从权威与规则,常因一点小事而发脾气,与成人争辩,强调客观理由,往往为了逃避批评和惩罚而把因自己的错误造成的不良后果归咎于旁人,甚至责备他人。有时对立违抗性障碍的儿童会用隐蔽的、被动的方式表达对权威的挑战和敌对的情绪,如进食障碍、睡眠障碍、遗尿或遗粪等。

(二)学业及社会功能受损

当对立违抗性行为出现在家庭内的时候,会严重干扰正常的家庭生活秩序,给家长带来痛苦。而当对立违抗性行为出现在学校时,往往出现对学习无兴趣,经常故意拖延和浪费时间,找借口不做作业、遗漏作业或晚交作业,最终影响学业。同时由于患者常烦扰、怨恨、敌视他人,造成他们与家长、教师交流困难、与同伴相处困难,社会适应能力明显受损。

(三)伴发问题

对立违抗性障碍的患者常常伴有其他的精神心理疾病,如注意缺陷多动障碍、心境障碍、品行障碍等。在一项社区调查中显示,对立违抗性障碍的儿童中有 14% 共病注意缺陷多动障碍、14% 共病焦虑障碍、9% 共病抑郁障碍。

四、诊断与鉴别诊断

(一)诊断标准

ICD-10 和 DSM-Ⅴ关于对立违抗性障碍的诊断标准基本一致,以下为 DSM-Ⅴ关于对立违抗性障碍的诊断标准。

一种包括愤怒/易激惹的心境,好争论/违抗的行为,或者怨恨的模式,持续至少 6 个月,并且符合以下分类中的至少 4 个症状,并且在与至少一个非同胞的个体的相互关系中表现出来。

(1)愤怒/易激惹的心境:①常常发脾气。②常常易怒或容易烦躁。③常常生气和怨恨。

(2)好争论/违抗的行为:①常常与权威人物争论,或者,对儿童和青少年来讲是与成人争论。②常常反抗或拒绝服从权威人物的要求或规则。③常常故意地使别人生气。④常常为自己的错误或不当行为责备别人。

(3)怨恨:在过去的 6 个月里至少有两次是怀恨的或怨恨的。

行为的干扰与其直接接触的社会情境(例如,家庭、同伴、同事)中,给其个体或他人带来的痛苦有关,或者对社交、教育、职业,或其他重要的功能领域带来负面影响。

这些行为并不是在精神疾病,物质依赖,抑郁或双相障碍中出现。也不符合破坏性情绪失调障碍的标准。

标明目前严重程度。①轻度:症状仅出现在一种情境中(例如,家庭、学校、工作,或与同伴相处时)。②中度:一些症状出现在至少两种情境中。③重度:一些症状出现在三种或更多的情境中。

(二)鉴别诊断

1.注意缺陷多动障碍

虽然约 40%的注意缺陷多动障碍的儿童共病对立违抗性障碍,但两者更多单独地存在。注意缺陷多动障碍的患者的核心问题是注意缺陷与多动—冲动,由此而带来的学习相关的问题更多,而对立违抗性障碍儿童的学习问题是由于其故意的、不服从行为所致。

2.品行障碍

一般说来品行障碍的症状要比对立违抗性障碍严重得多,如存在说谎、偷窃、攻击他人、破坏等严重违反规则的行为,可以鉴别。但这两个疾病存在着一定的发展性关系,人们往往认为对立违抗性障碍是品行障碍的前身或一部分,大部分品行障碍的患者有对立违抗性障碍的病史,约 1/3 的对立违抗性障碍会发展成品行障碍,对立违抗性障碍合并注意缺陷多动障碍的儿童更容易发展为品行障碍。

3.正常的青春期"逆反"

正常的青少年也会出现不服从等对抗性行为,与对立违抗性障碍的区别首先在于频率与持续性,第二在于严重程度。诊断对立违抗性障碍时需严格把握诊断标准中的频率、强度标准及行为对他人的干扰程度。

五、治疗与干预

(一)非药物治疗

心理干预对对立违抗性障碍有效。家长们经常由于感到孩子的行为是故意的、有害的,且自己被孩子所控制而带孩子来就诊。对立违抗性障碍孩子的问题行为确实会影响家长的情绪和心理健康。家长培训是有效地减少儿童破坏性行为的方法之一,重点包括增加家长的正向性行为、减少过度严厉的家庭管理方法。研究表明使用基于媒体的家长培训的方法,如观看录像等,会使得干预结束后的疗效仍能持续一年。同时针对家长和孩子行为的培训疗效要好于单独培训家长。一种以社区为基地,尝试在真实的日常生活情景下进行的多元系统干预(如在学校、在家庭)对对立违抗性障碍有效。合作性问题解决干预的方法则侧重教会孩子共同解决问题而不是仅仅服从家长的指令,这种干预方法鼓励家长和孩子共同澄清问题、运用认识的方法解决冲突,最终使得双方都满意。辩证行为疗法也可用于对立违抗性障碍的治疗。

(二)药物治疗

研究表明治疗注意缺陷多动障碍的药物,如盐酸哌甲酯、托莫西汀及安非他命可用于注意缺陷多动障碍共病对立违抗性障碍的治疗,药物可以同时减少注意缺陷、多动-冲动诊断及对立违抗性症状。有少量的研究表明,可乐定也可以用于注意缺陷多动障碍共病的对立违抗性障碍。

(于俊文)

第三节　间歇性暴怒障碍

一、概述

间歇性暴怒障碍(Intermittent Explosive Disorder,IED)是一种以与情景不相符合的,突发的、无法控制的、极端的暴怒为特征的行为障碍。这种冲动与攻击性往往是不能预知的、反应过度的,与现实本身或与其所受到的挑衅不成比例。

间歇性暴怒障碍作为一个正式的诊断名称,最早出现在 1980 年的美国精神疾病诊断与统计手册-第 3 版(DSM-Ⅲ)中。而在 1952 年的 DSM-Ⅰ中,被称为"被动-攻击性人格,攻击型"放在人格障碍之中,当时描述的临床特征是"对挫折的持续反应,易激惹,对环境中一般的压力反应过度,表现出与其平时行为不一致的暴怒,口头上或身体上的攻击性行为"。

间歇性暴怒障碍大多数始于儿童晚期或青少年期,很少始发于 40 岁之后。以往认为间歇性暴怒障碍很少见,但是近期的一些基于社区的流行病学研究发现间歇性暴怒障碍的患病率并不低。在美国间歇性暴怒障碍的年患病率约为 2.7%,终身患病率约为 5.4%,男性多于女性,为(1.4~2.3):1.0。间歇性暴怒障碍在年龄低于 30~40 岁人群中的发生率要高于年龄大于 50 岁的人群,且在受教育程度低于高中文化的人群中多见。一般说来,间歇性暴怒障碍的发作呈间歇性,但其核心特征会持续很多年,表现出慢性、持续性病程。

二、病因与发病机制

(一)遗传因素

家族性研究显示间歇性暴怒障碍具有家族聚集性。双生子的研究表明,"冲动、攻击性"相当程度上受到遗传的影响。McElory 等报道间歇性暴怒障碍的一级亲属中有 32% 也患有间歇性暴怒障碍。近期的一份对照研究显示:有间歇性暴怒障碍家族史的人群中间歇性暴怒障碍的患病率要显著高于没有家族史的人群,如果去除掉家族中反社会、边缘性人格障碍的因素后,这种差异仍然存在。进一步分析认为,间歇性暴怒障碍家族中间歇性暴怒障碍患病率的增加不是由于共病自杀、重性抑郁、物质滥用所致,也不是因为共病精神病性障碍所致。

(二)神经生物学因素

神经生物学研究已经清楚地揭示攻击性行为与5-羟色胺系统的关系。间歇性暴怒障碍的研究中,也显示存在5-HT功能的异常,如血小板中5-HT转运蛋白降低。两项PET研究显示间歇性暴怒障碍患者在盐酸芬氟拉明激发试验中前额叶的葡萄糖利用率较正常对照组降低。另一项PET研究显示在实验室攻击性范式激发的情景下间歇性暴怒障碍和边缘型人格障碍患者眶额叶皮层和杏仁核的葡萄糖利用率较正常对照组升高,而正常对照组除了这些区域的葡萄糖利用率降低之外还存在着前、内侧和背外侧前额叶区域葡萄糖利用率的升高。配体结合研究则报告了间歇性暴怒障碍患者存在5-HT转运体和$5-HT_{2A}$受体的配体结合异常,研究发现间歇性暴怒障碍患者相对于正常对照组来说前扣带回的5-HT转运体活性下降,另一项研究发现有身体攻击性行为发作的间歇性暴怒障碍患者与无身体攻击性行为发作的正常对照相比眶前额叶皮层的$5-HT_{2A}$受体的活性增加。功能磁共振成像研究显示,在愤怒面孔图片的刺激下间歇性暴怒障碍患者与正常对照组相比杏仁核的激活增加而眶前额叶皮层的激活降低。总体来说,目前的神经生物学研究认为间歇性暴怒障碍患者的5-HT系统异常,尤其是边缘系统(前扣带回)和眶前额叶皮层等区域。

(三)相关的心理特征

间歇性暴怒障碍患者与正常人群相比其心理学特征具有敌意归因偏向性高、负性情绪反应大、情绪不稳定性高、情绪强度大等特点,人们认为间歇性暴怒障碍患者的心理学特征可能是情感爆发的"触发器"。同时间歇性暴怒障碍患者具有更多的不成熟的心理防御机制,如表演、解离、投射和合理化。

(四)社会-心理因素

虽然人们普遍认为童年的创伤史与成年后的攻击性行为相关,但是关于创伤与间歇性暴怒障碍关系的研究很少。有一项南美人群的社区调查显示,童年创伤性经历与间歇性暴怒障碍的发生密切相关。

三、临床表现

间歇性暴怒障碍的发作最常见于受到一个很小的挑衅之后,发作形式为快速发作,没有或者有很短前驱,发作持续时间一般少于30分钟。部分患者情绪爆发之前可能会有紧张等情绪上的变化。主要表现为语言攻击、有破坏性的或无破坏性的财产攻击、有伤害的或无伤害的身体攻击。间歇性暴怒障碍的患者在发作间隙、平时的行为并没有严重的语言或财产上的攻击性行为。发作造成了患者精神上的痛苦,同时也损害了患者的社会功能、影响其人际关系、工作关系,甚至造成了法律上或经济上的麻烦。

间歇性暴怒障碍的患者往往有很高比例的共病,如其伴发抑郁障碍或焦虑障碍的比例是普通人群的4倍,共病物质滥用的比例是普通人群的3倍。间歇性暴怒障碍与双相障碍也存在着密切的关系,有临床观察报告两者共病的比例接近60%。从发作年龄来看,间歇性暴怒障碍的发作年龄平均要比双相障碍早5年。临床研究还发现,约有44%的间歇性暴怒障碍患者有其他冲动控制障碍的病史,两者同时共病的比例约为7.3%。

四、诊断与鉴别诊断

(一)诊断标准

以下为DSM-V关于间歇性暴怒障碍的诊断标准。

(1)反复的行为爆发表现为控制以下任一种攻击性冲动的失败:①言语的攻击(例如,发脾气、长篇大论、言语的争论或对抗)或对财产、动物或其他个体的身体攻击,在3个月的时间里,平均每周发生两次。身体的攻击并没有引起财产的损害或破坏,也没有导致动物或他人受伤。②12个月内,有3次行为爆发,包括财产的损害或破坏,以及包括对动物或他人身体伤害的身体攻击。

(2)反复爆发所表现出来的攻击强度,远远超出了激惹或突如其来的社会-心理压力引起的强度。

(3)反复的攻击爆发不能被预测(例如,他们基于冲动和/或愤怒),并且不是为了达到一些具体的目标(例如,金钱、权利、恐吓)。

(4)反复攻击爆发给个人带来显著的痛苦,或者引起职业或人际关系功能的损害,或者带来经济或法律后果。

(5)实足年龄至少6岁(或相当于该发育水平)。

(6)反复发作的攻击爆发不能用其他的精神疾病(例如,重度抑郁发作、双相障碍、破坏性心境失调障碍、精神病性障碍、反社会型人格障碍、边缘型人格障碍)解释,也不是由其他医学问题(例如,颅脑损伤、阿尔茨海默病)或物质(例如,滥用的毒品、药物)引起的生理作用所引起。对于6~18岁儿童,作为适应障碍一部分的攻击行为症状不应该考虑该诊断。

该疾病可以在注意缺陷多动障碍、品行障碍、对立违抗性障碍、孤独谱系障碍的基础上诊断。当反复冲动攻击爆发明显超过其在这些疾病的常见表现时,即可作出诊断,并且应该引起临床的高度重视。

(二)鉴别诊断

在间歇性暴怒障碍的鉴别诊断中,最值得讨论的是当症状学与其他精神疾病的症状重叠时怎么处理。DSM-V系统中明确建议当患者的症状能够用其他障碍更好地解释时,应该不做间歇性暴怒障碍的诊断。如符合抑郁障碍、双相障碍、精神病性障碍的患者同时也符合的间歇性暴怒障碍的症状学标准A时,不应该做间歇性暴怒障碍的诊断。当然,如果情感爆发是由于躯体疾病、药物或毒品的影响时也不应该做间歇性暴怒障碍的诊断。而在6~18岁的儿童青少年中要特别注意,如果冲动的情感爆发是发生在某种适应障碍的背景下时,也不应该做间歇性暴怒障碍的诊断。

1.破坏性情绪失调障碍

破坏性情绪失调障碍与间歇性暴怒障碍不同之处在于破坏性情绪失调障碍的患者在情感爆发的间歇期仍处于持续的负性情绪状态之中,几乎整天都有易激惹、愤怒的情绪。破坏性情绪失调障碍的首次发作年龄应该在6岁之后、10岁之前,18岁之后首次发作的不应该诊断为破坏性情绪失调障碍。

2.反社会性或边缘性人格障碍

这两类人格障碍除了具备各自的行为特征之外,也会表现出反复的、冲动攻击性行为,但是其冲动攻击性行为爆发时的强度要低于间歇性暴怒障碍的患者。

五、治疗与干预

（一）药物治疗

随机双盲对照研究显示，氟西汀治疗间歇性暴怒障碍有效，约65％的患者可以降低攻击的程度，29％达到临床缓解。研究发现丙戊酸钠、奥卡西平可以减低患者的冲动性。

（二）非药物治疗

有研究表明约70％的间歇性暴怒障碍患者使用CBT治疗有效，33％可以达到临床缓解。CBT可以显著减轻患者的冲动和攻击性、愤怒情绪及自动化的敌意思维。间歇性暴怒障碍的认知行为疗法常常包括放松性训练、认知重建和应对技巧训练。研究还认为CBT治疗间歇性暴怒障碍的机制与药物治疗并不相同，如果联合使用效果更佳。

（王方国）

第四节　品　行　障　碍

一、概述

品行障碍是指儿童、青少年期出现反复的、持续性的攻击性和反社会性行为，这些行为违反了与其年龄相应的社会行为规范和道德准则，侵犯了他人或公共的利益，影响了儿童青少年自身的学习和社会功能。品行障碍是一种严重的外向性行为障碍，包含了严重的攻击性和反社会性两大特征。当青少年的反社会性行为触犯了法律，涉及司法问题时常用的术语为"青少年违纪"。

在美国精神疾病诊断与统计手册-第4版（DSM-Ⅳ）中品行障碍与注意缺陷多动障碍、对立违抗性障碍同属于"注意缺陷及破坏性行为"的类别之中，但在DSM-Ⅴ中这个类别被拆散，注意缺陷多动障碍归属了神经发育障碍，而对立违抗性障碍和品行障碍被纳入了"破坏性、冲动控制及品行障碍"之中，DSM-Ⅴ中就此做出了特别说明，将三者拆开并不是否定这三个疾病之间的高度共病性，只是想更加突出注意缺陷多动障碍的神经发育缺陷的本质，临床上诊断时仍然要考虑到三者高度共病的问题。关于分型两个诊断体系有所不同。DSM-Ⅴ中用特别标注的方式提出了根据起病年龄的分型，即：儿童期起病型、少年期起病型和未特定起病型。ICD-10中则将品行障碍分为了以下几个亚型：局限于家庭内的品行障碍、未社会化的品行障碍、社会化的品行障碍、对立违抗性障碍、其他品行障碍和未分类的品行障碍。此外，ICD-10中还有一个与品行障碍平级的诊断名称"品行及情绪混合性障碍"，包括混合了抑郁等情绪问题的品行障碍。

关于品行障碍的流行病学资料，由于调查方法的不同，报道的结果有所差异。如国内2008年潘雯等以《长处和困难问卷》为调查工具，对辽宁省6～17岁在校学生进行了精神障碍的流行病学调查，整合不同信息人后报告品行障碍的比例为5.77％，其中城市为5.47％高于农村的4.82％，男性为7.78％高于女性的3.83％，6～10岁年龄段品行障碍的比例为3.95％，11～15岁年龄段为7.23％，16～17岁为5.46％。2010年管冰清等以DSM-Ⅳ为诊断标准调查了5～17岁的湖南省中小学生中各类精神障碍的患病率，报告注意缺陷及破坏性行为障碍的时点患病率为10.69％，品行障碍的为1.41％。在美国品行障碍的年患病率为2％～10％，平均为4％，而在加拿大 4～16 岁人群中的患病率为 5.5%。普遍认为,不同种族、不同国家间品行障碍的患病率并没有显著的不一致,且都表现为从儿童期到青少年期患病率逐渐增加、男性多于女性的分布特征。

二、病因与发病机制

品行障碍的病因概括地说是由遗传等生物学因素与环境因素经过复杂的交互作用所致。尽管复杂,但是我们还是可以把导致品行障碍的原因分给几个变量,准确评估这些变量在发病机制中的作用十分重要,因为这将为品行障碍的治疗和干预提供循证依据。

(一)生物学因素

品行障碍的双生子和寄养子的研究表明品行障碍有很高的家庭遗传性,遗传度为 40%～70%。品行障碍可能存在神经发育的缺陷,因为品行障碍患者中有出生时缺氧、早产、低体重儿、伴有精神发育迟滞、注意缺陷、有神经系统软体征的比例均高于普通人群。神经生化研究显示中枢 5-HT 功能降低的个体对冲动的控制力下降,更容易出现违抗和攻击性行为。神经影像学研究表明品行障碍患者的前额叶皮层的结构可能存在异常。神经生理学提示,品行障碍患者的电生理指标可能存在异常,如心率慢、低的唤醒度等。近年来的研究特别关注冷酷无情特质(callous-unemotional traits,CU)与品行障碍的关系,冷酷无情特质是一种人格特征,包含了以下 4 个特征:缺乏懊悔或内疚感、冷酷-缺乏同情心、不在乎表现和情感肤浅或情感缺乏。目前认为冷酷无情特质是品行障碍重要的早期标记变量。

冷酷无情特质(callous-Unemotional Traits,CU)是指一种对他人冷漠、缺乏罪责感、低共情的人格倾向,主要包含以下四个心理特征:缺乏懊悔或内疚感、冷酷-缺乏同情心、不在乎表现和情感肤浅或情感缺乏。冷酷无情特质同其他人格特质一样具有跨时间和情景的稳定性。目前已有大量研究从行为学层面、神经心理学层面及神经生物学层面证明冷酷无情特质的特异性。如在行为学层面,可以发现冷酷无情特质与攻击和暴力行为紧密联系,高冷酷无情特质者表现出破坏性更强、持续时间更长和频率更高的攻击及暴力行为。在神经心理学层面,研究表明冷酷无情特质的儿童,具有负性情绪加工缺陷,如对他人负性情绪的反应不敏感和识别困难,Kimonis 等采用情绪图片的范式研究发现:冷酷无情特质者对悲伤图片的反应远远慢于其他类型图片(积极图片、中性图片、危险情境图片),其自我报告中也呈现一样的结果;研究还发现冷酷无情特质与共情呈负相关,但认知共请和情感共情在冷酷无情特质儿童中的发展轨迹不同,认知共情随着年龄的增长而变得与对照组无差异,但情感共情则一直存在缺陷;冷酷无情特质的儿童青少年认知上也具有一定特征,与其他儿童青少年相比他们对奖赏和惩罚的反应不同,他们的行为往往以奖赏为导向,对惩罚信息并不敏感。行为学研究显示:当某一奖赏机制被建立时,高冷酷无情特质的儿童青少年会忽视惩罚线索以期获得奖励。在神经生物学层面也有诸多发现,如冷酷无情特质者表现静息状态下低心率和低的皮肤电水平,当让其观看情绪唤起影片时冷酷无情特质者的心率改变幅度也显著低于非冷酷无情特质者;神经生化研究发现低皮质醇水平也是冷酷无情特质的一个生物学标记;功能影像学研究证实冷酷无情特质的青少年在加工负性情绪面孔时杏仁核激活减弱。

近十多年的研究充分肯定了冷酷无情特质在品行障碍的分型和辅助诊断上具有非常重要的作用,是品行障碍重要的早期标记变量。因此,在 2013 年出版的 DSM-V 关于品行障碍的诊断标准中尽管沿用了 DSM-IV 关于品行障碍症状的分类和描述,但新增了冷酷无情特质作为特别标注,提出可以根据品行障碍儿童是否具有冷酷无情特质分为冷酷无情特质亚型和非冷酷无情特质亚型。当然,因为"冷酷无情特质"具有明显的贬义,标准中用了"亲社会情感受限"这个中性的词汇表达同样的意义。冷酷无情亚型特质和非冷酷无情亚型在病理学、病程发展、认知行为表现和预后等多方面存在显著差异。如对他人的悲伤和恐惧反应的敏感性低、对惩罚线索不敏感、以追求利益为目标、喜欢刺激和从事冒险行为、低恐惧性等。这些特点使他们对自己的越轨行为无所顾忌、对待惩罚无动于衷、更容易产生犯罪行为,对其干预的难度也较大。因此,在品行障碍中区分个体是否存在冷酷无情特质可以作为理解攻击和反社会行为的重要依据。在一系列纵向追踪观察研究中发现,即使在控制相关预测变量的前提下,冷酷无情特质仍具有增效作用,可以预测儿童成年后的多种问题行为(如自杀意念与行为、物质滥用)、犯罪行为、健康和社会生活等方面的问题。在关于品行障碍治疗的研究中还发现,对冷酷无情特质亚型者进行心理行为干预的难度比非冷酷无情特质亚型者大,他们对父母等严厉管教方法的干预效果差,抗干预能力强,需要进一步地研究和发展更有针对性的行为干预方案。也有少量研究表明,行为干预结合药物治疗可以改善品行障碍冷酷无情特质亚型的治疗效果。

(二)环境因素

1.有害因素

品行障碍的有害因素可以来自个人的,也可以是来自家庭的、社会环境中的。根据其有害性的强弱,可分为高度危险因素、中度危险因素及低度危险因素。

高度危险因素包括以下几种:①早期的反社会行为。很多研究证实早年的违法行为强烈预测了随后的慢性的、严重的暴力行为,另一项研究表明10～16岁时有暴力犯罪行为的儿童青少年中约50%到24岁时又有犯罪行为,而无暴力行为的同年龄儿童青少年组中仅有8%的犯罪比例。②反社会的同伴。青少年中同伴的影响会造成反社会和犯罪行为的快速传播,品行障碍青少年的家庭也往往有自身的问题,拒绝与那些亲社会性的同伴交往。③社会连接。如青少年的感到自己不受欢迎和参加社会活动少等。研究发现童年期被同伴拒绝的儿童很容易发展出破坏性的、攻击性的行为,当然可能起初这个孩子就已经有高水平的攻击性和外向性行为,但是同伴的拒绝会增加他们进一步发展为品行问题的风险。④物质滥用。12岁之前的吸烟、喝酒或其他物质滥用行为显著增加今后的反社会性。⑤男性。很多流行病学资料显示品行障碍的患病率存在性别差异。⑥反社会性的父母。家庭中父母或其他成员的存在犯罪行为将显著预测家庭中的男孩也出现犯罪行为。

中度危险因素以下几种:①早期的攻击性行为;②家庭的社会经济水平低;③具备高度的活动水平、冒险性、冲动和注意力短等心理特质;④亲子关系不良;⑤对学习无兴趣和成绩差;⑥存在发育障碍及躯体疾病。

轻度危险因素包括以下几种:①具备某些家庭特征,如家庭内压力大、大家庭、婚姻不和谐等;②离异家庭;③父母虐待。

2.保护性因素

事实上即使有些孩子暴露在各种有害因素中,并没有出现品行障碍。发现品行障碍的保护性因素同样十分重要。①个体因素:女性、高智商、正性的社会认知、心理复原力强、焦虑等都是品行障碍的保护性因素。②环境因素:与成人间温暖支持性的关系、家庭中正向的社会价值观、各种积极的课外活动、经济平等、国家层面的社会支持、良好的社区环境和服务等都是品行障碍的保护性因素。

在理解品行障碍的病因及病理机制时,需要特别关注不同起病年龄的患者中不同因素的权重可能是不相同的,如在儿童期起病的患者中神经发育的缺陷可能起更为主要的作用,而在青少年期起病的患者中同伴关系/人际关系的影响可能更为突出。

三、临床表现

部分患者在父母离异、转学或结交有品行问题的同伴以后发生品行障碍性行为,初期品行问题发生次数少,程度较轻,间断出现。若缺乏及时的干预,行为问题逐渐被强化固定,形成持续性或反复出现的问题行为,并发展成品行障碍。

(一)临床特征

品行障碍的临床特征主要包括:攻击性行为和反社会性行为。

1.攻击性行为

表现为对他人的人身或财产的攻击。男性患者多表现为躯体性攻击,女性则以语言性攻击为多。例如,挑起或参与斗殴,采用打骂、折磨、骚扰及长期威胁等手段欺负他人;虐待弱小、残疾人和动物;故意破坏他人或公共财物;强迫他人与自己发生性关系等。当自己情绪不良时常以攻击性行为方式来发泄。

2.反社会性行为

患者表现为不符合社会道德规范及行为规则的行为。例如,偷窃贵重物品、大量钱财;勒索或抢劫他人钱财、入室抢劫;猥亵行为;对他人进行躯体虐待(如捆绑、刀割、针刺、烧烫等);持凶器(如刀、棍棒、砖、碎瓶子等)故意伤害他人;故意纵火;经常逃学、夜不归宿、擅自离家出走;参与社会上的犯罪团伙,从事犯罪活动等。

(二)社会功能损害

患者的问题行为不仅给他人带来了伤害,而且造成其自身社交、学业或职业功能的明显损害。

(三)共病

品行障碍常共病注意缺陷多动障碍、心境障碍、焦虑障碍等。

四、诊断与鉴别诊断

(一)诊断标准

以下为 DSM-Ⅴ 关于品行障碍的诊断标准。

(1)攻击人或动物:①常常欺负、威胁或恐吓他人;②常常挑起斗殴;③曾使用能造成他人身体严重损伤的武器(例如,棍棒、砖头、破碎的瓶子、小刀、枪械);④曾残忍地伤害他人的身体;⑤曾虐待动物;⑥曾当事主面夺取物品(例如,抢劫、抢钱包、敲诈、持械抢劫);⑦强迫他人与自己发生性行为。

(2)破坏财产:①曾故意纵火以造成严重损失;②曾故意破坏他人的财物(除纵火外)。

(3)欺骗或偷窃:①曾破门而入进入他人的房子、建筑物或汽车;②常常说谎以取得物品或优惠,或常常说谎以逃避责任(例如,哄骗他人);③曾不当事主的面偷窃之前的物品(例如,到商店偷货物,但不是破门而入,伪造)。

(4)严重违反规则:①13岁以前起,不管父母阻止,常常在外过夜;②在与父母同住或与其代理人同住时,至少有2次离家出走且在外过夜,或有一次长时间不回家;③13岁以前起,常常经常旷课。

上述行为问题引起具有临床意义的社交、学业或职业功能损害。

如果个体的年龄在18岁或18岁以上,不符合反社会型人格障碍的诊断标准。

根据起病年龄的特别标注。①童年起病:10岁前出现至少一种品行障碍的特征性症状。②少年起病:10岁前没有出现任何品行障碍的特征性症状。③起病年龄不详:符合品行障碍的诊断标准,但是没有足够的信息能判断第一次出现症状的年龄是在10以前还是10岁以后。

根据亲社会性的特别标注。①亲社会情感受限:符合该特定类型,个体必须要存在以下特征中的至少两条,持续至少12个月,在多个关系和情境中出现。这些特征在这个时期内而不是在偶然的情境中发生,影响个体人际交往和情感功能的方式。因此,评估这个特定类型的标准时,需要搜集多方面的信息。因此,除了本人的描述外,仍需要考虑了解个体情况的其他人提供的信息(例如,父母、老师、同事、扩大的家庭成员、同伴)。②缺乏悔恨和内疚感:当他/她做错事情的时候不会感觉不好或内疚(不包括只有当被抓到或面临惩罚时才表现出来的悔恨)。个体不关心他/他的行为所带来的负面后果。例如,个体不会因为伤害别人而悔恨或不关心破坏规则所带来的后果。③麻木无情-缺少同情心:忽视和不关心别人的感受。这类人被描述为冷漠和不关心人。他们更关注他们的行为对自身的影响,而不是对别人带来的影响,甚至是对别人造成了严重的伤害时也是如此。④不关心表现:不关心自己在学校、工作或其他重要活动的不好的/有问题的表现。个体不会付出必需的努力来表现好,甚至当期望很明确时也是如此,典型的是还会因为他/她的不好的表现而责备别人。⑤情感表浅或贫乏:不对别人表达自己的感受和情感,除非是以看起来肤浅、不诚实或表浅的方式(例如,行为与表达的情感相矛盾,情绪可以很快地"开"或"关"),或者为了某种目的而使用情感表达(例如,操纵情绪或威胁别人)。

根据严重程度的特别标注。①轻度:很少有品行问题达到诊断标准,并且品行问题对他人带来的伤害比较小(例如,撒谎、逃学、未经允许在外过夜、破坏其他的规则)。②中度:品行问题的数量和对他人的影响介于"轻度"和"重度"之间(例如,当着事主面的偷窃、破坏)。③重度:有很多品行问题达到诊断标准,或者品行问题对他人造成严重伤害(例如,强迫他人发生性关系、对身体的残酷行为、使用武器、当着事主面的偷窃、破门而入)。

(二)鉴别诊断

1.对立违抗性障碍

对立违抗性障碍和品行障碍都会带来与家长、老师或其他权威发生冲突的行为,但是品行障碍的行为要比对立违抗性障碍严重,对立违抗性障碍不会有对人或动物的攻击性行为、破坏财产和偷窃欺骗行为。同时,对立违抗性障碍中的情绪调节问题,如愤怒、易激惹的心境,并不包括在品行障碍的诊断标准中。当个体同时符合对立违抗性障碍和品行障碍的诊断时应该同时给出两个诊断。在作出鉴别诊断或共病诊断的同时,我们也要认识到对立违抗性障碍和品行障碍这两个疾病之间可能的相关性,以便更好地理解品行障碍的发生和发展。

2.注意缺陷多动障碍

注意缺陷多动障碍的患者存在的多动和冲动特点也会导致患者的破坏性行为,但是这些行为没有违反社会规则或侵犯他人的权利,因此通常达不到品行障碍的诊断标准。如果同时符合注意缺陷多动障碍和品行障碍的诊断时应该同时给出两个诊断。

3.抑郁和心境障碍

易激惹、攻击性行为和品行问题可能会出现在抑郁障碍、双相障碍和破坏性情绪失调的儿童青少年患者中,但是,抑郁和心境障碍的患者有明显的情绪高涨或情绪低落,行为问题只是临床表现的一部分。品行障碍的患者在没有情绪波动的阶段仍然有伴有攻击性或者不伴有攻击性的品行问题。可以根据这些特点将两者鉴别。

4.间歇性暴怒障碍

品行障碍和间歇性暴怒障碍都有很高比例的攻击性行为,但是间歇性暴怒障碍仅仅局限在有攻击性行为没有其他的品行方面的问题,且患者的攻击性行为常常是没有预期的、没有特别的目的的。

在 DSM-Ⅳ 中强调了对立违抗性障碍和品行障碍是一种发展性关系,过去常常把对立违抗性障碍认为是一种轻度的品行障碍,或者是品行障碍发展的早期阶段。DSM-Ⅳ 中是这样描述的"对立违抗性障碍的所有特征通常都会在品行障碍中可见",如果患者已经完全符合了品行障碍的诊断,就不再诊断为对立违抗性障碍了。但是近年来的研究发现,这两种疾病之间的联系有限,只能证明它们之间是一种混合性发展的关系。因此,在 DSM-Ⅴ 中还是保留了对立违抗性障碍和品行障碍两个独立的诊断。下面就将,有关对立违抗性障碍和品行障碍到底是不是一种发展性关系的相关研究做一个介绍。

首先如果对立违抗性障碍是品行障碍的前身,那么它的起病年龄应该相对较早,在美国的一项国家成人共患精神疾病的回顾性调查中,确实发现对立违抗性障碍的发病年龄要早于品行障碍。但是分析患病率与年龄的关系时发现:品行障碍在儿童期很少见,但到了儿童晚期和青少年早期显著地增加;而对立违抗性障碍的患病率从儿童期到青少年期一直相对稳定,并未出现下降趋势。当然对立违抗性障碍和品行障碍之间高度的共患是毫无疑问的,约有 60% 的品行障碍完全符合对立违抗性障碍的诊断,其余的也存在部分对立违抗性障碍的症状。其次,如果对立违抗性障碍和品行障碍是潜在同一障碍的不同表达,那么它们应该共享共同的高危因素,研究确实发现两者在遗传、环境因素中有不少类似之处,但是性别分布特征显然是不一致的,男性更易患品行障碍,因为品行障碍在男性中多见,可是对立违抗性障碍中男女比例却相对接近。还有,遗传学研究表明对立违抗性障碍和品行障碍都存在明显的遗传性,但两者之间关系的研究结果却是不一致的,一份研究认为两者的遗传学基础相似,但是其他的研究认为两者共享中度的遗传和环境因素。

在对立违抗性障碍与品行障碍的转化关系研究也得出了不一致的结论。一份临床研究显示 7~12 岁的对立违抗性障碍男孩是 18 岁时发生品行障碍的预测因子。但在另一份男女都有的样本中研究发现当控制了最初品行障碍相关问题的严重程度时,4~7 岁的对立违抗性障碍对 8~13 岁的品行障碍仅有微不足道的预测作用。Richard Rowe 等在一项大样本的从 9~21 岁的随访性研究中发现当控制了相关因素后男孩是后来发展为品行障碍的预测因子,但女孩不是。随访研究还发现对立违抗性障碍与品行障碍之间的转化率不像想象中那么高,青春期是一个敏感期,到成年早期时品行障碍的患者表现有行为问题,而对立违抗性障碍者则更多表现为情绪障碍。

还有一些研究关注于那些没有发展为品行障碍的对立违抗性障碍有何特征?研究发现对立违抗性障碍患者中早期就存在的品行障碍相关症状的程度尤其持续的躯体攻击性行为也许是一个重要的因素,然而研究也发现这些早期症状会受家庭等环境因素的影响,家庭不稳定也是一个关键因素。对比单纯的对立违抗性障碍和品行障碍与对立违抗性障碍共患的患者的临床特征时发现,共患的患者中存在养育者敌意和低社会经济状况的比例较高。

五、治疗与干预

（一）非药物治疗

心理行为干预是品行障碍干预的主要方法。有效的心理行为干预需要建立家庭、学校和社区共同参与的整合式的干预方案，同时治疗需要解决环境中的一些有害因素。只有实施积极、强化的干预措施才能取得较好疗效，否则品行障碍的预后不良。

多元系统干预（multi-systemic therapy，MST）对品行障碍的干预有效。Charles M 等对88 例多次犯罪的青少年进行了 MST 的对照研究，结果发现 MST 治疗组 4 年后的重犯率为26％，而对照组高达 71％。这种整合式的干预强调了需要在家庭、学校、社区的背景下充分理解品行障碍患者问题行为的功能，和这些问题行为是如何被强化的，然后再去尝试打破这些行为与环境中的链接。MST 的方案一般实施需要 3～5 个月，除了具备系统观的特色，还注重资源取向和问题聚焦。

学校-家庭联合追踪干预是由美国品行障碍干预研究组提出的一种综合性干预措施，这是一项长期跟踪性研究。在幼儿园结束时筛选出品行障碍的高危人群，进入小学后开始干预。学校-家庭联合追踪干预跟踪干预项目的理论基础和临床策略包括：运用基础发展心理学研究的进展、理解品行障碍的危险性因素和保护性因素，整合普遍性干预和指向性干预、建立以实证研究为依据的干预模式。干预具体包含 3 个部分：①在学校层面上的普遍性干预。如促进可选择性思考策略课程（promoting alternative thinking strategies，PATHS）和行为咨询。②提供给高危儿童及家庭的标准化的指向性干预。包括：社交技巧训练、学业辅导、父母培训、家访等。③额外的指向性干预。根据评估为那些有额外需要的家庭和孩子提供的服务。FAST 跟踪干预的结果表明在 891 名高危儿童中，3 年后干预组中有 37％的儿童不再出现严重的品行问题、人际关系明显改善、学业成绩显著提高，而对照组仅为 27％。经典的行为疗法、认知疗法、家庭疗法及正念训练等可以用于品行障碍的治疗。

（二）药物治疗

尚无针对品行障碍的特殊治疗药物，多数为针对共病疾病的治疗。综观现有的品行障碍的药物治疗可以发现，目前很少有设计良好的关于品行障碍药物治疗的随机对照研究，非典型抗精神疾病药物治疗有效的证据相对最多，丙戊酸钠或锂盐可能是第二或第三线的选择。当合并有注意缺陷多动障碍时应该考虑给予兴奋剂治疗。药物治疗时需要充分进行风险-获益分析，一方面要考虑不使用药物治疗可能带来的病情进一步发展，另一方面要考虑药物的不良反应。

（王方国）

第五节　其他障碍

一、纵火癖

纵火癖是一种冲动控制障碍，是指个体反复地、故意地、无法控制地纵火，且纵火并没有目的，纵火后往往会有快感，对着火现场及消防相关的东西着迷。而对于那些因为各种原因放火的人,一般称之为纵火者,需要注意两者之间的区别。

(一)概述

目前还缺乏充足的资料说明纵火癖常见的发病年龄在哪个年龄段。因为纵火是违法行为很多人不愿承认,所以很难有基于全部人口的纵火癖的流行病学资料。报道较多的是儿童青少年期的放火行为与成年纵火癖的关系。为数不多的流行病学调查大多来自西方儿童青少年人群的报道,其发生率为 2.4%~3.4%,男孩多于女孩,高峰年龄段为 12~14 岁。据统计美国大城市中发生的火灾有 60% 是由 11~18 岁的青少年所点着的。美国的一项调查显示,普通人群一生中有纵火行为的比例为 1.13%,但是大多合并反社会性人格障碍、物质滥用、双相障碍和病理性赌博,纵火癖作为主要诊断的很少。纵火癖的纵火行为常常是间歇性的、波动的,但是其长期的病程规律尚不清楚。

(二)病因

纵火癖的病因通常分为个体因素与环境因素两大类。

1.个体因素

如个体的气质类型、可能的神经生物学倾向。纵火癖的青少年往往有犯罪的历史,有反社会的特质,有逃学、离家出走等行为。童年和青少年个体通常与注意缺陷多动障碍和适应障碍有关。患者可能是希望寻求权威或家长的注意,也可能是潜意识中对过去发生的事情进行报复。

2.环境因素

纵火癖的环境因素中包括:父母忽视、童年期虐待,有报道发现纵火癖家庭中父亲的角色是缺失的。环境因素中也包括患者有看其他人用放火等不当行为作为一种缓解压力的方式的早期经历。

(三)临床特征

纵火癖的人往往是为了缓解紧张或即时的满足,反复地、故意地、无法控制自身冲动地放火,且纵火并没有目的,如不是为了赚钱、报仇或达到某种政治目的等,纵火癖纵火后往往会有快感,对着火的现场及消防相关的东西着迷,经常会在旁边悄悄注视现场,看消防车、消防员等救火的场景。纵火癖与物质滥用、病理性赌博、抑郁障碍、双相障碍及其他冲动控制性及品行障碍有很高的共病率。

(四)诊断与鉴别诊断

DSM-V 中关于纵火癖的诊断标准如下:①不止一次故意地、有目的地放火。②行动前感到紧张或情绪激动。③对纵火或它的情况背景(例如,纵火工具及用法、结果)感到迷恋、有兴趣,好奇或有吸引力;当纵火时,或目睹燃烧或参与处理后果时,有愉悦、满足感或紧张得到解脱感。④纵火并不是为了得到经济利益,表达社会政治观点,掩盖犯罪活动,发泄愤怒或报仇,改善生活环境,也不是幻觉、妄想引起,或者由于判断力受损(例如,严重神经认知障碍、智力残疾或中毒)。⑤纵火不能用品行障碍,躁狂发作或反社会人格障碍来解释。

鉴别诊断上,首先要鉴别故意纵火,这是在做出纵火癖诊断之前一定要充分排除的,故意纵火是为了某种利益、搞破坏、为了隐藏罪证,或者是为了某种政治目的,或者为了获得某种关注。还有一些处于发展阶段的儿童的纵火是因为好玩。诊断纵火癖还需要排除其他躯体、心理的疾病,当纵火行为属于品行障碍、反社会人格障碍、躁狂发作、精神分裂症、智能残疾、癫痫等疾病的一部分时,不做纵火癖的诊断。

（五）治疗与干预

纵火癖患者的年龄不同、严重程度不同治疗上也有所不同。对于儿童青少年来说，治疗上最常用的是认知行为疗法，帮助患者找到在哪些情景下、哪些因素会导致冲动行为，然后给予持续的治疗会有助于康复，此外，CBT的治疗中加入冲动行为的预防也很重要。其他的治疗包括：消防安全和预防教育、养育技巧培训、行为矫正、厌恶疗法、行为契约、代币制、问题解决、放松训练、内隐致敏法、家庭疗法等。药物治疗的相关报道很少，有应用丙戊酸钠、奥氮平、西酞普兰治疗的个案报道。

二、偷窃狂

偷窃癖是一种反复发作的冲动性偷窃行为，偷窃的行为常常是入店偷窃，所偷的东西往往是微不足道的，患者并不需要的东西，这种偷窃的冲动令患者自身十分矛盾和痛苦。

（一）概述

偷窃癖"kleptomania"这个术语是由19世纪初法国的精神病学Esquirol和Marc最早使用的。1878年在美国正式记载了最早的个案报告。因为难为情或担心承担法律责任等原因，很少有患者会主动寻求帮助，因此，很少有整体人群患病率的报道。在美国估计为0.3%～0.6%，女性多于男性约为3：1。偷窃癖在因盗窃被捕的人群中占4%～24%。偷窃癖通常起病于青少年晚期和成年早期。很少有关于偷窃癖病程的系统描述，目前认为偷窃癖的病程可能有3种模式：零散的偷窃发作伴有很长的缓解期、持久的偷窃发作伴有间歇性缓解、慢性地不同程度地波动。尽管因为盗窃患者可能被多次判罪，但是偷窃癖还是可能持续很多年。

（二）病因

偷窃癖的病理机制尚不清楚。目前尚没有严格对照的家族研究，但是偷窃癖的一级亲属中患有强迫—冲动性障碍的比例要远高于普通人群。同时，偷窃癖的亲属中物质滥用的比例也很高。精神分析理论认为这种强迫性的偷窃与童年的忽视、虐待和创伤性经历有关，偷窃行为可能象征着收回童年的损失。偷窃癖也可能与性心理的压抑有关。神经生物学因素，在偷窃癖中的作用也在被人们所重视，因为偷窃癖与心境障碍、焦虑障碍高度共病，且使用SSRIs类药物治疗有效。同时偷窃癖的病理机制，被认为与成瘾行为的病理机制有类似之处。

（三）临床特征

偷窃癖的核心症状包括侵入性的偷窃思维，无效地抵制偷窃冲动后的行为，以及行动后的压力释放。偷窃癖的患者也会有很大的压力，感到内疚和自责，或担心自己的行为暴露。因此，偷窃癖在某种层面上具有强迫性障碍的特征。偷窃癖的行为显著地损害了他们的社会功能和职业生涯。偷窃癖与其他精神疾病有很高的共病率，如其他冲动控制障碍（20%～46%）、物质滥用（23%～50%）、心境障碍（45%～100%）。也可能与进食障碍共病，尤其是神经性贪食。偷窃症状可以触发或加剧伴发的疾病。

（四）诊断与鉴别诊断

DSM-V中关于偷窃癖的诊断标准如下：①反复有不能控制偷窃物品的冲动，所偷的物品并非个人要用的或值钱的；②在偷窃前紧张的感觉逐渐增加；③偷窃时有愉快、满足感，或紧张得到解脱感；④偷窃不是为了发泄愤怒或报仇，也不是幻觉或妄想引起；⑤偷窃不能用品行障碍、躁狂发作或反社会人格障碍来解释。

临床上做鉴别诊断时，首先要与普通偷窃相鉴别，普通的偷窃不论是有计划的还是冲动性的,都是故意的、因为想得到钱财或物品而为的偷窃行为。当然,有些人尤其青少年偷窃可能是因为挑战或逆反而偷窃。只有符合偷窃癖所有的临床特征,才能诊断为偷窃癖,否则还应该被视作为普通的偷窃行为。事实上,偷窃癖的比例很少,而普通偷窃是很常见的行为。偷窃癖还需要与品行障碍和反社会人格障碍相鉴别,品行障碍和反社会人格障碍存在整体行为模式上的反社会性,而不会仅仅只有偷窃行为。与诊断纵火癖的诊断类似,当诊断偷窃癖时还需要排除其他躯体、心理的疾病,当偷窃行为属于躁狂发作、精神疾病性症状、智能残疾等疾病的一部分时,不应做偷窃癖的诊断。

(五)治疗与干预

各种心理疗法单独或联合药物治疗使用被认为可以改善偷窃行为。药物治疗上可考虑心境稳定剂、阿片受体拮抗剂和SSRIs类药物。有一份使用有纳曲酮治疗偷窃癖的8周的随机双盲对照研究,剂量为$50\sim150$ mg/d,平均剂量为(116.7 ± 44.4)mg/d,结果认为纳曲酮与安慰剂对比可以显著减少偷窃行为。但是药物治疗的长期疗效还需要进一步探索,如Koran LM等对开放性使用西酞普兰治疗7周有效的患者,给予随机双盲对照的维持治疗,结果发现治疗组和安慰剂组复发的比例分别为43%和50%,并无差异。还有一些小样本的开放性研究或个案报道可以减少偷窃癖的偷窃和冲动行为,如美金刚($10\sim30$ mg/d)、托卡朋。当然,因为偷窃癖有很高的共病,治疗上需要充分考虑,曾有哌甲酯,以及辩证行为疗法(DBT)合并度洛西汀治疗偷窃癖合并注意缺陷多动障碍有效的个案报道。

(王方国)

第十四章

精神活性物质所致精神障碍

第一节 酒精所致精神障碍

精神活性物质中,酒使用最为广泛,在日常生活、社会经济、文化活动中起重要作用。一次大量饮酒可造成急性酒精中毒,长期大量饮酒可造成躯体损害(酒精性肝硬化)、精神损害(酒成瘾、精神病性障碍、智能和记忆障碍)、社会损害(交通肇事、违法犯罪),给个体、家庭和社会带来严重不良影响。

一、代谢

饮酒后乙醇多在小肠上部吸收,主要在肝脏内通过乙醇脱氢酶系统代谢。乙醇由乙醇脱氢酶代谢为乙醛,乙醛再由乙醛脱氢酶代谢为乙酸,最后代谢成水和二氧化碳,并供能。其中乙醛脱氢酶是限速酶。若乙醛脱氢酶活性降低,则饮酒后乙醛在体内大量蓄积,可使饮酒者出现"酒精红晕"反应,表现为血管扩张、面红发热、心动过速、头痛、头晕、嗜睡、恶心、呕吐等不愉快体验。从此可以推出饮酒后容易脸红的人不易成为酒成瘾者。酒代谢过程中可产生一些中间产物,如氢离子、丙酮酸、嘌呤类物质,故临床上常可见到大量饮酒后出现高乳酸血症、高尿酸症(痛风发作)。

二、药理作用

乙醇是一种亲神经性物质,具有中枢神经抑制作用。人对乙醇的反应个体差异很大,敏感性不一样。一般来说,饮酒量或血液内乙醇浓度不同,其抑制程度及范围也不同。其中枢抑制作用可分 3 个阶段:①皮层下释放,表现为健谈,控制能力下降,情感高涨至欣快,轻度行为障碍。②皮层下释放到中枢抑制,表现为自控能力明显降低,讲话随便,动作精确性差,步态不稳。③中枢抑制,表现为深睡至昏迷,严重者可因呼吸衰竭而死亡。当血液中乙醇浓度超过 0.40% 时,死亡的可能性很大。有人饮酒后先兴奋继而抑制,有人饮酒后即表现为抑制状态。

酒还具有抗焦虑和致欣快效应。抗焦虑作用主要与 $GABA_A$ 型受体的增强有关;致欣快效应与中脑边缘系统"犒赏中枢"DA 释放量的增加有关。长期使用可引起耐受、精神及躯体依赖性。长期大量饮酒可产生直接的神经毒性作用,导致不同程度的营养不良,使体内脂肪氧化受阻,损害肝细胞等。

三、临床表现与诊断

(一)急性酒中毒

一次饮酒造成急性酒中毒可分为普通性醉酒、病理性醉酒与复杂性醉酒。

1.普通性醉酒

普通性醉酒又称单纯醉酒或生理性醉酒,一次大量饮酒引起的急性中毒,是个体对酒的正常生理反应。临床症状的严重程度与血液中乙醇含量及乙醇代谢速度有关,遵循量效反应曲线。经数小时或睡眠后恢复正常。

2.病理性醉酒

病理性醉酒属于异常醉酒,是个体特异性体质对乙醇的变态反应,发生率极低。没有量效反应曲线。一次少量饮酒就出现较深的意识障碍、片段的幻觉和被害妄想、明显的焦虑紧张、无明显目的的攻击、伤人行为等。发生突然,持续数十分钟至数小时,多以深睡结束,醒后对发作过程不能回忆或仅有片段回忆。

3.复杂性醉酒

复杂性醉酒介于普通性醉酒和病理性醉酒之间。发生在有脑器质性疾病或肝脏疾病的个体,个体对酒耐受力下降,少量饮酒即出现类似于病理性醉酒的表现。持续数小时,醒后对发作过程有片段回忆。

(二)慢性酒中毒

1.酒成瘾综合征

长期反复饮酒导致的特殊生理和心理状态。酒成瘾一般多在 5～10 年形成,女性进展过程快于男性。具有以下特征。

(1)对酒有强烈渴求,强迫饮酒,无法控制。

(2)固定的饮酒模式,必须定时饮酒,以解除或避免戒断症状。

(3)饮酒成为一切活动的中心,不顾事业、家庭、社交活动等。

(4)耐受性逐渐增加,饮酒量增多,但酒成瘾后期耐受性会下降,每次饮酒量减少,饮酒频数增多。

(5)反复出现戒断症状,当减少饮酒量或延长饮酒间隔,血浆中乙醇浓度明显下降时,就出现戒断症状。

(6)以饮酒解除戒断症状。继续饮酒可迅速解除戒断症状;很多酒成瘾患者经过一夜的睡眠代谢后血中乙醇浓度下降,故一早醒来即饮酒,即"晨饮"现象,对诊断酒成瘾有重要意义;白天为了解除随时产生的戒断症状,患者常携带酒瓶随时饮酒。

(7)戒断后复饮。尽管清楚饮酒带来的不良后果,很难保持长期戒酒或曾多次试图戒酒而失败;如戒断后重新饮酒,就会在较短的时间内再现原来的成瘾状态。

2.酒戒断综合征

(1)单纯性戒断反应:停止饮酒或减少饮酒量数小时后出现手抖、出汗、恶心,继之出现焦虑不安、无力等,伴有强烈饮酒欲望。断酒后 24～36 小时可见发热、心悸、唾液分泌增加、恶心、呕吐等,可有眼球震颤、瞳孔散大、血压升高等体征。戒断反应在 48～72 小时达高峰,之后逐渐减轻,2 周后基本消失。少数患者在戒断过程中可有短暂性的幻觉和错觉。

(2)震颤谵妄:长期大量饮酒者如果突然断酒,大约在 48 小时后出现震颤谵妄。谵妄表现为意识模糊,时间、地点和人物定向障碍,伴大量知觉异常,如恐怖性幻视,患者极不安宁、激动、大喊大叫。震颤表现为全身肌肉的粗大震颤。尚有发热、大汗淋漓、心搏加快,部分患者可因高热、衰竭、感染、外伤而死亡。震颤谵妄持续时间不等,一般3~5天,常经睡眠而缓解,对病中经过大部分遗忘。

(3)酒戒断性癫痫:戒酒期间出现全身强直-痉挛发作,一般5~15分钟意识恢复。

3.酒精性幻觉症

主要表现为在意识清晰状态出现生动、持续性的视听幻觉。可能发生在慢性酒成瘾患者的饮酒过程中,也可发生在酒成瘾者突然停饮后,但无明显的自主神经系统功能亢进表现。

4.酒精性妄想症

主要表现为在意识清晰的情况下的妄想状态,特别是嫉妒妄想。

5.酒中毒性脑病

长期大量饮酒引起脑器质性损害的结果,以谵妄、记忆障碍、痴呆和人格改变为主要特征,绝大部分患者不能完全恢复。

(1)韦尼克脑病:为维生素 B_1 缺乏所致,临床表现为眼球震颤、眼球不能外展和明显的意识障碍,伴定向障碍、记忆障碍、震颤谵妄等。大量补充维生素 B_1 可使眼球症状很快消失,但记忆障碍恢复较为困难,一部分患者转为 Korsakoff 综合征,成为不可逆的疾病。

(2)柯萨可夫综合征:多在酒成瘾有营养缺乏的基础上缓慢起病,也可在震颤谵妄后发生。主要表现为记忆障碍、虚构、定向障碍三大特征,可伴有幻觉、夜间谵妄等。

(3)酒精性痴呆:长期大量饮酒后出现的持续性智力减退,表现为短时、长时记忆障碍,抽象思维及理解判断障碍,人格改变,皮层功能受损,如失语、失认、失用等。一般不可逆。

诊断乙醇(酒精)所致的精神障碍的主要依据为具有确定的饮酒史,以及有充分理由推断患者上述的精神症状是直接由饮酒或戒断引起的。急性酒中毒与饮酒量密切相关,常在一次大量饮酒后急剧发生。慢性酒中毒则根据明确的长期慢性饮酒史,具有酒成瘾特征,出现幻觉、妄想、记忆障碍、痴呆、震颤谵妄等精神障碍,导致了明显不良后果和家庭社会功能受损等,并参照相应的诊断标准即可诊断。

四、治疗

急性酒中毒的治疗除催吐、洗胃、维持生命体征、促进代谢等一般性措施外,可用阿片受体拮抗药纳洛酮救治。一般用法为每次0.4~0.8 mg肌内注射,或加5%葡萄糖溶液中静脉滴注,可重复使用,直至患者清醒为止。慢性酒中毒的治疗除针对性地处理精神症状(如应用抗精神疾病药物治疗幻觉和妄想等)外,主要涉及成瘾综合征的治疗。

(一)戒酒治疗

戒酒治疗是针对乙醇戒断症状的治疗,通过躯体治疗减轻戒断症状,预防由突然停饮可能引起的躯体健康问题。戒酒应考虑酒成瘾的严重程度,轻者可一次性戒断,重者可用递减法逐渐戒酒,也可一次性戒断,但应充分治疗戒断症状,并且要求住院,以免发生意外。根据交叉耐受的原理,可使用苯二氮䓬类药物,如地西泮、氯硝西泮、劳拉西泮等来缓解戒断症状。急性戒酒期消除戒断症状后,应进行药物、心理和社会康复治疗,预防复饮,回归社会。

1.单纯性戒断反应的治疗

主要选用与乙醇有类似药理作用的苯二氮䓬类药物来缓解戒断症状。首次要足量,不仅可以抑制戒断症状,并且还可预防震颤谵妄、戒断性癫痫的发生。通常用地西泮 10~20 mg 静脉注射,或每次 10 mg,每天 3 次,口服,2~3 天后逐渐减量,不必加用抗精神疾病药物。用药时间不宜太长,以免发生新的药物成瘾。如戒断后期有焦虑抑郁和睡眠障碍,可试用抗抑郁药物。

2.震颤谵妄的治疗

首选苯二氮䓬类药物。地西泮每次 10 mg,每天 2~3 次。如口服困难则选择注射途径,地西泮 30~40 mg 加入补液中静脉滴注,可根据严重程度调整剂量,最大剂量一般不超过 120 mg/d,一般持续 1 周,直到谵妄消失为止。控制精神症状可选用氟哌啶醇肌内注射,每次 5 mg,每天1~3次,剂量可根据反应增减;也可选用非典型抗精神疾病药物。恰当的护理、水电解质和酸碱平衡紊乱的纠正、维生素的补充、感染的预防等也十分重要。

3.戒断性癫痫的治疗

可选用丙戊酸或苯巴比妥类药物治疗。原有癫痫病史的患者,在戒断初期就应使用大剂量的苯二氮䓬类药物或预防性使用抗癫痫药物。

(二)药物康复治疗

1.戒酒硫

戒酒硫能抑制乙醛脱氢酶,使酒代谢停留在乙醛阶段,属于酒增敏药。服用戒酒硫期间,一旦饮酒,5 分钟后即出现面部发热、潮红、血管扩张、搏动性头痛、呼吸困难、恶心呕吐、出汗、口渴、低血压、直立性晕厥、极度不适、软弱无力等,严重者出现精神错乱和休克,甚至死亡,该现象称为乙醇-戒酒硫反应。应在医疗监护下并停酒 24 小时后使用。每次口服 0.25~0.5 g,每天 1 次,可持续 1 个月至数月。应特别警告患者服药期间不要饮酒,否则会发生危险。患有心血管疾病和年老体弱者应禁用或慎用。呋喃唑酮也有类似作用,可供临床选用。

2.纳屈酮

研究发现阿片受体阻滞药纳屈酮能减少实验动物饮酒量,也能减少酒成瘾患者饮酒量,减轻渴求和复饮率,特别是与心理疗法联合使用时。剂量为 25~50 mg/d。

3.乙酰高牛磺酸钙(阿坎酸钙)

GABA 受体激动药,有一定的抗渴求作用,能减少戒酒后复发。口服每次 660 mg,每天 3 次。

4.抗抑郁药

不仅可治疗酒成瘾伴发的抑郁及焦虑障碍,也可降低对酒的渴求和饮酒量,如选择性5-HT 再摄取抑制药。

(三)心理和社会康复治疗

心理和社会康复治疗的目标如下:①激发戒酒动机,提高治疗依从性;②矫正心理行为问题,提高应对应激的技能;③复饮预防;④改善家庭关系;⑤建立社会支持系统;⑥重建健康生活方式与矫正不良人格等。

1.动机促进和强化治疗

遵循表达通情、发现差距、避免争论、化解阻力、支持自信等原则,采用"一对一"的咨询访谈法,通过给予合理建议、消除求助障碍、自由提供选择、减少危险因素、及时给予反馈等方法,激发内在戒酒动机,促进行为改变。

2.认知行为疗法

改变导致酒精滥用者适应不良行为的认知过程;对导致酒精使用的一系列事件进行干预;帮

助患者有效应对酒精的心理渴求;促进发展不滥用酒精的行为和社会技能。目标是提高自我控制与社会技能来降低饮酒程度。

3.复饮预防训练

明确促发心理渴求的高危情境;学习应付高危情境的技能;学习放松和应激处理技能;思考酒成瘾短期和长期后果;检验目前生活方式,发展替代性行为。线索暴露治疗可作为复饮预防训练的一个内容。将戒酒者暴露于促发心理渴求的环境中,结合放松技术、拒绝训练而又真正防止饮酒,这样反复训练就可逐渐消除心理渴求。

4.其他

参加匿名戒酒会;通过正性强化与负性强化机制及惩罚等措施来改变患者的行为;帮助家庭成员认识和解决家庭问题,促进相互理解与相互帮助等。

(吴海涛)

第二节　烟草所致精神障碍

烟草使用可以追溯到两千多年以前,16 世纪末烟草传入我国后,香烟的生产和销售量不断增加,特别是近年来,我国已成为世界烟草大国,香烟产量为第二产烟大国美国的三倍;我国吸烟率,特别是男性吸烟率居高不下,据估计,目前全国有 3 亿多吸烟者,直接或间接受烟草危害的达 7 亿人。可以预测,随着工业化和西方文化的影响,我国妇女、青少年吸烟会进一步增加。

一、尼古丁的药理作用

尼古丁是烟草成瘾性成分。研究证明,尼古丁符合高成瘾性物质的所有标准,成瘾者通过改变吸烟量、频度,吸进呼吸道的深度等来维持体内尼古丁的水平。尼古丁具有正性强化效应,如能增加正性情绪,减少负性情绪,能增加吸烟者的注意力及操作能力等,能使动物与人产生依赖;当成瘾后突然戒断,出现的戒断症状,使吸烟者难以摆脱尼古丁的控制。

尼古丁通过作用于脑的尼古丁受体发挥生理及行为作用,此受体称之为"尼古丁乙酰胆碱受体(nicotinic acetylcholine receptors,nAChRs)"。nAChRs 位于细胞膜上,可作为阳离子如钠、钾、钙的通道,阳离子内流,使神经细胞的兴奋性增加。在外周,尼古丁受体分布在肌肉和自主神经末梢上。

但尼古丁不能使 β_2 亚基基因缺乏的小鼠细胞外多巴胺水平增加,因而认为 β_2 亚基与尼古丁的强化作用关系密切。最近的研究表明,α_4 和 β_2 亚基与尼古丁的镇痛作用关系密切,因为 α_4 和 β_2 基因剔除鼠与正常鼠不同,在注射尼古丁后不产生镇痛作用。

动物或人类能自行改变尼古丁摄入量,以适应维持体内稳定的尼古丁水平的需要。例如,降低每次按压杠杆后所获得的尼古丁的摄入量,试验动物则通过增加按压杠杆的频度,以增加尼古丁的总摄入量。与此类似,如果吸烟者转吸尼古丁含量较低的香烟,则不可避免地增加吸烟量或增加吸的深度来适应这种变化。

脑内的伏隔核和腹侧被盖区属中脑边缘多巴胺系统,许多成瘾物质,如酒精、可卡因、苯丙胺等强化效应均与此系统有关,这些物质均能使伏隔核内多巴胺水平增加。尼古丁同样作用中脑边缘系统,产生强化效应。动物实验表明,通过微透析方法,皮下注射尼古丁后,伏隔核处多巴胺明显增加,如果破坏双侧的伏隔核,则尼古丁的强化作用明显减弱。当然吸烟的强化作用绝不会仅限于伏隔核部位。尼古丁对全部自主神经节具有特殊作用,小剂量能兴奋肾上腺髓质,使之释放肾上腺素,并通过兴奋颈动脉体及主动脉化学感受器,反射性引起呼吸兴奋、血压升高,增加心血管负担。大剂量表现为节细胞先兴奋而后迅速转为抑制。尼古丁对中枢神经系统也同样是先兴奋后抑制。

与其他成瘾行为一样,成瘾者在停止吸烟后出现戒断症状,如心率减慢、血压下降、唾液分泌增加、头痛、失眠,易激惹等。

二、吸烟的危害

根据世界卫生组织统计,烟草每年使世界上 400 万人丧生,其中 70% 来自发展中国家。在下个世纪前 25 年里,此数字将上升至 1 000 万,成为最大的全球健康负担之一。点燃的香烟被吸烟者吸入口中的部分称为主流烟,由点燃部直接冒出的称为侧流烟。香烟的燃烟中所含化学物质达 4 000 种,其中在气相中含有近 20 种有害物质。有致癌作用的如二甲基亚硝胺、二乙基亚硝胺、联胺、乙烯氯化物,有促癌作用的如甲醛,有致癌作用者如氰化物、丙烯醛、乙醛,还有其他有害物质,如氮氧化物(95% 为一氧化氮,NO)、吡啶和一氧化碳(CO)等。粒相的有害物质达 30 余种,其中促癌物有芘、1-甲基吲哚类、9-甲基咔唑类和儿茶酚等,膀胱致癌物有萘胺,致癌物有镍、镉、砷,有害物有尼古丁等。

CO 对血红蛋白(Hb)的亲和性很强。因吸烟出现大量 CO-Hb 而使心血管系统受累,尤其使运送氧的能力减弱,容易导致缺血性心脏病、心绞痛和呼吸困难。

有关吸烟对健康影响的专著或论文较多,因篇幅的关系,只将这些影响总结如表 14-1 所示。

表 14-1 吸烟对健康的影响

	对吸烟者本身的影响		被动吸烟者的影响
	急性影响/症状/功能	慢性影响/疾病	
胎儿			流产、早产、死产、低体重儿
新生儿、婴儿			新生儿死亡、肺炎
幼儿			喘息样支气管炎
学龄儿童	咳嗽、咳痰等呼吸道症状		
成人			
呼吸系统	咳嗽、咳痰等呼吸道症状、呼吸功能障碍	慢性支气管炎、肺气肿	慢性支气管炎、呼吸功能障碍
循环系统	血压上升、心率加快、末梢血管收缩、循环障碍	缺血性心脏病	缺血性心脏病
消化系统	食欲缺乏	胃、十二指肠溃疡	
肿瘤		肺癌、口腔癌、喉癌、食管癌、胃癌、肝癌、胰腺癌、肾盂癌、膀胱癌、鼻旁窦癌、宫颈癌	

三、吸烟问题的处理

烟草工业能给国家带来税收,我国大约 10％的税收来自烟草工业。但有识之士从吸烟所造成的健康、环境危害的角度看,发展烟草工业得不偿失。以世界卫生组织为代表的健康部门一直同各国政府及烟草工业进行交涉,起草了烟草控制框架条约,各成员国将在此条约签字。希望能通过框架条约的实施,减少吸烟对健康的危害。

从群体的角度看,提高公众对吸烟危害的意识,制定法律限制烟草产品的各类广告,特别是针对青少年的广告、各类的推销活动,规范烟草工业的行为、提高烟税等都非常必要。从个体的角度看,可以通过改变行为与认知的综合方法,如松弛训练、刺激控制等。另外,可采取替代治疗,以缓解戒断症状,一是将尼古丁加在口香糖中(每个含尼古丁 2 mg 或 4 mg)咀嚼后逐渐释放尼古丁,经口腔黏膜吸收入血。二是把尼古丁放入特制的橡皮膏上,然后把橡皮膏粘贴在皮肤上,缓慢释放的尼古丁经皮肤吸收入血。然后逐步减少橡皮膏或口香糖的使用次数、剂量,最终停止使用。

可乐定为 α_2 受体兴奋剂,可以有效对抗去甲肾上腺素的兴奋,从而能抑制或缓解戒断症状的出现。我们曾对 111 例戒烟者应用可乐定治疗,并加用行为疗法,其结果为:①服用可乐定者的戒烟率明显高于服用安慰剂者(69.0％对 39.5％);②服用可乐定戒烟者的戒断症状轻于服用安慰剂者;③经过平均 3 个月的观察,服可乐定者的戒烟率仍高于服安慰剂者,证明了可乐定戒烟的有效性。

可乐定的主要不良反应为眩晕、口渴、嗜睡等,约有 7％服药者因忍受不了不良反应而停药。另外,可乐定还有降血压作用,根据大多数学者的经验,这不构成临床的主要问题。

(吴海涛)

第三节　阿片类物质所致精神障碍

阿片类物质是指任何天然的或合成的,对机体产生类似吗啡效应的一类药物。阿片是从罂粟果中提取的粗制渗出物,含有吗啡和可待因等天然成分,吗啡是其中的主要镇痛成分。

一、分类

阿片类物质可分为 3 类:①天然的阿片生物碱,如吗啡、可待因;②半合成的衍生物,如海洛因(乙酰吗啡);③合成的阿片类镇痛药,如哌替啶、二氢埃托啡、美沙酮等。

二、吸收与代谢

阿片类物质有口服、注射或吸入等给药途径。口服给药吸收不完全,血药浓度一般只有同等剂量注射给药的一半或更少。阿片类物质以非脂溶性形式存在于血液中,难以透过血-脑屏障。但当吗啡被乙酰化成为海洛因后,则较易透过血-脑屏障,这可解释为什么静脉注射海洛因所体验到的瞬间快感比注射吗啡更为强烈。阿片类物质可分布到机体包括胎儿在内的所有组织,故阿片成瘾的母亲所生婴儿一出生就可以出现戒断症状。阿片类物质在由肾排泄前大部分由肝代谢。多数阿片类药物的代谢较为迅速,平均4～5小时,故成瘾者必须定期给药,否则会发生戒断症状。

三、药理作用

1973年以来,相继发现脑内和脊髓内存在阿片受体和内源性阿片肽。已知阿片受体有μ、κ、δ等多型,其中μ受体与镇痛和欣快作用关系最密切。内源性阿片肽已知有β-内啡肽、脑啡肽和强啡肽,均能作用于阿片受体。阿片类物质通过上述受体产生以下药理作用:①镇痛、镇静。②抑制呼吸中枢。③抑制咳嗽中枢。④兴奋呕吐中枢:吸毒初期常有呕吐现象,随吸毒次数增多出现适应而呕吐明显减轻。⑤缩瞳:作用于第三对脑神经产生缩瞳效应,机体对此不易产生耐受,瞳孔较小或针尖样瞳孔是吸毒及吸毒过量的重要体征之一。⑥抑制胃肠蠕动:机体对此不易产生耐受,临床上常见吸毒者便秘、食欲缺乏等。⑦致欣快作用:阿片类物质能作用于中脑边缘系统,使多巴胺水平升高,产生强烈快感。

四、临床表现与诊断

(一)阿片成瘾综合征

阿片类物质滥用方式有吸烟式、烫吸(追龙)和注射等。初用者并无快感,以恶心、呕吐为常见。首次获得快感而使用的次数因人而异。以静脉注射海洛因为例,屡用者的快感体验可分为3个时期:①强烈快感期,约持续1分钟后进入似睡非睡的松弛状态;②松弛状态期,所谓的“麻醉高潮”,可延续0.5～2小时;③精神振作期,可延续2～4小时,但过后戒断症状就要来临,必须再次用药解除。

长期反复使用阿片类物质可导致成瘾综合征,具有以下特征:①有使用阿片类物质的强烈欲望;②对使用开始、结束或剂量的自控能力下降;③使用时体验到快感,减少或停止使用出现戒断;④再次使用能消除戒断症状;⑤耐受性升高;⑥明知有害但仍使用,主观上希望减少使用但总失败;⑦使用该物质常导致其他重要活动被放弃。

(二)阿片戒断综合征

阿片类物质的代谢速度不同,戒断综合征出现的快慢不同。使用剂量、使用时间长短、使用途径和停药速度等不同,戒断综合征强烈程度也不相同。短效药物,如吗啡、海洛因一般在停药后8～12小时出现,极期在48～72小时,持续7～10天。长效药物,如美沙酮戒断症状出现在1～3天,性质与短效药物相似,极期在3～8天,症状持续数周。

典型戒断综合征可从阿片类物质的药理作用反推而出,分为主观症状和客观体征两大类。主观症状可表现为恶心、肌肉疼痛、骨痛、腹痛、不安、食欲缺乏、疲乏、打喷嚏、发冷、发热、渴求药物等。客观体征可见血压升高、脉搏和呼吸加快、体温升高、多汗、瞳孔扩大、流涕、淌泪、震颤、呕吐、腹泻、失眠、男性自发泄精、女性出现性兴奋等。

在急性戒断症状消失后,往往会有相当一段时间存在失眠、烦躁不安、情绪低落、乏力、慢性渴求等症状,称之为稽延性戒断症状,是导致复吸的重要原因之一。

(三)阿片类物质中毒

成瘾者在使用阿片类物质时,由于剂量掌握不好或戒断一段时间后药物敏感性的恢复等,可造成急性中毒。阿片类物质中毒的表现是其药理作用的延续,可以顺推而出。典型的中毒三联症是昏迷、呼吸抑制、针尖样瞳孔。急救时应尽早、足量地使用阿片受体拮抗药(纳洛酮)。

根据阿片类物质滥用史,结合阿片成瘾和戒断综合征的临床表现,参照成瘾和戒断综合征的诊断标准,阿片类物质所致精神障碍的诊断并不困难。

五、治疗

阿片类物质所致精神障碍的治疗主要涉及成瘾综合征的治疗。一般分两步,即急性期的脱毒治疗和脱毒后预防复吸治疗(包括药物和心理和社会康复治疗)。

(一)脱毒治疗

脱毒治疗是指通过躯体治疗减轻戒断症状,预防由突然停药而可能引起的躯体健康问题。阿片类脱毒治疗一般在封闭的环境中进行。

1.替代治疗

利用与毒品有相似作用的药物来替代毒品,以减轻戒断症状,然后在一定的时间内(14～21天)逐渐减少替代药物,直至停用。目前,常用的替代药物有美沙酮和丁丙诺啡,使用剂量视患者情况而定。美沙酮首日剂量为 30～60 mg,丁丙诺啡为 0.9～2.1 mg,然后根据躯体反应逐渐减量,原则是只减不加,先快后慢,限时减完。

2.非替代治疗

(1)可乐定、洛非西定:为 α_2 受体激动药,能抑制阿片戒断症状,但对渴求、肌肉疼痛效果较差。开始剂量为 0.1～0.3 mg,每天 3 次,住院可用到 1.5～2.5 mg/d。不良反应为低血压、口干和思睡,剂量必须个体化。

(2)中药:能有效促进机体康复、促进食欲,不存在撤药困难问题。

(3)其他:针灸、镇静催眠药、山莨菪碱类。

(二)预防复吸治疗

单纯给予成瘾者进行脱毒治疗的复吸率高达 90%。故脱毒只是治疗的第一步,为降低复吸率,应尽可能让成瘾者接受纳屈酮防复吸治疗和心理和社会康复治疗。

1.纳屈酮防复吸治疗

纳屈酮是一种口服的阿片受体拮抗药,能阻断阿片类物质的致欣快效应,消除正性强化作用,可逐渐淡化、减轻乃至消除心理渴求,预防复吸。使用前需确定患者已经完全躯体脱毒,否则会激发戒断症状。该药口服吸收良好,长期使用无蓄积作用。开始剂量 25 mg,观察 1 小时无戒断症状,再追加 25 mg,即给足首日治疗量。维持剂量一般为 50 mg/d。维持期推荐 6 个月以上。目前,仅有 30% 的戒毒者能坚持使用,如何提高依从性是关键。

2.心理和社会康复治疗

心理和社会干预尽管显效较慢,但能有效解决某些问题而降低复发率。

(1)认知行为疗法:目的在于改变导致适应不良行为的认知,改变导致吸毒的行为方式,帮助患者应对急性或慢性渴求,促进患者社会技能、强化不吸毒行为。认知疗法的基本思想是找出并进而改变适应不良的思维方式从而减少负性情绪及行为。行为疗法是通过正性强化及负性强化及惩罚来增加不吸毒行为和减少吸毒行为。

(2)群体治疗:能使患者有机会发现共同问题、制订切实可行的治疗方案;能促进相互理解,学会如何表达情感和意愿;有机会共同交流戒毒经验和教训;在治疗期间相互监督、相互支持。戒毒匿名会和治疗集体模式可视为两种特殊形式的群体治疗。

(3)家庭疗法:强调人际、家庭成员间的不良关系是导致吸毒成瘾、治疗后复发的主要原因。

有效的家庭疗法技术能打破否认，打破对治疗的阻抗，促进家庭间的团结。

3.美沙酮维持治疗

美沙酮维持治疗指无限期地使用充分剂量的口服长效阿片受体激动药美沙酮来替代海洛因的治疗方法。与纳屈酮维持治疗理论取向截然相反。美沙酮维持治疗能有效地减少毒品相关犯罪，防止艾滋病等传染病的传播，提高就业和升学率等，在实际应用中不断得以推广。这是阿片成瘾防治策略中减少危害策略的直接体现。治疗方法和给药剂量因人而异，原则上是在不出现不良反应的前提下，使用足够剂量来保证24小时内不出现戒断症状和心理渴求，起到防止再度滥用街头毒品的效果。维持剂量一般在 60～120 mg/d。

阿片类物质成瘾治疗过程中必会有多次的反复。疗效评价不应该是单维度的（只盯着戒断），而应该从成瘾物质使用减少、躯体健康水平提高、心理和社会功能改善、减少违法犯罪行为等多个维度评价治疗效果。

（吴海涛）

第四节　大麻类物质所致精神障碍

大麻是一种草本植物，种植的区域分布很广，亚、非、美、欧及大洋洲均有种植，我国也有不少地区种植大麻。根据大麻中的有效成分四氢大麻酚含量的高低，大麻植物可分为毒品型和纤维型两种，我国种植的大麻大多属毒品型大麻。

大麻是大麻植物的生物活性制剂。根据大麻植物的品种、气候、土壤、种植和制作方法的不同，大麻制剂的活性成分和效应有很大差异，最通常方式是把它掺入香烟中抽吸或用烟斗吸入，或制成雪茄吸入，也可混入食物中食用或泡茶饮用。玛利华纳是大麻植物的粗制品，大麻的一种浓缩树脂制品叫"哈希什"，一种黏稠的黑色液体制品叫"哈希油"。

在美国，大麻是最常用的毒品，约有 33% 的成年人使用过大麻，通常还是青少年除酒外第一个使用的非法药物。近年来，大麻滥用在我国也有流行。

大麻中至少有 400 多种化学物质，其中具有精神活性效应的物质统称大麻类物质或大麻素。大麻类物质中活性最强的是四氢大麻酚（$\Delta 9$tetrahydrocannabinol，Δ-9-THC）。不同制品之间 Δ-9-THC的含量不同。玛利华纳含 Δ-9-THC 4%～8%，哈希什含 Δ-9-THC 5%～12%。Δ-9-THC与脑部大麻素受体结合产生效应。该受体的数量在不同脑区分布不一，在影响愉快、记忆、思维、注意、感觉和时间、运动协调的脑区有许多该受体。

大麻有致幻觉和镇静作用，产生的效应个体间存在差异，与所使用的剂量，使用者的期望、情绪及社会环境有关。小剂量及中等剂量时引起欣快感、幸福感、放松、情绪脱抑制，四肢有轻飘飘的感觉。欣快之后出现嗜睡、镇静。可出现感知歪曲，如感觉时间变慢、产生错觉等，但程度比麦角酰二乙胺（LSD）所导致的轻。大剂量时则产生 LSD 样作用，如幻觉、思维紊乱、偏执、惊恐发作、激越等。

吸食大麻可损害认知和操作功能，可影响驾驶及其他复杂的、需技巧的操作，容易引起交通事故，影响学习成绩、工作、社会技能和日常生活，还会引起抑郁、快感缺乏、焦虑、人格改变。

滥用大麻对身体健康会造成不良影响，对心血管系统最明显的作用是心动过速，心跳加快及血压小幅度下降常见,球结膜血管扩张,出现红眼。抽吸大麻后的第一个小时心脏病发作的危险性增加,这与心率、血压和血液携氧能力下降有关。吸大麻者易患呼吸道和肺部疾病。肿瘤的发病危险增高,因为大麻含刺激物质和致癌物质。大麻中的致癌物质比烟草中多50%~70%,比吸烟更易致癌。长期滥用大麻影响免疫功能,还能抑制睾酮分泌,这对青少年滥用者来说,是特别值得注意的问题。

有些人在长期使用后可出现依赖,停药后会出现轻微的戒断症状,主要表现有对药物的渴求、易激惹、失眠、焦虑、不安、出汗、食欲减退、胃部不适等,在停用后近1周时达到高峰。因戒断症状轻微,无须进行脱毒治疗。

（吴海涛）

第五节　致幻药所致精神障碍

致幻药又称迷幻药、拟精神疾病药,是一类在不明显损害记忆和意识的情况下,产生类似于功能性精神疾病症状的精神活动物质。致幻药大体上可分为以下两类。

一、吲哚烷基胺类(结构上与5-HT有关)

如麦角酰二乙胺（Lysergic Acid Dielhylamide, LSD）、二甲色胺（Dimethytryptamine, DMT）、二乙色胺。

二、苯乙胺类(结构上与儿茶酚胺有关)

如仙人球毒碱、MDMA、MDA。其他还有苯环利定（phencyclidine, PCP）和氯胺酮（Ketamine）、大麻有致幻作用,也在此列。PCP很少只引起幻觉,所以DSM-Ⅳ将其单列。

致幻药中最常见的是LSD,它是5-HT受体促动药,市售的有片剂、胶囊,偶有液体制剂。LSD的效应难以预测,取决于使用的剂量、个性、情绪、期望及使用时的环境。摄入LSD后,通常在30分钟后产生效应。躯体方面的表现有瞳孔扩大、视物模糊、发热、心率加快、血压升高、出汗、食欲丧失、口干、震颤、动作不协调等。精神方面的效应有感知觉、情绪、思维等方面的改变,持续8~14小时。最显著的体验是感知觉的歪曲或增加。视觉形象变得异常鲜明、色彩丰富、轮廓清晰。对很平常的事也觉得很惊奇,常见错觉和幻觉。患者也常出现不同感觉形式的混淆,即共感,如声音被感知为是看到的,颜色被体验为是听到的。可出现定向障碍、体象改变、人格解体,对时间、空间的感知发生改变。情绪变得异常强烈,表现多样,可同时体验到多种情绪或两种互不协调的情绪,并快速波动。思维障碍方面有牵连、偏执。其他常见的不良反应如下。

（一）"倒霉之旅"

表现为极度惊恐,害怕自己会失控、发疯或死去,要求立即得到治疗。发作通常不超过2小时。应使这些患者在安静的环境内休息,并向其保证这种异常的体验是暂时的,是药物引起的。严重者可给予苯二氮䓬类药物,避免使用抗精神疾病药物。

（二）闪回

闪回即停止用药后仍自发地再次体验到以前摄入致幻药时出现过的视觉歪曲、躯体症状、自我界限丧失或强烈的情绪,可以精确地重复既往吸入致幻药时的症状。闪回现象为发作性,持续数秒至数分钟,也可更长。闪回现象有时因疲劳、饮酒或大麻中毒而促发。闪回现象比较常见,可在停 LSD 数天内或 1 年后出现,估计可发生于 25‰ 以上的致幻药使用者中。随着时间的推移,闪回发作的次数迅速减少,发作时的强度也迅速降低。

(三)慢性中毒

慢性中毒可出现持久的焦虑、抑郁和精神疾病性症状。

另外,两种常见的致幻药是苯环己哌啶(Phencyclidine,PCP)和氯胺酮。它们是 NMDA(N-methy 1-D-aspartate)受体阻断剂,可使正常个体产生阳性症状、阴性症状和认知缺陷,与精神分裂症的症状几乎难以区别。如给予精神分裂症患者 NMDA 受体阻断剂,则可加重病情。

(吴海涛)

第六节　镇静催眠、抗焦虑药所致精神障碍

此类药物包括范围较广,在化学结构上差异也较大,但都能抑制中枢神经系统的活动。目前,在临床上主要有两大类:巴比妥类和苯二氮䓬类。

巴比妥类是较早的镇静催眠药,根据半衰期的长短可分为超短效、短效、中效及长效巴比妥类药物,临床上主要用于失眠,滥用可能性最大。

苯二氮䓬类药物的主要药理作用是抗焦虑、松弛肌肉、抗癫痫、催眠等。由于这类药物安全性好,即使过量,也不致有生命危险,目前应用范围已远远超过巴比妥类药物。

镇静催眠药中毒症状与醉酒状态类似,巴比妥类的戒断症状较严重,甚至有生命危险。症状的严重程度取决于滥用的剂量和时间。在突然停药 12～24 小时,戒断症状陆续出现,如厌食、焦虑不安、失眠,随之出现肢体的粗大震颤;停药 2～3 天,戒断症状可达高峰,出现呕吐、心动过速、血压下降、四肢震颤加重、全身肌肉抽搐或出现癫痫大发作,有的出现高热谵妄。

苯二氮䓬类戒断症状虽不像巴比妥类那样严重,但易感素质者(如既往依赖者或有家族史者)在服用治疗剂量的药物 3 个月以后,如突然停药,可能出现严重的戒断反应,甚至抽搐。

在巴比妥类的戒断脱瘾时减量要缓慢。以戊巴比妥为例,每天减量不超过 0.1 g,递减时间一般需要2～4周,甚至更长。苯二氮䓬类的脱瘾治疗可采取逐渐减少剂量,或用长效制剂替代,然后再逐渐减少长效制剂的剂量。

(吴海涛)

第七节　中枢神经系统兴奋剂所致精神障碍

中枢神经系统兴奋剂或称精神兴奋剂包括咖啡或茶内咖啡因,但引起滥用的主要是可卡因及苯丙胺类药物。可卡因与苯丙胺类药物具有类似的药理作用,且可卡因在我国滥用的情况远远不如西方国家,而苯丙胺类药物在我国滥用有增加的趋势,故本节主要讨论苯丙胺类药物的

问题。

苯丙胺类兴奋剂(amphetamine-type stimulants,ATS)是近年来被国际上广泛采纳用来描述苯丙胺及其同类化合物,包括苯丙胺(安非他明)、甲基苯丙胺(冰毒)、3,4-亚甲二氧基甲安非他呬(MDMA,摇头丸)、麻黄素、芬氟拉明、匹莫林、伪麻黄碱等。

目前,医疗上苯丙胺类药物主要用于减肥(如芬氟拉明)、儿童多动症(如哌甲酯、匹莫林、苯丙胺等)和发作性睡病(如苯丙胺),而非法类兴奋剂如甲基苯丙胺(冰毒)、MDMA(摇头丸)等则被滥用者用于各种不同的目的,从而导致了一系列不良的健康和社会后果。

一、苯丙胺类药物的药理作用

ATS具有强烈的中枢神经兴奋作用和致欣快作用。研究表明,它们大多主要作用于儿茶酚胺神经细胞的突触前膜,通过促进突触前膜内神经递质(如去甲肾上腺素、多巴胺和5-羟色胺等)的释放、阻止递质再摄取,抑制单胺氧化酶的活性而发挥药理作用,而毒性作用很大部分可认为是药理学作用的加剧。致欣快、愉悦作用主要与影响多巴胺释放、阻止重吸收有关。其他作用包括觉醒度增加、支气管扩张、心率加快、心排血量增加、血压增高、胃肠蠕动降低、口干、食欲降低等。

二、ATS对健康的危害

(一)苯丙胺和甲基苯丙胺

1.急性中毒

临床表现为中枢神经系统和交感神经系统的兴奋症状。轻度中毒表现为瞳孔扩大、血压升高、脉搏加快、出汗、口渴、呼吸困难、震颤、反射亢进、头痛、兴奋躁动等症状。中度中毒出现错乱、谵妄、幻听、幻视、被害妄想等精神症状。重度中毒时出现心律失常、痉挛、循环衰竭、出血或凝血、高热、胸痛、昏迷甚至死亡。甲基苯丙胺急性中毒常见症状之一是体温升高,甚至出现恶性高热,恶性高热已被证实是中毒致死的部分原因。

目前的研究认为,甲基苯丙胺所致的体温升高并非药物对大脑体温调节中枢的直接作用,而是全身肌肉过度兴奋与收缩所致的外周性产热的结果。另有不少研究发现,甲基苯丙胺对心肌细胞存在直接的毒性作用,包括心肌线粒体变性,心肌细胞肌原纤维溶解和其他膜结构溶解,也可引起心肌细胞的变性坏死。

据文献报道,ATS引起的心血管疾病变常见的有胸痛、心肌梗死、心肌病、高血压、心律失常、颅内出血、猝死。

2.慢性中毒

慢性中毒比急性中毒更为常见。通常以重度的精神异常症状为特征,而且还可出现明显的暴力、伤害和杀人犯罪倾向,因而产生重大的社会和医学问题。

(1)躯体症状:中等剂量可致血压升高、心率增快、体温升高、心律失常、头痛、口干、肌紧张、恶心、皮疹等。

(2)心理症状:中等剂量可致一种舒适感,警觉增加、话多,注意力集中、运动能力增加等,还包括头昏,精神抑郁、焦虑、激越,注意减退等。依个体的情况(耐受性,药物剂量等)而有所不同。

(3)精神依赖和耐受性:使用后,特别是静脉使用后,很快出现头脑活跃、精力充沛,能力感增强,可体验到难以言表的快感,即称为腾云驾雾感或全身电流般传导的快感,数小时后,吸毒者出现全身乏力,精神压抑,倦怠、沮丧而进入所谓的苯丙胺沮丧期,以上的正性和负性体验期使得吸毒者陷入反复使用的恶性循环中,这也是形成精神依赖的重要原因之一。一般认为 ATS 的躯体依赖性较难产生,而更容易产生精神依赖性。

(4)精神障碍:主要表现分裂样精神疾病、躁狂-抑郁状态,临床上需要与精神分裂症和情感障碍相鉴别。

(5)其他:除上述情况以外,ATS 还可引起肺动脉高压和肺损害,对肝脏、骨骼,肾脏系统均有不同程度的毒性作用。

(二)致幻性 ATS 类

苯丙胺类衍生物中有一类可以产生既有兴奋作用,又有致幻作用,如我国吸毒者俗称的摇头丸。所谓摇头丸通常是指亚甲基二氧甲基苯丙胺(MDMA)为主要成分所制成的片剂。但目前市面上查获的摇头丸片剂成分则多种多样,还包括 3,4-亚甲二氧基安非他明(MDA)、N-乙基-亚甲二氧基安非他明(MDEA)、二甲氧基安非他明(DMA)、副甲氧基安非他明(PMA)、三甲氨基安非他明(TMA)等,此外,一些不法分子为了赚钱,尚可掺入对乙酰氨基酚、氯苯那敏、去甲麻黄素等成分。

MDMA 有效口服剂量为 $50 \sim 150$ mg,服后约半小时产生幻觉,使用者体会到平和安详感,对陌生人态度友善,警惕能力降低,易与陌生人发生性行为。绝大部分患者体会到欣快,自我感觉良好,交谈能力增强,此时,迪斯科强烈节奏的音乐刺激会使使用者不由自主地摇摆,有时服用一粒可摇摆 $4 \sim 6$ 小时,部分使用者体会到恐慌、妄想、抑郁、精神错乱,肌肉兴奋症状包括痉挛、抽搐或挛缩运动,不能控制地咬牙。有的患者出现恶心、口干、视物模糊、发热、大汗乃至虚脱。兴奋过后,有部分患者感到嗜睡、肌肉痛、压抑、注意力不集中、虚弱无力、抑郁、头痛、烦躁不安等。

(1)急性中毒:起于服药 $20 \sim 60$ 分钟,$2 \sim 3$ 小时达高峰,持续 8 小时,$24 \sim 48$ 小时逐渐恢复。

(2)过量中毒致死的原因主要有:既往有心血管疾病、心室纤颤;高热综合征,包括高热、代谢性酸中毒;弥散性血管内凝血(DIC);横纹肌溶解、急性肾衰;中毒性肝炎所致肝功能衰竭。

(3)躯体症状:包括心率增快、体温升高、反射亢进、肌紧张痉挛、震颤、出汗、口干、食欲减退、失眠。

(4)精神障碍:主要表现为偏执性精神状态,自杀心境,人格和现实解体症状,幻觉、焦虑状态,抑郁和惊恐发作及认知功能损害。ATS 对认知功能的急性和长期作用引起了相当的关注,已有几项研究提示 MDMA 会引起认知功能损害,尤其在学习和记忆方面。

三、治疗

滥用 ATS 可以产生精神依赖,但与海洛因、大麻等毒品不同,在突然停吸后常不会产生像阿片类、酒类严重的躯体戒断症状,对于 ATS 的戒毒及毒性作用表现出来的临床症状,只需对症处理。

(一)精神症状的治疗

ATS 服用者可出现急性精神障碍症状,如幻觉、妄想、意识障碍、伤人行为等,一般来说一旦出现,应停止吸食,绝大部分患者在停止吸食后 $2 \sim 3$ 天幻觉妄想症状即可消失。

对于症状严重者一般选用氟哌啶醇或地西泮,理由是氟哌啶醇为多巴胺受体阻滞剂,能特异性阻断 ATS 的中枢神经系统作用,大量的临床报告证实效果良好,常用量 $2 \sim 5$ mg 肌内注射,

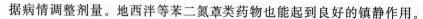

据病情调整剂量。地西泮等苯二氮䓬类药物也能起到良好的镇静作用。

（二）躯体症状的治疗

急性中毒患者常出现高热、代谢性酸中毒和肌痉挛症状，处理的原则是足量补液，维持水、电解质平衡，利尿、促进排泄。恶性高热是由于骨骼肌代谢亢进所致，多数中毒者是由于恶性高热和高乳酸血症，最终出现循环衰竭或休克而致死亡。降温措施可用物理降温（冰敷、醇浴），肌肉松弛是控制高体温的有效方法，可静脉缓注硫喷妥钠 0.1～0.2 g 或用肌肉松弛剂琥珀酰胆碱，注意呼吸和肌肉松弛情况，必要时可重复；畅通呼吸道，给氧，气管插管，地西泮止痉，有条件者可行透析治疗。

ATS 导致冠状动脉痉挛是引起心肌缺血和心肌梗死最常见的原因。临床上常使用钙通道阻滞剂如硝苯地平缓解痉挛，改善心肌缺血。一些抗高血压的药物（如 β 受体阻滞剂）对甲基苯丙胺引起的心血管症状也有良好作用，但有学者认为，普萘洛尔可以明显缩小冠脉直径，增加冠脉阻力，因而不太主张使用。高血压危象可用酚妥拉明，除非出现心力衰竭的情况可用地高辛等强心剂外，一般用钙通道阻滞剂，禁用糖苷类和磷酸二酯酶抑制剂。

全身血管弥漫性痉挛发生时，可以静脉给予盐酸苯唑啉以缓解痉挛，同时观察血压，一般给药后 1.0～1.5 小时即显效。

（吴海涛）

第十五章

非依赖性物质所致精神障碍

第一节　肾上腺皮质激素所致精神障碍

肾上腺皮质激素所致精神障碍是指在应用激素过程中引起个体出现的精神障碍。精神症状常发生在应用激素数天到 2 个月之内,其严重程度与激素总量及使用的时间关系较小,而与病前性格,既往病史,躯体功能状况等个体差异关系较大。

一、临床表现

早期表现为欣快、烦躁不安、易激动,自感精力充沛,活动增多,睡眠减少,语速快、语音高等轻躁狂状态,进一步发展可出现过度兴奋、易激惹、幻觉妄想、伤人毁物、情绪低沉、自杀、紧张综合征等精神疾病性症状,少数患者出现意识障碍。

二、诊断与鉴别诊断

如果患者以前没有精神疾病史,在使用激素治疗过程中突然出现精神症状,减药或停药后精神症状缓解或消失,且未找到其他原因时,则可考虑诊断此病。主要须与躁狂症、精神分裂症、红斑狼疮等结缔组织病伴发的精神障碍相鉴别。

三、治疗

停用肾上腺皮质激素类药物,大剂量应用不能突然停用者,要递减直到全部停用。因躯体疾病不能停用激素时,要尽量减少激素用量,同时对精神症状对症处理。

(孙庆祝)

第二节　抗胆碱能药物所致精神障碍

抗胆碱能药物包括阿托品、颠茄、东莨菪碱、山莨菪碱、苯海索。阿米替林、丙咪嗪等抗胆碱能作用也很强,应用这些药物都可引起精神障碍。

一、临床表现

意识障碍最多见,可为嗜睡、谵妄、昏迷等不同程度的意识障碍。出现错觉幻觉如认错人,看到内容鲜明生动的物体,患者主诉口干口渴。可见患者瞳孔散大、视物模糊,头痛,颜面潮红,呼吸脉搏加速,血压升高,发热,严重者可有抽风、昏迷。

二、诊断与鉴别诊断

有确切的应用抗胆碱能药物史,用药后迅速出现上述中毒症状,据此可以诊断。需与酒精所致精神障碍、精神分裂症、情感性障碍鉴别。

三、治疗

及早洗胃,给予支持和对症治疗。可以用拟胆碱药毒扁豆碱和新斯的明拮抗。控制精神症状可用苯二氮䓬类治疗兴奋躁动。

(孙庆祝)

第三节　三环类抗抑郁药物所致精神障碍

三环类抗抑郁药过量服用引起的中毒比抗精神疾病药物中毒严重,一次用 1.5～2.0 g 三环类抗抑郁药即可发生中毒现象。吞服 2.5 g 可致死。中毒后病情急,2～3 小时病情严重,并发症多,死亡率高。

一、临床表现

服用正常剂量的三环类抗抑郁药引起的精神症状主要是激越冲动、兴奋躁动不安、情感高涨等类似轻躁狂症状,三环类抗抑郁药过量中毒主要表现为神经系统和心血管症状,如嗜睡、昏睡或兴奋,或交替出现,伴共济失调,肌阵挛,反射亢进,高热、谵妄、惊厥,大汗淋漓、瞳孔散大,肠麻痹,尿潴留,心律失常,室内传导阻滞,心脏停搏。

二、诊断与鉴别诊断

有确切的服药史和药物来源史,胃内容物检测证实,并具有上述临床表现者即可做出诊断。需排除抗胆碱药物中毒、抗精神疾病药物中毒。

三、治疗

催吐洗胃,输液保肝利尿。采用心电监护发现异常情况及时处理。使用毒扁豆碱或新斯的明等抗胆碱酯酶药物拮抗。其他措施就是对症治疗和支持治疗。

(孙庆祝)

第四节 食物所致精神障碍

食物所致精神障碍是指某些食物摄入人体后出现心理改变和生理症状,如中毒、智能障碍、精神疾病性症状、情感障碍、神经症性症状和人格改变等。据国内卫生防疫部门调查,在散发性食物中毒中,蕈中毒高居首位,在躯体损害的同时都伴发精神障碍。

蕈中毒所致精神障碍指蕈类摄入人体后出现一系列神经精神障碍。常见有毒蕈类包括伞蕈科、牛肝蕈科、红褶菇科等,易与食用蕈混淆。蕈中毒云南、贵州、广西等地区较为多见。

一、临床表现

根据对人体的主要损害可将中毒分为以下四型。

(一)胃肠炎型

胃肠炎型主要表现为进食后 10 分钟至 2 小时发病,以胃肠道症状为主。轻、中度中毒出现恶心呕吐、上腹不适、流涎,重者可有腹痛、水样便,便中有黏液、红细胞,无里急后重。严重患者尚可出现水、电解质平衡紊乱,部分患者有发烧。此型病程短、恢复快、极少有死亡发生。

(二)神经精神型

一般在食后 30 分钟至 6 小时发病。临床症状除胃肠炎表现外主要有幻听、幻视、类醉酒状态、躁狂、精神错乱、精神抑制等。此型中毒用阿托品类药物及时治疗可迅速缓解症状,病程一般1～2 天,死亡率低。

(三)肝损害型

临床经过一般分为潜伏期、胃肠炎期、假愈期、内脏损害期、精神症状期和恢复期。潜伏期一般为 5～24 小时,多为 12 小时,开始出现恶心呕吐、腹痛、腹泻等为胃肠炎期,少数患者出现类霍乱症状迅速死亡。胃肠炎症状消失后,患者除食欲欠佳外并无明显症状,这一期为假愈期,此期轻度、中度患者肝损害不严重,可进入恢复期,严重患者则进入脏器损害期,患者多在 2～3 天出现肝、肾、脑、心等脏器损害,以肝损害最严重,可出现肝大、黄疸、转氨酶升高,严重者可出现肝坏死,甚至肝昏迷;侵犯肾脏可发生少尿、无尿或血尿,出现尿毒症,肾衰竭。多数患者在内脏损害后出现烦躁不安、表情淡漠、思睡,继而出现惊厥、昏迷,甚至死亡。有些患者在胃肠炎后立即出现烦躁惊厥、昏迷,甚至死亡。有些患者在胃肠炎后立即出现烦躁惊厥、昏迷,但没有肝大、黄疸,属于中毒性脑病,这一期为精神症状期。经过及时治疗的患者,在 2～3 周后进入恢复期,各项症状好转并痊愈。

(四)溶血型

一般食后 6～12 小时发病。出现黄疸、血红蛋白尿、肝脾大、贫血等。病死率一般不高。

二、诊断与鉴别诊断

诊断依据三个方面:摄食史、中毒症状和体征、毒物分析。凡有食用蕈类史,食后短期内有数人同时出现胃肠炎症状,再结合其他症状及体征,一般不难诊断。但需与功能性精神疾病、其他中毒性精神疾病鉴别。

三、治疗

一旦发现蕈类中毒，应及时洗胃导泻，减少毒素继续吸收。对伴毒蕈碱中毒症状者要果断快用阿托品，但如果本身已出现脉搏加快、瞳孔散大、口干、肠鸣音减少等抗胆碱能症状，则忌用阿托品，应用新斯的明。及早检测肝、肾功能。抓紧保肝治疗。维持酸碱、水、电解质平衡。抽搐痉挛者可用安定控制。高热者予物理降温。对严重幻觉可肌内注射氯丙嗪。必要时可行血液透析或腹膜透析。

（孙庆祝）

第十六章

中毒性精神障碍

第一节　工业中毒所致精神障碍

目前我国工业发展迅速,劳动人民与重金属接触的机会日益增多,因而造成中毒的可能性也随之增加,但各行业都加强了劳动防护措施,使中毒引起精神疾病的发生率下降,症状也较轻。可以导致精神障碍的重金属种类较多,常见的有铅、汞、锰、二硫化碳和苯等。

一、铅中毒所致精神障碍

(一)发病原因

铅中毒多见于铅矿开采、冶炼、玻璃、蓄电池、制造、油漆、颜料、橡胶印刷、排字等长期与铅接触的工业部门,或误服、多服含铅的药物或食物。铅是一种嗜神经性及溶血性毒物,进入人体的途径主要是通过呼吸道,其次是消化道,进入人体后主要存在长骨骨小梁中,少量在内脏,软组织和血液中,后者对机体有毒害作用而引起中毒,一般无机铅化合物多引起慢性中毒,铅中毒时有毒物质直接或间接作用于大脑,使大脑正常生理功能发生紊乱而出现精神症状。

(二)发病机制

铅是一种嗜神经性及溶血性毒物,铅进入人体后主要存在长骨的骨小梁中,少量在肝、脾、肾、脑、肌肉、血液中,铅存于骨中多无害,但在软组织及血中的铅含量过高时,对机体有毒害作用可引起铅中毒,在骨内的铅与钙有相同的代谢过程,当食物中缺钙或血钙降低,排出钙量增加时,骨内的铅即可转到血液,血液中铅浓度短期内大量增加,也可引起铅中毒。铅中毒机制是铅在细胞内与细胞器及蛋白质的巯基结合,抑制呼吸色素和三磷腺苷酶,影响细胞膜的运输功能。体内的铅主要是经肾及粪便排泄,故尿铅含量的测定有诊断价值。

(三)临床表现

由一般无机铅化合物引起的多为慢性中毒,急性中毒极为少见,主要表现为精神神经和躯体的综合症状。

1.急性铅中毒

精神症状表现为急性突发的谵妄状态,患者可因幻视表现出紧张、恐惧、兴奋躁动,并继发被害妄想。躯体症状包括四肢抽搐、癫痫样发作、腹绞痛、恶心、呕吐、中毒性肝病和肾病、贫血等。

2.慢性铅中毒

(1)精神症状:铅中毒早期可引起脑衰弱综合征,患者可表现为精神活动的张力下降、易兴奋又易疲劳、顽固性头痛、头沉、头紧、全身肌肉关节酸痛、失眠、记忆力下降等,与神经衰弱症状群很相似。如果铅继续进入人体,造成体内铅的蓄积,使症状加重,并出现铅中毒性脑病,患者表现精神迟钝、情感淡漠、智能减退及人格变化。严重的铅中毒可出现意识障碍、抽搐及记忆减退。

(2)躯体症状和体征:铅中毒患者具有特殊的神经系统症状,可表现为运动性多发性神经炎,如:握力减退,手足肌无力,肌肉麻痹及腕下垂,足下垂;也可见感觉性多发神经炎,如肢端麻木及四肢末端呈手套,袜套型感觉障碍。严重者可有手震颤,肌肉痉挛及癫痫样发作。铅中毒时还可表现消化功能减退,食欲减退,口中有金属甜味,恶心,便秘,齿龈可见铅线,铅中毒性腹绞痛等。慢性铅中毒可致骨髓内红细胞病理性增生,周围血液中可出现大量含嗜碱性物质的幼稚红细胞——网织红细胞,点彩红细胞及多染色红细胞,严重的患者可出现轻度的低色素性贫血,尿棕色素、尿粪卟啉和尿铅增高,是诊断铅中毒的重要依据。

(四)预防与治疗

应积极开展工作环境中对铅中毒的预防,消除劳动环境中造成中毒的因素,改善劳动条件,防止继续中毒,患者必须脱离现场,调整饮食,改进营养。

铅中毒所致精神障碍的主要治疗原则是清除中毒因素,加强工业劳动保护,改善作业条件。急性和慢性铅中毒都必须脱离有毒环境,必须进行特异性驱铅病因治疗,对精神症状采取抗精神疾病药物对症治疗。常用药物有依地酸钙钠和二巯基丁二钠。常用药物的方法如下。

(1)依地酸钙钠(乙二胺四乙酸二钠钙):是目前应用最广泛的药,它是一种络合剂,进入体内后其钙离子能被体内的铅离子所替代,形成更稳定的可溶性金属复合物而被排出。①每天依地酸钙钠 0.5 g 加 2%普鲁卡因 2 mL,分 1~2 次肌内注射,连续 3 天为 1 个疗程,间隔 4 天后再进行下 1 个疗程,或每隔 1~2 天注射 1 针,每周不超过 3 针,治疗时要休息。②也可采用静脉注射每天 1 g,溶于 5%葡萄糖液或生理盐水 100~200 mL 缓慢滴注,1 周内不超过 3 次,隔 1~2 天注射 1 次,或连续注射 3 天后休息 4 天。③口服治疗 2~4 g/d,4 天为 1 个疗程,停 2 天再进行下 1 个疗程,但效果不如注射方法好,用驱铅药物治疗期间,每天查尿常规,如有异常或有恶心,腰痛,尿频等不良反应停药,防止引起肾脏损害。

(2)二巯丁二钠(二巯基丁二酸钠):为我国创制的多种金属解毒剂,毒性较低。①肌内注射:0.5 g/d,2 次/天,也可加 2%普鲁卡因 2 mL 同时注射。②静脉注射:每次 1 g 溶于注射用水或生理盐水,或 25%葡萄糖液 10~20 mL 中,在 10~15 分钟缓慢静脉注射,1 次/天,用药 3 天休息 4 天为 1 个疗程,总用量为 6~8 g。

(3)对各种精神症状可给予抗精神疾病药物,如地西泮(安定)5~10 mg;奋乃静 5~10 mg;氯丙嗪 25~50 mg 肌内注射,根据病情可用药 1~2 次/天,如患者合作,可口服。

(4)加强营养,予以支持治疗。

(五)四乙基铅中毒所致的精神障碍

四乙基铅是有机铅,为一种无色,透明,高度脂溶性,挥发性,毒性强烈的工业毒物,这种液体应用在航空,汽车和拖拉机工业方面,主要作为动力汽油的防爆剂,进入机体的途径是由呼吸道吸入其蒸气或从皮肤吸收引起中毒。四乙基铅中毒时对中枢神经系统损害特别明显,以精神症状及自主神经功能紊乱为特点,恢复后常遗留较持久的虚弱状态。

1.急性中毒

一般发生于短期内吸入大量四乙基铅的蒸气后所致,症状出现前常有数小时至数天潜伏期,初起时头昏、头痛、恶心、疲倦无力,有时头昏类似"晕船"的感觉,以及出现自主神经功能紊乱的现象,心动徐缓、血压过低、体温过低、流涎、出汗增多、皮肤苍白、颤抖等,重度中毒时可出现意识障碍,表现为谵妄状态,出现恐怖性幻视,如看到各种奇怪的野兽、鬼怪和多头的人,典型症状是口腔幻触,患者觉得"有一种又像头发又像稻草的东西从牙齿中间出来","口内仿佛有一块肉",还有威胁性和命令性幻听也为其特征,严重患者可出现癫痫发作,昏迷。

2.慢性中毒

主要表现为脑衰弱综合征及自主神经功能紊乱,脑衰弱综合征除上述头痛,头昏还有睡眠障碍,性功能减退现象,检查时可出现心跳缓慢、血压降低,血中淋巴细胞及单核白细胞计数增多等。

3.治疗

急性中毒时,除按铅中毒急性中毒抢救原则处理外,可给予解毒剂巯乙胺 200 mg 肌内注射,1～2 次/天,它能解除金属对细胞中酶系统活动的抑制,特别对急性四乙基铅中毒效果较好。慢性中毒主要为对症治疗。

二、汞中毒所致精神障碍

(一)病因和发病机制

汞中毒见于汞矿的开采和冶炼及一切使用汞的仪表制造业中,常见于从事各种科学仪器制造工人,如水银温度计制造业。汞是银白色液状金属,室温下即可蒸发,金属汞蒸气随气体流动,主要经呼吸道侵入人体,金属汞可由皮肤吸收。汞蒸气经呼吸道在肺内吸收,随血液到达各器官和组织,稽留于中枢神经系统和肝,肾等器官而引起中毒。汞可影响蛋白质中的巯基团而抑制酶系统的功能,导致细胞新陈代谢紊乱。临床常见为长期少量接触汞引起的慢性汞中毒。

(二)临床表现

1.精神症状

毒物被吸入机体内的量较少时,脑衰弱综合征是慢性汞中毒的早期表现,如头痛、头晕、全身乏力、记忆力减退、多数患者睡眠差、不易入睡、多梦、易醒等,少数患者嗜睡;当吸入毒物量逐渐增多后,可出现嗜睡、多梦、记忆力减退及顽固的性功能障碍。常见情感症状有易兴奋又易疲劳、烦躁、脾气急躁、易怒、好哭与焦虑不安等。有的患者表现情感脆弱,缺乏自制力。有的表现悲观、忧郁、胆怯害羞及智力下降。

2.躯体(包括神经系统)症状与体征

以汞中毒特异性震颤多见,早期可有眼睑、舌、手指、腕、上肢或下肢、头部,甚至全身对称性震颤,开始为细微震颤,逐渐发展为粗大震颤,并出现手指书写震颤,常因紧张或被旁人注意而加重,睡眠时消失。慢性汞中毒时,可有特殊体征,口腔炎为早期症状之一,口腔中有金属味、流涎,有时为口干;唇、舌、颊、舌部可发生肿胀及溃疡,齿龈肿胀,易出血,齿龈上可见硫化汞沉着的暗蓝色汞线。同时,常有自主神经功能紊乱,如多汗、血压脉搏不稳定,皮肤划痕反应阳性。化验检查可有淋巴细胞增高、血糖增高、蛋白尿,唾液、粪便及尿中汞含量增高。

有机汞是常用的农药杀虫剂,如赛力散(2.5%醋酸苯汞),可有呼吸道和皮肤吸收。其临床表现为急性汞中毒时,轻者有脑衰弱综合征,重时可有肌肉震颤、共济失调,甚至四肢瘫痪,视力模糊,视野缩小等,严重时可产生昏迷、抽搐以致死亡。其临床表现为慢性汞中毒时,轻者有脑衰弱综合征,自主神经功能障碍,也可有消化道症状如腹痛、腹泻,部分患者可肝大、尿频;如发展严重时,可出现神经系统器质性损伤,如周围神经炎、肢体瘫痪、共济失调、视野缩小等。精神障碍可见记忆力下降、虚构、智能障碍,也有思维联想障碍、多疑、幻听及情绪不稳定等。

(三)防治

汞中毒患者必须脱离有毒环境以防止继续中毒;改善劳动条件,加强防护。

驱除汞治疗:可选用二巯丙醇(二巯基丙醇)或二巯丙磺钠(二巯基丙磺酸钠)肌内注射,这类解毒药分子中有活性巯基,能与血液及组织中的巯基毒物起反应,形成无毒化合物由尿排出,促进排泄,使被毒物损害的酶系统功能恢复,从而达到解毒目的。

对精神症状可给予抗焦虑药物,如地西泮(安定)2.5～5.0 mg,口服,3 次/天,必要时使用小量抗精神疾病药物,如兴奋时可给予适当剂量的氯丙嗪(一般每天 300～400 mg,3 次分服);对睡眠不好的可给予安眠药改善睡眠。

对躯体症状,可对症治疗及给予大量维生素 B_1 和维生素 C。

三、锰中毒所致精神障碍

(一)病因和发病机制

锰中毒常见于锰矿开采、锰金属冶炼及在陶瓷、玻璃、塑料、干电池等行业的工作者。锰是主要以锰尘的形式经呼吸道进入血液的,锰是一种细胞毒物,选择性作用于中枢神经系统的纹状体、苍白球和视丘等部位;它能抑制多巴胺脱羧酶,使纹状体抑制性神经介质多巴胺含量减少。中毒早期有功能性改变,停止接触后可完全恢复,也可发生神经细胞退行性改变。锰中毒主要为慢性中毒。

(二)临床表现

1.精神症状

早期出现脑衰弱综合征,表现失眠、头痛、头晕、心悸、记忆力下降等,也可出现嗜睡。可有性功能减退,全身无力尤其以四肢为重,这些症状有时可缓解有时可加重。严重中毒时可有欣快、易激动、强制性哭笑或迟钝淡漠等症状。

2.躯体(包括神经系统)症状与体征

以锥体外系受损症状、帕金森综合征为主。严重时表情呆板、成面具脸、步态不稳、共济失调、步伐小而急促、出现前冲和后退步态、轮替动作不灵活、小书写症、言语困难、含混不清等。锥体外系受损症状,如腱反射亢进、踝阵挛、腹壁反射减弱或消失、出现病理反射等。自主神经功能紊乱。也可出现小脑功能障碍。甲状腺功能亢进,有的患者可引起肝、肾功能改变。锰中毒患者的血、尿、粪便中锰含量可以增高。

(三)防治

治疗原则是立即脱离中毒场所,可给多钙质食物。维生素 B_1 能促使锰停留在体内,故禁用。可给予依地酸钙钠驱除锰治疗,肌内注射或静脉点滴,用药方法为每服 1 g,每天 3～4 次。5 天后停药 3 天,再给药 5 天,早期可使症状逐步恢复,后期中毒者可防止症状继续恶化。

对精神症状可给予地西泮(安定)2.5～5.0 mg,3 次/天,或苯二氮䓬 10 mg,3 次/天,睡前可口服安眠药。

对有明显的帕金森病者,可给予苯海拉明,东莨菪碱,丙环定(开马君),苯海索(安坦)等抗胆碱药物及左旋多巴等治疗。

四、二硫化碳中毒所致精神障碍

(一)病因

二硫化碳广泛应用在黏胶纤维制造及橡胶工业,它是一种无色油状具有高度挥发性的溶剂,是一种全身性神经性毒物,可造成神经系统损害,主要由呼吸道侵入人体。

(二)临床表现

1.急性中毒

很少见,精神症状主要表现如下:①脑衰弱综合征;②类躁狂综合征;③意识障碍可出现谵妄、昏迷;神经症状可出现抽搐、昏迷,甚至呼吸麻痹。并出现恶心,嗳气时有腐败鸡蛋的气味,症状虽表现严重,但预后较好。

2.慢性中毒

(1)精神症状:绝大多数早期有脑衰弱综合征,性欲减退等症状。情感障碍常有恐惧、哭笑、抑郁和易怒相交替或出现类躁狂状态。妄想状态,严重者可发生中毒性脑病。

(2)神经系统症状及体征:多发性神经炎,可影响感觉纤维及运动纤维,患者的手足部及小腿肌肉萎缩,四肢无力,站立不稳,走路困难,腓肠肌强直收缩并有疼痛,腱反射减退。严重者出现中毒性脑病,表现有帕金森病,中枢性延髓性麻痹,血管性脑病等。据报道,二硫化碳中毒症状的特点为,脑卒中发作,眼底可见各种变化,但特征性变化为微血管瘤,此为诊断二硫化碳中毒的根据。嗅觉及味觉的减退,视神经萎缩。

(三)防治

首先脱离中毒环境,主要给予B族维生素(如维生素B_1,维生素B_{12}),以及烟酸(烟草酸)等、γ-氨酪酸、能量合剂等。对精神症状可给予抗焦虑药,如地西泮(安定)2.5~5 mg,3次/天,或抗精神疾病药物,如奋乃静,每天口服10~20 mg等,抗精神疾病药物治疗时可予盐酸苯海索2 mg,口服,1~3次/天。

五、苯中毒所致精神障碍

(一)病因和发病机制

苯是工业上广泛应用的原料和溶剂之一,为易挥发液体,主要由呼吸道吸入机体,皮肤也可吸收少量,急性中毒时,其毒性作用主要为损伤中枢神经系统,慢性中毒时,骨髓及血液变化占主要地位。

(二)临床表现

1.急性苯中毒

(1)精神症状:酒醉状态,步态蹒跚,兴奋不安;吸入高浓度的苯可出现意识障碍,谵妄或昏迷。

(2)神经系统症状及体征:多数患者有自主神经紊乱的表现,如脸红、手足发麻、多汗等。严重者出现抽搐,瞳孔散大,对光反应迟钝,腱反射亢进继而减弱等。另外可见到流泪、结膜充血、咳嗽等黏膜刺激症状。可能出现暂时性的血常规改变。

2.慢性苯中毒

早期可出现脑衰弱综合征,以后出现造血系统功能的障碍,先出现血中白细胞计数降低及血小板计数减少,继而出现各种出血现象,如鼻出血、牙龈出血、皮肤及黏膜出血,严重的有内脏出血,以后则表现为贫血症状。

(三)防治

苯中毒所致的精神障碍:首先迅速脱离中毒环境,到空气新鲜的地方,苯中毒无特效药物,主要依靠一般治疗和对症治疗,急性中毒给氧气,给予呼吸,循环兴奋剂:洛贝林(山梗菜碱)3～6 mg;尼可刹米(可拉明)0.25～1.0 g 肌内注射;呼吸停止时应立即进行人工呼吸。对慢性中毒者主要是纠正血常规的异常,如补充维生素 C,维生素 B_4,维生素 B_6,维生素 B_{12} 及核苷酸类,酶类如三磷腺苷(三磷酸腺苷),复合酶等。对脑衰弱综合征,可对症处理。

六、高分子化合物中毒所致精神障碍

(一)病因和发病机制

高分子化合物品种繁多,由于它的结构特点具有很多性能,用途很广,可用于制造塑料,合成橡胶,合成纤维等,这些材料关系到工农业生产,尖端科学与国防建设,与人民日常生活中的衣食住行都极有关,近年来发展很快。

高分子化合物是分子量很大的化合物,均由一种或数种单体聚合而成,各种高分子化合物本身都是无毒的,但是在制造和加工过程应用的化合物,以及生成的许多副产品中,有些对人体有毒害作用,酚醛塑料制造时所用的苯酚为神经毒,甲醛进入体内分解为甲醇也有毒性,根据动物实验及一些初步临床观察,除躯体症状外,也可出现大脑皮质内抑制过程弱化,相对地兴奋性增高的精神症状。

(二)临床表现

中毒时全身症状可有头痛,眩晕,乏力,嗜睡,心悸,肢体麻木,视力模糊,局部刺激症状有眼及上呼吸道刺激症状及皮炎,可由手延及上臂,严重时到达下肢,躯干。

合成氯丁橡胶制造时所用的原料氯丁二烯,有较强的挥发性和刺激麻醉毒性,吸入后在体内形成过氯丁二烯,可抑制巯基酶的活性;其急性中毒症状为头晕,头痛,严重时抽搐,出现昏迷,躯体症状可见恶心,呕吐,黏膜刺激症状和虚脱等。血白细胞降低,中性粒细胞增高,尿中可有蛋白,在慢性中毒时,可出现脑衰弱综合征及自主神经功能紊乱,如心悸,低热,多汗,性功能减退等;部分患者有食欲缺乏,肝区痛,肿大,肝功能异常;脱发及脱毛具有特征性;另外尚有低血压,缓脉现象,也可有皮炎;化验室检查可见血红蛋白及白细胞计数降低,淋巴细胞增高,血小板计数减少等。

制造聚酰胺纤维的原料己内酰胺,在制造过程中,其粉尘及蒸气吸入后可致中毒,出现头痛,头晕,乏力,记忆力减退,睡眠障碍等脑衰弱综合征,也可出现鼻出血,鼻干,上呼吸道炎症,皮炎等症状。

(三)防治

高分子化合物中毒所致的精神障碍主要是预防,如加强通风,设备密封,注意个人防护和卫生,定期体检,如已经中毒,首先应撤离现场,保温吸氧,对症治疗。

七、一氧化碳所致精神障碍

一氧化碳(CO)或煤气(含 8%～12%一氧化碳)为含碳物质燃烧不完全时的有毒产物。它不仅是在炼钢、采矿、化学工业等生产中广泛存在,而且在汽车排放的尾气、浴室的燃气热水器、家用煤气泄漏等均可产生高浓度的一氧化碳,因而是一种危害性很广的毒气,如不及时抢救死亡率很高。

(一)病因与发病机制

由于一氧化碳与血红蛋白有特殊亲和力,比氧与血红蛋白亲和力大数百倍。一氧化碳与血红蛋白的解离又比氧与血红蛋白解离慢数千倍,因此一氧化碳经呼吸道进入人体血液,很快与血红蛋白结合成碳氧血红蛋白,使血红蛋白失去运载氧的能力,形成低氧血症。即使脱离吸入一氧化碳的环境,血中的碳氧血红蛋白也要经7~24小时才能完全解离。一氧化碳还可与细胞色素氧化酶中的铁结合而抑制组织呼吸,造成组织缺氧。

中枢神经系统对缺氧非常敏感,故首先发生症状,很快引起脑组织血管壁细胞变性及血管运动神经麻痹、致使血管先痉挛,后又扩张,血管通透性增加,之后可有闭塞性动脉内膜炎,导致血液循环障碍,脑组织缺氧;严重时可有脑水肿,特别在皮质下纹状体及黑质的血管,可有血栓形成、点状出血,甚至坏死和继发性软化。脑水肿可导致颅内压增高或脑疝形成。一氧化碳中毒可引起不对称性的苍白球坏死,海马、黑质也有不同程度损害,还有皮质下白质脱髓鞘改变。损害还可波及额叶、枕叶、内囊、外囊、胼胝体等部位。皮质神经元可出现变性、坏死、胶质增生。这些血管病理变化发展到脑组织的病理改变需要一定的时间,因此患者在昏迷苏醒后,常有一段"清醒期",这些病理改变共同作用导致神经精神障碍。

(二)临床表现

1.急性一氧化碳中毒

临床症状和中毒轻重与空气中一氧化碳浓度及血中一氧化碳饱和量有关,神经精神症状的产生与中毒后昏迷时间的长短有密切关系。急性一氧化碳中毒时,首先出现头痛、头昏、耳鸣、恶心、呕吐,颜面充血呈樱桃红色;如继续留在中毒环境内,很快出现意识模糊不清,甚至昏迷。初期血压升高,其后下降,可有心律不齐,心电图示 S-T 段升高或下降,T 波倒置或平坦。血中白细胞增多,红细胞及血红蛋白增加;血 CO 定性测定阳性,此测定若碳氧血红蛋白在50%以下,一般脱离中毒环境1~2小时即可转为阴性。昏迷者可表现出肌张力增高、腱反射亢进、浅反射消失,角膜和瞳孔反射也可能会消失,还可伴有括约肌功能障碍,出现大小便失禁,发热、肤色潮红、苍白或发绀等。

昏迷患者经抢救后有的恢复正常,有的死亡;有的患者在昏迷苏醒后即出现精神症状或神经症状,但也有不少患者是在昏迷苏醒后数天、数周后再出现神经精神症状,有时脑血管受损引起的器质性变化需要2~3个月才能形成,因此急性中毒患者经抢救后可有一段时间表现正常,此段间隔临床称为"清醒期"或"假性痊愈期";苏醒后再出现精神症状或神经症状称为神经系统后发症,此时患者突然发病,轻者表现为无力、头昏,出现定向障碍,行为反常及做不能理解的动作,在起立或起床行走时则可由肌无力而跌倒,表情茫然,反应迟钝。有的兴奋躁动,有的喃喃自语,以后逐渐加重,言语减少,发音不清,大小便失禁,出现器质性痴呆及人格变化。清醒期后的神经系统症状和体征表现多种多样,主要有以下几种。①大脑局灶性损害和帕金森病、舞蹈症、轻偏瘫、癫痫发作、失语、共济失调;②周围神经损害:如单神经炎,多神经炎;③自主神经系统损害:如皮肤营养障碍,内耳性眩晕,间脑综合征;④视力模糊,视野缩小,晚期可见视神经萎缩等。

2.慢性一氧化碳中毒

关于一氧化碳慢性中毒的存在问题曾有争论,有的学者认为一氧化碳并非蓄积性毒物,在清洁的空气中,在一般的呼吸状态下,血中少量的一氧化碳很容易从呼气中排出,因而并不存在慢性一氧化碳中毒这种情况;但是据国内资料报道,慢性一氧化碳中毒常见于通风不良时,汽车司机、煤气工人和长期接触低浓度一氧化碳者,可出现慢性中毒。患者可出现头痛头晕、心悸、记忆力减退、疲乏无力、易疲倦、睡眠障碍等脑衰弱综合征。有的患者表现抑郁、焦虑、易激动、精神萎靡、好争斗和暴力攻击行为等人格改变,还可出现贫血、消化不良、视野缩小等。

(三)诊断与治疗

诊断时最重要的是询问一氧化碳接触史,测定碳氧血红蛋白具有重要的诊断参考价值。实验室检查常有酸中毒、氮质血症、白细胞计数增高、血氧分压降低、血液碳氧血红蛋白饱和度达到10%。心电图显示缺血性改变、传导阻滞和期前收缩。脑电图显示慢波增多,以额叶、颞叶为主,深昏迷者可出现"三相波"。严重中毒者头部CT常见苍白球侧脑室前角附近有低密度区。

预防一氧化碳中毒,关键是加强宣传教育和严格使用防护措施。对急性一氧化碳中毒者,应先将患者搬离中毒环境,然后采用下列治疗措施:①持续加压给氧。②脱水治疗减轻脑水肿,如高张葡萄糖,甘露醇等静脉注射。③解除脑血管痉挛。④必要时放血充氧或输血、换血。⑤改善脑细胞代谢,可给细胞色素C,辅酶A,三磷腺苷(ATP)及大量维生素等。⑥对昏迷者可用苏醒剂,如甲氯芬酯等。⑦冬眠疗法有助于使患者安静,降低机体耗氧量,降低血管渗透性,减轻脑水肿。⑧预防压疮,坠积性肺炎等并发症。⑨对症治疗,如控制兴奋、痉挛发作等,对兴奋,躁动等精神症状及癫痫发作,帕金森病等神经系统后遗症的处理,可用镇静,止痉剂,如10%水合氯醛20~30 mL灌肠,异戊巴比妥钠(阿米妥钠)0.5 g溶于20 mL生理盐水缓慢静脉注射,地西泮(安定)10 mg肌内注射,苯巴比妥钠0.3 g肌内注射等,也可应用抗胆碱剂及多巴胺等。⑩高压氧治疗:可以迅速提高血氧浓度,廓清血中碳氧血红蛋白浓度,达到治疗低血氧症的目的,使脑组织低氧程度得到改善。庄朝明等(1991年)对320例一氧化碳中毒患者给予高压氧治疗(采用大型高压氧舱),随着高压氧的治疗(5~40次),脑电图的异常改变也随之好转,治疗后无昏迷组脑电图的异常率由16.1%下降到3.2%,昏迷组的异常率由41.7%下降到18.4%,这说明急性一氧化碳中毒患者在连续高压氧治疗下效果是较好的,脑电图的监测对高压氧治疗一氧化碳中毒患者也是有用的。

慢性一氧化碳中毒者,主要是脱离中毒环境、改善脑微循环、促进脑细胞代谢。

(杨真真)

第二节　农药中毒所致精神障碍

一、有机磷中毒所致精神障碍中毒

农药中毒,主要系指有机磷农药的中毒。有机磷化合物是一类常用的杀虫剂农药,也常被用于日常生活的灭蚊灭蝇等,种类繁多,农业生产上应用广泛,对人畜均有较大毒性。其对人及哺乳动物的毒性可分为三类:剧毒者有硫磷、内吸磷、甲基对硫磷等,次毒者有敌敌畏,低毒者有美曲磷脂(敌百虫)、乐果、马拉硫磷等。

(一)病因与发病机制

有机磷中毒的原因是在使用时不遵守操作规程,生产防护设备不完善,或在复杂的社会与人际关系中导致心理危机,一次性大量吞服,导致急性中毒。有机磷化合物主要是经呼吸道、消化道和皮肤接触进入人体,很快与胆碱酯酶结合,形成磷酰化胆碱酯酶,抑制胆碱酯酶活性而丧失了分解乙酰胆碱的作用,导致乙酰胆碱在体内大量蓄积,引起体内以乙酰胆碱为传导介质的神经——胆碱能神经过度兴奋,导致神经系统功能紊乱,发生中毒症状。急性中毒者可出现脑充血、渗出、水肿,心肝肾等内脏器官不同程度的血液循环障碍。慢性长期接触有机磷可引起中枢性毒蕈碱样受体功能障碍,导致记忆缺损。此外,有机磷可引起迟发性中枢和周围神经系统的毒性反应,破坏神经轴索的离子平衡,导致轴索肿胀、变性,并继发髓鞘变性。

(二)临床表现

有机磷中毒的精神症状复杂而多变,按其毒物进入人体的量与时间快慢可分为急性中毒及慢性中毒两类。

1.急性有机磷中毒

急性有机磷中毒多经消化道一次较大剂量进入人体所致。由于有机磷进入人体后迅速被吸收,服后数分钟即可出现不同程度的意识障碍。临床又以意识障碍的深浅分为轻度、中度、重度中毒。

(1)轻度中毒:当少量有机磷进入人体后,血液胆碱酯酶活力下降至正常值的70%左右,临床可出现轻度中毒症状,如眩晕、步态不稳、注意困难、倦怠、失眠、头痛、焦虑、易激惹、欣快、多汗、流涎、胸闷及恶心呕吐等。

(2)中度中毒:较大剂量的有机磷进入人体后,血液胆碱酯酶活力下降至正常值的50%左右。临床可出现中度中毒症状,表现嗜睡、反应迟钝、淡漠少动、兴奋、话多、躁动不安、多汗、流涎、恶心呕吐,严重者可出现谵妄状态。

(3)重度中毒:一次大量有机磷进入人体后,血中胆碱酯酶活力下降至正常值的30%左右。迅速出现谵妄状态,并迅速昏迷,突出表现包括以下几种。①烟碱样症状:肌震颤、肌痉挛、肢端发麻、肢端痛觉减退、抽搐、癫痫样发作、血压增高、心动过速等。晚期可出现呼吸肌麻痹、循环衰竭。烟碱样症状主要是由乙酰胆碱作用于神经肌肉接头、交感神经节和肾上腺髓质引起。②毒蕈碱样症状:表现为恶心、呕吐、腹痛、腹泻、多汗、流涎、呼吸困难、肺水肿、瞳孔缩小、视力模糊、心悸、胸闷、大小便失禁等。毒蕈碱样症状是由于过量的乙酰胆碱作用于胆碱能神经后纤维,使平滑肌和腺体高度兴奋。并可有周围神经系统症状,如周围神经炎等。

部分患者经抢救,从昏迷状态恢复后,可立即或相隔数天后出现各种精神症状。如幻觉、妄想等精神分裂症样症状,精神运动性兴奋、喊叫、哭笑无常、言语增多、行为紊乱等中毒性症状。偶有表现为情感暴发、朦胧状态、痉挛发作、失语等癔症样发作,症状可持续数天至数月。也有报道急性有机磷中毒数月后出现精神症状者。

2.慢性有机磷中毒

在应用有机磷进行灭除病虫害时,如不注意防护措施(不穿防护衣,不戴口罩、搅拌农药的容器盛装食品等),或灭蚊喷洒敌敌畏过多,使室内空气中有机磷浓度过高时,有机磷可通过呼吸道、消化道进入体内。小量、缓慢进入体内即可致慢性有机磷中毒。慢性中毒表现为头痛头晕、乏力、胸闷多汗、失眠、多梦、注意力不集中、记忆力减退、四肢麻木、肌颤、抽搐、瞳孔缩小、视力下降、消化系统功能紊乱等,并可伴神经传导速度减慢,脑电图和肌电图异常。严重者也可出现精神症状,如躁动、焦虑、情绪低落、易激惹、自罪及幻觉妄想。

此外有机磷可经皮肤导致中毒,如皮肤直接接触有机磷时,可通过皮肤吸收而导致中毒,除表现较微全身中毒症状外,局部皮肤可红肿、起疱,疱内有大量皮肤渗出液,酷似Ⅱ度烫伤。

（三）诊断与治疗

详细了解毒物接触史是确诊的关键，多数有机磷中毒的患者呼吸中带有大蒜样的臭味，同时结合临床症状有助于诊断。血液中胆碱酯酶活力下降水平可反映中毒的程度，胆碱酯酶活力降至原有 70% 的水平时可出现轻度中毒症状，下降超过 50% 为中度中毒，而下降至 30% 以下为重度中毒。此外，尿中检查出有机磷代谢产物，血液和胃内容物中检出有机磷毒物均可为诊断提供参考依据。

治疗应首先排除毒物，施行洗胃、导泻、催吐等紧急处置，以防止毒物继续吸收，一般在服毒 6 小时内洗胃均有效；洗胃同时，给予静脉输液、利尿等帮助毒物尽快排出体外。及早使用特效药物对争取较好预后有重要意义，特效解毒剂包括以下几种。①抗胆碱能药物：抗胆碱药物的治疗剂量与中毒剂量接近，但距致死剂量较远；抗胆碱能药物可消除或减轻毒蕈碱样症状及中枢神经系统症状。阿托品 1～2 mg 肌内注射或静脉注射，每 30 分钟或 1～2 小时注射一次，达到轻度"阿托品"化后减量，其临床指标是颜面潮红、口干、瞳孔散大。以后根据病情逐渐延长注射间隔时间，减少剂量。②胆碱酯酶复活剂：能夺取磷酸化胆碱酯酶分子中的磷酸基，使体内被抑制的胆碱酯酶恢复活性，可解除烟碱样症状。胆碱酯酶复活剂的种类很多，常用的有碘解磷定（解磷定）、氯解磷定（氯磷定）两种，双复磷（DMO4）能透过血-脑屏障，对中枢神经系统症状疗效较好，早期应用效果更好。氯解磷定 0.25～0.50 g，静脉注射，每 2～3 小时重复使用上药的半量，连用 2～3 次。③同时应用支持疗法和对症治疗，服大剂量维生素类药物，如维生素 C、B_6、B_1 等。出现精神障碍时，如幻觉妄想等，可应用抗精神疾病药物，如地西泮 2.5～5.0 mg、喹硫平 100～200 mg，每天 2～3 次口服，兴奋躁动时也可用氟哌啶醇。

有机磷中毒是完全可以预防的。只要遵守生产制度和安全使用规定，做好预防工作，避免误服或自杀，就可以防止中毒。

二、有机锡中毒所致精神障碍中毒

（一）病因与发病机制

有机锡化合物在工业上用来作为防腐剂，在农业上作为灭菌剂，高分子有机锡化合物在国防上有重要用途。有机锡化合物在制造过程中可以产生剧毒，由于有机锡为脂溶性液体，在常温下即可挥发，可经呼吸道、完整皮肤及胃肠道侵入机体，有机锡化合物根据烷基不同，其毒性也有差异，而以三乙基锡毒性最大，动物实验证明有机锡为剧烈的中枢神经毒物，可抑制脑细胞线粒体的氧化磷酸化，使正常脑功能发生紊乱，产生精神神经症状。

（二）临床表现

有机锡中毒所致的精神障碍与有机汞、有机铅等有类似之处，可分为 3 种类型：①脑衰弱综合征：伴有自主神经紊乱，并可有食欲缺乏，恶心呕吐等。②中毒性脑病：可出现手指震颤，腱反射亢进等。③变态反应：可出现接触性皮炎，皮肤瘙痒等。

（三）诊断与治疗

由于目前尚无特效的解毒剂，故在生产及使用中应注意做好防护工作，防止中毒发生极为重要，但因有机锡有抑制细胞线粒体氧化磷酸化作用，故可给予三磷酸胞苷、三磷腺苷（三磷酸腺苷）、γ-氨酪酸等药物，或用葡萄糖加小量胰岛素静脉滴注，应给予高渗葡萄糖、甘露醇、山梨醇静脉注射，预防脑水肿。

（杨真真）

第十七章

神经认知障碍

第一节　阿尔茨海默病所致神经认知障碍

阿尔茨海默病(AD)是导致老年期神经认知功能障碍最常见的病因,随着人口基数的增大和老龄化的步伐加快,全球 AD 患者正在以每 3 秒新增 1 例,每 20 年翻一番的速度快速递增,并已经构成日益严重的社会和经济负担。世界 AD 年度报道预测,仅美国 2018 年用于痴呆控制的费用将高达 2 万亿美元,相当于位列全球经济排行榜第十八位国家的全年 GDP。

一、概述

自 1907 年德国医师 Alois Alzheimer 在一次演讲中首先描述该病以来,医学和社会对 AD 的认识和定位发生了一系列重大而深刻的变化:从一度被认为的少见病到今天的常见病,从过去的单纯神经变性疾病到当今的异质性疾病,从曾经的不可控性疾病到现在的可防治性疾病。唯一没有改变的就是它的确切病因和发病机制至今未明,因此,百余年来 AD 一直是困扰人类的重大医学难题之一。关于 AD,目前比较明确的有以下几点。

(1)除极少数确定为基因突变所致的家族遗传性 AD 外,绝大多数患者属于病因不明的散发性,可能与高龄、女性、头部外伤、低教育水平、甲状腺疾病、抑郁、脑卒中、高血压、糖尿病、吸烟、缺乏体育锻炼等因素有关。

(2)AD 是一种老年期高发病。60 岁及以上人群的 AD 发病率约为 4.0%,随后每增龄 5 岁,发病率翻一番,80 岁以上人群可达 30% 左右,但在 90 岁以后则不再上升。采用统一的诊断标准和调查程序的流行病学调查发现,不同人种、国籍、地域之间的 AD 发病率缺乏显著性差异,女性略高于男性。

(3)AD 患者的大脑皮质呈现弥漫性的萎缩,伴有沟回增宽和脑室扩大(图 17-1)。镜下可见以下病理变化:①细胞外的以淀粉样蛋白沉积为核心的老年斑;②神经元细胞内的神经纤维缠结;③胆碱能神经元大量减少;④脑血管壁的淀粉样变(图 17-2)。而且,上述病理改变常先于神经认知障碍症状 15～20 年出现。

(4)AD 最突出的临床症状是全面且持续恶化的认知能力下降,伴有日常生活能力进行性下降和各种精神行为症状,直到晚期才出现运动障碍症。

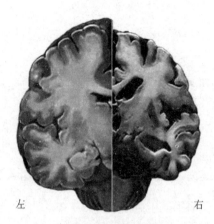

左　　　　　　　　　右

图 17-1　AD 患者

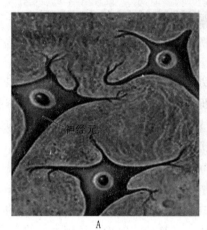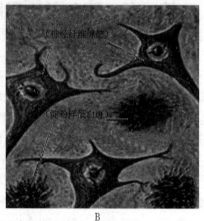

A　　　　　　　　　　　　B

图 17-2　病理特征

A.正常；B.阿尔茨海默病

注：相比左侧的正常大脑，右侧的 AD 大脑明显变小变轻，皮层弥漫性萎缩，脑的沟回增宽、加深，脑室也明显扩大

（5）AD 的确切病理机制尚未明确，迄今为止已有数十种假说试图诠释其发病机制，现今主要有以下 4 种：①淀粉样蛋白级联假说（即所谓的 Aβ 瀑布学说）；②Tau 蛋白异常磷酸化假说；③慢性炎症机制假说；④血管机制假说。但没有一种假说能全面解读 AD 患者所有的临床和病理现象。目前公认的观点为 AD 是一种多病因、多重机制作用下的异质性疾病。

二、临床表现

（一）起病方式

通常隐袭起病，缓慢进展，患者和家属往往无法清晰回忆具体的发病时间。部分患者也可因突发其他躯体疾病，如骨折、近期接受手术或者经历重大生活负性事件而可迅速明朗化。由于中晚期 AD 患者的脑内病理改变已经广泛累积和播散，治疗效果往往欠佳，因而早期识别、早期诊断和早期干预对于 AD 患者的预后十分重要。

（二）发展模式

从认知功能受累的区域来看，AD 临床呈现一个由点到面的全面发展模式：早期主要累及近事记忆力，远期记忆力、人格和日常生活能力尚可基本完整保留，一旦进入中晚期，患者的近远事记忆力、定向力、视空间能力、计算力、语言、逻辑推理能力、新知识学习能力等各认知域功能均受到波及，并同时或先后出现诸如人格改变、幻觉、抑郁、妄想、躁狂、幼稚行为、敌意攻击、身份辨识错误等痴呆相关的精神和行为症状（behavioral psychological symptoms of dementia，BPSD），患者的生活自理能力也随着减退，晚期更由于运动障碍的出现而完全丧失。从自然病程来看，AD呈现一种不可逆性的平稳下滑趋势，这与血管性痴呆、路易体性痴呆的发展趋势截然不同。

淀粉样蛋白沉积为核心的老年斑和神经元内的神经纤维缠结是 AD 镜下两大显著病理特征。

三、诊断

AD 的诊断遵照痴呆的诊断流程即先诊断是否为痴呆，然后才根据临床特征和相关检查作出 AD 的诊断。现今常用的诊断标准主要有两个：1994 年制订的美国《精神疾病诊断与统计手册》修订第Ⅳ版（DSM-Ⅳ-R）标准和 1984 年制订的美国神经病学、语言障碍和卒中-老年性痴呆及相关疾病学会工作组（NINCDS-ADRDA）标准，两个标准之间的异同见表 17-1。

表 17-1　两种临床常用的 AD 诊断标准比较

	DSM-Ⅳ-R 标准（1994 年版）	NINCDS-ADRDA 标准（1984 年版）
共同点	（1）首先必须符合痴呆的诊断标准 （2）痴呆的发生和发展符合 AD 特征 （3）排除其他原因所致的痴呆 （4）均没有明确的诊断用生物学标志物 （5）生前确诊均必须通过脑活检	隐袭起病、缓慢进行性恶化
区别	（1）痴呆的诊断不要求必须得到神经心理学检查的证实 （2）强调认知功能障碍必须包含记忆受损 （3）日常生活受损是诊断的必需条件 （4）诊断的可靠性无分级	（1）要求痴呆的诊断必须得到神经心理学检查的证实 （2）不强调记忆受损是认知障碍的必选项 （3）日常生活受损仅为支持性诊断证据 （4）诊断的可靠性分为很可能的 AD、可能的 AD 和确诊的 AD
敏感度和特异度	暂无权威数据	敏感度为 83%～98%；区别 AD 与正常老人的特异度为 65%，区别 AD 与其他类型痴呆的特异度仅为 0.23%

随着近年来生物学标志物领域取得进展，2007 年 NINCDS-ADRDA 对 1984 年版的标准做了第一次修订，新增了 4 个客观性支持性辅助诊断指标和可作为生前确诊的遗传学基因检测指标，从而大大提高了诊断的敏感性、特异性和早期诊断的可能性。由于新增的实验室生物学标志物检测设备和技术均尚未广泛普及，目前该套标准仍主要用于科研目的。

早期识别与干预对于 AD 患者的生存质量和预后至关重要。根据 2015 年发布的《世界 AD 报告》，全球 AD 患者的识别率仅为 0.3‰，国内的情况可能更不乐观。早期识别并不需要高超的临床技巧，提高民众的疾病知晓率、临床医师耐心细致的观察是关键。快速识别以下九大早期征兆有助于提高 AD 的早期识别率，征兆个数越多的患者，越应该尽早进入医疗程序。

（1）记忆障碍的早期征兆：做事经常丢三落四；经常忘记熟悉的人的名字；想说的话到了嘴边却忘词了；因为不记得物品放在哪里而四处寻找，或因为不记得应该摆放在哪里而到处摆放。

（2）家务障碍的早期征兆：简单重复地做一件事，或突然忘记自己为什么要做手头上在做的事，下一步要做什么等。

（3）定时和定向力障碍的早期征兆：经常对自己当时所处的时间和位置犯迷糊，需要找人或者通过其他方式去确认。

（4）人格和情绪障碍的早期征兆：以前很注意穿着和举止，现在变得邋遢猥琐了；以前性格慷慨大方，现在变得小气吝啬了；以前户外活动较多，现在不愿意出门；以前会经常关心国家大事或者热衷于家庭生活，现在变得冷漠了；经常出现没有明确原因的沮丧、烦恼、恐惧或者烦躁。

（5）问题解决能力障碍的早期征兆：在处理以前能轻松完成的事务时出现困难或漏洞百出，在处理一些新鲜知识或突发事件时变得茫然或手足无措。

（6）言语障碍的早期征兆：语言变得空洞、乏味，甚至重复；话题的延伸和拓展有困难。

（7）视空间障碍的早期征兆：失去空间立体感，对熟悉的环境产生陌生感。

（8）判断能力障碍的早期征象：较前缺乏主见，人云亦云，容易轻信谣言、上当受骗。

（9）社交障碍的早期征兆：对于与他人打交道缺乏原有的兴趣，不愿意参加以前一直都喜欢的群体活动。

四、治疗

AD 患者最突出的临床症状是全面的、进行性恶化的神经认知功能障碍，同时还伴有各种 BPSD 症状。一旦确诊，应尽早接受药物和非药物治疗。治疗的原则是早期诊断、早期干预、以药物治疗为主、综合康复治疗为辅、分阶段全程管理。

（一）药物治疗

药物治疗是 AD 治疗的基石，主要针对患者的认知障碍和 BPSD 症状。可能改善患者认知障碍的药物有胆碱酯酶抑制剂（如多奈哌齐、卡巴拉汀、加兰他敏、石杉碱甲等）、兴奋性氨基酸受体拮抗剂（如美金刚）、脑代谢赋活剂（如奥拉西坦、茴拉西坦等）、抗氧化剂（如维生素 E、雌激素等）及部分中药（如银杏叶提取物等）等。控制 BPSD 症状的药物有抗精神疾病药物、抗抑郁/焦虑的药物及镇静催眠类药物等。

（二）康复治疗

综合康复是非药物治疗的主要选项。由于早中期患者可以没有运动障碍症状，康复应在药物治疗的基础上，充分调动患者残余的认知能力和主观能动性，加强对照料者的教育与支持，改善患者的生活自理能力。进入中晚期后，患者的运动障碍症状和 BPSD 症状逐渐明显，康复的重点应放在防止各种意外的发生（如跌倒、走失、误吸等），减少并发症（如四肢僵硬、肌肉萎缩、关节挛缩、压缩性骨折、压疮、吸入性肺炎等），以改善生存质量为目标。本书有对应的康复方案针对每项认知功能的下降，在此不重复叙述。

（于俊文）

第二节　血管性痴呆所致神经认知障碍

血管性痴呆是导致中老年人神经认知障碍的第二大病因。随着人口老化的加速、生活方式的改变、各种慢性代谢性疾病的低龄化和普及化,血管性痴呆患者也势必增多。临床上,此型痴呆所致的神经认知障碍与 AD 性神经认知障碍经常共存,且相互促进,但两者的诊治原则和康复策略还是存在一定的差异。

一、概述

血管性痴呆(vascular dementia,VaD)是老年期痴呆的第二大类型,仅次于 AD。现今的VaD 概念也经历过一段漫长的演变过程,从最初的小动脉硬化性痴呆,到大面积脑梗死后痴呆、多发梗死性痴呆、广泛的 VaD 概念,期间也使用过十余种不同的学术名称和多个版本的诊断标准,直到 2006 年才由美国国立神经疾病和卒中研究院-加拿大卒中网络(National Institute of Neurological Disordersand Stroke-Canadian Stroke Network,NINDS-CSN)统一命名为血管性认知功能障碍(vascular cognitive impairment,VCI),并制订了统一的诊断标准。目前的 VCI 是一个极其广泛的临床、病理和神经心理学概念,被定义为由血管因素(直接)导致或伴随血管因素的认知功能障碍。根据这一定义,VCI 不仅涵盖了各种程度、各种类型的认知功能损害,还包括各种卒中事件、各种非卒中性脑血管病、循环障碍、血管性危险因素及缺乏临床症状的单纯神经影像学或神经病理学改变(图 17-3)。

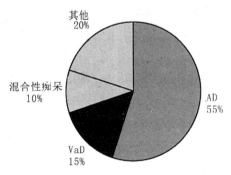

图 17-3　老年期痴呆的疾病构成示意图

二、临床表现

VaD 只是 VCI 概念中最严重的形式。无论是在临床上还是在病理上,VaD 都与 AD 存在较大的差异。病理上,VaD 患者脑内的病理改变主要集中在皮层下,且具有更多血管病变的特征,如严重的颅内外动脉硬化、大面积或多部位或关键部位的梗死灶、缺血水肿带、局灶性非特异性炎症、含铁血黄素液化灶、瘢痕增生区、神经纤维脱髓鞘等。临床上,VaD 常具备以下 7 个特征:①血管因素明显,且与神经认知障碍症状存在显著的时间上和因果上的关联;②认知损害虽然也涉及各个领域,但在损害的程度上呈现出明显的斑片状不均衡的发展模式;③记忆障碍可以不突出,甚至不是早期症状,经常与语言障碍、视空间障碍等其他领域的认知障碍在时间上呈现出非同步发展的模式;④相比其他认知领域的障碍,患者的执行能力受损往往更严重;⑤疾病的自然演变规律呈现阶梯状恶化的模式;⑥更早、更频繁地出现 BPSD 症状;⑦病史和体格检查经常存在神经系统定位症状和体征(如早期步态异常、假性延髓性麻痹、尿失禁、帕金森病样表现、病理征等),神经影像学检查可见大面积梗死灶(图 17-4A)或关键部位梗死灶(图 17-4B、图 17-4C)、多发性腔隙性梗死灶(图 17-4C、图 17-4D)、脑室旁白质病变(图 17-4D)等。

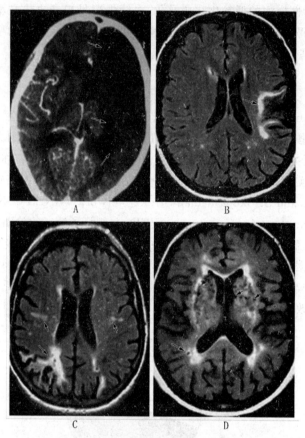

图 17-4　几种常见的 VaD 神经影像学图像
A.左侧大脑半球大面积梗死;B.左侧角回梗死;C.右侧分水岭后区梗死并双侧放射冠
区腔隙性脑梗死;D.基底节区多发性腔隙性梗死和脑室旁白质病变

根据临床病理演变过程,为便于早期诊断和早期防治,VCI 和 VaD 还被划分为以下 3 个阶段。①高危阶段:无认知损害,但出现了 VCI 的危险因素;②症状前阶段:由临床和神经影像学确认脑血管事件已经发生,但尚无认知损害的症状;③症状阶段:已经出现足以影响患者日常生活的神经认知功能障碍症状。

三、诊断与鉴别诊断

常用的 VaD 诊断标准有 4 个:DSM-Ⅳ标准、ICD-10 标准、美国加利福尼亚阿尔茨海默病诊断和治疗中心(ADDTC)标准、美国神经病学-语言障碍和卒中-老年性痴呆和相关疾病学会(NINDS-AIREN)标准,都包括以下 3 个方面的基本要求:①首先符合痴呆的标准;②有脑血管病变的证据;③痴呆和脑血管病之间有因果关系。它们之间主要的差异主要在于对证据的要求不同:DSM-Ⅳ标准要求神经系统症状、体征和包括神经影像学在内的实验室检查结果均强烈提示脑血管病;而 ICD-10 标准强调认知损害的"斑片状"特征,尽管也要求相应的神经系统病史、体征或检查结果提示脑血管病,但神经影像学证据并非必须;ADDTC 标准对脑梗死次数和证据要求严格 2 次或以上,且神经影像学证据要有小脑以外的至少一处梗死灶),如果只有 1 次,那么此次梗死和痴呆之间必须要有明确的时间关系。NINDS-AIREN 标准虽不强调脑梗死,但要求有与脑血管病相一致的神经系统体征和影像学证据,同时还要求痴呆发生在梗死后 3 个月内和/或认知功能突然恶化或阶梯式进展。

临床上经常需要鉴别痴呆是属于 AD 还是 VaD,或者是两者兼有的混合型。较简易的方法是进行 Hachinski 缺血评分(表 17-2),满分为 18 分。如评分结果>7 分则 VaD 可能性大,<4 分则 AD 的可能性大,4~7 分则混合型痴呆可能性大。

表 17-2 Hachinski 缺血评分表

临床表现	评分
突发急性起病	2
阶梯式恶化	1
波动式病程	2
夜间意识模糊	1
人格相对保持完整	1
抑郁	1
躯体不适叙述	1
情感失禁	1
高血压病史	1
卒中病史	2
动脉硬化	1
局灶神经症状	2
局灶神经体征	2

四、治疗

(一)治疗原则

由于 VaD 所致的神经认知障碍具有明显的血管特性,无论是在血管危险因素上,还是在病因和发病机制方面都有较为成熟的药物和非药物干预手段,如能及时地从源头上层层防控,部分患者的疾病进程可以被中止,甚至被逆转。因此,从治疗效果的角度来看,VaD 一直被划分为可治性或可逆性痴呆。

早期诊断和早期干预是有效防治 VaD 的关键。一方面对于存在较多血管危险因素(如肥胖、吸烟、少运动、高血压、糖尿病、高脂血症等)和血管病变(如动脉粥样硬化、动脉炎、颅内外动脉狭窄、脑动脉瘤、脑血管畸形等)的患者应密切关注其认知功能状况,并根据相关疾病的防治指南实施包括饮食和生活方式的调整、药物治疗、血管外科手术和血管内介入治疗等手段在内的综合干预;另一方面,对于已经诊断为 VaD 的患者,也要全面筛查血管危险因素、病因,推测其可能

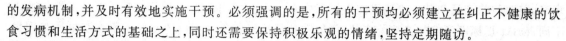

的发病机制,并及时有效地实施干预。必须强调的是,所有的干预均必须建立在纠正不健康的饮食习惯和生活方式的基础之上,同时还需要保持积极乐观的情绪,坚持定期随访。

(二)药物治疗

分为两部分:①主要针对血管病变的药物;②主要针对神经认知障碍的药物。前者主要用于控制导致血管病变的危险因素、病因和发病机制。例如,反复缺血性卒中导致 VaD,抗血小板药物、降压药物和他汀类药物是防治再发的"三大基石",而自身免疫异常性脉管炎所致的 VaD,则应该合理选用激素和/或免疫抑制剂等有效控制包括脑血管在内的非特异性血管炎症反应。后者除可用于控制 AD 性神经认知障碍和 BPSD 症状的药物外,还包括改善脑循环的高选择性的钙通道阻滞剂(如尼莫地平等)、麦角碱类等。

(三)康复治疗

总体上与 AD 大致相同。但由于两类神经认知障碍的临床特点和发展模式上存在细小的差异,同时由于 VaD 患者早期就可能伴有程度不一的言语、吞咽、感觉、运动、平衡、二便障碍,在制订康复计划时应兼顾认知和躯体障碍。在实施康复治疗过程,考虑到 VaD 的常见病因(如各种类型的卒中、脑动脉硬化、颅内外动脉狭窄等)普遍具有引发急慢性脑缺血、缺氧的病理机制,有助于提高心肺功能的肢体功能性训练、作业治疗、平衡训练及高压氧治疗对 VaD 患者可能起到标本兼治的功效。

(楚　卫)

第三节　其他类型痴呆所致神经认知障碍

本节主要介绍较为少见的其他类型痴呆所致的神经认知障碍,这些痴呆类型尽管并不占痴呆疾病谱群的多数,但部分致痴呆的原发病(如帕金森病、脑肿瘤等)并不少见,早期症状难与前述几种常见的痴呆类型鉴别,并时有共病现象发生,但又因病因和发病机制的不同而各有特色。

一、概述

其他类型痴呆所致的神经认知障碍主要是指符合痴呆诊断标准,在病因学上属于原发于神经系统的疾病、发生于神经系统以外但同时累及神经系统的疾病,同时在痴呆分型构成比中属于相对少见的神经认知障碍。临床较为常见的是路易体痴呆、额颞叶痴呆、帕金森病性痴呆、亨廷顿病、物质/药物依赖性痴呆、人类免疫缺陷病毒感染性痴呆、朊病毒病性痴呆等。这些类型的痴呆在发病率、病因、发病机制、治疗与康复策略和临床转归等方面与前述的 AD、VaD 都不尽相同,但就其原发病(病因)而言,并不少见,只不过它们所致的神经认知障碍并不都会发展到痴呆的地步。因此,了解它们的临床特点、诊断标准对于早期甄别、早期防治十分重要。

二、临床表现

多数情况下在疾病发展的高峰期,不同病因的痴呆所致的神经认知障碍都具有各自鲜明的临床特点,但在疾病的早期,又存在许多的共性,这就为临床的早期诊治制造了许多难题。下面简要介绍几种临床上较为常见的其他类型痴呆的临床特点和诊断标准。

(一)路易体痴呆

路易体痴呆(dementia of Lewy body,DLB)是一种在临床和病理上都介于帕金森病性痴呆和 AD 性痴呆之间的特殊痴呆类型。在普通老年人群中的发病率为 0.1%～0.5%,占所有痴呆案例的 20%～35%,男女患病比例约为 1.5∶1.0。值得注意的是,该型痴呆患者同样也是隐匿起病并逐渐进展,但在进展性的认知损害(复杂的注意力和执行功能的早期改变,而不是学习与记忆)背景下,还有以下特色鲜明的临床特点:①反复的、复杂的、"真实"而生动的视幻觉或其他感觉形式的幻觉、抑郁和妄想;②早期同时出现的快速动眼期的睡眠行为障碍症状;③通常在认知症状发生 1 年后才出现的自发性帕金森综合征症状(如肢体震颤、肌肉僵硬、随意动作减少等),见表 17-3,图 17-5,图 17-6。这些症状波动的模式与谵妄相似,但又找不到导致谵妄的潜在病因。而症状学上的多样化和戏剧性变化也使得单次的临床观察很难作出恰当的诊断,因此该型痴呆经常被误诊或漏诊。

表 17-3　路易体痴呆的临床表现

分类	表现形式
核心表现	波动性认知功能障碍
	反复发作的视幻觉
	自发性帕金森样症状
提示性表现	快眼动期(REM)睡眠障碍
	对神经安定药异常敏感
	PET/单电子发射计算机体层摄影(SPECT)显示纹状体多巴胺能转运蛋白摄取减少
支持性表现	反复跌倒和晕厥
	短暂性意识丧失
	严重自主神经功能障碍
	其他形式的幻觉、妄想、抑郁
	神经影像学显示额叶内侧结构相对保留
	功能神经影像枕叶视皮质功能减低
	^{133}I-间碘苄胍(^{133}I-MIBG)标记的心肌显像摄入减低
	脑电图(EEG)慢波明显伴额叶短暂性尖波

(二)额颞叶痴呆

通常发生于 50～59 岁,约 40% 的患者具有家族史,10% 表现为常染色体显性遗传。人群发病率估计为 0.02‰～0.05‰,约占所有痴呆患者的 5%。尽管疾病发展模式也属于逐渐进展式,但与 AD 相比,患者的生存期更短且衰退得更快,平均生存期在症状出现后 6～11 年和诊断后 3～4 年。几种 CT 或 MRI 能够显示的独特的脑萎缩模式和神经病理特征造就了几个不同的临床综合征,分别特征性地表现为进展性的行为及人格改变和/或语言变异。其中,行为和人格的改变突出表现在不同程度的情感淡漠或脱抑制,患者的社交行为、社交风格、宗教和政治信仰都可能发生难以理喻且不恰当的变化,行为上也缺乏计划性和组织性,注意力、判断力和执行能力都存在困难,但学习和记忆方面却保持相对的完整,此类患者在 CT 和 MRI 上主要表现为前额叶(特别是内侧额叶)和前颞叶萎缩;语言变异则通常表现为逐渐起病的原发性进展性失语,患者可表现为语法错乱、单词理解障碍;或说话费力、断断续续、自言自语、韵律失真等。此类患者的 CT 和 MRI 常显示左后侧额岛、左后侧外侧裂或顶叶的萎缩。

临床发现	评分
突发急性起病	2
阶梯式恶化	1
波动式病程	2
夜间意识模糊	1
人格相对保持完整	1
抑郁	1
躯体不适叙述	1
情感失禁	1
高血压病史	1
卒中病史	2
动脉硬化	1
局灶神经症状	2
局灶神经体征	2

评分	诊断
>7分	血管性痴呆
4~7分	边界，混合性痴呆
<4分	变性病性痴呆（Alzheimer等）

图 17-5　路易体痴呆的病理表现

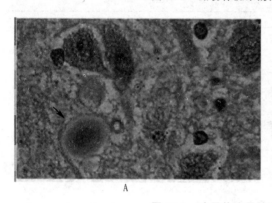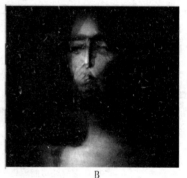

A　　　　　　　　　　　　　　B

图 17-6　路易体痴呆的幻觉特点

A.患者大脑皮质和脑干内神经元胞质内的路易小体（箭头所指）；B.幻觉特点：鲜明而生动，多为令人不安，甚至恐怖的幻觉。患者对幻觉所见深信不疑，并伴有与幻觉内容相匹配的表情、动作和情绪反应

(三)帕金森病性痴呆

帕金森病（Parkinson disease,PD）是一种以运动障碍为主要临床症状,同时伴有认知、情感等非运动症状的中枢神经系统变性疾病。从症状分类来看,神经认知障碍症状属于非运动症状,经常出现在疾病早期,但绝大多数在疾病的晚期才达到痴呆的水平。临床上经常可见 PD 与AD、脑血管病、脑血管病所致的 VaD 共存现象。多个病理性特征的相互交错和叠加影响不仅加重了 PD 患者运动、情感、认知等领域的功能障碍（图 17-7）,也加大了诊治和康复的难度。该型痴呆最大的临床特征是认知衰退发生在 PD 之后,且必须是渐进式发展的。临床可能的 PD 性痴呆的诊断必须符合以下两个条件:①有一个先前早已确诊的 PD 背景;②没有证据表明有其他疾病促成患者当前的认知衰退的前提下,才能作出。两者缺一,只能诊断为可疑的 PD 性痴呆。

(四)亨廷顿病神经认知障碍

亨廷顿神经认知障碍是亨廷顿病（Huntington disease,HD）的临床终点,由于该病的病理机制已被明确为第 4 号染色体编码三核苷酸 CAG 的重复扩增所致,也被划归为遗传性最强的痴呆亚型。它的全球患病率为 0.027‰,北美、欧洲、澳大利亚的发病率是亚洲的 12 倍左右。HD诊断的平均年龄约为 40 岁,但年龄跨度可以很大。运动障碍（运动迟缓、舞蹈病）和进展性认知损害是 HD 的两大核心临床特征。HD 的认知损害突出表现为以下两个特点：①早期出现问题处理速度、组织和计划能力等执行力的改变，而记忆和学习能力相对保持完整。②认知与相关行为的改变往往先于典型的运动障碍出现；靶基因检测是决定 HD 诊断的最重要依据，神经影像学显示的基底神经节（尤其是尾状核、豆状核）的体积缩小只能作为辅助诊断证据。

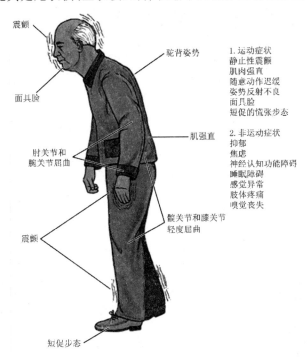

图 17-7　帕金森病的两大主要临床症状

（五）物质/药物依赖性痴呆

特指因长期的物质/药物依赖而导致的，持续时间超出该物质/药物中毒和急性戒断的通常病程的重度神经认知障碍（痴呆）。因此它的诊断必须符合以下 5 个标准：①符合痴呆的诊断标准；②认知损害不仅仅发生在谵妄时，持续时间超出该物质/药物中毒与急性戒断的通常病程；③所涉及的物质或药物在使用时间段和使用范围内能够产生认知的损害；④认知缺损的时间与物质/药物的使用和守戒的时间相符合；⑤患者的神经认知障碍症状不能归因于其他躯体疾病，也不能用其他精神疾病来更好地解释。尽管物质/药物依赖的发病率数据能够得到，但由其所致的神经认知障碍的患病率是未知的，但从逻辑上推断更容易出现在年龄偏大、长期使用物质/药物、有其他风险因素如营养缺乏的个体。不同的物质或药物依赖可导致不同的神经认知障碍症状。例如，相比其他认知域，长期使用镇静、催眠或抗焦虑药物的患者更容易出现记忆力方面的严重障碍，而长期酗酒所导致的认知障碍模式往往是同时累及患者的执行力、学习和记忆力，与慢性酒精中毒密切相关的柯萨可夫综合征，临床特点就是患者出现显著性的遗忘（新知识学习的严重困难伴随着快速的遗忘和虚构）。

（六）人类免疫缺陷病毒

人类免疫缺陷病毒感染突出表现为严重的免疫缺陷并经常导致机会性感染和肿瘤。有 1/3～1/2 的人类免疫缺陷病毒感染个体可发展为皮质下模式的神经认知障碍，但只有不到 5% 的个体达到痴呆的诊断标准。临床上,人类免疫缺陷病毒感染性痴呆的突出表现为显著的执行力减退,信息处理速度减慢,患者在处理需要注意力高度集中的任务时存在困难,记忆力相对保存,语言障碍不常见。此类痴呆的诊断首先必须同时符合人类免疫缺陷病毒感染和痴呆的诊断标准,同时患者的痴呆症状不能用非人类免疫缺陷病毒感染(包括人类免疫缺陷病毒感染所引起的继发性脑病或脑膜脑炎)、其他躯体和精神疾病来更好地解释。

(七)朊病毒性痴呆

朊病毒是一类新型的不含核酸的蛋白感染因子,又称朊病毒蛋白,可引起人和动物的大脑出现亚急性海绵状脑病(图 17-8)。由朊病毒所致的痴呆是目前唯一一种具有明确传染性的痴呆类型,尽管患病率极低,但生存期极短(通常只有数月),且缺乏一个从轻度到重度的演变过程。最突出的大脑病理特征是亚急性海绵状脑病,尽管已开发出一些生物学诊断标志物,如脑脊液中的 14-3-3 蛋白和 MRI 上显示的皮质下和皮质区多处高密度信号等,但最终的确诊仍需要通过活检或尸检。临床上以进行性痴呆、小脑性共济失调、泛发性肌阵挛及特异性脑电图异常为特点,主要由克-雅病、疯牛病、库鲁病、格斯特曼综合征和致死性失眠症等疾病构成。

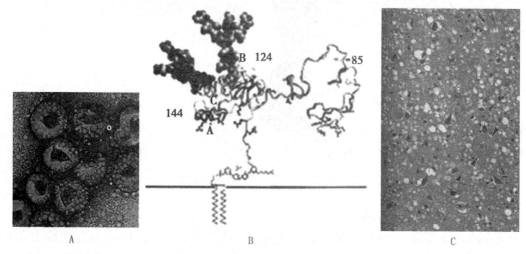

图 17-8　朊病毒病所致的亚急性海绵状脑病
A.病毒外观;B.病毒蛋白的三级结构;C.尸检脑组织切片镜下所见

三、诊断与鉴别诊断

首先必须符合痴呆的诊断标准,然后根据各型痴呆的临床特点、神经影像学、实验室检查结果等信息作出病因分型诊断,最后还需要通过排除法论证患者的痴呆症状不能归因于其他躯体和精神疾病。由于此节介绍的多数痴呆类型缺乏"一锤定音"的生物学诊断标志物,除外罕见的朊病毒性痴呆,许多类型痴呆的早期症状并不典型,而且临床经常出现的共病现象也使得患者的痴呆症状谱群和发展模式扑朔迷离,加大了诊断和鉴别诊断的困难。因此,为了减少误诊和漏诊,详细的病史询问、体格检查和动态的神经影像学和其他实验室诊断标志物的检查尤为重要。部分痴呆类型还可以采取诊断性治疗措施,例如,路易体痴呆患者常对神经安定类药物特别敏感,而额颞叶痴呆对胆碱酯酶抑制剂无效等。考虑到国内的脑活检率和尸检率都极低,绝大多数类型痴呆患者的生前和死后确诊难度极大,因此在实际临床工作中,极可能紧扣相关疾病的诊断标准,作出可能/很可能的某型痴呆的诊断。

四、治疗原则与康复策略

(一)治疗原则

由于病因、发病机制和临床特点各不相同,分为药物治疗和非药物治疗两大类。药物治疗还可进一步分为针对病因和发病机制的药物治疗和改善痴呆相关症状的药物治疗。在药物的选择上,尽可能遵循循证医学证据,选择最佳药物治疗组合。例如,胆碱酯酶抑制剂和美金刚在治疗帕金森病性痴呆、路易体性痴呆方面有较多的支持性循证医学证据,但在治疗额颞叶痴呆方面的证据几乎都是无效甚至负面的证据。非药物治疗除外常规的饮食干预、心理疗法、康复治疗和并发症治疗等,一些类型的痴呆,如帕金森病性痴呆还可选择立体定向损毁术、脑深部电刺激植入、神经干细胞移植术、重复经颅磁刺激等外科和非外科手段。

(二)康复治疗

根据不同的病因、发病机制和临床特点选择最佳的康复手段。康复措施主要分为三大类:①针对原发病的康复治疗,如帕金森病的步态与平衡训练等;②针对痴呆症状的康复治疗;③针对痴呆其他相关症状(如 BPSD 症状等)的康复治疗(参照 AD 性痴呆的康复治疗),以及改善日常生活能力,减少或预防并发症的康复治疗。

(楚　卫)

第四节　脑外伤所致神经认知障碍

尽管坚实的颅骨像一个天然的头盔保护着我们的大脑,大脑仍然容易受到各种外伤,而且随着物质生活的不断丰富、交通的便利、工业生产的大型化和集约化,各种户外和外事活动也随之大幅增加,同时伴随着地理和社会的不稳定,各种脑外伤呈逐年增加的趋势。在 50 岁以下的人群中,脑外伤是常见的致死和致残原因,也是 35 岁以下男性死亡的第二位原因,大约一半的严重脑外伤患者不能存活,即使存活也存在各种后遗症,其中以神经认知障碍最为突出。

一、概述

脑外伤是指各种外力直接或间接作用于脑组织所造成的短暂性/可逆性或永久性/不可逆性伤害。即使外力没有穿透颅骨,颅骨保持完整,如突然的头部加速或减速运动,也可与猛烈撞击头部一样造成脑组织的冲击伤和对冲伤。同时,严重的脑外伤还会牵拉、扭曲或撕裂颅内的神经、血管及其他组织,破坏神经通路或引发出血、水肿、颅内高压及一系列诸如慢性炎症、细胞凋亡、瘢痕增生等次生性病理损伤。损伤轻者常出现短暂的意识障碍,严重者可直接导致昏迷甚至死亡。几乎所有的幸存者都存在创伤后遗忘,并残留有程度不一、症状各异的神经系统症状、体征和功能障碍,具体取决于外伤所致脑组织损害的部位、严重程度、持续时间和救治效果。神经认知障碍是幸存者中最为常见的后遗症之一。

脑外伤所致的神经认知障碍可单独出现,但更常见的是与躯体、心理和精神行为障碍同时或先后出现。可以在外伤后立即出现;也可随着损伤的病理演变而相继出现,甚至延迟很长时间之后才出现;可以某些固定的症状和模式短暂出现,也可呈持续叠加、恶化的方式出现。因此,在诊治与康复过程中需要根据损伤的性质、严重程度和症状的变化定期评估、及时调整方案。

二、临床表现

如前所述,脑外伤既可产生即时的和直接的脑组织损伤,也可引发延迟的和次生的损伤,同时还可能对患者的精神心理产生负面影响,这些都使得脑外伤患者的神经认知障碍症状在一个时间、程度、种类、表达形式、治疗反应的五维空间里跌宕起伏且错综复杂。多数情况下,脑外伤所致的神经认知障碍与脑外伤程度密切相关,但两者之间并不存在天然的对应。患者的年龄、外伤前的脑功能状况、是否得到及时有效的救治等也是影响神经认知障碍严重程度的关键因素。因此,即使是同样性质、部位、程度的脑外伤,发生在不同患者身上,神经认知障碍症状也可能千差万别,甚至是天壤之别。脑外伤所致的神经认知障碍有以下5个特点。

(1)认知症状的出现与脑外伤的发生存在时间上的密切关系。多数症状出现在脑外伤意识障碍恢复后或脑组织损伤最严重的时候,部分症状可出现在外伤后数月、数年,甚至数十年。

(2)多数只累及部分认知域的"斑片状"损害,与 AD 全面性的认知损害模式形成鲜明的对比。

(3)认知症状多与受损脑组织的功能定位相关。如发生在额叶皮层的脑外伤常出现运动性失语、注意力和记忆力减退等认知症状,并常伴有明显的 BPSD 症状如表情淡漠、人格障碍、情绪波动、易激惹、性欲异常等。

(4)常伴随有神经定位症状和体征,如嗅觉障碍、视野缺损、偏瘫、癫痫、感觉异常、眩晕/头晕、平衡障碍、锥体束征等。

(5)常有明确的神经影像学证据,如 CT 扫描下的低密度水肿区和高密度点片状出血或血肿等。

三、诊断

国内尚未制订专门的诊断标准,通常采用 DSM-V 的诊断标准。

(1)符合痴呆或 MCI 的诊断标准。

(2)有创伤性脑损伤的证据,即对大脑的撞击或者其他机制,颅内大脑的快速移动或移位,并存在下列 1 项或更多:①意识丧失;②创伤后遗忘;③定向障碍和意识错乱;④神经系统体征(例如,神经影像学证明的脑损伤,新发的惊厥发作、已患的惊厥显著加重,视野缺损,嗅觉障碍,偏瘫等)。

(3)脑外伤发生后或意识恢复后立即出现神经认知障碍,以及在急性脑损伤后持续存在。

支持诊断的有关特征:由脑外伤所致的中度或轻度神经认知障碍,可伴有情感障碍(如易激惹、易受挫、紧张和焦虑、情感不稳定);人格改变(如脱抑制、情感淡漠、多疑、攻击性);躯体障碍(如头痛、疲劳、睡眠障碍、眩晕或头晕、耳鸣或对声、光敏感、嗅觉障碍、对精神活性药物的耐受性降低等);严重的脑外伤患者常伴有神经系统症状和体征(如惊厥、视觉障碍、颅神经缺损),脑组织损伤和颅骨矫形的神经影像学证据。

四、治疗

(一)治疗原则

由于脑外伤所致的神经认知障碍具有明显的意外性创伤色彩,患者认知症状的多寡和严重程度常建立在创伤前的基础认知水平之上。同时,除外损伤的部位、严重程度等损伤本身因素,患者的年龄、原有的脑部疾病、脑外伤的救治过程和治疗效果等因素也左右其预后和病程。因此,在治疗上要充分考虑上述因素,以最大程度上恢复患者的社会功能和生活自理能力为目标,实施药物和非药物治疗。

(二)药物治疗

与 AD 治疗性药物大致相同,除此之外还应包括具有循证医学证据的针对脑组织损伤病理机制的药物,如促进神经修复的药物和脑保护剂(神经生长因子、甲钴胺、依达拉奉、胞磷胆碱及非甾体抗炎药、血管活性药物等)、针对中枢神经系统其他症状的药物(如抗癫痫药物、抗惊厥药物、控制 BPSD 症状的药物等)。

(三)非药物治疗

除下述的认知康复治疗外,对于有创伤后应激障碍、严重情感和心理障碍的患者,还需进行心理辅导和回归社会前的适应性训练。

(四)康复治疗

因为脑外伤所致的神经认知障碍多种多样,个体差异很大,所以康复计划需因人而异。一般来说,脑外伤后的躯体障碍大多在 1 年内稳定,但认知、行为和心理方面的问题往往持续很长时间,而且一旦存在,患者会因抗拒、抵制、消极心理,或因注意力、记忆力差影响康复治疗的效果,因此必须优先处理。认知康复必须与躯体康复同时进行,两者相辅相成。由于认知康复的长期性,因此应尽可能避免单调和枯燥的训练方法,在国外已广泛应用计算机进行情景互动,但在我国还尚未普及。必须教会患者和家属一些能长期在家进行训练的实用方法。

(楚 卫)

第十八章

躯体形式障碍

第一节　躯体形式障碍的概述

形成完整、稳定的躯体是人格形成的标志之一。我们对躯体的认知早在婴儿时期就开始逐步发展了。初生婴儿尚未完成躯体的统合感,他们常常不知道自己的手、足等是属于自己的。随着年龄增长,婴儿渐渐明白并开始能够控制自己的躯体。此后,躯体的直接感受逐步上升成为一种意象,并成为婴儿自我的一个部分。这一过程被称为躯体自我的形成过程。躯体自我一旦形成就会保持相对稳定。但躯体形式障碍患者的躯体稳定感知似乎出现了一些异常:如无法确信自己的躯体感觉(体象障碍)、出现了某种异样的躯体感受(疑病、躯体化)或者无法控制自己的身体(转换性障碍)。但是,与解离性障碍不同的是,躯体形式障碍患者对躯体的感受似乎尚没有完全与自己的精神世界脱节,而只是怀疑自己的躯体与精神世界的统一性,或者短暂地发生了这种统一性的丧失,进而对其社会功能带来了各种负面影响。

在很大程度上,躯体形式障碍概念的形成与演变反映着医学与心理学的相互影响。虽然就具体表现来看,躯体形式障碍主要表现为躯体异常(患者常徘徊于内科诊室);但就其病因来看,躯体形式障碍常常被认为源于心理因素。虽然躯体异常是躯体形式障碍的主要表现形式,但其症状产生和发展演变的机制却很模糊,很难被直接观察到,往往只能通过对患者历史、疾病行为,以及社会环境的分析中获得。因此,早期医学家们常用"癔症"一词来笼统地加以描述,这些让医师们感到困惑的,没有明确的医学证据,但却表现出各种医学症状。近代临床心理学的创立者弗洛伊德也是通过对所谓"癔症"患者进行系统研究后建立起自己的学说的,他通过对"癔症"的研究拓展了神经症的概念,发现了今天"心理障碍"这一名词下的许多障碍。DSM-Ⅲ以后,"癔症"一词在诊断标准中消失,其主要的内容则在躯体形式障碍与分离性障碍中保留(DSM-Ⅳ)。

因此,从某种意义上说,躯体形式障碍是生物医学走向心理学的一座桥梁,心理学与生物医学的相互影响最初正是通过对躯体形式障碍,通过对这些医学无法解释现象的探讨而展开的。建立生理、心理、社会因素整合医学理念是未来医学发展的方向,而躯体形式障碍最直接地体现着这种理念。从躯体形式障碍的分类上,可以清晰地看到疾病的形成与转归中,心理与生理因素的相互影响。如患者的症状可能是心理、社会问题的另一种表达(转换性障碍)或患者错误地解释了其生理症状,即使医师提供的各种医学证据均无法缓解患者的担心(疑病症)、患者总在不断担心自己身上存在的各种可能正常的现象(躯体症状性障碍),但所有医学评估均排除了医学原因的可能(所有躯体形式障碍)。因此,虽然我们不能认为当前缺乏医学证据就一定说明患者的问题源自心理问题,但在进行医学诊断时,考虑心理学方面的因素,将有助于减少在处理那些与心理因素并存的生物学问题时可能存在的治疗风险。

长期以来,躯体形式障碍与分离性障碍都被认为是同一类障碍,二者存在许多共同特征:①二者都找不到真正的器质性病变:患者在神经病理学方面没有任何缺损,只是在意识层面上存在障碍;②两类障碍都"模拟"了真正的器质性病变的症状,如出现像真正的视神经病变一样的失明,或者像真正大脑有器质性损伤的患者一样出现遗忘等。

从病因学角度来看,精神分析理论为二者同源提供了理论依据。在精神分析看来,躯体形式障碍与分离性障碍有着相同的机制:个体童年期的创伤性经历可能使其更倾向于用一种通过持续的躯体症状来获得他人关注,从而维系与他人的关系;而当这种创伤过于强烈时,个体则倾向于将其遗忘,从而导致了解离现象的发生,即无意识地遗忘这些创伤。

但从症状学角度来看,研究者则认为应当将分离障碍与躯体形式障碍区别开来:躯体形式障碍更倾向于躯体症状本身,而解离性障碍则更偏向于意识、记忆或身份确认方面的广泛混乱。虽然尚存在争议,但症状学取向的 DSM 系统仍然保留着两种障碍的基本区分。

一、流行病学调查资料

估计躯体形式障碍的发生率很难,因为许多躯体形式障碍患者常流转于医疗系统,而不是精神卫生系统。因此,就算流行病学调查也很难反映其全貌。据调查,英国寻求内科医师帮助的患者中有 35% 的人存在各种不能解释的躯体症状。相同的情况也见于美国社会。

就各具体障碍来说,躯体症状性障碍的流行率大约在 0.4%,这一比例在内科患者中达到 5.2%。躯体症状性障碍在女性、低教育水平的人群中发生率更高;疑病症的流行率大约在 4.8%,但不存在明显的性别和教育水平差异;疼痛障碍的发生率大约为 0.6%;躯体变形障碍的发生率在 2.4% 左右;转换性障碍的流行率大约在 0.3%,但文化差异较大。

躯体变形障碍在普通人群中的总患病率为 1%~3%,性别差异不明显。据调查,超过 75% 的躯体变形障碍会求助于非精神医学治疗。由于躯体变形障碍患者会求助于皮肤科或整形科医师以改善自己的"缺陷",因此皮肤科和整形科的求诊者中的患病率高于普通人群。据研究,皮肤科的患病率为 9%~15%,整形科的患病率为 7%~15%。另外,由于躯体变形障碍常与焦虑、抑郁共病,在精神卫生机构治疗的焦虑与抑郁患者中,躯体变形障碍的发生率在 5%~40%。躯体变形障碍通常始于青少年,尤其是 14~20 岁。大多数患者在就诊时,其症状至少已经平均持续了 6 年。如果不接受治疗,躯体变形障碍会持续数年至数十年,且多数患者的症状会随病程进展而更加严重。躯体形式障碍的症状表现有较大的文化差异,许多非西方的文化中,更倾向于用躯体的方式表达其情绪。不可解释的医学症状在拉丁美洲人、南美人、亚洲人、尼日利亚人、加勒比人及印度中较为常见。其中,最常见的主诉是胃肠道问题和奇怪的皮肤感,如灼伤感、麻木感、瘙痒感。共病现象在躯体形式障碍患者身上也较为常见。如 60% 的躯体症状性障碍患者同时也存在疑病问题;躯体形式障碍也常与焦虑、抑郁、人格障碍共病,其中表演型人格障碍与分裂型人格障碍患者中躯体形式障碍的发生率较高。

疼痛障碍的流行学数据差异很大,德国 Lieb R 的研究认为疼痛障碍的终身患病率为 1.7%,年患病率为 0.9%;丹麦的 Per Fink 则于 2004 年报道的内科住院患者的发生率为 1.5%;国内的研究报道的发病率为 0.62%。研究发现,疼痛障碍常见于女性,女性患病率为男性的 2 倍。多首发于 30～59 岁,多见于蓝领工作者,患者的一级亲属中患病率较普通人群高。患者常以慢性疼痛作为其突出症状而反复求医,往往使用过多种药物治疗、物理治疗,甚至外科手术治疗,均未能取得确切效果,常导致镇静、止痛药物依赖,并伴发焦虑、抑郁和失眠。病程迁延,常持续 6 个月以上。女性患者中曾经历过性虐待者的比例显著高于正常对照组。疼痛障碍可能发生于任何年龄阶段。但有些疼痛的表现形式在女性身上更为常见,例如偏头疼、紧张性头疼、肌与骨骼疼痛。

躯体症状性障碍患者以女性较为多见,女性终身患病率在 0.2%～2.0%,男性约为 0.2%。起病年龄一般在 30 岁以前,以青少年期较为常见。许多研究表明,躯体症状性障碍在女性、未婚、受教育程度及社会经济地位较低人群中的患病率较高。文化也是影响躯体症状性障碍的一个重要因素。研究显示,在那些不提倡情感表达的社会文化中,躯体症状性障碍的患病率会更高一些。如与西方文化相比,东方社会中被认为更容易发生躯体症状性障碍。此外,文化还会影响躯体症状性障碍的表现形式。如与北美洲相比,手脚灼热感,或者头部的非妄想性的虫涌动感,或者蚂蚁在皮肤上爬过的感觉等,在非洲和南美洲更常见。

疑病症的患病率资料不多。据统计,在内科就医的患者中,2%～7%存在疑病。疑病症的性别差异不存在明显的差异。疑病症可能发生于任何一个年龄阶段,并且各个年龄阶段的患病率相当平均。发病的高峰期在青春期、中年期(40～60 岁)及 60 岁后。疑病症的病程大多呈现慢性趋势,患者一旦出现疑病症状,如果不加以治疗,病情可能持续,并且症状的严重程度会有所起伏。鉴于疑病症的临床特点,该障碍在综合医院就医者中的患病率较高。

转换性障碍的流行率在不同的研究中差异较大,其发生率从 11/10 万～500/10 万。Farley 的研究认为新生儿母亲转换性障碍的终身发生率为 33%;Engl 的研究估计,25%患者承认曾经因转换性障碍而服药。Stephansson 等人估计转换性障碍的年均发病率为 22/10 万。其他研究显示,转换性障碍更容易发生于年轻女性,极少见于 8 岁前的幼儿;更易发生于郊区、受教育程度较低的人群,或低社会经济地位的群体。转换障碍多见于女性,大多在青少年期发病,通常是由于个体突然遭受了巨大的应激性事件。一般来说,转换障碍在发病一段时间后会自动消失,而当个体在面临新的应激事件时,转换障碍会以相同或类似的症状再次出现。在某些文化中,诸如宗教仪式或治疗仪式中也经常会见到一些转换障碍的症状。转换障碍通常会并发其他障碍,诸如心境障碍、焦虑障碍、躯体症状性障碍和解离性障碍等。

各种躯体异常在儿童青少年中也较常见。儿童青少年常会报道存在异样的躯体症状,如腹部、胸部疼痛,头痛,恶心,以及虚弱等。在少年中,11%的女孩和 4%的男孩报道存在各种异常躯体症状。中等程度的躯体化问题被认为是一种青少年中较为普遍的问题。

二、病因与病理机制研究

(一)生物医学观点

与其他所有心理障碍一样,遗传因素也对躯体形式障碍的发生发展起着一定的作用。虽然尚未发现躯体形式障碍存在遗传基础,但现有的研究显示,家族中的女性成员更容易出现躯体形式障碍,而男性成员则更容易出现反社会人格障碍或酗酒。一项双生子研究显示,单卵双生子有 29%,异卵双生子有 10%同时存在躯体形式障碍。

大脑结构变化及其功能差异也是躯体形式障碍产生的一个原因。大脑单侧化的研究发现,躯体症状和疼痛出现在左半侧身体的情况更多。由于人体左半侧是由大脑右半球控制的,因此,人们推测躯体形式障碍可能产生于大脑右半球的功能障碍。另外，大脑与情绪、感觉相关的脑区，如杏仁核、边缘系统、下丘脑等也是被关注的重点。研究发现躯体形式障碍可能与这些脑区的过度激活有关，这种激活使患者更可能察觉或"感到"那些很微小或不存在的躯体改变。这也解释了许多躯体形式障碍患者体验并关注这些改变的原因。

对转换性麻痹、失明或失聪患者的脑电波测试显示，大脑与外周器官之间的神经通路并没有障碍。转换性障碍的患者似乎压抑了大脑信息加工的某个过程，从而使患者对刺激的信息加工过程出现断裂。一些研究发现，患者大脑皮质对感觉刺激做出反应时，有高水平的抑制（传递压抑）现象，所以，躯体形式障碍患者会感到他们必须不断检查其躯体状态，例如其心率、血压、呼吸等，以保持信息的完整性。因此，躯体形式障碍患者可能对皮质感觉信号的加工过程出现了异常，而正是这个过程把信号带入意识层面，所以会出现躯体形式障碍患者感觉通路并无异常，但最终意识层面却现出异常的现象。

神经影像研究是目前探讨躯体形式障碍的另一条道路。研究显示，转换性障碍患者在特定脑区的血流量存在某种特异性变化。因为脑部，特别是前额叶或其他脑区血流量的减少可能导致感觉和运动功能丧失，其结果就像转换性障碍中所表现出来的一样。另外，也有一些证据表明，缺氧和低血糖会带来转换性症状。

神经生化研究发现，体象障碍患者的5-羟色胺功能可能存在某种异常。研究发现，降低5-羟色胺传递的药物会加剧体象症状，而提高这种传递的药物则能减轻症状。

疼痛障碍生物学理论在近年来得到较多研究，其中得到广泛认可的理论解释是 Melzack-wall 脊髓后角胶质（SG）疼痛"闸门"控制学说（gate control theory，GCT）。该学说认为，细纤维（伤害性传入）的传入，除作用于 T 细胞外，还抑制 SG 对 T 细胞的抑制，使 T 细胞的传递功能得到加强，"闸门"开放，产生痛觉。粗纤维（非伤害性传入）的传入，除作用于 T 细胞外，还兴奋 SG 对 T 细胞的抑制，关闭"闸门"，减轻或消除疼痛。同时粗纤维兴奋还通过上行纤维的传入触发中枢下行抑制过程（包括记忆、注意、传递经验等）关闭"闸门"。期间多种神经生物学物质如内啡肽、P 物质、神经激肽、5-HT 和去甲肾上腺素都对痛觉的产生起调节作用。心理因素的作用在于对一个有着恐惧、焦虑、抑郁情绪的大脑会下传开放"闸门"的信息，从而感受到更剧烈的疼痛，而对于一个有积极情绪或完全被一项活动所吸引的大脑，会下传关闭"闸门"的信息，从而对疼痛不敏感。

（二）精神分析理论——冲突及其解决

总体来看，心理动力学观点倾向于认为，躯体形式障碍的本质是对个体无法解决的焦虑的一种防御，即个体将无法解决的内心冲突以转化了的形式加以表达，从而表现出各种具体的症状。例如，有人认为疑病症的原因是因为个体得不到爱或被伤害而产生愤怒，但幼小的孩子无法去面对这种攻击冲动可能对其带来的巨大危险，因此，他们不敢表达自己的不满，而将其转移到了身体上，以躯体的方式表达出来。一方面，躯体问题更容易激起父母的关注，从而满足了孩子希望受到关注的愿望，另一方面，又通过让父母为其躯体问题四处奔波而实现了攻击的冲动。父母的后续行为则进一步强化了这种行为模式。到了成年后，当遇到无法解决的冲突时，个体会很习惯地用相同的方法来处理焦虑，从而演变成为躯体形式障碍的各种变形。

作为这一观点的现实支持，心理动力学家们在所有的躯体形式障碍中都发现了明显的退行现象。精神分析理论认为，患者在焦虑的困扰下，退回到了原始矛盾的解决之地。在这个时间段，患者的冲突曾经获得过解决，如果冲突太过于强烈，患者还将继续向更原始的阶段退行。因此,在退行状态中,个体矛盾曾经解决后的感受将在记忆中复活,个体的焦虑通过这种方式得到了暂时性的、想象中的解决,缓解了焦虑(一级获益);另一方面,退行带来的患者的失能状态使其成为一个现实的"婴儿",他人将自然地承担起照顾他的责任(二级获益)。于是,个体成功地通过躯体症状转移了内心冲突,同时二重获益使这种解决冲突的方式得以持续存在。

转换性障碍是精神分析理论解释的一个范例。在动力学观点看来,当创伤性事件发生时,个体想不惜一切代价地逃避,从而导致转换障碍的发生。创伤性事件可以是战争这样严重的事件,也可能是令人讨厌的人际环境。在大多数情况下,简单地逃避战争或其他情境无法为人们所接受,而作为逃避的替代方式——生病,却是社会所允许的选择方式。但是,故意生病也是不允许的。因此,这一动机就从意识中分离出来,最终以转换症状的方式在一定程度上成功地逃避创伤情境,直到问题解决时,该转换症状才会消失。所以,转换障碍是防御自己意识层面不能接受或不能处理冲突的妥协的、暂时的、策略性的解决冲突的方式。尽管弗洛伊德对于转换障碍的解释缺少强有力的证据,但是其中的部分观点仍然能够较好地解释现实中的许多案例。

(三)认知理论——对身体感觉的错误解释

错误的信息加工过程是认知行为理论的基本假设。研究者认为,躯体形式障碍是因为患者对躯体感受进行了错误的解释而导致,那些对躯体感觉的错误或扭曲的解释是躯体形式障碍的主要原因。躯体形式障碍患者的这种认知图式使他们容易夸大正常的躯体感觉。即使微小的症状也可能被患者认为是巨大的灾难。他们就会把细微的心理变化错误地解释为严重的健康问题。比如,当这些患者处于应激状态并感觉到消化不良时,他们可能会说"我可能患上了胃癌症,只是还没有发现",而不是"我现在很紧张"。

当前,大多数研究者都认同疑病症是一种受到情绪强烈影响的认知或感知障碍,其核心是对躯体不适的错误或扭曲的解释,并将之看作是严重疾病的证据。疑病症患者体验到的躯体感觉对于普通人来说可能很平常,但是疑病症患者会将焦点集中于躯体感觉,对躯体感觉的自我关注增强了生理唤醒,从而使躯体感觉变得更加强烈。当患者将这种躯体感觉误认为某种疾病的征兆时,自身的焦虑会不断增强,由此可能引发其他躯体症状的出现,从而形成恶性循环。研究发现,疑病症患者对疾病线索的知觉敏感性更高,更关注身体感觉,更容易把症状当作巨大的灾难,有更多关于疾病的错误观念,比非疑病症其他精神障碍患者和正常人更害怕衰老和死亡等。

与此相似,躯体变形障碍选择性地关注那些微弱的生理缺陷,对这些缺陷会使他们遭到拒绝的程度进行夸大。这些偏见使他们反复进行检查,试图消除这些疑虑并且由于担心会遭到拒绝便躲避社交场合,所有这些都增加了他们的痛苦。

另外,还有研究发现,躯体形式障碍患者(或者说有许多医学无法解释的躯体疾病的人)常伴有较多的负面情绪:如悲观、自责、总体上的不幸福等。如果这些负面情感与情绪表达困难(非器质性身体障碍患者显著高度具有这种特质)结合在一起,那么这个人就更容易把担忧引导到身体上来,这个解释与弗洛伊德的解释一致。

(四)行为主义观点——学习的结果

行为主义认为,躯体形式障碍是学习的结果。患者过去的学习经历可能已经使患者角色得到的奖励比没有疾病的生活所得到的奖励更具有强化性。Ullmann 和 Krasner 认为,有两种情况提高了一个健康人会采到患者角色的概率。第一种情况是,这个人必须已经有过一些对这种角色的体验,要么直接生病了,要么是间接建立了患者角色模型。许多躯体形式障碍患者都符合这种情况。疑病症、非器质性躯体障碍和转换性障碍患者个人或家庭多半都有过早期的生理疾病或躯体疾病史。第二种情况是,采取患者角色必须得到强化。在躯体形式障碍患者身上发现了这种情况。许多患者儿童期曾经由于生病而受到关注和同情,并且有研究提出,操作性条件反射过程使他们容易在成年生活中把采取患者角色作为处理问题的一种方式。反应型条件作用也会发挥作用。如果焦虑是配对出现的,比如与轻微的心跳不齐配对出现,那么焦虑就会激发这种症状的出现,这反过来又会进一步引起焦虑,然后又进一步引发症状——换句话说,这就是疑病症的开始。

疾病行为是躯体形式障碍的关键概念,这一概念是指个体生病时的行为。包括在床上休养,见医师,服药。伙伴、家庭成员,以及朋友可能通过给予同情、注意和关心对这些行为予以强化。这些会有助于解释转换性障碍患者身上所表现出来的漠然现象。我们也逐步接受了疾病作为一种社会认可的,可以从社会责任中脱离的恰当方式。因此,负强化会很强。对于躯体形式障碍患者来说,持续抱怨或医师访问带来的社会强化有助于解释这些障碍的持续。这些对关注的需要可能和个体特殊的人格结构或障碍一样有意义。

再保证是与这类障碍相关另一个因素。我们许多人也会因医学检查和医师的报告而感到安心,因为这些给我们一个健康的信心。但是躯体形式障碍患者却不是这样的。再保证短期内也能有效地减少焦虑,但长期内却并没有效果。躯体形式障碍患者就这样需要不断地检查与确认。一些人相信儿童化的父母当他们成年时仍然寻求再保证。儿童会复制父母通过不断抱怨躯体症状的方式来获得朋友的同情。

二次获益是指通过躯体抱怨而获得的社会强化。心理动力学理论认为初级获益是指无意识运用躯体症状以心理压力。那些对微弱的躯体症状给予过多关注的人,通过这种方式转移了对内外焦虑源的注意。部分人会发现,关注于微小的躯体变化,而不是那些重要的生活应激,如婚姻冲突、财务困难或学业失败要容易得多。

(五)社会文化观点——患者角色

社会学观点倾向于从社会角色定位角度来解释躯体形式障碍患者的症状表现。在他们看来,不恰当地采取了患者角色是导致躯体形式障碍的一个原因。在社会学家看来,得病不仅仅是一种生物学问题,同时也是一种社会学问题。虽然得病给患者带来痛苦,如丧失一些权力,不能参加一些他们喜欢的活动。但"得病"也会给患者带来许多好处;如他们可以待在家里,不去工作或不去学校;他们可以不担负正常的义务;其他人会同情他们,关注他们,这就是所谓的"患者角色"。躯体形式障碍者可能错误地利用了这种社会角色,试图去获得一些他们所希望得到的,如他人的关怀。

由此得到的一个推论是,人们采用患者角色作为问题处理形式的可能性有赖于他们的文化对无法解释的躯体症状的态度,因此躯体形式障碍的比率应当因文化而有异。但研究并不完全支持上述观点:一些研究发现,非器质性身体障碍和转换性障碍在非西方文化和更少工业化文化——印度、中国、尼日利亚、利比亚、墨西哥中更为普遍。在这些文化中,用心理学术语来表达情绪痛苦不那么被接受,而是会受到更多的指责;但另外有研究则提出,非器质性身体障碍在所有文化中都是一种常见的问题。如在美国,转换性和非器质性障碍在乡村社区和社会经济地位较低的群体中更为常见。这意味着在这些群体中,情绪问题的心理表达可能也常常不被允许,因此,这些社区和群体可能就更容易把不幸躯体化而不是心理化。

(六)其他观点

对躯体形式障碍患者来说,环境是一种危险因素,特别是对那些有疾病或躯体部分的先占观念的人来说更是这样。这些因素包括疾病行为的强化,以及认知、文化、环境及其他因素。一般情况下,多数类型的疼痛与个体的消极情绪、贫乏的应付技巧、低程度的社会支持及可能因疼痛而得到的补偿有关。社会和文化也对转换障碍的发生起到一定作用。与躯体症状性障碍一样,转换障碍同样倾向于发生在教育程度和社会经济地位较低的人群中。

从发展心理学的观点出发,躯体变形障碍通常始于青少年,因为处于这一年龄阶段的个体尤为关注自己的身体和社交。文化因素对于躯体变形障碍的产生和持续起了重要作用,尤其是在强调外貌和身体吸引力的文化背景下,不完美和缺陷是被人们所否定的。相关的文化因素还包括与别人或理想化的标准进行比较;强调社会回报等。此外,低自尊、家庭的不和谐、不愉快的童年经历、外貌遭到家人的反复批评等,都可能影响躯体变形障碍的发生。

(孙庆祝)

第二节　躯体形式障碍的临床表现

凡患者以一种或多种躯体不适症状为主要表现,而医学检查却不能发现相应的器质性病变的证据;或虽然有躯体疾病的存在,但与其症状的严重程度或持续的时间很不相称者,就要考虑到躯体形式障碍的可能。DSM-Ⅳ中列出了躯体形式障碍5种最基本的分型:躯体变形障碍、疼痛障碍、躯体症状性障碍、疑病症、转换性障碍。DSM-Ⅴ将此类障碍称为躯体症状及相关障碍,包含躯体症状障碍(涵盖 DSM-Ⅳ的躯体症状性障碍和疼痛障碍)、疾病焦虑障碍(等同于 DSM-Ⅳ的疑病症)、转换障碍(也称功能性神经症状障碍)和做作障碍,而将躯体变形障碍归入强迫及相关障碍。这类障碍的共同特点是,个体将心理困扰通过躯体或生理障碍的形式表达出来,但却找不到明确或充分的医学证据来解释引起躯体主诉的原因。

一、躯体变形障碍

100 多年前,莫利斯就提出了"畸形恐惧"的概念,用于描述那些外表正常,但却持有认为自己外表丑陋或有缺陷先占观念的患者。患者往往认为自己因为这些缺陷而引人注目,并因此感到痛苦。DSM-Ⅲ首次将"畸形恐惧"列入精神疾病诊断分类中,但仅作为非典型性躯体形式障碍的一个例子,没有具体的诊断标准。直到 1987 年,DSM-Ⅲ-R 中才将这一障碍列为正式的诊断,并更名为躯体变形障碍(body dysmorphic disorder,BDD)。1994 年,DSM-Ⅳ将躯体变形障碍正式作为独立的疾病单元列入躯体形式障碍。2013 年,DSM-Ⅴ则将躯体变形障碍归入强迫及相关障碍。

(一)对想象或轻微外表缺陷的过度担心

躯体形式障碍患者的核心症状是对想象的,或轻微的外表缺陷的先占观念。患者担心的内容包括身体的皱纹、皮肤的斑点、过多的毛发、脸部的肿胀或鼻子、嘴、下巴或眉毛;脚、手、胸部、阴茎或身体其他部位的外观;来自汗水、呼吸、生殖器或直肠的怪味等。大多数患者抱怨的部位比较明确,还有些患者抱怨的可能是含糊不清的丑陋感。男女患者的先占观念有所不同,女性患者比较关注腹部和臀部的大小,以及头发的异常;而男性患者则较多关注头发稀少或脱发、体型瘦小、生殖器短小等。虽然我们有许多人对自己的外表格外关注,但是大多数人是正常的,特别是在青春期的时候。但确有部分人过于担心自己的外表，以致其正常的社会功能无法发挥，如不能外出，不能工作等。因此，躯体变形障碍常与焦虑障碍，特别是社交焦虑障碍共病。

(二)重复行为

因为担心，患者常常出现一些重复行为，如频繁地通过照镜子来观察自己的外形；反复征求朋友或家人对自己外表的评价；将自己的"缺陷"部位与别人进行反复比较；反复求诊于皮肤科或整形科等。大多数患者会通过衣着、化妆等来掩饰自己的"缺陷"。患者的社会功能会因此而受到不同程度的损伤。部分患者会因此而闭门不出，甚至出现自杀、自伤行为。部分患者坚信自己的身体，如鼻子、嘴唇存在严重缺陷或变得很难看，因而要求实行外科整形手术。

(三)明显的焦虑或抑郁

躯体变形障碍患者多伴发焦虑障碍，尤其是社交恐惧症和强迫症等。躯体变形障碍患者往往因为感到自己躯体上某种缺陷，而对可能存在他人评价的场合产生焦虑、恐惧，或者出现回避行为。他们一方面夸大自己的躯体缺陷，另一方面又过度关注他人的负面评价。最终，患者会出现明显的焦虑，特别在社会场合。同时，部分患者会通过强迫来缓解自身的焦虑，如不断检查躯体缺陷、不断自动收集他人对自己躯体的评价等。

另外，躯体变形障碍患者也常与抑郁共病。并且，与那些单纯的抑郁症患者相比，躯体变形障碍患者的社会功能更差，发生自杀的风险更高。

(四)其他问题：躯体变形障碍与强迫症

许多研究者相信，躯体变形障碍与强迫症关系密切，甚至就是强迫症谱系中的一种。与强迫症患者一样，躯体变形障碍患者也有明显的强迫现象。在他们的生活中也存在着许多类似于强迫仪式的行为，如照镜子、把自己与他人对比。他们对信念的强迫程度甚至超过强迫症患者。除了症状外，研究者们还认为二者在病因上存在重叠。这也意味着 OCD 的治疗策略也适合于躯体变形障碍的治疗。须注意的是，在躯体变形障碍患者身上存在的强迫现象与强迫症尚存在诸多差异，其中关键点在于，躯体变形障碍患者的强迫现象是有明确的、能够意识到的原因的，而强迫症患者往往不清楚自己的强迫源自何方。

二、疼痛障碍

疼痛障碍是一种不能用生理过程或躯体障碍予以合理解释的、持续而严重的疼痛，患者常感到痛苦，社会功能受损。常见的疼痛部位是头痛、非典型面部痛苦、腰背痛和慢性的盆腔痛，疼痛可位于体表、深部组织或内脏器官，性质可为钝痛、胀痛、酸痛或锐痛等。发病高峰年龄为 30～50 岁，女性多见。患者常以疼痛为主诉，反复就医，服用多种药物，有的甚至导致镇静止痛药物依赖，并伴有焦虑、抑郁和失眠。疼痛障碍通常有明显的生理原因导致疼痛的发生，但是在疼痛的维持过程中，心理因素起到了较大的作用。大多数疼痛障碍患者的疼痛缺乏足够的医学证据，医学检查不能发现疼痛部位有相应的器质性变化；部分患者存在器质性改变，但其受损程度也不能解释疼痛的水平。本病病程常迁延，持续 6 个月以上。疼痛障碍被认为与心理因素密切相关。所以，在过去，人们将其称为"癔症性疼痛"。1961 年，Walters 认为癔症的理论尚不足以充分说明疼痛的原因，因此建议废除"癔症性疼痛"，而改用"心因性局部疼痛"的概念。此后，ICD-9 将其称为"精神性疼痛"，1980 年 DSM-Ⅲ则用"心因性疼痛"，以及后来的"躯体形式疼痛障碍"对其进行描述。1992 年版的 ICD-10 将其命名为"持续性躯体形式的疼痛障碍"；1994 年版 DSM-Ⅳ则正式将其命名为"疼痛障碍"。

（一）严重疼痛的主诉

强烈而持久的疼痛是疼痛障碍的核心症状。患者身体的一个或多个部位出现疼痛，并由此引起明显的心理痛苦或功能损害。这种疼痛要么没有明显的躯体基础，要么过分夸大了某种疾病应有的疼痛。一般认为心理因素在疼痛障碍的发生、发展、持续或恶化过程中起着重要作用。

（二）因疼痛导致明显的痛苦和功能减退

因为疼痛，患者会出现明显的痛苦和各种功能的减退。据估计，有 10%～15% 的美国成年人因为疼痛障碍而失去工作能力。疼痛也会对患者的生活造成各种负面后果。如无法从事平常所爱好的活动，或长期卧床等。

（三）心理因素对疼痛的出现、演变、加重、持续中起着重要作用

由于疼痛患者的局部疼痛几乎都有躯体病变的基础（如创伤、疾病等），所以很难区分哪些疼痛主要是由心理因素引起的，而哪些疼痛主要是由躯体因素引起的。在临床上，心理与躯体因素共同作用所致的疼痛障碍更为常见，这些患者往往是医院以疼痛为主要治疗对象的门诊机构（如疼痛门诊）的常客。而单纯由心理因素所致的疼痛则较为少见。心理因素与躯体因素在疼痛障碍的演变中起着不同的作用：疼痛障碍刚开始发生时，通常具有明确的可以引起疼痛的躯体改变，但心理因素则在疼痛的持续中逐步成为主角。

（四）症状或损伤并不是故意制造或伪装出来的

疼痛障碍的一个重要特点是，无论引起疼痛的原因是什么，疼痛都是真实存在的。疼痛障碍的核心症状是出现在身体上的一个或多个部位的疼痛导致了明显的忧伤或损害。症状是不受患者意识控制的。患者在理智上并不是故意想让自己处于疼痛的状态中，并且患者也常常会否认自己的心理因素对疼痛的持续起着重要作用。

（五）疼痛并不足以被情绪、焦虑或精神病性障碍解释，也不符合性交疼痛的诊断

转换性障碍或躯体形式障碍患者也可能会体验到疼痛，但疼痛不是这两种障碍的关键，却是疼痛障碍的关键。该障碍患者通常报告疼痛的区域包括心脏或其他器官的周围，也可能包括后背或四肢。他们经常去看医师，不仅要证实他的疼痛，而且要开药、服药。他们可能无法工作，并且会变得依赖止痛药或镇静剂。由于疼痛常常是某种心理影响所导致的主观经验，因而很难对它作出精确的诊断。

三、躯体症状性障碍

躯体症状性障碍又称 Briquet 综合征。人们对于躯体症状性障碍的认识最早可以追溯到 1859 年，一位名叫 Pierre·Briquet 的法国医师发现有些患者会因为各种躯体不适而就诊，虽然临床检查结果并未发现任何器质性的病变，但是患者很快又以相同或略有不同的症状前来复诊。当时人们把这种疾病称为 Briquet 综合征。多年以后，DSM-Ⅲ 将其命名为躯体症状性障碍，DSM-Ⅴ 将其与疼痛障碍合称为躯体症状障碍。

躯体症状性障碍在临床上主要表现为多种、反复出现、经常变化的躯体不适。症状可涉及身体的任何部分和器官，这些主诉涉及许多不同的器官，无法由已知的躯体疾病来解释，并且也不是患者故意为之。这些症状的存在会导致患者出现明显的社会功能障碍，本病多在 30 岁以前起病，女性多见。躯体症状性障碍患者还常伴有焦虑和抑郁。

（一）多种反复出现的、多变的躯体症状

躯体症状性障碍的主要特征为表现多样、反复出现、变化不定的躯体症状，这些症状可以涉及身体的任何部位。常见症状:疼痛(常见于头、颈、胸、腹、四肢等,但部位不固定,疼痛程度容易随情绪而变化);胃肠道不适(疼痛、打嗝、反酸、呕吐、恶心等);皮肤感觉异常(烧灼感、刺痛、麻木感、瘙痒感、酸痛等);泌尿生殖系统异样感(常见的有尿频、排尿困难;生殖器或其周围不适感;性冷淡、勃起或射精障碍;月经紊乱、经血过多;阴道分泌物异常等);呼吸系统异常感(如气短、胸闷、心悸等);及神经系统症状(如肢体瘫痪或无力、吞咽困难或咽部梗阻感、失明、失聪、皮肤感觉缺失、抽搐等)。病程大多呈现慢性波动的趋势,当患者面临应激性生活事件时,症状表现可能更为明显。

多样的症状表现是躯体症状性障碍患者最主要的特点。同时,这些症状的变化性也使躯体症状性障碍与其他躯体形式障碍相互区别。

(二)缺乏必要的生物学依据或不能完全用生物学证据对当前症状加以解释

躯体症状性障碍患者的症状常常缺乏足够的生物学依据,或即使有,也不足以解释当前症状程度的严重程度。患者的抱怨往往与其躯体检查的结果不符。临床上,躯体症状性障碍的患者常夸大他们的不良感受,过分关注其认为重要的躯体感受,而忽略了其他重要信息;他们对其症状的描述也往往前后矛盾。这些因素造成了问卷的诊断效力下降,其效果往往不如对患者治疗历史、生活历史的回顾。当然,诊断躯体形式障碍最重要的依据仍然是躯体检查。患者的情绪可能会影响其对症状的表达和感受,但患者并不是想伪装,因此,躯体检查是最终的判断标准。

(三)社会功能受损

各种躯体症状对患者的社会功能带来了明显的负面影响。由于患者往往经历过许多医学检查、诊断、甚至手术过程。这些经历会进一步增强其病理性表现。躯体化患者还常常存在冲动和反社会现象,他们更容易出现自杀企图,或以自杀相威胁,婚姻中的不协调也较为常见。伴随着躯体症状对其生活的全面影响,患者,特别是那些与人格障碍共病的患者,更有可能在其日常生活中表现得混乱、不协调,进而进一步恶化其人际环境。这些都会使患者的社会功能的发挥进一步受到影响。

(四)躯体障碍的其他问题

重度抑郁、惊恐障碍及物质相关障碍常与躯体症状性障碍共病。躯体症状性障碍的患者常常有明显的焦虑与抑郁情绪。这也是促使患者向精神卫生机构求助的主要原因。另外,表演型人格障碍、边缘型人格障碍及反社会型人格障碍也是常见的共病。

躯体症状性障碍与反社会人格障碍间的关系得到了较多关注。人们发现,躯体症状性障碍与反社会人格障碍间存在许多相似性,例如,就发病情况来看,其发病年龄均较小,呈现典型的慢性化过程,多发生于社会经济地位低下的阶层,很难治愈,与婚姻不幸、滥用药物、酗酒等相关,有自杀企图及其他的并发症;同时,二者均有家庭聚集性,这使人们猜测二者可能具有相同的神经生物学基础。但反社会性人格障碍多发生于男性,而躯体症状性障碍多发于女性。于是有人提出,二者的差异是社会文化因素对不同性别的表达方式的不同影响所致。因为在绝大多数哺乳动物中,雄性被认为更具有侵略性,因此更容易将其情绪以反社会的方式加以表达;而雌性则因为缺乏侵略性而表现出更多的依赖性,从而导致了其情绪更多以躯体化的方式表达。

此外,躯体症状性障碍与疑病症的相似也引起了大家的关注。二者常常共病,但是二者也有差异。例如,尽管二者都以对躯体症状的先占观念为特点,但是疑病症患者确信他们患上了某种器官的病变。另外,疑病症患者所担心的往往都只是有限的几种症状,而躯体症状性障碍患者则有多种症状。

四、疑病症

疑病症的特点在于:尽管存在大量相反的证据,个体仍然深信自己患有严重的生理疾病,或过分恐惧会患上这种疾病。有些患者可能确有某些躯体疾病,但不能用这些疾病完全解释患者所描述症状的性质、程度或患者的痛苦程度。多数患者还伴有焦虑、抑郁等问题。古希腊人认为,肋骨下的区域影响着个体的精神状态,因此,用"hypochondria"来描述这类奇怪的个体。几乎所有的身体症状都可能成为疑病症患者担心的内容,甚至一些正常的身体功能,如流汗或心跳加速等。他们不断地因为一些微小的生理症状而担忧,如咳嗽等。虽然这些症状在正常人身上也常常会出现,但疑病症患者会因此而认为自己患上了严重的疾病,并因此而频繁就医。内科医师是疑病症患者首先求助的对象。但医师的检查与诊断并不能缓解他们的担忧,患者往往不相信或只在短期内缓解其焦虑。这种紧张还会"传染"给患者的家人与周围的朋友、同事等。他们经常因自己可能的疾病而抱怨,周围的人也因此而持续处于紧张中。疑病症患者一般不认为自己患上了精神疾病,而相信自己只是生理上的疾病,只是没有被发现。

疑病症与躯体症状性障碍的区别在于:疑病症患者更关注于症状所预示的疾病诊断,而躯体症状性障碍患者更多关注的是症状本身。此外,疑病症患者的主诉通常局限而固定,而躯体症状性障碍患者的主诉倾向于含糊、夸张且变化不定。

(一)对自己患病的过度担心

对疾病的过度担心是疑病症患者的基本特征。患者总是担心自己患上了某种严重疾病。患者对疾病持有极其痛苦的恐惧——一种通过把身体迹象和感觉错误解释为异常而持续具有的恐惧。疑病症患者并没有真正的躯体残疾,他们所具有的只是确信疾病将会出现,或已经出现。因此,每天他们都在焦虑地"期待"着发现那些疾病的征兆。如今天的心跳快了一点,明天身体有点麻木的感觉等。然后将其解读为患上了某种严重疾病。

(二)疑病未达妄想程度

疑病症患者的担心虽然有明显的想象成分,但尚未达到妄想的程度。患者往往会有部分躯体感受作为依据,虽然可能有夸大的成分,但患者大多知道患病的证据不足,因此希望通过反复检查以明确诊断,甚至要求治疗。也就是说,患者并未丧失现实检验功能,其想象并未完全脱离现实,其疑病观念未达到荒谬、妄想的程度。

(三)反复的求医行为

疑病症患者常常向医师描述自己发现的症状,自己根据医学读物作出的诊断。他们是流行杂志中健康文章的忠实读者。但是,当医学检查发现他们的健康状况正常时,他们通常认为应该换一个医师了。这些患者不断徘徊于不同的医院,通过各种渠道收集关于自己患病的资料,甚至展开自我治疗等。

(四)以患病为核心的焦虑

疑病的基本问题是焦虑,但它的表现又与焦虑不同。疑病症患者过度关注自己的躯体症状,并把这些症状曲解为特征。几乎所有的躯体症状都可能成为疑病症患者关注的焦点,有些患者甚至会关注一些正常的生理现象,如心率、出汗等。

研究表明,疑病症与焦虑及心境障碍,特别是惊恐障碍有许多相似之处,如相近的发病年龄、性格因素、家庭背景等。事实上,疑病症患者常常与焦虑或心境障碍共病。因为焦虑或恐惧,疑病症患者会对自己的躯体症状况过分关注,从而导致了对自己身体的生理现象和感觉的曲解,认为某种生理现象或感觉就是疾病的征兆或表现。

另外,值得注意的是,医师的无用并不能消除患者的顾虑,或者只能在短时间内有效。许多患者常常会觉得医师漏诊,而去找另一个医师诊治。

五、转换性障碍

几乎所有的医师都曾经遇到过有医学无法解释症状的患者,这些患者常会让医师感到挫败甚至绝望。医学条件下,人们常常用"身心问题"或"功能性问题"来描述这些现象。而在精神科,这些表现均被归入躯体形式障碍的概念之下进行讨论。转换性障碍只是其中较为典型的一种。这种障碍常与其他躯体形式障碍混淆。

实际上,"转换"一词早在中世纪就已经出现,但在弗洛伊德之后开始在社会中广为传播。在弗洛伊德看来,各种转换性症状只是潜意识冲突的一种表现形式,它有助于帮助个体消除焦虑从而避免潜意识冲突意识化,从而在患者身上固定下来,最终演变成为各种症状。

(一)明显的躯体功能障碍

明显的躯体功能障碍是转换性障碍的最大特点。患者可能出现各种"真实"的躯体功能障碍,诸如瘫痪、失明、失声、抽搐、麻痹、失聪等,但是这些障碍不能完全用神经或生物学方面的证据加以解释。虽然疑病症、躯体变形障碍等其他躯体形式障碍均存在某种躯体方面的症状,但转换性障碍更在躯体功能方面的问题更为突出。因此,转换性障碍曾经一度被称为癔症性躯体障碍。患者的躯体功能障碍几乎可以涵盖所有真实的躯体功能问题,但大多数情况下,转换性障碍还是表现于感觉-运动系统。另外,转换性障碍还会表现出症状的选择性,如"失明"的患者通常不会撞到其他人或物体。

(二)与心理冲突或应激因素密切相关

传统精神分析把"转换"视为个体试图将心理冲突或焦虑排除在意识之外的一种结果。虽然这一观点受到许多质疑,但不能否认的是,心理因素在转换性障碍的形成与发展中的作用无所不在。因此,一般认为该障碍是心理冲突或严重应激事件的某种复杂后果。虽然患者也可能存在一些生物学问题或其他精神障碍,但均不能完全解释患者当前的症状。与那些真正的躯体障碍患者相比,转换性障碍多发于重大应激事件后,且起病迅速。而大多数躯体障碍则往往起病缓慢,然后逐步加重;另外,虽然二类患者都倾向于持续就医,但真正的躯体障碍患者往往急于消除症状,而转换性障碍患者则似乎并不急于改善或消除症状。

(三)非有意而为之

转换性障碍患者身上所出现的功能障碍往往很"真实",但却缺乏或无法用其生物学表现加以充分解释。但患者并非有意为之,患者并非故意希望自己出现躯体功能问题。虽然在理论上讲,患者能够从症状中二次获益,但这种获益是间接性的,这使转换性障碍与那些诈病患者区别开来(诈病患者是直接获益)。诈病者往往存在主观上的故意,其症状表现有明显的目的性,如为获得经济补偿、逃避兵役等假装生病。而转换性障碍患者的功能障碍往往没有明确的目的性。或者说,其目的性是无意识的。因此,转换障碍患者可以在暗示、催眠或麻醉(某些药物引起的类睡眠状态)状态下消除功能障碍。

(孙庆祝)

第三节 躯体形式障碍的诊断与评估

躯体形式障碍的评估较为复杂,其主要的原因在于,患者有许多"真实的"症状体验或者功能障碍;并且部分患者还有真实的躯体伤害前提。因此,评估时需要小心区别患者痛苦的来源。本节主要探讨对躯体形式障碍的心理评估。需要注意的是,躯体形式障碍的评估需要以详尽的医学评估为前提,在排除躯体疾病的前提下展开。评估的方法主要包括临床访谈、问卷调查及人格评估3个主要环节。

一、躯体形式障碍诊断标准

躯体形式障碍是一种以持久地担心或相信各种躯体症状的优势观念为特征的神经症。患者因这些症状反复就医,各种医学检查阴性和医师的解释,均不能打消其疑虑。即使有时存在某种躯体障碍也不能解释所诉症状的性质、程度,经常伴有焦虑或抑郁情绪。尽管症状的发生和持续与不愉快的生活事件、困难或冲突密切相关,但患者常否认心理因素的存在。本障碍男女均有,为慢性波动性病程。

躯体形式障碍包含很多亚型,在 DSM-Ⅳ 和 ICD-10 中只列举了各亚型的诊断标准,没有躯体形式障碍的类诊断标准,这里综合 DSM-Ⅳ、ICD-10 和 CCMD-3 诊断提出类诊断标准供参考,并重点介绍 DSM-Ⅳ 有关亚型诊断标准。

(一)躯体形式障碍

1.症状标准

以与躯体病理改变不相称的躯体主诉为主要表现,符合下列一项症状表现形式。

(1)以一种或多种躯体症状为主诉。

(2)以一或多种随意运动或感觉功能障碍为主诉。

(3)以一或多个解剖部位的疼痛为主诉。

(4)全神贯注于害怕患严重疾病或相信已患某种严重疾病。

(5)全神贯注于自己想象的外貌缺点。

2.严重标准

(1)症状缺乏相应的躯体病理基础,或与躯体病理显著不相称。

(2)反复就医或要求医学检查,检查结果阴性和医师合理解释不能打消其疑虑。

(3)症状或缺损引起具有临床意义的苦恼或者社交、职业或其他重要功能的损害。

3.病程标准

符合症状标准和严重标准达到 3 个月。

4.排除标准

障碍不能用其他精神障碍(如焦虑障碍、强迫症、抑郁障碍、精神分裂症、偏执性精神障碍)和躯体疾病(神经系统疾病、心血管系统疾病、泌尿生殖和消化系统疾病)解释;症状或缺损不是有意制造的或假装的;本障碍有时合并存在某种躯体障碍,必须注意以免漏诊。

(二)躯体症状性障碍

(1)患者 30 岁前有多种躯体不适的主诉,这种情况持续多年,并导致持续的求医行为或者社会、职业,以及其他重要功能的明显受损。

(2)符合下列所有标准,在障碍的持续过程中,患者的症状可能出现于任何时候。①4 种疼痛症状:至少在 4 个不同部位或功能中存在疼痛(如头部、腹部、背部、关节、四肢、胸部、直肠、月经时、性交时、排尿时)。②2 种胃肠道症状:除疼痛外,至少存在 3 种胃肠道症状(如恶心、胃胀、非孕期呕吐、腹泻或者食物过敏)。③1 种性功能症状:除疼痛外,至少存在一种性或生殖方面的症状(如性冷淡、勃起障碍或早泄、月经不调、经血过多、孕期持续性呕吐)。④1 种假性神经系统症状:除疼痛外,至少存在一种假性神经症状(转换性症状,如协调和平衡能力受损、瘫痪或定向障碍、吞咽困难或咽部肿块、失声、尿潴留、幻觉、触觉或痛觉丧失、复视、失明、失聪、癫痫;解离性症状,如失忆;或者非虚弱导致的意识丧失)。

(3)符合下列标准之一:①经适当调查研究以后,患者的症状不能完全用已知的躯体情况或物质(例如,成瘾药物、处方药物)的直接效应来解释。②如果存在有关的躯体情况,躯体诉述或所导致的社交或职业的损害超过从病史、体检或实验室发现来预期的程度。

(4)这些症状不是有意制造的或假装的(如在做作性障碍或诈病时那样)。

(三)未分化的躯体症状性障碍

(1)一种或多种躯体诉述(例如,疲倦、食欲缺乏、胃肠道或泌尿系统的主诉)。

(2)符合下列标准之一:①经适当调查研究以后,症状不能完全用已知的躯体情况或物质(例如,成瘾药物,处方药物)直接效应来解释。②如果存在有关的躯体情况,躯体诉述或所导致的社交或职业的损害超过从病史、体检或实验室发现来预期程度。

(3)症状引起具有临床意义的苦恼或者社交、职业或其他重要功能的损害。

(4)障碍持续时间至少 6 个月。

(5)障碍不能用其他精神障碍(例如,其他躯体形式障碍、性功能失调、心境障碍、焦虑障碍、睡眠障碍、精神病性障碍)来解释。

(6)这些症状不是有意制造的或假装的(如在做作性障碍或诈病时那样)。

(四)转化障碍

(1)有一或多种随意运动或感觉功能障碍,并提示为神经系统或其他躯体情况的症状或缺损。

(2)症状或缺损出现或恶化以前有心理冲突或其他应激因素,可以判断心理因素与这些症状或缺损有关。

(3)这些症状或缺损不是有意制造的或假装的(如在做作性障碍或诈病时那样)。

(4)经适当调查研究以后,这些症状或缺损不能完全用已知的躯体情况、物质直接效应或文化认可的行为或体验来解释。

(5)这些症状或缺损引起具有临床意义的苦恼或者社交、职业或其他重要功能的损害,或者成为到综合科诊查的理由。

(6)这些症状或缺损不限于疼痛或性功能失调,不是发生于躯体症状性障碍的病程中,也不能用其他精神障碍来解释。

(五)疼痛障碍

(1)一个或多个解剖部位的疼痛成为临床表现的焦点,并且严重到成为临床注意的理由。

(2)疼痛引起具有临床意义的苦恼或者社交、职业或其他重要功能的损害。

(3)可以判断心理因素对疼痛的开始、严重程度、恶化或维持起着重要的作用。

(4)症状或缺损不是有意制造的或假装的(如在做作性障碍或诈病时那样)。

(5)疼痛不能用心境障碍、焦虑障碍或精神病性障碍来解释,也不符合性交疼痛的诊断标准。

(六)疑病症

(1)患者基于自己对躯体症状的误解,全神贯注于害怕患严重疾病或相信已患某种严重疾病。

(2)虽然经过适当的医学评估与保证,仍持续有上述症状。

(3)(1)项信念尚未达到妄想的强度(如在躯体妄想型妄想性障碍时那样),也不局限于对自己外貌的关切(如在躯体变形障碍时那样)。

(4)症状引起具有临床意义的苦恼或者社交、职业或其他重要功能的损害。

(5)障碍持续时间至少 6 个月。

(6)障碍不能用广泛焦虑障碍、强迫症、疼痛障碍、重性抑郁发作、离别性焦虑障碍、其他躯体形式障碍来解释。

自知力不全,在目前发作中的大部分时间,患者不能认识担心患严重疾病是过分的或不合情理的。

(七)躯体变形障碍

(1)全神贯注于自己想象的外貌缺点。即使确实存在轻微的躯体异常,但患者的关切显然是过分了。

(2)症状引起具有临床意义的苦恼或者社交、职业或其他重要功能的损害。

(3)障碍不能用其他精神障碍(例如,神经性厌食患者对自己的体象不满意)来解释。

二、临床访谈

临床访谈可能是心理临床活动中应用最多的一种方法。它主要采用面对面的方法,通过与患者的谈话,收集必要的心理临床资料,进而为诊断及心理咨询与治疗提供依据。虽然当代已经有了许多可以替代面对面的工具,如互联网,可视电话等,但大多数临床家仍然认为,面对面的临床访谈才可能了解一个真实的人。临床访谈一般分为结构化访谈、半结构化访谈与非结构化访谈 3 类。3 类方法在临床访谈中互为补充,各自发挥着不同的功能。一般来说,临床访谈的初期,以结构化访谈为核心,以迅速确定问题;后期逐步过渡到非结构化访谈,以丰富、验证结构化访谈所得出的结论。

(一)结构化访谈

结构化访谈主要是依据预定的访谈提纲展开的访谈活动。这类访谈提纲主要依据诊断标准制定,以寻找患者身上可能存在的躯体形式障碍的症状为主要目的。其最终的目标是要为作出诊断提供必要的支持。当前应用得较为广泛的躯体形式障碍访谈包括 DSM-Ⅳ 的结构化临床访谈(SCID),躯体形式障碍问卷和复合性国际诊断访谈表(CIDI)等。这些访谈表的内容涵盖了躯体形式障碍主要的诊断标准。

(二)半结构与非结构化访谈

躯体形式障碍患者大多存在人格缺陷;其心理对躯体症状的影响较大。因此,对躯体形式障碍患者的临床访谈尤其需要关注其生活中的细节。询问的具体内容包括详细的躯体和心理问题发展史。躯体形式障碍可能很复杂并持续多年。我们现在知道这种障碍通常始于儿童青少年期,所以对可疑患者的问题需要追溯到过去许多年前。一些典型的主题包括早年及最近的生活经验、应激源、药物和物质使用历史,他人对其躯体抱怨的反应,认知扭曲,日常功能冲突,以及那些起初认为是躯体问题的患者寻求心理疗法的动机等。

(三)其他需要注意的问题

1.建立良好关系

关系是临床访谈成功的关键,特别对于躯体形式障碍这种带有明显的心理问题躯体化的患者来说更是这样。

2.承认、接受患者的抱怨

躯体形式障碍患者往往否认其心理冲突与症状间的联系。在访谈过程中,需要承认、接受患者的各种抱怨,接受其症状的真实性,以及对其日常生活的影响。这样能够增加患者被理解、被接受的感觉。

3.避免说服患者承认其症状的心理原因

虽然医师可能已经有自己的判断,但对于患者来说,接受其心理问题的躯体化还是需要一个漫长的时间的。因此,在访谈过程中不能急于试图去对患者进行干预。

4.尽量广泛地讨论各种主题,而不只限于症状本身

对症状的过度关注是躯体形式障碍患者的一大特点。广泛地讨论其他主题一方面有助于推动患者将注意力向其他方面转移,减少对症状的关注;另一方面,也有助于获得患者各方面的心理特点的相关信息。

5.保持与患者的共情,但在行为上设立界线

躯体形式障碍患者对情感有多方面需求,医师的共情往往容易让患者产生移情,因此,设立行为边界将有助于保证收集信息的准确性;同时保护医患双方的基本权益。

三、问卷调查

由于时间与谈话过程所限,筛查问卷也在躯体形式障碍的评估中得到广泛运用。问卷可以弥补临床访谈可能存在的信息不完整,以及获得更可靠的诊断依据。临床常用的标准化问卷包括:康奈尔医学指数(CMI)、90 项症状清单(SCL-90)和躯体形式障碍筛查问卷(SOMS)等。躯体形式障碍筛查问卷(SOMS7)是临床上较为常用的一种。这一问卷涵盖了诊断标准,以及医学不能解释的躯体症状的测量。我国目前已经有修订版。该量表中文版共 56 个条目,分为男女共用 50 个条目,另加 1 条男性条目和 5 条女性条目。采用 5 级评分,从"根本没有"到非常严重分别计 0～4 分。量表条目参考了 DSM-Ⅳ、CCMD-3、ICD-10 三个主要的诊断体系中对躯体形式障碍的相关诊断标准。修订后的量表内部一致性系数达到 0.945,14 天后重测信度为阳性项目数 0.869,总分 0.823,可用于筛查、评估严重程度及治疗效果。

四、人格评估

躯体形式障碍及医学无法解释的躯体症状常常与人格缺陷或障碍相关。因此,人格评估也就成了评估的重要内容之一。临床上主要采用 MMPI 进行,以探索患者人格缺陷的特点、构成等。研究显示,这一问卷的疑病与健康状况分量表有助于将慢性疼痛患者从对照组区别开来。慢性疼痛障碍与患者焦虑、抑郁得分的升高相关。其他还发现,MMPI 还有助于筛查妇女中的

躯体形式障碍患者。

五、资料重组与确定治疗方案

心理评估主要还是基于症状学思路,要对躯体形式障碍患者展开心理疗法,还需要进行基于不同理论的心理评估。其目的在于制定特定的治疗方案。每种心理疗法都有其独特的信息整合方式。治疗方案的选择基于前期心理评估的结果,以特定治疗流派的理论对其进行整合,并获得进一步的资料。例如,按照精神分析疗法的观点,则患者既往经历、内部主要冲突、防御机制、阻抗、移情等内容都需要去深入了解;而认知疗法则需要去关注躯体形式障碍患者对其症状的病理性认知。不同的流派决定了不同的评估重点。

(孙庆祝)

第四节　躯体形式障碍的治疗

一、药物治疗

因为躯体形式障碍患者常与焦虑、抑郁共病,因此,在临床上常通过改善这两种主要症状来对躯体形式障碍进行治疗。最常用的药物包括选择性 5-羟色胺再吸收抑制剂(SSRI),如艾司西酞普兰、氟西汀、氟伏沙明及帕罗西汀。这些药物有助于改善躯体形式障碍患者的焦虑与抑郁状态,同时也有利于缓解疑病、对躯体的过分关注及综合功能,特别对疼痛有较好的作用。抗抑郁剂能帮助减少疼痛障碍患者疼痛发作的次数。

二、心理疗法

躯体形式障碍与患者心理冲突密切相关,因此,心理疗法在躯体形式障碍的治疗中越来越受到重视,心理与药物治疗并举被认为是最为有效的方法。但心理疗法首先要突破的却是患者对心理因素与其症状联系的认可。大多数躯体形式障碍的患者并不希望得到精神卫生专业人员的帮助。在他们看来,医师将他们转介到精神科医师那里实际上是医师否认其躯体主诉,认为其问题完全来自精神的信号。这会使患者变得极为愤怒,甚至会使患者选择其他的医师。因此研究人员建议,帮助患者减少对其症状的消极关注,减少患者对心理、医学治疗团队的抗拒是心理疗法的第一步。由于躯体形式障碍患者更多出现于针对躯体疾病的医疗系统,而不是精神卫生的工作场所;并且,他们常常不认为自己的症状与心理有太多联系。由于患者"真实"的症状并没有太多可根据依赖的生物学指标,但患者又不断求医,这常常会使医师感到挫败。而医师的不良情绪又会进一步破坏医患关系,强化患者的症状表现。从动力学角度来看,患者出现躯体症状是因为心理原因,而在求医的过程中,因为其心理需求未得到满足,因此,又会进一步强化患者用症状来表达其心理冲突的方式,这样就形成了一个循环。因此,内科医师有必要对这一障碍有足够的了解,以避免上述现象的发生。

如果没有恰当的治疗,躯体形式障碍患者的症状通常不会得到改善。一项为期 4 年的追踪研究发现,63% 的转换性患者和 92% 的非器质性躯体障碍患者在 4 年后仍然患有这些障碍。有可能对非器质性躯体障碍患者来说,最简单的治疗方法就是粗略的身体检查加上支持性谈话。虽然这样似乎并没有治疗障碍,但它有助于防止患者寻求更具伤害性的治疗,从而避免了由于不必要的手术或药物而可能使患者受到更大的伤害。

心理疗法在躯体形式障碍治疗中发挥着重要作用。其主要目的在于缓解情绪困扰和减少精神症状。因此,诸如放松训练、生物反馈、应激管理等方法都有助于减少患者的生理和情绪唤起。而一些特殊的感知觉训练、注意力训练程序则采用如分散注意力、催眠、环境改变等方式,致力于减少患者对躯体和其他心理困扰的过度关注。躯体形式障碍患者通常认为自己的疾病是躯体性的,倾向于综合医院寻求躯体治疗,要使他们接受心理疗法,心理疗法师须与临床医师密切合作。在医疗环境中提供心理疗法,患者可能更易接受。根据不同的理论观点,躯体形式障碍治疗的形式有多种。

(一)精神分析治疗

精神分析假定患者的症状是内心冲突的一种变形表达。弗洛伊德发现,如果癔症患者在催眠状态下被引导着毫不隐瞒地讲述了其儿童期及现在的问题,那么,他们的症状就会在一定程度上得以缓解。按照这一思路,躯体形式障碍也被认为是患者内心冲突的某种无意识的转换。只要解决了患者的潜意识冲突,患者的症状自然会改变。因此,在精神分析治疗家看来,如果能够帮助患者意识到其内心的冲突,并将其上升到意识层面,其理智就能够帮助他们选择更恰当的方式来处理焦虑。那些源自儿童其创伤的焦虑,在患者成人的理智与能力水平下是完全可能获得解决的。因此,症状只是患者儿童期无法解决的焦虑事件的某种记忆或习惯,当能够意识到这一切的时候,患者会发现,在他们成长过程中所习得的各种认知技能已经完全能够使自己恰当地处理那些问题,而不至引起强烈的焦虑。例如,婴儿期母亲的暂时离开会让婴儿感到近似于死亡的焦虑,部分儿童就会出现类似于躯体形式障碍患者的症状,虽然没有器质性问题,但却表现出了相应的症状,从而能够让母亲更经常能够待在自己身边;但在我们成人后,我们却会发现,一方面是没有必要对这种暂时的离开过度担心,因为母亲总会回来的;另一方面,我们也可以用其他更好的方式,例如,让母亲高兴,来让母亲更经常待在我们身边。因此,从理论上看,精神分析认为,当患者的冲突意识化后,躯体症状就变得没有必要了。此时,用于防御这些焦虑的心理能量也就能够从症状转换到生活中更有意义的方面了,患者的生活质量也会相应提高。

在临床治疗中,精神分析强调揭示患者内心的冲突来缓解或消除症状。在他们看来,治疗师引导患者释放了被压抑的想法和记忆,把这部分被禁止的想法和记忆带入到意识层面后,患者的症状就会慢慢消退。从前与症状联系在一起的以维持症状的心理能量就能够自由地寻找更积极的结果了。由于精神分析治疗主要是通过医患互动的过程实现的,因此,缺乏清晰的治疗流程,更多的是通过患者与治疗师之间的关系流动而完成的。在这里,我们仅列出一个治疗流程供参考。

1.建立良好的咨询关系

精神分析的治疗首先是从咨询关系的建立开始的。良好的关系是精神分析治疗的前提。一个好的精神分析治疗在复演母亲养育子女的过程。所有让患者改变的前提是能够让患者感到安全与温暖,就像每个人的成长都是在母亲的温暖中进行的一样。因此,治疗关系是精神分析治疗的核心。特别对于躯体形式障碍的治疗更是这样。从某种意义上说,躯体症状的出现其实体现着患者无法用正常的方式获得母亲的爱。因此,足够稳定的咨询关系是躯体形式障碍的精神分析治疗获得成功的关键。

2.移情与反移情分析

随着关系的建立,治疗师与患者的互动将会让患者内心冲突呈现于治疗进程中。患者会很自然地通过症状来表达其内心感受,因此,从动力学角度来看,患者拒绝精神卫生工作人员的工作,体现着患者不相信自己的言语能够获得"重要人物"的重视,而只有通过症状才能得到自己希望得到的东西。承认自己的问题源自精神问题,也就意味着患者需要彻底改变其情绪表达的习惯。就像任何一种习惯一样,改变是困难的。如果没有足够安全的保证或感觉,大多数人都难于去尝试新方式。患者在治疗室中继续以症状的方式表达情绪,通过移情展示其日常的人际模式。治疗师则需要在此过程中,通过揭示患者的无意识冲突,帮助患者将其意识化。一旦内容意识化,患者也就没有必要维持其症状了。

（二）认知行为疗法

近期报道显示,把认知疗法和行为疗法结合起来可以更有效地帮助疑病症患者。认知行为疗法已经被证明对疼痛障碍、非器质性躯体障碍和躯体变形障碍有效。认知取向的治疗家认为,躯体形式障碍患者有一种将正常的身体感觉或轻微症状"灾难化"的认知风格。他们常常把一些小问题夸大成为严重的健康问题。例如,疑病患者更倾向于拥有更多对疾病的错误观念;而躯体症状性障碍患者也更容易体验到消极情绪。这些消极情绪和情绪表达上的困难结合起来,就容易出现躯体症状性障碍的各种症状。因此,认知疗法师强调通过认知重建来改变患者的自动思维、对躯体反应的扭曲,以及对正常躯体感觉的不合理归因。由于患者常存在焦虑,因此,鼓励患者去检查那些错误的认知,并与自己的这些想法挑战,并更现实地考虑问题成为治疗的核心。就治疗来看,大致可以包括以下几个步骤。

1.评估

初期接触者时,在充分掌握其症状情况的同时,需要在接受患者症状对其生活的负面影响的同时,对患者的症状作出解释。肯定其疾病不是单纯的心理因素,但保证不是会导致死亡的疾病。以逐步让者接受其症状与心理有关的事实。临床研究显示,"保证"在一些疑病症的患者中可能会有效。虽然理论上讲,医师的保证并不能对患者的症状改善有所帮助,即使有,也是暂时的。然而,这有可能是因为医师无法持续与患者保持支持关系所致。因为,缺少关注往往是患者症状存在的原因。出于专业所限,内科医师难于对患者的精神诉求给予过多的关注,而精神卫生专业人员则不同,他们更有可能用更多的时间与精神力去关注患者症状背后的心理诉求。

2.消除患者对症状的偏执

由于躯体形式障碍患者往往坚信自己症状的存在,并会因此而形成一些其他信念,如坚信自己的疾病已经非常严重,需要静养等。因此,通过与患者对症状及相关问题进行讨论,尽量转移其对症状的过度关注,减少对躯体微小变化的不断检查,将症状限制在一定的范围内。另一方面,在讨论过程中,治疗师需要鼓励患者讲出自己的疑虑和想法,与患者一起讨论导致症状的其他可能原因(例如,心理、社会),并提出可能的替代性解释。通过这种方式,逐步消除患者对症状的偏执。

3.分析应激因素与症状的关系

各种应激因素都可能导致患者躯体症状的加重。因此,在帮助患者接受心理因素也对其症状有作用的前提下,尚需要帮助患者理解日常应激与其症状表现、变化的关系。因此,需要引导患者领悟其面临应激时特有的反应模式,以及习惯化的处理方式。进而推动患者学习更多样化的应对方式。虽然在治疗期间可能无法完全改变患者面对一些突发事件时,仍然会存在固有的行为模式,但这些策略的学习会给患者更多的选择,也为患者的改变提供了可能性。

4.检验与分析患者的负性信念

躯体形式障碍患者往往持有一些对症状的不合理信念。他们往往会习惯于夸大微小的躯体改变、对自身的症状进行灾难化推理、对自己的困难过度概括等。正是这些思维习惯导致其症状长期持续。因此,在治疗中,医师要鼓励患者说出自己的疑虑和想法,并帮助他们学习与自己这些负性信念进行辩论的技术。从而从根本上改变症状存在的基础。

5.改变回避性行为模式

行为是治疗的最终目标。治疗师需要在治疗过程中,不断鼓励患者通过澄清事实,面对现实,接受挑战等方式积极地处理问题;而减少医学检查、寻求医师保证等行为的频率,从而逐步改变其病理性的行为模式。

(三)其他治疗方法

1.支持性小组治疗

一项研究发现,与那些接受标准医学治疗的非器质性身体障碍患者相比,参加了8期小组治疗疗程的患者在治疗后1年的追踪期内报告的生理和心理健康都要更好一些。

2.稳定关系疗法

一种最被推荐的方法是建立稳定持续的医患关系。研究人员强烈建议内科医师与这些患者定期(每月或每两月)会面,并进行一些简短的医学检查。这种方法不仅能为患者提供持续的情感支持和医疗检查,同时,更为重要的是,帮助患者减少不必要其他的医学检查和治疗。那些感到未被理解的患者常常会更换医师,并做更多的医学检查。

3.行为疗法

行为疗法师强调撤销对患者疾病行为的强化与帮助患者建立更有效的应付技能会有助于躯体形式障碍患者的康复。Warwick 和 Marks 在一项案例报道中采用消退技术进行的治疗。当患者试图从治疗师那里获得安慰时,他们将一无所获;他们的家人也得到指示,不再给患者提供任何安慰。5年后,一半仍保持联系的患者摆脱了疾病。

(孙庆祝)

第十九章

精神性疾病的护理

第一节 康复护理程序

一、康复护理评估

评估是指有目的地、系统地收集资料。此步骤在康复护理程序中很关键，是顺利进行康复护理工作的基础和制定护理计划的重要依据。评估阶段包括收集资料、整理分析资料和资料的记录。

（一）康复护理评定的作用

康复功能评定是康复治疗的基础，客观地、准确地评定功能障碍的性质、部位、范围、程度、发展趋势和预后，为制定康复治疗原则、计划奠定科学、合理依据。工作中又分初期、中期、末期评定，评定的项目和内容主要包括躯体方面、精神方面、言语方面和社会方面四大方面的功能。

康复评定不同于临床医学的疾病诊断，它不是寻找疾病的病因和论断，而是客观地评定障碍的性质、部位、严重程度、发展趋势、预后和转归。

康复护理评定是一个反馈过程，通过评定可以为提出护理诊断提供依据，了解护理计划、实施护理活动的效果及患者的康复进展情况。利用康复评定可以检验原有康复计划的有效性，为下一个护理计划的制定提供新的起点。

（二）康复护理评定的要求

康复护理评定的方法很多，无论是仪器评定还是非仪器评定都要求有足够的准确性和可靠性，也就是要求评定的方法具有一定的效度、信度、灵敏度和统一性。

1.效度

效度又称准确性，是指一种评定方法的评定结果与评定目的的符合程度。

2.信度

信度又称可靠性，是指评定方法的可重复性和稳定性。

3.灵敏度

进行评定时选择的评定方法应该能敏感的反应评定的内容，也就是能够灵敏的反映出评定内容的微小变化。

4.统一性

统一性是指选择的评定内容和方法要有全国甚至全世界统一的标准,这样可以比较治疗的效果,便于经验的交流。

(三)康复护理评定分类

1.分类

(1)残疾评定。

(2)运动功能评定。

(3)感觉功能评定。

(4)日常生活活动功能评定。

(5)言语评定。

(6)心血管功能评定。

(7)呼吸功能评定。

(8)心理评定。

2.残疾评定

世界卫生组织 1998 年的国际病损、失能、残障分类,已被世界各国康复医学界所普遍采用。此标准根据残疾的性质、程度及日常生活的影响,把残疾分为病损、失能和残障三类。

(1)病损:病损是指由于各种原因造成患者身体的结构、功能及心理状态的暂时或永久性的异常或丧失,影响个人的正常生活、学习或工作,但仍能生活自理。病损可以理解为器官或系统水平上的功能障碍,即它对患者的某个器官或系统的功能有较大影响,从而影响患者功能活动,生活和工作的速度、效率、质量,而对整个个体的独立影响较小。

(2)失能:失能是指患者身体结构、功能及心理状态的缺损较严重,以至于使按照正常方式进行独立的日常生活活动、工作或学习的能力减弱或丧失。失能应被理解为个体水平的能力障碍。

(3)残障:残障是指患者的功能缺陷及个体能力障碍严重,以致限制或妨碍了患者正常的社会活动、交往及适应能力。残障是社会水平的障碍。

(四)康复护理评定方法

1.收集资料

(1)资料的来源:①资料的主要来源是康复对象。②与康复对象有关人员,如亲属、朋友、邻居、同事、其他医护人员。③有关文字记录,如病案、各种检查、检验报告、既往健康检查记录、儿童预防接种记录及查阅的文献等。

(2)资料的种类。①主观资料:指康复对象的主诉和主观感觉,是康复对象对其所经历、感觉、担心及所听到、看到、触到的内容的诉说。②客观资料:指通过观察、体格检查或借助医疗器械检查而获得的患者的症状、体征,以及通过实验室检查而获得的有关资料。

(3)收集资料的方法:有使用仪器和不使用仪器两种方法。

不使用仪器:①与康复对象及其家属或陪护人员交谈。②直接观察康复对象的 ADL 能力、水平及残存的功能。③直接检查和评定康复对象的 ADL 能力、水平及残存功能的程度等。

使用仪器:肌电图、诱发电位、等速运动、测定仪,计算机评定认知等。

(4)资料的内容。①基本情况:如姓名、性别、出生年月、民族、职业、文化程度、宗教信仰、个人爱好、婚否、工作单位、工作性质、住址等。②既往史:过去健康情况及有无药物过敏史。③生活状况及自理程度:包括饮食、睡眠、排泄、清洁卫生、生活自理情况及现在有无并发症等。④护理体检:主要项目包括生命体征、身高、体重、意识、瞳孔、皮肤黏膜、四肢活动度及呼吸、循环、消化等系统的阳性体征;重点是对现有残存功能的检查,如感觉、运动、认知、语言及 ADL 能力水平状况。⑤致残原因:包括致残性质是先天性的,还是后天外伤所致,起始时间和经过等。⑥康复对象的心理状态:如有无精神抑郁、焦虑、恐惧等心理;对残障有无认识、对康复有无信心等。⑦康复愿望:包括了解康复对象和家属对康复的要求,希望达到的健康状态等。⑧家庭环境:包括经济状况、无障碍设施条件如何,康复对象和家属有无康复方面的常识等。

2.整理分析资料

整理分析资料即将资料进行整理、分类、比较,对含糊不清的资料进一步复查,以便能迅速地发现康复对象出现的健康问题。

将资料进行分类的方法很多,可按 Maslow 的基本需要层次分类或按上 Gordon 的 11 个功能性健康形态分类。目前临床应用较多的是按后者分类法。

3.资料的记录

目前临床上常采用表格形式记录资料,根据各医院、甚至同一医院中各病区的特点先将表格设计好,收集资料时可边询问、检查,边填写记录,这样不仅可以指导应该收集哪些资料,还可以避免遗漏。

记录资料时应注意,主观资料应尽量记录患者的原话,客观资料应使用医学术语,同时尽量避免使用无法衡量的词语,如佳、尚可、增加、减少等。

二、康复护理诊断

康复护理诊断是根据收集到的资料确定康复对象功能障碍和健康问题的过程,是康复护理程序的第二步。

(一)护理诊断的定义

北美护理诊断协会(NANDA)在 1990 年第 9 次会议上提出并通过的定义:护理诊断是有关个人、家庭、社区对现存的或潜在的健康问题或生命过程的反应的一种临床判断。

(二)护理诊断的陈述

护理诊断的陈述即在分析资料和确定问题后,对问题进行描述。目前常用的陈述方式有三种。

1.三部分陈述

三部分陈述即 PSE 公式,问题＋症状或体征＋原因。P——问题(护理诊断的名称),S——临床表现(症状或体征),E——原因(相关因素)。常用于现存的护理诊断。当能较熟练使用时可省略掉 S 部分。

例如,清理呼吸道无效:发绀、肺部有啰音与痰液黏稠有关。入厕自理缺陷:自述下蹲或站起费力,不能自己解开或系上裤带与关节僵直有关。

2.二部分陈述

二部分陈述即 PE 公式,问题＋原因。常用于"有……危险"的护理诊断,因危险尚未发生,故没有 S 部分,只有 P、E。

例如:有皮肤完整性受损的危险:与长期卧床无力翻身有关。

3.一部分陈述

一部分陈述只有 P 一部分。常用于健康的护理诊断。

例如,执行治疗方案有效,潜在的精神健康增强。

在陈述护理诊断时需注意以下问题。

(1)问题这部分应尽量使用我国于1998年在NADNA 128项护理诊断的基础上增加修订的148项护理诊断的名称。

(2)原因的陈述,应用"与……有关"来连接。

(3)一项护理诊断只针对一个问题。

(4)以收集的主、客观资料为依据。

(5)护理诊断必须是用护理措施能够解决的问题。

(三)护理诊断的种类

1.自现存的护理诊断

这是对康复对象已经存在的健康问题或目前已有的反应的描述。如,进食自理缺陷;沐浴或卫生自理缺陷;功能障碍性缺陷等。

2.有……危险的护理诊断

这是对康复对象可能出现的健康问题或反应的描述。虽然目前尚未发生问题,但有发生的危险因素。如,有活动无耐力的危险;有废用综合征的危险;有感染的危险等。

3.健康的护理诊断

这是对康复对象具有保持或进一步加强健康水平潜能的描述。1994年才被NANDA认可。如:潜在的婴儿行为调节增强;执行治疗方案有效等。

三、康复护理计划

(一)康复护理计划的概念

康复护理计划是针对康复护理诊断制定的具体康复护理措施,是对患者实施康复护理的行动指南。它以康复护理诊断为依据,以使康复对象尽快地恢复功能、重返社会为目标。

康复护理计划应体现个体差异性,一份护理计划只对一个患者的护理活动起指导作用。康复护理计划还应具有动态发展性,随着患者病情的变化、康复护理效果的优劣而补充调整。

(二)康复护理计划的实施

1.排列康复护理诊断顺序

康复护理诊断应按轻、重、缓、急确定先后顺序,以保证护理工作高效、有序地进行。

(1)首优问题:首优问题指威胁患者的生命,需立即解决的问题。

(2)中优问题:中优问题指虽然不直接威胁患者的生命,但给其精神上或躯体上带来极大的痛苦,严重影响健康的问题。

(3)次优问题:次优问题指那些人们在应对发展和生活中变化时所产生的问题。这些问题往往不很急迫或需要较少帮助即可解决。

2.排序原则

(1)优先解决危及生命的问题。

(2)按需要层次理论先解决低层次问题,后解决高层次问题,特殊情况下可做调整。

(3)在无原则冲突的情况下,患者主观上迫切需要解决的问题应优先解决。

(4)潜在的问题应根据性质决定其顺序。

3.确定康复护理目标

康复护理目标是护理活动预期的结果,是针对护理诊断而提出,指患者在接受护理后,期望能够达到的健康状态,即最理想的护理效果,是评价护理效果的标准。

(1)目标分类:康复护理目标可分为短期目标和长期目标两类。短期目标指在相对较短的时间内(一般指一周)可达到的目标。长期目标指需要相对较长时间(一般指数周或数月)才能实现的目标。长期目标需通过若干短期目标才能逐步实现。

例如,运动受损——与右侧偏瘫有关。

短期目标:一周后,患者能独立地从床转移到轮椅。

长期目标:3个月后,患者能独立地在家活动。

(2)目标要求:①目标应是康复护理活动的结果,而非护理活动本身。②目标应具有明确的针对性。③目标必须切实可行,属于康复护理工作范畴。④目标应与康复医疗工作相协调。⑤目标必须具体、可测量。

4.制定康复护理措施

康复护理措施是康复护士协助患者实现护理目标的具体方法与手段,规定了解决康复问题的护理活动方式与步骤,也可称为护嘱。

(1)护理措施的类型。护理措施可分为依赖性、独立性和协作性护理三类。①依赖性护理措施:是指护士执行医嘱的措施。②独立性护理措施:是指护士根据所收集资料,独立思考、判断后做出的决策。③协作性护理措施:是指康复护士与其他康复医护人员合作完成的护理活动。

(2)护理措施的内容:主要包括病情观察、基础护理、检查及手术前后护理、心理护理、功能锻炼、健康教育、执行医嘱及症状护理等。

(3)制定康复护理措施的要求:①与康复医疗工作协调一致,与其他康复治疗师相互配合。②针对康复护理目标,一个康复护理目标可通过几项护理措施来实现,按主次、承启关系排列。③护理措施必须切实可行。④护理措施应明确、具体、全面,应保证患者安全,使患者乐于接受。⑤护理措施应以科学的理论为依据。

5.构成康复护理计划

康复护理计划是将护理诊断、目标、措施等各种信息按一定规格组合而形成的护理文件。

康复护理计划一般都制成表格形式。各医院的规格不完全相同,大致包括日期、诊断、目标、措施、效果评价等几项内容。

四、康复护理措施的实施

(一)康复护理措施实施的概念

康复护理实施是将康复护理计划付诸行动,实现康复护理目标的过程。从理论上讲,实施是在康复护理计划制定之后,但在实际工作中,特别是抢救危重患者时,护理实施常先于计划之前。

(二)康复护理措施的实施

1.实施的步骤

(1)准备:包括进一步审阅计划,分析实施计划所需要的护理知识与技术;预测可能会发生的并发症及如何预防,安排实施计划的人力、物力与时间。

(2)执行:在执行护理计划过程中要充分发挥患者及家属的积极性,并与其他医护人员相互协调配合;熟练准确地运用各项护理技术操作;同时密切观察执行计划后患者的反应,有无新的问题发生;及时收集、分析资料,迅速、正确地处理一些新的健康问题及病情的变化。

(3)记录:实施各项康复护理措施的同时,要准确进行记录,此记录也称护理病程记录或护理记录。记录内容包括实施护理措施后患者和家属的反映及护士观察到的效果,患者出现的新的功能问题与障碍变化,所采取的临时性治疗、康复护理措施,患者身心需要及其满意情况;各种症状、体征、器官功能的评价,患者的心理状态等。护理记录可采用 PIO 记录格式:P(问题)I(措施)O(结果)。

例如,P:运动受损:与右侧偏瘫有关。I:①指导患者用健侧的上肢和下肢帮助患侧的上肢和下肢进行身体移动。②连续 3 天指导患者在早晨将自身移动到床边。O:一周后,患者能独立地从床移动到轮椅。

2.实施的方法

(1)分管护士直接为康复护理对象提供康复护理。

(2)与其他康复医师、康复治疗师合作。

(3)教育护理对象及其家属共同参与康复护理。

在教育时应注意了解患者及其家属的年龄、职业、文化程度和对改变患者目前状况的信心与态度,患者目前的残疾状态和功能障碍,掌握教育的内容与范围,采取适当的方法和通俗的语言,以取得良好的效果。

五、康复护理效果的评价

(一)康复护理效果评价的概念

康复护理评价是将实施康复护理计划后所得到的患者康复状况的信息有计划、有系统地与预定的护理目标逐一对照,按评价标准对护士执行护理程序的效果、质量做出评定。

评价还可以帮助再次发现问题,引出其他护理诊断,使护理活动持续进行,康复评价贯穿于患者康复的全过程。

(二)康复护理效果评价步骤

1.收集资料

根据收集各类主,客观资料,列出执行护理措施后患者的反应。

2.对照检查

将患者的反应与预期目标进行比较,来衡量目标实现程度及各项工作达标情况。衡量目标实现程度的标准有三种:目标完全实现、目标部分实现、目标未实现。

3.分析原因

对目标未实现部分及未达标的工作内容进行分析讨论,以发现导致目标未实现的原因。

4.重新修订护理计划

对已经实现的护理目标与解决的问题,停止原有的护理措施。对继续存在的健康问题,修正不适当的诊断、目标或措施。对出现的新问题,在收集资料的基础上做出新的诊断和制定新的目标与措施,进行新一轮循环的护理活动,直至最终达到护理对象的最佳健康状态。应在不同阶段对患者的情况进行评价。通常采用三次评价(早期、中期、后期)制度,每次评价会同康复医师、康复护士、物理治疗师、作业治疗师、语言治疗师、心理疗法师及社会工作者等专业人员组成。护士在评价会上要通报护理的评价结果,并认真记录其他专业人员的意见和措施,以便全面掌握患者康复的情况,并全面评价康复护理目标的执行情况。患者出院时,护士要根据其康复效果对患者住院期间康复护理目标指定的是否合适,护理措施是否完全落实等情况进行评价,促使不断提高康复护理工作的质量。

(杨孟琴)

第二节 康复护理的实践模式

一、康复护理主要任务

康复护理是实现康复总体计划中的重要组成部分,并且贯穿于康复全过程。特别是在维持生命,保障健康,促进与提高患者自立生活能力,尽快重返家庭和社会的过程中承担着重要职责。

(一)信息的采集

采集康复对象相关信息是康复护理工作的第一步,同时也是开展康复护理工作的基础和制订护理计划的重要依据。信息的采集工作要求做到及时、准确、全面,应当由护理人员直接采集获得。

1.信息收集途径

(1)康复护士与康复对象及其家属或陪护人员的交谈,康复护士直接观察康复对象的 ADL 能力、水平及残存的功能。

(2)康复护士直接检查和评定康复对象的 ADL 能力、水平及残存功能的程度等。

2.信息收集的内容

可根据对象的病种、病情、残障程度等而有所侧重,但主要应当包括以下几个方面。

(1)一般情况:包括姓名、年龄、性别、民族、婚否、工作单位、工作性质、住址等。

(2)以往的生活习惯,是否有宗教信仰,有何兴趣与爱好等。

(3)身体一般状况:包括精神、心理、生命体征、饮食、排泄、生活自理等情况及有无并发症的发生,如压疮、呼吸及泌尿系统感染等并发症的发生及其程度如何。

(4)致残原因:包括致残性质是先天性的,还是后天外伤所致,起始时间和经过;康复对象的心理状态如何。

(5)现有残存功能:包括感觉、运动、认知、语言等及其 ADL 能力水平状况。

(6)康复愿望:包括了解康复对象和家属对康复的要求和目标等。

(7)家庭环境:包括经济状况,无障碍设施条件如何,康复对象(或家属)有无康复及康复护理的常识。

(8)康复对象的家庭和社区环境条件对康复的影响:信息的收集由康复护士自己完成,以掌握的第一手资料为依据,不可抄写病历或者仅听家属的介绍作为对患者信息的收集依据,因为它直接涉及康复护理下一步的工作,即康复护理计划制订要符合实际情况。

(二)康复护理计划的制订

责任护士依据信息收集情况,提出患者实际或潜在的健康问题,确立其康复护理目标,制订出护理方案及措施,由责任护士负责组织实施。在患者住院期间进行初、中、末(出院前)的康复护理效果评价,根据功能恢复情况进行计划及措施的调整。

1.找出康复护理问题

护理问题是指康复对象实际的或潜在的护理问题,这些护理问题是通过护理措施可以解决的问题。例如,脊髓损伤所造成的肌肉萎缩、关节挛缩、肢体运动感觉及二便等功能障碍的患者,会出现生活不能自理、大小便功能障碍等情况,针对以上情况可以找出相应的护理问题,如心理改变、躯体移动障碍、生活自理缺陷、排泄状况改变、有皮肤完整性受损的危险、有外伤的危险、有潜在的尿路及肺部感染等并发症发生的危险等护理问题。

2.确立康复护理目标

根据存在的护理问题,提出解决问题的护理目标。并针对患者存在问题的严重程度及其康复时间的长短,制订出短期及长期康复护理目标。护理目标必须明确、具体、可行。

3.制订康复护理措施

康复护理措施是指为了达到护理目标,根据患者的护理问题所采取的具体护理方法。如脊髓损伤所导致的膀胱功能障碍,可以通过计划饮水、间歇导尿、残余尿量测定等膀胱功能训练促使其建立反射性膀胱。

二、康复护理质量管理的任务

(一)提高全员素质,树立质量意识

进行康复护理职业素质教育和质量意识教育,使康复护士确立为伤、残、康复患者服务的思想和质量第一的意识,建立三级质量体系,做到人人关心康复护理质量。

(二)建立质量标准体系

将康复护理的每项服务及每项操作,实行质量标准化。

(三)建立质量控制体系

使质量控制系统化,达到三级控制,即要素质量(基础质量)、环节质量和终末质量。

(四)建立质量信息反馈管理系统

其包括质量标准化、量化、信息输入、反馈、分析处理、指令下达等一系列程序。

(五)建立质量管理规章制度

整个康复护理质量管理应有一套严格的制度和程序,必须立法使之成为法规,并不断充实和完善。

三、康复小组

(一)康复小组是一种专业的康复治疗小组

为使患者达到最大水平的康复,小组成员应互相合作,制订计划和目标。康复小组代表的是以患者为主导的专家团体,目的是改善由于残疾给患者和家属带来的影响。合作是康复小组的特点之一,也是成功实施全面康复计划的重要元素。支持康复小组概念的一个重要观点就是运用合作理念,充分利用各成员的力量共同达到目标。康复护士是康复小组重要成员之一。

(二)康复小组在给予患者最恰当的服务方面起了关键作用

确保患者尽可能获得最大水平的功能恢复和最高的生活质量。在资源利用上,服务必须符合需求。这也要求在开始执行一项计划之前要对患者进行全面的康复评定,对小组成员进行合理分工。一个高效的康复小组,不仅在单个专业机构甚至在多个机构间都能满足康复患者长期需要。

当代康复小组的功能包括以下几方面：①根据患者需要组成以康复医师为组长的康复小组。②通过康复评定为患者和家庭制订切实可行的康复目标。③确保康复治疗的连续性，协调可利用资源。④作为一种机构来评定患者的康复进程和康复疗效及康复质量。

（三）康复对象

康复对象是指有着不同生理或心理损伤的患者，康复过程包括从患者生病到死亡的过程。患者的管理是复杂的，因为在评估和治疗过程中必须考虑患者生活的所有方面，这样才能达到预期康复目标。康复小组还必须关注不同生命阶段所需要的康复服务，关注于整体人的康复治疗、护理。对患者实施成功的康复还需要把家庭和社区作为一个整体。

（四）康复小组成员

康复小组的一个明显特征是从来没有固定的小组成员。患者的需要决定小组组成，并在一定程度上扩大每个小组成员充当的角色。然而，患者是康复小组最重要的成员，是制订康复计划和目标的积极参与者。康复小组的其他成员包括护士、医师、物理治疗师、作业治疗师、言语治疗师、娱乐治疗师、社会工作者、患者管理者、营养师、职业咨询师和心理学家。不仅指以上这些成员，现实生活中还应根据患者康复计划和目标的需要，增加相应的专业人员。

四、康复病房工作流程

（一）组织实施

主要由康复责任护士依据康复评定小组总的康复治疗方案制订患者病房内康复延伸的服务计划并组织实施，康复医师和治疗师应积极配合康复护士，并对技术性问题进行指导；康复护士轮转 OT、PT 等治疗室掌握、规范康复治疗技术及康复护理技术。

（二）及时了解患者康复治疗进展情况

康复护士应及时对康复的延伸计划做出适当的调整，并定期对患者进行康复延伸训练指导的效果评价。

（三）康复医师和治疗师应定期与康复护士沟通

通过沟通以了解康复护理延伸服务计划对患者是否合适并提出相应调整意见。其沟通形式如下：①通过康复评价会进行讨论。②康复护士到康复治疗现场了解患者训练情况。③治疗师定期到病房对患者康复治疗进行督导。

（杨孟琴）

第三节　精神障碍的康复护理

一、焦虑的康复护理

（一）概述

焦虑一般为没有明确客观对象和具体内容的提心吊胆和惊恐不安。除焦虑情绪外，还有显著的自主神经症状，如头晕、心悸、胸闷、口干、尿频、出汗、震颤等和肌肉紧张，以及运动性不安。其基本特征为泛化和持续的焦虑，并非局限于任何特定的外部环境。女性多见，病程不定，但趋于波动并成为慢性。焦虑症的焦虑症状是原发的,起病缓慢常无明显诱因,患者的焦虑情绪并非由有实际的威胁所致,其紧张、恐惧的程度与现实处境很不相称,并常为此感到十分痛苦。

焦虑分为可彼此转化的三种形式。

1.现实焦虑

现实焦虑是对现实存在的威胁、灾难和危险情况所表现出的焦虑,一般反应有惊慌、躲避和恐惧,或是愤怒与攻击。

2.生存焦虑

来源于生物进化过程中与自然相关的人类生存的普遍性经验,如婴儿失去母爱会产生焦虑。

3.神经症性焦虑

产生于内心深处无法克服的冲突体验。恰当的焦虑有积极的一面,可以催人向上,激发人的潜能,而焦虑的无能体验则被看作是病理性的。

(二)临床表现

1.惊恐障碍

基本特征为反复发作的严重焦虑状态,有濒死感、窒息感或失控感,以及严重的自主神经功能紊乱症状。典型表现为突然出现的强烈恐惧感,似乎即将死去或失去理智,患者感到心悸、胸闷、胸痛、胸前区压迫感、喉头阻塞感、窒息感,自觉透不过气而过度换气,手指甚至面部、四肢麻痹,部分患者有头晕、多汗、手抖、站立不稳、胃肠道不适等自主神经症状,以及运动性不安。发作时间一般在5~20分钟,很少超过1小时,可自行缓解。发作后症状消失。惊恐发作时有剧烈的心搏加快和呼吸急促症状,患者常去急诊科或心脏科就诊,寻求紧急帮助。

2.广泛性焦虑症

基本特征为广泛和持续的焦虑:表现为经常或持续的、无明确对象或固定内容的紧张不安,或对现实生活中的某些问题过分担心或烦恼,常伴有自主神经功能亢进,运动性不安和过分警惕。

(三)康复护理

1.用药护理

焦虑症状严重的患者有坐立不安、注意力不集中和接触困难,故不能深入交谈。这种情况下应配合使用抗焦虑药物,减轻患者焦虑,以便于沟通。比较常用的有苯二氮䓬类(如地西泮)等,药物的种类、剂量及用药时间由医师决定。用药的同时注意药物的疗效和不良反应。

2.心理疗法

行为疗法、系统脱敏疗法或冲击疗法对各种焦虑症都有良好的治疗效果,同时配合反应防止技术,可以减轻或消除患者的回避行为。

3.心理康复护理

(1)一般护理:为患者提供安静舒适的环境,减少外界的刺激。病室内物品尽量简单、安全,必要时要专人陪伴患者。随时观察患者的躯体变化,必要时遵医嘱给予药物对症处理。对有自杀、自伤、冲动、不合作的患者要给予限制,并动态观察患者病情变化。

(2)建立良好的治疗性人际关系:这是心理护理的基础,只有在护患之间彼此尊重和信任的情况下,护士的说服和指导才能达到既定的目标。护士要以热情、平易近人的态度对待患者,对患者的病态行为予以接纳,这是协助患者减轻焦虑的方法之一,可使患者有安全感。焦虑患者希望有人陪伴,容易对人产生依赖心理,护士应注意这一点,不要把患者的依赖当成信任,避免形成依赖关系,要指导患者认识到自己的性格缺陷,改变自己的行为方式。

(3)耐心倾听叙述:鼓励患者以口头表达方式疏导其内在焦虑。焦虑患者的表现之一是反复叙述自己的不适,反复要求医师、护士解答他们的问题。尽管已对患者进行了解释、保证,但患者仍不放心。此时护士应理解患者的担心、求助的心情,耐心的倾听患者的叙述,使患者感到护士是在认真的、诚心的帮助他,从而增加患者对护士的信任。护士应知道患者的叙述过程就是他宣泄的过程,在宣泄的过程中有助于缓解焦虑的情绪,有助于使患者认识到自己的缺陷,从而寻求解决问题的方法。护士在倾听患者叙述过程中要注意分析患者焦虑情绪的症结所在,帮助患者寻找解决问题的途径。在倾听过程中还需运用非语言的沟通技巧传达关怀,让患者感觉护士愿意与他共同面对焦虑,而不致使患者认为自己是孤军奋斗。

(4)应用正确的沟通方式:患者发生焦虑时,护士应镇静,以沉着、冷静、坚定、简明扼要的方式与患者沟通,协助其减轻焦虑。与患者沟通解释时,为了便于患者理解,避免单纯使用医学术语,注意语言的科学性、艺术性、肯定性。不能为取得暂时性的效果而妄加评论,也不能表现出似是而非的态度,否则会适得其反,导致患者失去对护士的信任。解释的目的是使患者减轻焦虑,而减轻焦虑则必须让患者领悟到其担心的问题并不存在,缺乏客观依据,是个体性格的缺陷所致。要让患者懂得减轻焦虑最行之有效的办法不是靠外力,而是要调动自己的心理防御机制,培养良好的性格,接受焦虑并以建设性的方式面对焦虑。

(5)扩展生活领域及兴趣范围:鼓励患者参加各种活动,指导其适当发泄过多精力,并转移其注意力,这样才有利于患者将焦虑控制在可以耐受的限度之内。可建议患者每天进行散步、打球等健身活动,也可与兴趣相同的病友一起聊天、下棋、看电视等。

(6)教会应用松弛疗法:身体松弛可排除紧张和压力,选择安静、灯光微弱的地方,采取舒适的体位,让患者闭上眼睛聆听护士的指令,从脸部开始,首先绷紧脸部肌肉,使其紧缩在一起,然后慢慢放松,同一部位可重复多次。用同样的方法可让身体各肌肉群放松,顺序如下:脸部、肩膀、手臂、手掌、背部、腹部、腿、脚趾。以上均以收缩后放松的原则实行,直到患者感到放松毫无紧张,并能舒适地休息时为止。

二、抑郁的康复护理

(一)概述

抑郁症是一组常见的精神疾病,属于情感性精神障碍范围。情感性精神障碍是以显著而持久的情感或心境改变为主要特征的疾病。抑郁症是以情感或心境低落为主,伴有相应的认知和行为改变,一般呈发作性,往往有复发倾向,间歇期精神状态基本正常,预后良好。根据抑郁症的患病率调查,美国学者研究显示重症抑郁发作为 $1.3\%\sim4.6\%$。全世界的十大疾病中抑郁症列为第五位。

(二)临床表现

抑郁症表现可分为核心症状、心理症状群与躯体症状群三个方面。

1.核心症状

抑郁症的核心症状包括心境低落、兴趣缺乏及乐趣丧失,诊断抑郁症时至少应包括此三种症状中的一种。①情绪低落:患者体验到情绪低落、悲伤。情绪的基调是低沉的、灰暗的,患者常常诉说自己心情不好,高兴不起来。在情绪低落的基础上患者可感到绝望、无助与无用。②兴趣缺乏:是指患者对各种以前喜好的活动(如文艺、体育活动,业余爱好等)缺乏兴趣。典型者对任何事物无论好坏都无兴趣,离群独居,不愿见人。③乐趣丧失:是指患者无法从生活中体验到应体验到的乐趣。

以上三种症状互相联系,可以在一个患者身上同时出现,互为因果。但也有不少患者只以其中某一、二种症状表现突出。

2.心理症状群

抑郁症包含许多心理学症状,可分为心理学伴随症状(焦虑、自责自罪、精神疾病性症状、认知症状及自杀观念和行为、自知力不全或缺乏)和精神运动性症状(精神运动性迟滞和激越等)。

(1)焦虑:焦虑与抑郁常常伴发,而且经常成为抑郁症症状之一。

(2)自责自罪:患者对自己既往的一些轻微过失或错误加以责备,认为自己的作为让别人感到失望,给家庭、社会带来了巨大的负担或损失。

(3)精神疾病性症状:主要是妄想和幻觉。如罪恶妄想、无价值妄想、虚无妄想、被害妄想及幻听等。

(4)认知症状:注意力和记忆力下降。

(5)自杀观念和行为:抑郁症患者半数左右会出现自杀观念。轻者感到活着没意思,重者感到生不如死,主动寻找自杀的方法,并反复寻求自杀。抑郁症患者最终有10%～15%死于自杀。个别患者会出现扩大性自杀,可在杀死数人后再自杀,导致极严重的后果。

(6)精神运动性迟滞和激越:患者在心理上表现为思维发动的迟缓。同时会伴有注意力和记忆力的下降。在行为上表现为运动迟缓,言行减少,严重者可达到木僵程度。激越的患者则相反,大脑持续处于紧张状态,在行为上则表现为烦躁不安、紧张激越,有时甚至不能控制自己的行为,但又不知道自己因何烦恼。

(7)自知力:有部分抑郁症患者自知力完整,主动求治。存有自杀倾向者缺乏对自己当前病态的清醒认识。伴有精神疾病性症状者自知力不完整或完全丧失的比例较高。

3.躯体症状

睡眠紊乱是抑郁状态最常见的伴随症状,也是很多患者的主诉;患者食欲紊乱,主要表现为食欲下降和体重减轻;性功能紊乱,表现为性欲的减退至完全丧失;精力丧失,表现为无精打采,疲乏无力;昼重夜轻,情绪低落在晨间加重;非特异躯体症状,如疼痛、周身不适、自主神经功能紊乱等。

4.儿童期、老年期抑郁症的特点

(1)儿童期抑郁症:是指发生在儿童期持续的心情不愉快,以抑郁情绪为主要特征的精神疾病。儿童抑郁症大多源于家庭生活事件,父母对子女的期望值过高,达不到父母所期望的目标,以及家庭结构的不完整、父母感情不和或父母离异、缺乏家庭温暖等,导致儿童出现抑郁情绪。抑郁症儿童往往感到孤独,认为没人能理解他们,因而表现出不愉快的情绪、兴趣的减少、自我评价低、语言减少、动作迟缓、行为的退缩、激惹性增高、好发脾气、恐惧不安、悲观厌世,甚至出现自杀企图,同时伴有失眠、食欲减退和躯体不适感。儿童的抑郁症一般起病较急,持续时间短,预后较好。由于儿童的表达方式随着年龄增长而变化,儿童抑郁症有许多特殊的行为,如行为易冲动、不被父母所理解、孤独寂寞,整天沉湎于遐想或虚幻的世界里,当他们的幻想过于离奇时就有可能是抑郁情绪的表现,因为儿童还不具备和成人一样能全面用语言表达复杂情绪体验的能力。异常的行为是情绪不佳的反应,这一点常被忽略。

(2)老年期抑郁症:老年期抑郁症是指首次发病在老年期,以持久的抑郁心境为基础,临床上以焦虑症状为突出特点,主要表现为情绪低落、沮丧、行动迟缓及躯体不适感。一般而言,老年期抑郁症病程比青壮年要长,间歇期较短,有的呈迁延病程,多数患者的疗效不满意,预后较差。老年期抑郁症与遗传关系不密切,多数患者是以各种躯体不适主诉到综合医院去就诊,患者的主诉与临床躯体检查结果不相符合,各种治疗方法也不能获得明显的效果。

躯体主诉主要集中在以下几方面。①心血管系统:心悸、气短、心前区不适等;②消化系统:腹部胀满、食欲下降、腹痛、腹泻、便秘、体重减轻等;睡眠障碍;③自主神经系统:头痛、头晕、心悸、胸闷、气短等。

(3)老年期抑郁症表现:老年期抑郁症患者较突出的表现是焦虑和过分担心,往往把问题看得复杂化,坐立不安、搓手顿足,反复以躯体不适纠缠家人或医师。由于治疗效果不佳,检查不出严重躯体疾病,易造成家人的厌烦,患者可以在此基础上怀疑家人为摆脱包袱而伤害自己,出现精神疾病性症状,如被害妄想、关系妄想、疑病妄想等。患者易产生悲观厌世、无助感、无望感,出现自杀企图和自杀行为。老年抑郁症患者自杀与青壮年有所不同,在自杀前顾虑重重,把自己死后的各种可能都已虑及,一旦采取行动,态度坚决,自杀成功率一般比青壮年的抑郁症患者要高。

(三)康复护理

1.用药护理

(1)碳酸锂联合抗抑郁药治疗:碳酸锂要从小剂量开始(0.25 g,每天 2 次)逐渐加量,推荐治疗量为 1.0~1.2 g/d,维持量 0.5~1.0 g/d,分 2~3 次服用。由于碳酸锂的有效剂量与中毒剂量比较接近,用药期间应监测血锂浓度。碳酸锂的早期中毒反应以恶心、呕吐、腹泻等胃肠道症状为主,严重的有抽搐、肌张力增加、意识模糊乃至昏迷。

(2)三环类抗抑郁剂:如丙米嗪、阿米替林、多塞平等,仍为常用的抗抑郁剂,使用中应注意其对心脏的不良反应,定期检查心电图。

(3)SSRI 类:是一类应用广泛、发展较快的新型抗抑郁剂,如氟西汀、帕罗西汀、氟伏沙明等,具有不良反应少、服用简便的优点,但价格较贵。

(4)苯二氮䓬类:对焦虑失眠及躯体不适症状明显者可选,如阿普唑仑 1.2~2.4 mg/d,分次服。

(5)如伴有幻觉、妄想等精神疾病性症状,可合并抗精神疾病药物治疗,如舒必利、利培酮等。抗抑郁药能消除抑郁症患者的情绪低落,并防止复发,但可诱发双相情感障碍,患者出现躁狂发作。用药过程中需注意观察病情变化,以及时了解用药效果,注意防止并发症的发生。

2.心理疗法

认知行为疗法对抑郁症有较好的疗效,多数研究认为,认知行为疗法与抗抑郁剂疗效相当,且不良反应小,预后较好。一般认为,认知行为疗法和抗抑郁剂联合应用比单独用其中一种的效果要好。也可进行深入的分析性心理疗法。

3.心理康复护理

(1)提供不具压力和刺激的环境:护士应注意为患者选择较安静、合作、精神症状较轻及不合并躯体疾病的患者同住,可减少来自其他患者的影响。

(2)建立良好的护患关系:护士需以和善、真诚、支持、了解的态度,耐心地协助患者,使患者体会到他自己是被接受的,不是像他自己想象的那样没用、没希望。但不要表现的过分同情,否则会加重患者的抑郁情绪。与患者建立关系时,护士可使用非语言沟通方式,如面带微笑、拍拍肩膀、偶尔触摸患者的手等。当患者在说话时应表示努力在倾听,不催促患者回答,使患者有安全感,以助良好护患关系的建立。鼓励患者谈论他的想法和感受,使他能感受到被尊重,并学会自我表达,提高自我价值感。

(3)安排具有治疗作用的活动:结合患者的体力、能力、心理情况并参照其需要,安排一些适当的活动与运动,以帮助患者恢复体力、增加食欲和促进排泄,改善睡眠及发泄不安情绪。活动前应先向患者介绍活动的意义及内容,患者同意后再进行。也可安排与患者职业有关的活动,并鼓励患者积极参与。减少患者独处的机会,以避免陷入退缩的状态。鼓励患者参加娱乐活动,包括打乒乓球、听音乐、唱歌、绘画等,以舒缓内心的不安。

(4)应用支持性心理疗法的技巧提供心理康复护理:康复护士与患者的语言性和非语言性沟通要体现在护理全过程中。时时处处以和善、真诚的言语表达对患者的理解与帮助。当患者拒绝进食时,康复护士可以表示:"我来帮助你,如果你不吃饭健康怎么得以保证,你有你的存在价值,对你的家庭很重要……"除言语之外,康复护士的行动更为重要。护士耐心督促患者进食或细心喂饭的行动,均能传达个人对患者的理解和接受。带有支持性心理疗法性质的护理行为应不断地在各种护理活动中体现,患者就会逐渐地注意到护士在真心帮助他。在陪伴患者开始活动或运动时,可以试着和患者一起进行,患者会感到容易些,同时体验到被护士理解且有依靠,而增加自信心。在活动中体验到成功而不是失败,可改善患者的情绪,认识到自己生存的价值,进一步对周围产生兴趣,增加与人交往,融入现实中。

(5)在尊重与信任的前提下保护患者:康复护士要以尊重和信任的态度谨慎地观察患者,做好安全护理。首先要及时捕捉自杀行为的先兆,观察患者自杀的各种明示和暗示,如行为突然改变,或说自己将不久于人世和表明有自杀的意图等。康复护士积极采取措施防止患者发生意外是安全护理的目标,以心理支持和环境管理为重点。康复护士首先要和患者建立良好护患合作关系,并持续地关心患者,使其增强归属感和安全感。在了解患者痛苦经历的基础上,持支持的态度与患者共同讨论如何面对难题,使患者不致将死视为唯一改变处境的办法。这是预防自杀最直接、最有效的方法。同时鼓励患者参加安全的集体活动,不要单纯的限制患者的活动,如此患者能感受到被关心、被尊重。患者在认知和情感方面获得满足,会减轻自杀的意念。其次在环境的管理工作中,保证患者居住环境没有可供自杀的条件和工具。如节假日、中午、夜班、护理人员相对少,工作较忙,或是上班者有松懈现象,均为患者可利用的条件。病室内留有危险物品,诸如长绳类、刀剪类、火柴、玻璃器皿、未加管理的管道、失修的门窗等,均有可能成为患者的自杀工具和途径。同时在护理活动中采取各种方式不断取得患者的信任和合作,对患者的自杀观念与行为有所评估,才能取得成功的护理效果。

(6)对患者及家属的健康教育:患者接受抗抑郁药物治疗一般要2~3周甚至更长时间方能出现显著的临床效果,而不良反应在服药后可能很快出现,指导患者坚持服药,让患者了解到在服药过程中可能先出现睡眠的改善,食欲的增进,然后是精力的恢复,最后才是情绪的改善。让患者对抑郁症的治疗过程有所了解,心理上才能够承受。在指导患者的同时还要增进家属对疾病的认识,了解疾病的根源、药物的疗效。引导家属共同面对患者的问题,调整家庭的适应能力,并协助患者安排与适应出院后的生活。家属参与的动机越强,患者的预后越好。

三、愤怒的康复护理

(一)概述

愤怒指个体因追求目标愿望受阻出现的一种负性情绪反应。多见于患者患病初始阶段、疾病迁延不愈、治疗和康复受阻时。患者认为自己得病不公平,加上病痛折磨,生活不能自理,易焦躁烦恼,敌意仇恨,自制力下降,容易激惹,行为失控。尤其一些争强好胜的患者,看到事业及前途受到影响,更是容易出现不满。医患、护患冲突也易引起患者的愤怒。愤怒可导致患者的攻击行为,攻击的对象可以是使其受挫的人或事,也可以是自身,甚至迁移到无关的人和事。愤怒情绪可以导致心身健康的下降、人际关系的破坏、甚至严重社会问题的发生等,因此,对康复对象做好心理康复护理意义重大。

(二)临床表现

(1)易激惹:常指患者的情绪容易激惹、愤怒、稍遇刺激暴跳如雷,激怒,易与人发生矛盾冲突。

(2)焦虑烦躁:可表现为对亲友和医护人员冷漠、敌视,严重者不能控制自己的情绪。当患者的愤怒情绪以敌意和攻击形式出现时,可使治疗更为费时和困难。有的患者还可能把康复过程中不可避免的疼痛当做是惩罚,从而对医护人员进行报复,使康复计划难以实施。

(3)可出现毁物、打人或自伤、自残行为。患者在心境恶劣的背景上,有时发作非常强烈,并由此产生残暴冲动行为而伤害自身或他人,产生严重的后果。

(三)康复护理

1.心理疗法

(1)精神分析疗法:提供患者疏泄情绪的机会,解开患者愤怒情绪的潜意识根源,从而配合康复治疗。

(2)认知疗法:通过帮助患者纠正对疾病的错误认知和思维方式使患者情感和行为得到相应改变,积极面对社交和生活中的障碍。

(3)人本主义疗法:给患者提供适当的心理环境和气氛。使他们发现自身的潜力,产生自我理解,改变对自己和他人的看法,使康复计划顺利开展。

(4)某些患者的愤怒可能与自身人格特点有关,需配合心理或药物治疗。

2.心理护理

(1)帮助他们承认自己的愤怒情绪:让患者承认自己内心的愤怒情绪不是一件容易的事,这需要护士的耐心。让患者了解承认愤怒的情绪是有必要的,帮助他们理解"愤怒情绪"的定义,同时通过沟通了解他们的想法。

(2)指导患者写"愤怒记录":让患者记录自己发怒时的时间、地点、事件、在场的人、发怒后的感觉。每次会谈时,也要询问患者认为当时有没有另外一种处理的方式,如果用那种方式,后果会怎么样?

(3)了解愤怒的真正来源:护士必须了解患者愤怒的真正来源。很多时候愤怒只是表象,在这之下可能是一颗自卑、受挫的心,也可能是对家属、医护人员或治疗和护理效果的不满。

(4)提供一些帮助发泄的积极方法:教给患者一些积极的方法帮助他们发泄心中的愤怒,如散步、冥想等。有时候甚至咆哮、用力地打枕头也能帮助发泄。

(5)练习内心影像:让患者说出3~5种最容易引起他们发怒的状况,然后让他们闭上眼睛想象其中一个情景,观察他们是如何表示愤怒的。然后让他们放松,再用理性的自我对话来面对同样的情景,使愤怒的过程放慢下来。

四、人格障碍的康复护理

(一)概述

"人格"一词最初来源于古希腊语 persona,是指演员在舞台上戴的面具,面具会随着角色的变化而不断变化。心理学借用了这个词,使之成为一个专门的术语,用来说明每个人在人生舞台上各自扮演的角色及其不同于他人的精神面貌。心理学上的人格内涵极其丰富,但基本包含两方面的意义:一是个体在人生舞台上所表现出的种种言行,即遵从社会准则而外显的行为和品质;二是内隐的人格成分,即面具后面的真实自我,是人格的内在特征。所以,人格乃是具有不同素质基础的人,在不尽相同的社会环境中所形成的意识倾向性和比较稳定的个性心理特征的总和。

人格障碍又称为人格变态或病态人格,是指个体人格特征显著偏离正常,使个体形成了特有的行为模式,对环境适应不良,常影响其社会功能,甚至与社会发生冲突,给自己或社会造成恶果。严格意义的人格障碍,是变态心理学范围中一种介于精神疾病及正常人格之间的行为特征。

(二)临床表现

1.偏执型人格障碍

以猜疑和偏执为主要特点。表现出普遍性猜疑,不信任或者怀疑他人,过分警惕与防卫;强烈地意识到自己的重要性,有将周围发生的事件解释为"阴谋"、不符合现实的先占观念;过分自负,认为自己正确,将挫折和失败归咎于他人;容易产生病理性嫉妒;对挫折和拒绝特别敏感,不能谅解别人,长期耿耿于怀,常与人发生争执或沉湎于诉讼,人际关系不关系不良。

偏执型人格障碍者总是过多过高地要求别人,但从来不信任别人的动机和愿望,不能正确客观地分析形势。有些患者甚至将医护人员无意的,甚至是友好的行为误解为敌意或歧视,甚至怀疑医师的诊治,这将严重影响患者的康复进程。

2.冲动型人格障碍

又称暴发型或攻击型的人格障碍,以行为和情绪具有明显的冲动性为主要特点。没有先兆,不考虑后果,不能自控,易与他人发生冲突。发作之后能认识不对,间歇期一般表现正常。患者心理发育不成熟,判断分析能力差,容易被人教唆怂恿,对他人和社会表现出敌意、攻击和破坏行为。

冲动型人格障碍患者情绪急躁易怒,行动反复无常,做事难以持之以恒,或者外表表现得百依百顺,内心却充满敌意和攻击性,不配合康复实施。康复治疗时故意迟到或不到,治疗中态度不积极,使康复工作无法按计划进行,但内心又很依赖医护人员的权威。

3.强迫型人格障碍

以要求严格和完美为主要特点,有以下表现:①不确定感。似乎感到所面对的世界不确定,偶然和意外的事情太多,使用自己制订的"规律"来加以对抗,拘泥于形式、规则、顺序、做事循规蹈矩、墨守成规,刻板固执,不能随机应变,有僵化的特殊风格。常喜欢计数,偏好对称,有巫术倾向,把偶然的表面现象与自己的利害相联系。②不安全感。做事过于仔细谨慎,反复检查核对,唯恐疏忽和差错,为了安全不惜牺牲效率和经济。自我怀疑有无能力、动机是否纯正等。遇事就心情紧张,总像面临重大考验。③追求完美。对自己吹毛求疵,但又缺乏自信。患者常对自身病情表现出过分的关心,对于医护人员的工作吹毛求疵,甚至会抱怨医护水平差;另一方面,他们又过分担心自身疾病变化状况,经常要向医护人员询问病情,处于莫名其妙的紧张和焦虑状态。

4.依赖型人格障碍

主要特点是极度依赖他人,他们虽然有较好的工作能力,但由于缺乏自信,遇事没有主见,事事依赖别人。自以为愚笨,对别人的意见从不反驳,对长辈和上级驯如绵羊,对配偶也是百依百顺。生活中的大事,比如选择职业、找对象等,总是依靠别人来替他作出决策或指明方向。

依赖型人格障碍者具有较好的治疗和护理依从性,但不能主动反馈治疗和护理效果,有时会对医护言行产生盲从,甚至为讨好医护人员会夸大医疗效果,在一定程度上会影响治疗和护理。

（三）康复护理

1.偏执型人格障碍

（1）认知疗法:首先,护理人员要表现真诚和友善,与他们建立互相信任的护患关系。其次,由于大多数偏执人格的患者对自己的人格缺陷缺乏正确的认识,护理人员应引导他们认识自身人格缺陷的特点和对自身的危害性,使其抛弃不正确的认知,对自己的人格有一个正确的评价和客观的认识,树立强化自愿要求改变自身人格缺陷的信念,掌握纠正人格偏差的方法。最后,要引导他们分析自己存在哪些非理性观念,并对这些观念加以改造,以除去其中极端偏激的成分,以改变偏执行为。

（2）改善人际关系:鼓励他们积极参加集体活动,在活动中广交朋友,加强人际沟通,学会了解别人、信任别人。帮助其制订交友训练计划,把握从易到难、由浅入深、从简单到复杂、循序渐进的原则。指导他们在交友过程中注意:与朋友真诚相见,诚心诚意多听取别人的正确意见和建议,以纠正固执和对别人不信任的态度。运用心理相容原则,指导他们多与职业、文化修养、经济水平、社会地位、兴趣、爱好、脾气性格和自己相似的朋友交往。

（3）纠正敌对意识:偏执型人格障碍患者易对他人和周围环境充满敌意和不信任感,要指导他们走出"敌对心理"的漩涡,告诫他们在待人处世时注意事先自我警告和提醒自己克服敌对心理。要指导他们学会尊重别人、感恩图报,学会遇事忍让和有耐心。

2.强迫型人格障碍

（1）森田疗法:本质是顺其自然,为所当为。要点有三:一是认清症状本质。即在开始治疗时帮助患者分析认清强迫性人格的表现都是神经系统的紊乱,并非器质性病变;二是面对现实,即强迫性人格的人对痛苦的事件往往采取逃避现实的态度,认为自己无力投入实际生活或无能力做某些事情,因此要引导他们面对现实,将精神能量引向外部世界,体会现实生活的意义;三是陶冶性情,陶冶性情必须通过对实际行动的体验才能实现,因此要指导患者通过生活方式的训练,发扬本身性格长处,避其短处,以改变其不良行为。

（2）认知领悟疗法:帮助患者分析认清强迫型人格障碍的本质和一些非理性情绪,建立正确的认知。认清这种人格对自身的危害性和学会改善这种状态的有效办法等。

（3）行为疗法:自我暗示松弛训练,如用指导性语言自我暗示:"这没有什么,我一定能克服","我不能犹豫不决,我要果断"。总之,这种语言可由患者自己设计;行为减压,要引导患者积极地改变生活方式,扩大交往,增加爱好,让日常生活变得生动活泼、富有情趣。

3.冲动型人格

（1）正确应对挫折:攻击型人格的人往往是遇到挫折或不顺心则爆发敌意和攻击行为,因此教育患者正确对待挫折,通过各种手段培养他们对挫折的承受能力,使他们在面对挫折时能采取正确的应对措施。

（2）能量释放法:攻击型人格的人出现攻击行为往往与体内能量无处释放有一定关系,可组织他们参加强体力的劳动、高耗能的体育活动及各种业余文艺活动。既可释放能量,平抑冲动心境,又可培养兴趣爱好,陶冶情操,培养涵养,增强尊重他人,适度容忍,宽以待人良好心境,有利于减少和避免产生攻击行为。

（3）系统脱敏法:即诱导求治者缓慢地暴露出导致愤怒冲动的情景,通过指导其放松来对抗愤怒情绪。按方案中设置的愤怒事件程度层级逐级提高,进行分级脱敏训练,以最终达到遇到类似刺激物完全放松,不再发生愤怒敌对情绪的目的。

(4)自我心理调节:一是自我升华。遭受挫折,要尽量转移到较高的需要与目标上去,把攻击的能量转移到学习、工作上去。二是补偿代替。即在自身存在某些缺陷,采用某种可能成功的方法来补偿代替,以获得集体、他人对自己的承认,充分表现自己的能力,获得心理上的快慰感。

4.依赖型人格

(1)纠正习惯:依赖型人格的依赖行为已成为一种习惯,治疗首先必须破除这种不良习惯。可以每天做记录,记下自己的行为中哪些是习惯性地依赖别人去做,哪些是自行决定的。一定时期后将这些事件按自主意识强、中等、较差分为三等,对自主意识强的事件,以后遇到同类情况应坚持自己做。对自主意识中等的事件,应提出改进的方法,并在以后的行动中逐步实施。对自主意识较差的事件,可以逐步强化、提高自主意识。为了防止纠正成果反弹,可以找一个监督者对自己的纠偏计划实施情况进行有效监督,以确保习惯得到纠正。

(2)重建自信:从根本上矫正依赖性的方法。依赖型的人缺乏自信,这与其童年期接受的不良教育在心中留下的自卑痕迹有关。例如,童年时父母总是对自己说"你真笨,什么也不会做""你真没用,瞧你笨手笨脚的"等。嘱患者把这些话语仔细整理出来,然后一条一条加以认知重构,并将这些话语转告给患者的家人、朋友和所有周围人,让他们在做一些事情时,不要用这些话语来指责患者,而要热情地鼓励、帮助患者。重建勇气训练,可以选做一些略带冒险性的事,每周做一项,例如,独自到附近的景点做短途旅行,独自去参加一项娱乐活动或一周规定一天"自主日",这一日不论什么事情,决不依赖他人,通过做这些事情,可以增强患者的勇气,改变患者事事依赖他人的弱点。

(杨孟琴)

第四节 精神分裂症的护理

一、疾病概述

精神分裂症是最常见、最难描述、最难做出完整定义的重性精神疾病。1896年,德国的克雷培林将其作为一个独立疾病"早发性痴呆"进行描述。1911年,瑞士的布鲁勒对该病进行了细致的临床观察,指出该病的临床特点是精神分裂,包括联想障碍、情感淡漠、意志缺乏和继之而来的内向性,提出了"精神分裂"的概念。该病女性患病率高于男性,城市中的患病率高于农村,但无论是城市还是农村,精神分裂症的患病率均与家庭经济水平呈负相关。该病造成的直接花费和间接损失巨大,构成患者家庭及社会疾病负担的重要部分。在我国,精神分裂症的致残率达56.4%,患者及其亲属的身心健康遭到严重损害。

精神分裂症是一组常见而病因尚未完全阐明的重性精神疾病。患者具有感知、思维、情感、行为等多方面的障碍,以精神活动脱离现实,与周围环境不协调为主要特征。患者一般无意识障碍和智力缺损,部分患者可出现认知功能损害。该病多起病于青壮年,常缓慢起病,病程迁延,有慢性化倾向和衰退的可能,而部分患者经治疗可保持痊愈或基本痊愈的状态。

(一)临床表现

1.早期症状

精神分裂症患者在发病初期、主要症状出现前,可出现一些非特异性症状。其表现多种多样,一般与起病类型有关,包括以下几个方面。

(1)类神经衰弱状态:表现为不明原因的头痛、失眠、多梦、易醒、做事丢三落四、注意力不集中、遗精、月经紊乱、倦怠乏力。患者虽有诸多不适,但无痛苦体验,且不主动就医。

(2)性格改变:一向温和、沉静的人突然变得蛮不讲理,为一点微不足道的小事就发脾气,或疑心重重,认为周围的人都跟自己过不去,见到有人讲话,就怀疑在议论自己,甚至把别人咳嗽也疑为针对自己,或出现对自己身体某个部位过分、不合理地关注。

(3)情绪反常:如无故发笑,对亲人和朋友变得淡漠,既不关心别人,又不理会别人对自己的关心,或无缘无故地紧张、焦虑、害怕。

(4)意志减退:例如,患者无明显原因而一反原有积极、热情、好学、上进的状态,工作者变得马虎,不负责任,甚至旷工,学生学习成绩下降,不专心听讲,不愿交作业,甚至逃学;或生活变得懒散,不修仪态,没有进取心,得过且过。

(5)零星出现难以理解的行为:患者一反往日热情、乐观的状态而沉默不语,动作迟疑,面无表情,或呆立、呆坐、呆视,独处,不爱交往,或对空叫骂,喃喃自语,或做些莫名其妙、令人费解的动作。

由于早期症状不具有特异性,出现频率较低,加之此时患者的其他方面基本保持正常,早期症状易被忽略。家属虽觉得患者有某些变化,但也多站在患者的角度去理解患者的症状。但早期症状对精神分裂症的早期诊断及早期治疗有重要意义,值得重视。

2.核心症状

精神分裂症的临床症状十分复杂和多样,不同类型、不同阶段的临床表现可有很大差别。患者具有特征性的思维和知觉障碍,情感、行为不协调,脱离现实环境,症状可分为阳性、阴性症状及认知功能障碍。

(1)阳性症状:主要指正常心理功能的偏移或扭曲;涉及感知、思维、情感和意志行为等多个方面,多在疾病的早期或急性发作期出现。常见的阳性症状如下。

知觉障碍:包括幻觉、错觉和感知综合障碍。①幻觉指没有现实刺激作用于感觉器官时出现的知觉体验,是一种虚幻的知觉。最常出现的知觉障碍是幻听。其内容可以是非言语性的,如机器轰鸣声、流水声、鸟叫声;也可以是言语性的,如在无客观刺激下,患者听见有人喊自己的名字,或听到某些人的秽语,或听到来自"天外"的神灵或外星人的讲话。有的患者还可以听到对自己进行评价、议论或发号施令的声音。幻听常影响患者的思维、情感和行为,可能出现与幻听对话,破口大骂,为之苦恼、不安或恐惧,并出现自杀及冲动毁物行为。少数患者还可出现幻视、幻嗅、幻味、幻触等。②正常人在光线暗的环境和恐惧、紧张、期待等心理状态下可产生错觉,但经验证后可纠正和消除。临床上多见错听和错视,如将一条绳索看成一条蛇。错觉还可见于其他精神障碍中,特别是有意识障碍的情况下。③感知综合障碍指患者对客观事物整体感知没有偏差,但对其个别属性的感知发生障碍。常见的有视物变形症,指感觉外界事物的形状、大小、体积发生变化,例如,患者看到母亲的脸变形,眼睛小如瓜子,鼻子大如鲜桃;空间知觉障碍,患者感到周围事物的距离发生改变;时间感知综合障碍,患者对时间的快慢出现不正确的感知;非真实感,患者感到周围事物和环境发生变化,变得不真实。

思维障碍:包括思维联想障碍、思维逻辑障碍和思维内容障碍。①思维联想障碍是精神分裂症的重要症状之一,主要表现在联想结构和联想自主性方面。联想结构障碍是指思维联系过程缺乏连贯性、目的性和逻辑性。其特点是患者在意识清楚时,思维活动联想松弛,内容散漫,缺乏主题,一个问题与另一个问题之间缺乏联系。患者说话东拉西扯,以致别人弄不懂他要传达什么信息(思维散漫)。严重时言语支离破碎,个别语句之间缺乏联系,甚至完全没有逻辑关系(思维破裂)。联想自主性障碍常伴有明显的不自主感,患者感到难以控制自己的思维,常做出妄想性判断,例如,认为自己的思想受外力的控制或操纵,主要表现有思维云集、思维中断、思维插入、思维被夺等。②思维逻辑障碍主要是指概念的形成及判断、推理方面的障碍,例如,如患者用一些很普通的词、句或动作表达某些特殊、只有患者自己明白的意义(病理性象征性思维)。某患者经常反穿衣服,以表示自己"表里合一、心地坦白"。有些患者还自创一些新的符号、图形、文字或语言并赋予特殊含义(词语新作)。③思维内容障碍主要表现为各种妄想。妄想是在病理基础上产生的歪曲信念,发生在意识清晰的情况下,是病态推理和判断的结果。据统计,最常出现的妄想有被害妄想、关系妄想、夸大妄想。其他常见的还有嫉妒妄想、非血统妄想、物理影响妄想、钟情妄想等。

情感障碍:精神分裂症患者可有焦虑、抑郁、易激惹等情感症状,尤其在疾病早期。但贯穿整个疾病过程的情感障碍特点是情感反应与环境不协调和情感的淡漠。疾病最早损害的是最细腻的情感,如对亲人的关怀和体贴。随着疾病发展,患者对周围事物的情感反应变得迟钝或平淡,对一切无动于衷,甚至对那些使人大喜大悲的事件也表现得心如止水。患者还可表现为矛盾意向、情感倒错。表情倒错,当提及悲伤的事时哈哈大笑,提及高兴的事时则痛哭流涕,有时对轻微小事则产生暴发性的情感反应。

意志行为障碍:最常见的症状是意志的下降或衰退,表现为主动性差,行为被动退缩,对生活毫无所求,如不主动与人来往,无故旷课或旷工。严重的患者懒于料理日常生活,长时间不梳洗,不换衣服,日益孤僻离群,脱离现实。有的患者表现为意向倒错,吃一些不能吃的东西,如肥皂、昆虫,或伤害自己的身体。有的患者可对一种事物产生对立的意向,表现为缄默、违拗。有的患者可表现为运动或行为障碍。此外,患者的自杀行为值得高度注意。据报道,约50%的精神分裂症患者存有自杀观念,15%的患者出现自杀行为。其原因主要是抑郁情绪、幻觉和妄想等精神症状的影响。

(2)阴性症状:指正常的心理功能缺失所表现的各种障碍,可表现为以下几个方面。①思维贫乏:患者言语减少,谈话内容空洞,应答反应时间延长等。②情感平淡或淡漠:患者对周围事物的情感反应变得迟钝或平淡,表情变化减少,最早涉及的是最细腻的情感,如对朋友、同事的关心、同情,对亲人的体贴。随着疾病发展,患者的情感体验日益贫乏,面部完全没有表情变化,对周围的人或自己漠不关心,丧失对周围环境的情感联系。③意志活动减退:可表现在很多方面,如不修边幅,不注意个人卫生,不能坚持正常的工作或学习,精力缺乏,社交活动减少或完全停止,与家人或朋友保持亲密的能力丧失。

(3)认知功能障碍:早在1919年就有学者描述了精神分裂症患者的认知功能障碍,但直到近几年人们才开始关注此障碍在康复过程的重要作用。据统计,有85%左右的精神分裂症患者有认知功能障碍的表现,可具体表现为注意警觉障碍、记忆障碍、抽象思维障碍、信息整合障碍、运动协调障碍。

(二)临床类型

精神分裂症根据其临床表现出的主导症状分型。在疾病的早期,往往很难明确分型,当疾病发展到一定阶段,其主导症状便逐渐明朗化,便于分型。精神分裂症的不同亚型有其特有的发病形式、临床特点、病程经过、治疗反应、预后,对临床有一定的指导意义。临床上常见的类型如下。

1.偏执型

偏执型又称妄想型,是精神分裂症最常见的一个类型。发病年龄多在 25~35 岁,起病缓慢或亚急性起病,其临床表现以相对稳定的妄想为主,关系妄想和被害妄想多见,其次为夸大、自罪、影响、钟情和嫉妒妄想等。妄想可单独存在,也可伴有以幻听为主的幻觉。幻觉妄想症状长期持续。情感障碍表面上可不明显,智力通常不受影响。患者的注意力和意志往往增强,被害妄想者的这种特点最显著,他们警惕、多疑且敏感。在幻觉妄想影响下,患者开始保持沉默,冷静地观察周围的情况,之后疑惑心情逐渐加重,可发生反抗,如反复向有关单位控诉或请求保护,严重时甚至发生伤人或杀人。患者也可能感到已成为"众矢之的",自己已无力反抗,不得已采取消极的自伤或自杀行为。因而此型患者容易引起社会治安问题。病程经过缓慢,发病数年后,在相当长时期内尚能保持工作能力,较少出现显著的人格改变和衰退。如能及时治疗,多数患者的疗效较好。患者若隐瞒自己的表现,往往不易早期发现,以致诊断困难。

2.紧张型

紧张型多在青春期或中年起病,起病较急,病程多呈发作性。以紧张性木僵或紧张性兴奋为主要表现,两种状态并存或单独发生,也可交替出现。典型表现是患者出现紧张综合征。该型近年来在临床上有减少趋势,预后较好。

(1)紧张性木僵:以运动抑制为突出表现。轻者动作缓慢,少语少动,或长时间保持某一个姿势不动。重者终日卧床,不动不食,缄默不语,对外界刺激不起反应,唾液、大小便滞留。两眼睁大或紧闭,四肢呈强直状,对被动运动有抵抗,稍轻者可能有蜡样屈曲、不自主服从、模仿动作和言语、重复动作等。意识无障碍,即使有严重的运动抑制,患者也能感知周围的事物,病后均可回忆。紧张性木僵一般持续数天至数周。木僵状态可在夜间缓解或转入兴奋。

(2)紧张性兴奋:以运动兴奋为突出表现。患者行为冲动,言语刻板,联想散漫,情感波动显著,可持续数天至数周,病情可自发缓解,或转入木僵状态。

3.青春型

青春型多在青春期(15~25 岁)发病,起病较急,病情进展快,一般 2 周内达到高峰。症状以精神活动活跃且杂乱、多变为主。情感改变为突出表现,患者的情感肤浅、变化莫测,表情做作,行为幼稚、奇特,患者好扮鬼脸,常有冲动行为。患者可表现出本能活动亢进,尤其是性欲亢进,如言语低级、下流,当众手淫、裸体。患者可有意向倒错,如吃脏东西。患者可出现幻觉、妄想,但多是片段而零乱的,内容荒谬,与患者的幼稚行为相一致。因此,临床上这些患者看起来愚蠢和孩子气,常常不合时宜地扮怪相和傻笑,自我专注,幻觉、妄想支离破碎,而不像偏执型患者那样系统。此型病程发展较快,症状显著,虽可缓解,但易再发,预后欠佳。

4.单纯型

单纯型多在青少年期起病,经过缓慢,持续发展。早期多表现类似神经衰弱的症状,如有疲劳感、失眠、记忆减退、工作效率下降,但求医心情不迫切,即使求医也容易被疏忽或误诊。疾病初期常不引起重视,患者甚至会被误认为"不求上进""性格不够开朗"或"受到打击后意志消沉"等,经过一段时间后病情发展明显才引人注意。该型以精神活动逐渐减退为主要表现。患者出现日益加重的孤僻,行为被动,情感淡漠,失去对亲友的亲近感;懒散,甚至连日常生活都懒于自理;丧失兴趣,社交活动贫乏,生活毫无目的;学习或工作效率逐渐下降。患者一般无幻觉和妄想,虽有也是片段的或一过性的。此型自动缓解者较少,治疗效果和预后差。

5.其他类型

(1)未分化型:此型患者的症状符合精神分裂症的诊断标准,但症状复杂,同时存在各型的精神症状,无法归到上述分型中的任何一个类别,故将其放到未分化型中,此型患者在临床并不少见。

(2)残留型:在发展期的急性症状缓解后,患者尚残留片段、不显著的幻觉和妄想,或有某些轻微症状,但并不严重,仍可进行日常劳动。

(3)衰退型:病期时间已久,患者思维极度贫乏或破裂,情感淡漠,意志缺乏,行为幼稚,病情固定,波动少。

此外,英国学者 Crom 提出了精神分裂症阳性症状和阴性症状的概念。阳性症状指精神活动异常或亢进,包括有幻觉、妄想、行为冲动紊乱、情感不稳定且与环境不协调等,也称为Ⅰ型精神分裂症;阴性症状指精神功能减弱或缺乏,如思维贫乏、情感淡漠、意志活动减退、社会隔离、反应迟钝等,也称为Ⅱ型精神分裂症。研究发现两者在临床症状、对抗精神疾病药物的反应、预后、生物学基础上都有不同之处,按此法分型,将生物学和症状学结合在一起,有利于临床治疗药物的选择。

(三)辅助检查

精神分裂症一般没有客观的检查依据(除器质性所致精神障碍外),因此,实验室血常规、大小便常规及生化检查一般无阳性结果。神经系统检查结果一般正常。精神状况检查可有幻觉、妄想、行为冲动紊乱、思维贫乏、意志活动减退、社会隔离、反应迟钝、情感不稳定、淡漠且与环境不协调等。脑电图、脑涨落图、心理测验可有异常发现。CT 和 MRI(磁共振成像)检查发现30%~40%精神分裂症患者有脑室扩大或其他脑结构异常,以前额角扩大最为常见。

(四)诊断要点

在遗传生物学、生物化学等实验室检查尚未发现有特异性变化以前,精神分裂症的诊断主要依据全面可靠的病史、临床特点,即建立在临床观察和描述性精神疾病理学的基础上。目前国内常根据《中国精神障碍分类与诊断标准(第 3 版)》(CCMD-3)的标准进行诊断。具体诊断标准如下。

1.症状学标准

至少有以下两项症状,并非继发于意识障碍、智能障碍、情感高涨或低落,单纯型分裂症另规定。①反复出现言语性幻听。②有明显的思维松弛、思维破裂,言语不连贯,思维贫乏或思维内容贫乏。③思想被插入、被撤走、被播散,思维中断,有强制性思维。④有被动、被控制、被洞悉体验。⑤有原发性妄想(包括妄想知觉、妄想心境)或其他荒谬的妄想。⑥出现思维逻辑倒错、病理性象征性思维或语词新作。⑦情感倒错或出现明显的情感淡漠。⑧出现紧张症、怪异行为或愚蠢行为。⑨有明显的意志减退或缺乏。

2.严重程度标准

有自知力障碍,社会功能严重受损或无法进行有效交谈。

3.病程标准

(1)符合症状学标准和严重程度标准至少已持续 1 个月,单纯型另有规定。

（2）若同时符合精神分裂症和双相情感障碍的症状标准，当情感症状减轻到不能满足双相情感障碍标准时，精神分裂症状需继续满足精神分裂症的症状标准至少 2 周，方可诊断为精神分裂症。

4.排除标准

排除器质性精神障碍、精神活性物质所致精神障碍和非成瘾物质所致精神障碍。尚未缓解的分裂症患者，若又罹患本项中前两类疾病，应并列诊断。

（五）治疗要点

在精神分裂症的治疗中，抗精神疾病药物起着重要作用。支持性心理疗法是改善患者的社会生活环境及提高患者社会适应能力的康复措施，也十分重要。一般在急性阶段，以药物治疗为主。在慢性阶段，康复措施对预防复发和提高患者的社会适应能力有十分重要的作用。

1.治疗总原则

（1）目前虽无法根治精神分裂症，但治疗能减轻或缓解病症，并减少其他疾病的患病率及死亡率。治疗目标是降低复发的频率、该病的严重性及心理和社会性不良后果，并增强发作间歇期的心理和社会功能。

（2）识别精神分裂症的促发或延续因素，提倡早期发现，早期治疗。应用恰当的药物，进行心理疗法和心理和社会康复。后者的目的在于减少应激事件，使患者主动配合治疗。

（3）确定药物及其他治疗，制定全面的全程综合性治疗计划。

（4）努力取得患者及其家属的配合，增强执行治疗计划的依从性。

（5）精神科医师除直接治疗患者，还常作为合作伙伴或指导者，以团队工作的方式与其他人员根据患者的需要，最大限度地改善患者的社会功能和提高患者的生活质量。

（6）以适合患者及其家属的方式提供健康教育，并应贯穿整个治疗过程。

2.精神分裂症各期治疗原则

（1）前驱期：一旦明确分裂症的前驱症状，应立即治疗。药物可用于前驱期、先兆发作，或急性发病的防治及间歇期症状的改善。

（2）急性期：①尽力减轻和缓解急性症状，重建或恢复患者的社会功能。②尽早使用抗精神疾病药物。经典抗精神疾病药物及利培酮、奥氮平应作为一线药。如存在不依从情况，可用肌内注射或静脉给药。③其他药在一种抗精神疾病药物疗效不佳时可并用，如卡马西平、丙戊酸盐、苯二氮䓬类，可改用氯氮平等二线药物。④药物治疗无效，有紧张症或禁忌证时，电休克治疗（ECT）可作为后备手段。

（3）恢复期：①减少对患者的应激，改善症状，降低复发的可能性，增强患者适应社区生活的能力。如一种抗精神疾病药物已使病情缓解，应续用相同量 6 个月，再考虑减量维持治疗。②注重心理疗法的支持作用。③避免过度逼迫患者完成高水平职业工作或实现社会功能，这样可增加复发风险。

（4）康复期：①保证患者维持和改善功能水平及生活质量，使前驱期症状或逐渐出现的分裂性症状得到有效控制，继续监测，治疗不良反应。②一旦出现早期症状，应及时干预。③抗精神疾病药物的长期治疗计划应针对药物不良反应与复发风险加以权衡。初发患者经 1 年维持治疗，可尝试停药；多次反复发作者维持治疗至少 5 年，甚至终身。

3.治疗方法

（1）抗精神疾病药物治疗：能有效地控制急性和慢性精神症状，提高精神分裂症的临床缓解率;在防止精神衰退治疗中常发挥出积极作用。

(2)电抽搐治疗:对紧张性兴奋、木僵、躁动、伤人、自伤和消极情绪严重者的疗效显著。症状控制后该治疗方法应配合精神药物治疗。

(3)胰岛素昏迷治疗:对妄想型和青春型精神分裂症疗效较好。由于治疗方法复杂,需要专门设施和受过训练的人员监护,治疗期长,该方法几乎已被更方便、安全的抗精神疾病药物取代。

(4)精神治疗:是指广义的精神治疗,纯精神分析治疗不适用于精神分裂症。精神治疗作为一种辅助治疗有利于提高和巩固疗效,适用于妄想型和精神因素明显的恢复期患者,行为疗法有利于慢性期患者的管理与康复。

(5)精神外科治疗:是一种破坏性治疗措施,在应用其他方法久治无效后使用,是对危及社会和周围人安全的慢性难治患者最后的治疗手段。

二、护理评估

在对精神分裂症患者进行护理评估时需注意:要关心和了解患者的需求,不必注重精神分裂症的分型,因为分型与护理计划的制定关系不大;要重视患者的家属、同事、朋友提供的资料,因为许多患者对本身所患疾病缺乏自知力,很难正确反映病史;对患者心理状况、社会功能评估时,可通过与患者的直接交谈从语言、表情、行为中获得直接的资料,或可从患者的书信、日记、绘画中了解情况,临床上还常借助一些评估量表来测定。

(一)健康史

(1)个人史:患者是否足月顺产,母亲在孕期及分娩期有无异常,患者的成长及智力情况如何,有无酗酒史,生活能否自理等。

(2)现病史:此次发病的时间、表现,发病有无诱因、对学习或工作的影响程度,患者的就医经过、饮食、睡眠,患者是否服用安眠剂等,有无自杀、自伤、冲动、出走。

(3)既往史:包括患者过去是否发病、第一次发病的时间和表现、治疗经过、效果如何、是否坚持服药、病后的社会交往能力等。

(4)家族史:家族成员中是否有精神疾病患者。

(二)生理功能

(1)患者的生命体征是否正常。

(2)患者的饮食、营养状况如何,有无营养失调。

(3)患者睡眠情况如何,有无入睡困难、早醒、多梦等情况。

(4)患者的大小便情况如何,有无便秘、尿潴留等情况。

(5)患者有无躯体外伤。

(6)患者个人卫生是否良好,衣着是否整洁。

(7)患者是否自理日常生活。

(三)心理功能

(1)病前个性特点:①患者病前性格特点如何,是内向型还是外向型。②患者的兴趣爱好有哪些,患者的学习、工作、生活能力如何。

(2)病前生活事件:患者在近期(6个月内)有无重大生活事件发生,如至亲的死亡、工作变化、失业、离婚,患者有什么样的反应。

(3)应付悲伤/压力:患者是如何应对挫折和压力的,具体的应付方式是什么,效果如何。

（4）对住院的态度：患者对住院、治疗的合作程度，是否配合治疗和检查，对护理人员的态度怎样。

（四）社会功能

（1）社会交往能力：①患者病前的社会交往能力如何，是否善于与人交往。②患者病前对于社会活动是否积极、回避等。

（2）人际关系：患者的人际关系如何，有无特别亲密或异常的关系，包括家属、男/女朋友、同事、同学等。

（3）支持系统：患者的社会支持系统怎样，患病后同事、同学、家属与患者的关系有无改变，家属对患者的关心程度、照顾的方式，婚姻状况有无改变等。

（4）经济状况：患者的经济收入如何，患者对医疗费用支出的态度如何。

（五）精神状况

（1）自知力：患者是否承认自己有病，是否有治疗的要求。

（2）思维：①患者有无思维联想障碍，如思维破裂、思维散漫、思维贫乏。②患者有无思维逻辑障碍，如词语新作、逻辑倒错。③患者有无思维内容障碍，如妄想及其内容、程度、频率、持续时间。

（3）情感情绪：患者的情感反应如何，有无情感淡漠、情感迟钝，情感反应与周围环境是否相符等。

（4）意志行为：①患者的意志是否减退，行为是否被动、退缩。②患者的行为与周围环境是否适宜，有无意向倒错。③患者是否出现违拗、空气枕头等现象。

（5）认知：患者有无幻觉、错觉，幻觉的表现形式、内容、程度、频率、持续时间等。

（6）人格的完整性：患者有无人格改变、人格衰退、人格解体等的表现。

（六）药物不良反应

患者有无锥体外系反应、自主神经系统反应、药物过敏史等。

三、护理诊断

（1）营养失调：营养低于机体需要量，与幻觉、妄想、极度兴奋、躁动、消耗量过大及摄入量不足有关。

（2）睡眠型态紊乱：如入睡困难、早醒、多梦，与妄想、幻听、兴奋、环境陌生、不适应、睡眠规律紊乱等有关。

（3）躯体移动障碍：与疾病症状及药物所致不良反应有关。

（4）感知改变：与疾病症状及药物所致不良反应有关。

（5）思维过程改变：与思维内容障碍（妄想）、思维逻辑障碍、思维联想障碍等有关。

（6）自我形象紊乱：与疾病症状有关。

（7）不合作：与幻听、妄想、自知力缺乏、对药物的不良反应产生恐惧、违拗等有关。

（8）角色紊乱：与疾病症状及药物不良反应有关。

（9）生活自理缺陷：与药物不良反应所致运动及行为障碍、精神障碍、精神衰退导致的生活懒散有关。

（10）有冲动、暴力行为的危险：对自己或对他人有冲动、暴力行为的危险，与命令性幻听、评论性幻听、被害妄想、嫉妒妄想、被控制妄想、精神运动性兴奋、缺乏自知力等有关。

四、护理问题

(1)语言沟通障碍:与精神障碍及药物不良反应有关。

(2)个人应对无效:与疾病症状及药物不良反应有关。

(3)功能障碍性悲哀:与精神疾病及药物不良反应有关。

(4)自我防护能力改变:与精神疾病及药物不良反应有关。

(5)社交孤立:与精神疾病及认知改变有关。

(6)医护合作问题:与药物不良反应(如急性肌张力障碍、直立性低血压)有关。

五、护理目标

(1)患者能用他人可以理解的语言或非语言方式与人沟通,并表达自己的感受。

(2)患者的精神症状逐步得到控制,日常生活不被精神症状所困扰,能最大限度地完成社会功能。

(3)患者在住院期间不发生冲动伤人、毁物的现象,能控制攻击行为。

(4)患者能学会控制自己情绪的方法,能用恰当的方法发泄自己的愤怒,适当表达自己的需要及欲望。

(5)患者按时按要求进食,患者体重不得低于标准体重的 10%。

(6)患者能说出应对失眠的几种方法,患者的睡眠得到改善,能按时入睡,睡眠时间保持在每天 7~8 小时。

(7)患者的身体清洁无异味,患者在一定程度上生活自理。

(8)患者愿意配合治疗和护理,主动服药。患者能描述不配合治疗的不良后果。

(9)患者及其家属对疾病的知识有所了解。

六、护理措施

在护理措施的实施过程中,建立良好的护患关系,是极为重要且不容易实施的措施。因为多数患者对疾病没有自知力,不认为自己有病,所以拒绝治疗。甚至某些患者将护理人员涉入其精神症状之中,如被害妄想患者,可能认为护理人员也与他人串通加害他(她),因而对护理人员采取敌视态度甚至伤害护理人员。所以,护理人员应掌握与不同患者接触的技巧,与患者建立良好的护患关系。

(一)生活护理

患者受妄想幻觉内容的支配,拒绝进食;木僵、精神衰退的患者不能料理生活,营养失调;睡眠障碍是各型精神分裂症各阶段的常见症状;抗精神疾病药物的不良反应也可导致患者生活料理困难,因此做好分裂症患者的生活护理是非常必要的。

1.保证营养供给

精神分裂症患者因进食自理缺陷,往往有营养失调。所以保证患者正常进食,以纠正或防止营养失调,是护理工作面临的常见问题。护理人员应首先了解患者不进食的原因,针对不同原因采取不同的方法,保证患者正常进食。①被害妄想患者害怕食物中有毒而不敢进食,幻听的患者受命令性幻听的支配不愿进食,护理人员应耐心解释、说服,可让患者自己到配餐间参与备餐或现场示范食物无毒后督促其进食,或鼓励其与他病友集体进食。②对坚持不进食者应给予鼻饲或输液。③对兴奋、行为紊乱而不知进食的患者,护理人员宜让其单独进食或喂食,以免干扰其他患者进食。④对木僵患者及服用抗精神疾病药物出现锥体外系反应者,护理人员宜准备半流质或容易消化的食物,协助患者进食,并密切观察,以防止吞咽困难导致噎食。⑤护理人员注意评估患者进食后的情况,有无腹胀等,记录患者的进食量,每周给患者称一次体重。

2.保证充足的睡眠

睡眠障碍是精神分裂症患者初发、复发早期常见的症状之一,护理人员应持续评估患者的睡眠情况,如入睡时间、睡眠质量、觉醒时间、醒后能否继续入睡,了解患者睡眠紊乱的原因。①提供良好的睡眠条件,保持环境安静,温度适宜,避免强光刺激。②新入院患者因环境陌生而入睡困难,护理人员应在病房多陪伴患者,直至其入睡。③防止睡眠规律倒置,鼓励患者白天尽量多参加集体活动,保证夜间的睡眠质量。④指导患者使用一些促进睡眠的方法,如深呼吸、放松术。⑤对严重的睡眠障碍患者,经诱导无效,可遵医嘱运用镇静催眠药物辅助睡眠,用药后注意患者睡眠的改善情况,做好记录与交班。

3.卫生护理

对生活懒散、木僵等生活不能自理或不完全自理的患者,护理人员应做好卫生护理、生活料理或督促其自理。①对木僵患者应做好口腔护理、二便护理、皮肤护理,做好女患者经期的护理。②保持患者的呼吸道通畅,把卧床患者的头偏向一侧。③对生活懒散者应教会其日常生活的技巧,训练其生活自理能力,如穿衣、叠被、洗脸、刷牙,应循序渐进地训练,不能操之过急,对患者的点滴进步应及时表扬、鼓励。

4.躯体状况观察

精神分裂症患者一般很少注意身体方面的疾病,即使有病也不求医,所以护理人员应该经常注意患者的身体状况,以及时给予帮助。护理人员宜记录患者服抗精神疾病药物的反应,预防可能出现藏药、拒绝服药的情况发生。在患者服药初期护理人员应特别注意患者是否有药物过敏或嗜睡反应,同时还应预防直立性低血压,告诉患者(或家属)改变体位宜缓慢。

(二)心理护理

1.与患者建立良好的护患关系

精神分裂症患者意识清晰,智能良好,无自知力,不安心住院,对护理人员有抵触情绪。护理人员只有与患者建立良好的护患关系,取得患者的信任,才能深入了解病情,顺利完成观察和护理工作。护理人员应主动接触、关心、尊重、接纳患者,温和、冷静、坦诚地对待患者,适当满足其合理要求。

2.正确运用沟通技巧

(1)护理人员应耐心倾听患者的诉说,鼓励患者说出对疾病和有关症状的认识及感受,鼓励其用语言而非冲动行为表达感受,并做出行为约定,承诺今后用其他方式表达愤怒和激动情绪。

(2)护理人员在倾听时应对每一条诉说做出适当限制,不要与患者争论有关妄想的内容,而是适当提出自己的不同感受,仅在适当时机(如幻觉减少或妄想动摇时),才对其病态体验提出合理解释,并随时注意其反应。

(3)与患者交谈时,态度要亲切、温和,语言具体、简单、明确,对思维贫乏的患者,护理人员不要提出过多要求,给患者足够的时间回答问题,不训斥、不责备、不讽刺患者。

(4)护理人员应避免一再追问妄想内容的细节,以免强化其病理联想,使症状更加顽固。

(三)社会功能方面的护理

患者由于意志减退、情感淡漠,多有社会功能缺损或衰退,包括角色紊乱,个人生活自理能力下降或丧失,生活懒散,人际交往能力受损,孤僻,退缩,处于社会隔离状态等。对此,护理人员应鼓励患者参加集体活动,减轻不良刺激因素对患者的影响;安排合理的文娱活动,转移其注意力,缓解其恶劣情绪;当患者情绪稳定后,可与患者共同制定生活技能训练和社交技巧训练计划,鼓励患者自理。对于极度懒散的患者,护理人员还可进行行为疗法,通过社会技能训练、工作康复、娱乐活动等手段,培养良好的生活习惯,促进生活、劳动技能的恢复,延缓精神衰退的进展。

(四)特殊护理

1.提供良好病房环境、合理安置患者

(1)护理人员要严格执行病区安全管理与检查制度,注意门窗、钥匙的安全管理。

(2)护理人员要将易激惹与兴奋躁动的患者分开居住与活动。

(3)护理人员要将妄想明显、症状活跃、情绪不稳等的患者与木僵、痴呆等行为迟缓的患者分开安置。

(4)护理人员应避免让有自杀、自伤行为的患者单独居住,可将其安置在重症病房,由专人看护,一旦有意外发生,应及时处理。

2.加强巡视、了解病情

(1)护理人员要及时发现自杀、自伤、冲动或出走行为的先兆。

(2)护理人员要掌握住院患者自杀、自伤、不合作、冲动、出走行为等发生的规律。

(3)护理人员要对有明显危险的患者应严加防范,将其活动应控制在工作人员视线范围内,并认真交接。

3.冲动行为的处理

(1)预防患者冲动行为的发生是非常重要的。护理人员要做好病房的安全管理工作,提供安静、舒适的环境。患者应在护理人员的视线下活动。

(2)护理人员对患者的过激言行不进行辩论,但不轻易迁就。

(3)护理人员在日常沟通、治疗、护理等需与患者发生身体接触时应谨慎,必要时应有他人陪同。

(4)患者一旦出现冲动行为,护理人员应保持冷静、沉着、敏捷,必要时患者信任的护理人员对患者口头限制,并配合药物控制。

(5)患者如有暴力行为,可酌情隔离或保护性约束患者,约束时要向患者说明,并注意约束部位的血液循环,保证患者基本的生理需要,执行保护性约束护理常规。

(6)病情缓解后及时解除隔离或约束,护理人员要向患者讲解冲动的危害性和进行隔离或约束的必要性。

(7)护理人员要对患者做好冲动后心理疏导,让患者讲述冲动原因和经过,和患者共同评价冲动前、后的感觉,让患者说出自己的感受,给予理解和帮助,以便进一步制定防范措施。

(8)护理人员要注意妥善处理遭受冲动损害者。

4.自杀自伤或受伤的处理

(1)患者因幻觉妄想、冲动或怪异行为等,易自杀、自伤或与他人起冲突,护理人员应注意保护患者的人身安全。

(2)对有严重自杀、自伤倾向的患者应禁止其单独活动与外出、在危险场所逗留,外出时应严格执行陪伴制度,必要时设专人护理。

(3)一旦患者发生自杀、自伤或受伤等意外,护理人员应立即隔离患者,与医师合作实施有效的抢救措施。

(4)对自杀、自伤后的患者,护理人员要做好自杀、自伤后心理护理,了解其心理变化,以便进一步制定针对性防范措施。

5.出走的护理

对有出走危险的患者,入院时护理人员就应注意热情接待,做好入院介绍。患者出走时,护理人员要立即报告,组织力量及时寻找并通知家属。对出走后回归的患者,护理人员要做好回归后心理护理,并了解出走经过,以便进一步制定防范措施,严禁其单独外出。

6.妄想与幻觉的护理

妄想与幻觉是精神分裂症的常见症状,可同时出现,也可单独出现。患者对妄想和幻觉的内容坚信不疑。妄想和幻觉可支配患者的思维、情感、行为,特别是"命令性幻听",患者认为这些"命令"无法抗拒而必须执行,因而产生出走及危害社会、伤害自己和他人的行为,给患者的安全和病区的管理带来很大的困难。护理人员必须根据妄想和幻觉的内容特点及疾病的不同阶段进行护理。

妄想是精神分裂症患者最常见的思维障碍。在妄想内容的影响下,患者出现自杀、伤人、毁物、拒食、拒药等情况,需根据妄想的内容,有针对性地护理。①对有被害妄想者,护理人员应耐心劝导,如其拒食可安排集体进餐;如其对同病房患者有伤害嫌疑,以及时将患者安置在不同病房,如护理人员也被牵连进其妄想内容,护理人员不要过多地解释,注意安全,必要时进行调整。②对有关系妄想者,护理人员在与其接触时,语言应谨慎,避免在患者看不到却听得到的地方轻声细语、发出笑声或谈论其病情,以免加重病情。③疑病妄想的患者认为自己患了不治之症,并有许多身体不适的主诉,护理人员要耐心解释,必要时配合医师给予暗示治疗。④自罪妄想的患者认为自己罪大恶极,死有余辜,情绪低落,以致拒绝进食,或捡拾饭菜,或无休止地劳动以求赎罪。护理人员应根据这些特点进行护理,可劝其进食或将饭菜搅拌在一起,使患者误认为是剩饭剩菜,起到诱导进食的效果。对无休止地劳动的患者应限制其劳动强度和时间,督促其休息,避免过度劳累。注意规范患者的行为,对患者的怪异言行不辩论、不训斥,但也不轻易迁就。

对有幻觉的患者,护理人员首先要注意观察其表情、言语、情绪和行为;掌握患者幻觉出现的次数、规律性、内容和时间,根据患者对幻觉所持的态度合理安置病房。①对幻觉出现频繁,并受幻觉支配而产生冲动、伤人、毁物、自伤者,应将其安置在重症监护室,由专门的护理人员护理,以密切观察病情变化,防止意外发生。②护理人员对幻觉出现频繁,影响日常生活的患者,应给予帮助,保证其基本需求。如果患者愿意诉说幻觉的内容,护理人员应认真倾听,给予同情和安慰,使患者感受到理解、关心和信任。③护理人员对因幻觉造成焦虑不安的患者,应主动询问,提供帮助;根据幻觉的内容,改变环境,设法诱导,缓解症状。④护理人员对因幻嗅、幻味而拒食的患者,应耐心解释,并可采取集体进餐的方法,以消除患者的疑虑。⑤有幻触、幻嗅的患者可嗅到病房有异常气味,感到床铺、身上穿的衣服有虫子爬,护理人员可及时为其改善居住条件,更换衣服、被褥。⑥幻觉有时在安静状态或睡眠前出现,可根据患者的特长组织参加文娱治疗活动,以分散患者的注意力;为患者创造良好的睡眠环境,缩短其入睡过程,保证足够的睡眠时间。

当患者对妄想、幻觉的信念开始动摇时,要抓紧时间和患者谈话,分析病情,引导患者进一步认识病态表现,促进自知力的恢复。

7.不合作患者的护理

(1)护理人员要主动关心、体贴、照顾患者,使患者感到自己是被重视、被接纳的。

(2)护理人员要选择适当的时机向患者宣传有关知识,帮助患者了解自己的疾病,向患者说明不配合治疗会带来的严重后果。

(3)护理人员要严格执行操作规程,发药速度宜慢,注意力高度集中,发药到手,看服到口,服后检查口腔、舌下、颊部及水杯,确保药物到胃,但要注意采取适当的方式,要尊重患者。

(4)给服药的患者提供透明塑料杯、温开水,这样便于观察。

(5)护理人员一旦发现藏药患者要书面、口头交班,让全体护理人员在发药时重点观察这些患者。

(6)对一贯假服药者,每次服药提前或最后单独进行,便于仔细检查,同时可避免其他患者学习其假服药方式。

(7)护理人员要防止个别患者跑到洗手间用特殊催吐法将尚未溶解的药丸吐出,可观察患者10~20分钟。

(8)对拒绝服药的患者,护理人员应耐心劝导,必要时采取注射方式或使用长效制剂。

(9)对药物反应明显的患者护理人员要及时给予处置,以消除患者的不适,提高其对药物的依从性。

(10)护理人员应鼓励患者表达接受治疗时的感受和想法。

8.对意志减退、退缩淡漠的患者

(1)护理人员要教会患者日常生活的基本技巧,开展针对性行为疗法。

(2)护理人员对受到挑衅或攻击时不能采取有效措施保护自己的患者,应加以保护。

(3)护理人员帮助患者制定和实施提高生活自理能力的训练计划,循序渐进,鼓励其参与文娱治疗和体育锻炼。

9.对情感障碍的患者

淡漠是患者的主要情感特点,所以护理人员很难接近患者,与患者有情感上的沟通。护理人员必须坚持以真诚、友善的态度接纳患者,让患者感到他所处的环境是安全的和值得信赖的。护理人员可用语言的或非语言的方式来表达对患者的关注,如鼓励患者说出感受,或利用治疗性触摸,甚至静坐在患者身旁陪伴他。上述方法都有利于帮助患者走出自己的情感困境,改善情感障碍。

10.对木僵患者

护理人员对木僵患者要给予生活护理;维持水、电解质、能量代谢平衡,必要时给予鼻饲;做好预防并发症的护理,如保持呼吸道通畅,做好口腔护理,取头偏向一侧卧位,做好二便护理,预防压疮;必要时遵医嘱配合医师做 ECT(发射型计算机断层成像),注意观察治疗作用与不良反应。

11.用药护理

护理人员遵医嘱给各种药物,严格执行"三查八对"用药治疗制度,密切观察患者用药后的效果和不良反应,一旦出现异常情况,马上与医师联系并果断处理。

七、护理评价

(1)患者的精神症状缓解的情况,是否出现伤人、自伤、毁物等行为。

(2)患者的自知力恢复情况如何。

(3)患者有无意外事件和并发症的发生。

(4)患者最基本的生理需要是否得到满足。

(5)患者是否配合治疗护理,并参加文娱活动。

(6)患者的生活技能、语言沟通及其他社会交往技能的恢复情况如何。

(7)患者的个人应对能力与自我防护能力是否获得改善。

(8)患者对疾病的看法和对治疗的态度是否改变。

(9)患者及其家属对疾病的知识是否有所了解。

八、健康指导

精神分裂症是一种迁延性、预后大多不良的精神疾病,且有反复发作的倾向,复发次数越多,其功能损害和人格改变越严重,最终导致精神衰退和人格瓦解,对患者及其家庭和社会造成很大的损失。精神分裂症患者在症状基本消失后,仍需较长时间的药物维持治疗和接受心理方面的治疗和训练。有效地控制症状复发,使其社会功能和行为得到最大限度的调整和恢复,是精神分裂症患者系统治疗的一个重要步骤。但患者及家属对维持治疗的依从性较差,可能不了解疾病的特点,不能耐受药物的不良反应,也可能对疾病的治疗失去信心,最终导致疾病加重。因此,对恢复期患者及其家属做好疾病知识的宣传和教育,是精神科护理人员的重要工作之一。

(1)护理人员要教会患者和家属有关精神分裂症的基本知识,让患者和家属知道精神分裂症是容易复发的精神疾病,使其认识到疾病复发的危害,认识药物维持治疗、心理疗法对预防疾病复发及防止疾病恶化的重要性。

(2)护理人员要让患者及家属知道有关精神药物的知识,对药物的作用、不良反应有所了解,告诉患者服用药物应维持的年限及服用中的注意事项;教育患者按时复诊,在医师指导下服药,不擅自增加或减少药量或停药;使患者及家属能识别药物不良反应的表现,并能采取适当的应急措施。

(3)护理人员要教育患者及家属能识别疾病复发的早期征兆,若出现睡眠障碍、情绪不稳定、生活不自理、懒散、不能正常完成社会功能,应及时到医院就诊。

(4)护理人员要教育患者正确对待和处理生活中发生的各种事件,适应并正确处理与自己有关的社会矛盾,引导患者扩大接触面,克服自卑心理,树立坚强的意志,与外界保持良好的人际关系。

(5)护理人员要教育患者保持良好生活习惯,让其保持有规律的生活,保证充足的睡眠,进行适度的娱乐活动、适当的体力劳动,合理用脑。

(6)护理人员要教会患者和家属应对各种危机(如自杀、自伤、冲动)的方法。

（王　健）

第五节　抑郁障碍的护理

抑郁障碍的诊断并非依靠实验室及各项器械检查,主要依靠患者的临床症状表现,但很多情况下,患者的病情比较复杂,不是单靠医师的几次接触就可以完全掌握及明确诊断,而这时就要通过各方面全面的观察,才能作出明确的诊断,而护士与患者接触最多,可以通过日常的言语、行为、表情的观察及时发现病情的变化,掌握病情的演变,而同时将这些观察到的情况,以文字的形式客观的反映在病史中,就能为诊断提供重要的依据,也能作为法律依据。由此可见,密切观察病情,以及时掌握病情变化,同时及时写好护理记录是护理工作中的重要内容。

一、护理观察的内容

(一)一般情况

患者的仪表,个人卫生情况,生活自理能力,睡眠,进食,二便情况,女患者月经情况,与周围接触交谈的态度,参加病室的文娱活动的情况。

(二)精神症状

患者的情绪低落的程度,有无焦虑,有无伴随躯体化症状,有无消极自杀倾向,症状有无波动,有无转躁倾向。

(三)躯体情况

患者的生命体征是否正常,有无躯体疾病,意识情况、定向情况有否异常,有无外伤、骨折。

(四)治疗情况

患者对治疗的合作情况,用药后有无各种不良反应,改良电抽搐治疗后的恢复情况等。

(五)心理需求的情况

患者目前的心理负担,心理需求,急需解决的问题,以及心理护理的效果等。

(六)对病房环境安全的观察

例如,患者的床单位、病室有无安全隐患等。

二、观察的方法

(一)直接观察

从与患者的交流中了解患者的思维内容,直接与患者面对面的交流,通过患者的言语、表情、动作及行为了解患者的思维内容及心理状况,适合意识清晰合作的患者。

(二)间接观察

从患者的表情、行为中观察病情,或是从侧面观察患者与其他人交往时的精神活动,与平时接触的家属交往时的谈话内容、表现态度,平时参加文娱活动时画的绘画,写的文字、信件、日记、绘画,都是间接观察法中可以参考的事物并刻意从中了解患者的病情变化。一般适合于思维内容不肯暴露或者不合作的患者。

(三)躯体疾病的观察

抑郁障碍的患者如果处在严重抑郁,或者木僵状态,对各种反应都会很迟钝,敏感度下降,对自身不适,也很难准确描述,这时一些躯体疾病的体征和自身反应都会很不明显,所以更要认真观察,一旦患者有不适主诉,要给予足够的重视,不可将患者的不适主诉认为是精神症状的表现。

三、护理记录的内容

(一)填写护理病历首页

新患者入院后要按照护理病历首页的要求,逐项填写,不得漏项。要写明入室时间、仪表、入室方式及住院次数等。

（二）进行入院评估

患者入院 2 小时内进行入院评估，提出护理问题和护理诊断，24 小时完成护理病史及补充护理计划。

（三）新患者住院前 3 天的记录

患者的精神状态、躯体情况、生活自理情况、饮食及睡眠情况，参加病室内集体活动的情况等。

（四）护理措施

针对护理问题、医嘱和护理计划，正确、及时实施身心护理和健康教育。

（五）病情变化记录

患者的症状可能会随时变化，均应随时记录。生命体征情况，每天大小便情况均需记录在体温单上，女患者的月经起止日期也需记录。突然出现的病情变化，如自伤、自杀、逃跑行为，抑郁突然转躁，木僵突然兴奋，均应详细记录过程及处理经过，以上内容还应选择重要的记入护士交班本。

（六）假出院护理记录

记录患者目前精神状态，何人来院办理手续，假出院带药情况等。

（七）假出院返院记录

假出院返院记录包括返院时间，何人陪同，假出院在外的表现，返院时患者的接触情况。

（八）转室和转院记录

记录转室和转院的原因，目前主要的病情，转往何处等。

（九）转入记录

记录患者入室的时间，转入原因，入室时精神状态，入室方式等。

（十）出院护理记录

出院护理记录包括出院小结、出院指导、效果评价，对患者在住院期间的护理全过程作全面总结，与预期目标相对照，找出存在的问题和成功经验。

四、护理记录的要求

护理记录要具体全面真实的进行记录，书写护理记录要求字迹清晰，工整，并保持表格整洁，应使用蓝黑或者碳素墨水书写，表达准确，语句通顺，标点正确，不漏项，必须逐条填写全眉栏项目，署名处要签全名，出现错别字时，不得采用刮、贴涂等方法掩盖，应用原色双线划在错别字上，将正确的写在右侧，并签名。计量资料要按照国家规定的统一标准，护理记录要求真实、准确、客观的反映患者的症状表现和病情变化，记录时要尽量引用患者的原话，避免使用医学术语，措辞简明、清楚，语句要通顺精炼。

五、抑郁障碍病房管理与分级护理

（一）病房管理

抑郁障碍的患者，因为情绪低落，伴有自罪自责，容易出现自杀、自伤等意外情况，危及生命。因此，抑郁障碍病房的安全管理是病区管理工作中最重要的一环，不仅关系到患者的康复，而且与患者的生命安全直接相关，如何保证患者的安全并为之提供一个积极有效的治疗环境，促进其

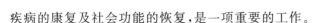

疾病的康复及社会功能的恢复,是一项重要的工作。

1.病房环境的安全管理

抑郁障碍病房的环境除了美观舒适,适合患者住院需要外安全性也是需要重点考虑的,患者周围的环境必须安全无害,使患者无可趁之机,比如病区内无钉子、拉绳等危险物品,门窗使用防爆玻璃,窗户使用特殊开法,病房的门上设有观察窗,以便随时观察患者情况。暖气应隐蔽式加防护罩,饮水机、洗澡水保持恒温,防止患者烫伤,病室设施如门窗、门锁、护栏等,要安全、牢固、实用,损坏要及时维修,修理工具不能遗留在病房内,各种医疗器械、餐具、清扫用具用毕应放在指定安放地点。

2.危险品的管理

危险品是指会损害患者健康、可被患者利用作为自杀、自伤的物品,如刀、剪、镜子、玻璃制品、绳带类、火柴、打火机等物品。

病房内的危险品必须严格统一管理,妥善放置,严防患者私自窃取,病房内必要的公用危险品,比如剪刀、指甲钳、体温计、保护带等,必须定量、定点放置,班班点清并交班。患者如要使用剪刀、针线等危险品,应在护士的监护下使用。

患者入院后,接诊护士应仔细检查危险品,如发现,应交还给家属或者登记保管。住院期间患者不能随便进入治疗室、办公室等,防止患者擅自取得危险品或者药品。住院期间患者请假外出或会客结束返回病房,应仔细检查危险品,防止流入。

Ⅰ级病室及Ⅰ级患者每天进行安全检查,Ⅱ级病室及Ⅱ级患者每周至少进行安全大检查1次。

3.患者的安全管理

对于Ⅰ级和Ⅱ级患者,要求他们在住院期间要遵守病区的规章制度和作息时间,配合医护人员的各项治疗和护理。患者外出检查时,需有护士陪伴,严密观察患者的行为。设法满足患者的合理要求,以利于患者安心住院。

4.患者家属的安全管理

对患者家属,尤其是初次住院患者的家属,要做好宣教工作,告知探望时不可带危险品入室,危险品不可交给患者,同时对家属带来的物品应该仔细检查,确认无危险品后才能交给患者保管。

(二)病房分级护理

1.Ⅰ级护理

(1)护理指征:严重抑郁的患者,伴有木僵、拒食、自伤、自杀等情况,或者伴有严重躯体疾病及生活不能自理的患者。

(2)护理要求:患者应安置于Ⅰ级病室内,24小时专人护理,密切观察,以及时发现危机征兆,进行应急处理。严密观察病情,加强巡视,发现病情变化,以及时汇报医师,采取有效措施。对随时会发生的自伤自杀行为者,可采取约束保护,必要时请家属陪护。督促、协助患者做好个人卫生料理,确保患者仪表整洁。对卧床患者,做好预防压疮护理工作。做好患者的饮食、治疗及各种检查前的宣教工作和相应的护理。保持床单位的清洁、平整、干燥。日夜三班作病情记录及交班。

(3)管理与活动范围:实施封闭式管理,患者的一切物品由工作人员管理,患者以在一级病室内活动为主,外出必须工作人员陪伴。

2.Ⅱ级护理

(1)护理指征:凡抑郁症状不影响病区秩序,未见严重消极患者;伴有一般躯体疾病,生活能自理的患者;一级患者经过治疗,病情好转但仍需要观察。

(2)护理要求:安置在二级病室内,按二级患者巡视要求进行巡视并做好记录。密切观察病情及治疗后的反应,做好安全护理。保持床单位清洁、平整、干燥。视病情督促和协助生活料理,确保患者仪表整洁。做好检查、治疗、特殊饮食的指导工作。同情、关心、尊重、理解患者,对不同情况开展针对性心理护理和健康宣教。组织患者开展各项集体活动,鼓励患者参加各项工娱治疗活动。

(3)管理与活动范围:实施半开放管理为主,患者的个人生活用品可自行管理,可在病区内自由活动,患者在工作人员陪护下可参加各种户外活动,患者经医师同意可在家属陪护下,在规定时间内返家休假。

3.Ⅲ级护理

(1)护理指征:症状缓解、病情稳定、康复待出院的患者。

(2)护理要求:安置在一般病室内。注意观察病情,掌握患者的病情及心理活动。正确执行医嘱,落实各项护理措施。加强心理护理,康复指导及出院宣教。针对不同情况进行康复教育。鼓励患者参加各种有针对性的工娱治疗活动,促进社会功能的恢复。

(3)管理与活动范围:实施开放管理,一切物品可自行管理,在规定时间内,患者可独自外出病区散步、活动、购物、通电话等,在办理手续后,每周可自行回家探亲访友,进行社交活动。

六、抑郁障碍特殊症状护理

(一)掌握病情,预防患者自杀、自伤

情绪低落的患者常有自杀的意念及企图,护理人员必须了解病情,掌握既往有无自伤、自杀的行为、方式和程度,患者自杀行为往往在人少时,如节假日、夜班及厕所内,护理人员对此要特别注意观察、加强巡视,不允许患者蒙头睡觉,以便观察病情,另外抑郁症患者睡眠不好,清晨容易早醒,同时清晨又是抑郁情绪最严重的时候,故在清晨时最容易发生自杀行为,应当加强巡回护理。在抑郁障碍患者病情缓解时更不能放松警惕往往很多患者在疾病缓解期易出现症状波动,极易出现消极自杀行为。对于严重消极的患者,要做好对病室危险品的管理工作,杜绝不安全因素。在发药时,对消极严重患者要仔细检查口腔,防止患者私藏药物,并蓄积大量吞服,在给患者量体温时,也要严防患者咬、吞体温表。而抑郁障碍的患者在外出检查治疗时,也需有护理人员陪同以防意外。

(二)创造良好的住院环境

抑郁障碍的患者的住院环境应该是明亮、阳光充足的,整个病区色彩宜明快鲜艳,患者不宜单独居住,应多人居住,患者的床位要安排在护士最容易观察到的位置上,而患者周围的环境,应该仔细检查布置,避免出现有危险品。对严重抑郁的患者,建议由专人陪护以防意外。

(三)建立良好的治疗性关系

护理人员应该运用沟通技巧,以及疏导、倾听、支持、鼓励等方法,与抑郁障碍的患者建立良好的治疗性关系,诱导患者说出自己内心的痛苦,了解他们的内心想法,让患者体会到护理人员能感受他们的痛苦感受,觉得自己不是无法被人理解这对治疗也会起到积极效果,同时给以积极的鼓励,做好心理护理工作,帮助患者增强战胜疾病的信心和勇气。对言语较少,甚至不语的抑

郁障碍患者,护理人员要以非语言或者简单中性、缓慢的语气表达对他们的关心支持,通过这些慢慢引导患者注意外界。对病情严重思维迟缓者应耐心运用治疗性沟通技巧,鼓励患者表达自己的思想、情感,允许哭泣,并注意尊重患者的隐私权。

(四)加强基础护理

抑郁障碍患者因为情绪低落,会出现少言懒动,生活料理能力差,木僵患者更是生活完全不能自理,护理人员就要帮助和协助患者进行个人生活料理,定期理发、协助沐浴,督促料理个人卫生,对木僵的患者进行口腔护理。仪表清洁整齐,可以使患者精神振作,有助康复。很多抑郁障碍的患者都有进食及睡眠障碍,护理人员就需要加强饮食护理,督促患者饮水,以保证日常的饮水量,对食欲缺乏者,鼓励集体就餐,少量多餐,可变换饮食花样,选择患者平时喜欢吃的食品,或者富含营养含粗纤维易消化的食品,如果患者进食缓慢,不可催促,以免发生噎食,对于拒食的患者给予静脉补液或者鼻饲。对睡眠差的患者,教会患者应对失眠及早醒的方法,培养自行按时睡眠的习惯,可鼓励白天多参加活动,晚上入睡前热水泡脚,或者洗澡,喝些热牛奶,监督不要喝咖啡、浓茶、可乐等兴奋性饮料,如果仍长时间无法入睡,以及时通知医师药物处理。

(五)鼓励患者参加各项活动

适度的运动有益于抑郁障碍的恢复,应该了解患者的兴趣爱好,鼓励参与易完成、有趣味的活动,引导患者关注周围及外界的事情,帮助患者与病友交往,这样可以分散患者的注意力,解除苦闷情绪,更多的注意外界事物,对于他们的工作成果要给予肯定或者表扬,帮助他们恢复自信。

七、抑郁障碍意外事件的护理

(一)自缢患者的护理

1.及时解除呼吸道梗阻

发现患者自缢后,切记不要惊慌失措,应该马上帮助解脱自缢的绳套,以及时解除呼吸道梗阻。如果患者是悬挂自缢,应立即用自己的头顶、背或双手向上抬举、脱套,解除其颈部受压状态,要注意保护患者,防止坠地摔伤,若患者在低处勒缢,应立即剪断绳索,脱开缢套。

2.就地抢救

将患者仰卧在地上或者硬板床上,松解领扣、腰带,颈部伸直,托起下颌,用舌钳拉出舌头,以防舌头后坠阻塞呼吸道,立即进行口对口人工呼吸,胸外心脏按压术,直至自主呼吸恢复再搬移患者。

3.及时报告医师

及时报告医师,同时及时给氧,备好各种抢救药品及抢救措施。按照医师医嘱快速执行。若心跳停止,立即给予静脉肾上腺素、利多卡因及呼吸中枢兴奋剂,如尼可刹米、洛贝林等。

4.及时测量生命体征

及时测量体温、脉搏、呼吸、血压等生命体征,密切观察患者的意识情况、瞳孔变化。

5.稳定患者情绪

患者复苏后,使其卧床休息,安慰患者,稳定其情绪。

6.防止继发感染

如果患者有感染迹象,可选用适当的抗生素,并进行细菌学检查和药敏试验,根据结果选择有效的抗生素。

7.详细记录

详细观察和记录现场情况及病情变化和抢救处理经过。

(二)触电患者的护理

1.迅速切断电源

发现患者触电后要迅速切断电源,使患者脱离电源,若不能关闭电源,可穿上胶鞋,用绝缘体套住触电患者,牵拉患者脱离电源,也可用非导电体如木棍等挑开电源,切不可直接接触带电人体。

2.保持呼吸道通畅

脱离电源后,若患者意识清晰,生命体征正常,应让其就地平卧休息,松开衣服,抬起下颌,保持呼吸道通畅,之后卧床12~24小时,给予观察。

3.心肺复苏

呼吸心跳停止者,应立即给予心肺复苏,有条件的给予加压给氧,若患者出现室颤或者心搏停止,应同时不间断的口对口人工呼吸和胸外按压术,经胸外按压1分钟后心脏搏动仍未恢复的,应肾上腺素做心内注射。人工呼吸应至少进行4小时或直到恢复自主呼吸,人工呼吸、胸外按压应不间断进行,直至复苏有效指征出现或者医师宣布临床死亡。

4.维持血压稳定

复苏后必须维持血压稳定,以及时观察血压的变化,纠正酸碱平衡失调,如有局部烧伤应予清创,严重者转烧伤科做进一步的处理。

5.脱水治疗

有颅内压增高表现或者复苏后有缺氧表现的,应给予脱水治疗,给予甘露醇、高渗葡萄糖等静脉快速滴注或者推注,给予吸氧、ATP、辅酶A等药物改善脑营养代谢。

6.严密观察病情变化

严密观察病情变化,防止苏醒后患者下床走动引起继发性休克或者心力衰竭。

(三)服毒患者的护理

1.在排除腐蚀性毒物中毒或者其他禁忌证之后,采取以下措施

(1)催吐:如患者服毒后意识清醒,可采用催吐法,患者先喝300~500 mL的清水,然后用筷子、压舌板、手指刺激咽后壁或舌根诱发呕吐,直至确认毒物全部吐出为止。要向患者讲明利害关系,争取患者配合。中毒原因不明时,要尽量诱导患者说出服毒过程,以便确定抢救方案。

(2)洗胃:服毒者无论意识是否清晰,均应洗胃,要根据服毒种类、性质选择洗胃溶液。在不清楚何种液体之前,可用清水或者微温水,每次注入300~500 mL洗胃液,很快从胃内吸出,反复进行,直至洗出的液体澄清,嗅之无味为止。对服用大量精神疾病药物和镇静安眠药中毒者,可用1:5 000高锰酸钾溶液洗胃,有条件者可用洗胃机洗胃,对精神疾病药物中毒者进行洗胃不要受6小时的限制,对超过6小时者也应给予洗胃。洗胃要彻底。

(3)导泻:洗胃后要使用泻药导泻,以使停留在肠内的毒物尽快排出,常用硫酸镁或者硫酸钠20~30 g,稀释后由胃管灌入,以促进毒物排泄。

(4)其他:服用腐蚀性毒物者禁忌洗胃,可用牛奶、鸡蛋清等沉淀毒物,保护胃黏膜,并给予补液或者大量饮水利尿,加速排出毒物。

2.避免直立性低血压

嘱患者卧床休息,去枕平卧,尽量减少搬动头部,以避免直立性低血压,昏迷者按昏迷护理常规护理,有自杀企图者,应专人护理。

3.观察呼吸情况

氧气吸入并保持呼吸道通畅。

4.观察水、电解质平衡情况

按医嘱合理安排输液顺序及速度,注意观察心肺情况,以及时测量生命体征。

5.及时吸痰及口腔分泌物,做好皮肤护理

口腔有分泌物或痰液时,随时抽吸,防止舌后坠,取下活动义齿,注意保温,做好皮肤及会阴的护理,定时翻身,预防压疮。

6.及时给予镇静抗痉挛药物

烦躁不安或者痉挛者,按医嘱及时给予镇静抗惊厥药物并加床档防坠床,或适当保护性约束。

7.留取检验标本

及时留取大小便、呕吐物、分泌物送检。

8.记录出入量

记录患者 24 小时出入量。

9.密切观察病情变化

注意呼吸衰竭、循环衰竭、急性肺水肿、脑水肿,以及急性肾衰竭的发生。

10.低血压的处理

应先补充血容量,若补充足够血容量后血压仍不回升,可先用升压药,如多巴胺、间羟胺、去甲肾上腺素等静脉滴注,氯丙嗪中毒时禁用肾上腺素。

11.保肝

应用大量维生素 C 保护肝脏及解毒。

12.防止反跳现象

症状缓解后仍需密切观察 2～3 天,以防止反跳现象。

(四)吞服异物患者的护理

1.稳定患者情绪,以及时报告医师

劝慰患者,稳定其情绪,争取患者的合作,同时报告医师,采取抢救措施。

2.服用多纤维食物

若吞服的锐利物品表面比较光滑,可让患者服用大量多纤维食物如韭菜、芹菜等,直至异物排出体外。

3.及时 X 线检查

对金属类异物,首先要进行 X 线检查,确定异物所在的位置,并反复进行追踪复查。

4.促进异物排出

给予缓泻剂,以促进异物排出,患者大便应接在便盆里,要认真检查每次的排泄物是否有异物排出,并保留异物标本,详细记录交班。

5.密切观察患者情况

密切观察患者情况包括生命体征、主诉及表情,检查有无内出血及黑便,患者是否有痉挛、疼痛,警惕异物可能损伤胃肠道黏膜,如发现内出血症状要及时报告医师并加强护理,给予相应的处理,必要时送外科手术取出异物。

（王　健）

参 考 文 献

[1] 赵晓川.精神疾病诊疗与康复[M].天津:天津科学技术出版社,2019.

[2] 陈招娣.精神疾病临床诊治与进展[M].北京:中国纺织出版社,2019.

[3] 刘晓军.现代精神疾病诊疗新进展[M].长春:吉林科学技术出版社,2019.

[4] 郑英君,宁玉萍.精神分裂症的疾病管理与康复技术[M].北京:人民卫生出版社,2019.

[5] 田博.现代精神疾病诊疗与心理卫生[M].北京:科学技术文献出版社,2019.

[6] 王建芳.精神疾病诊断与护理管理[M].北京:科学技术文献出版社,2020.

[7] 秦芳霞.现代精神疾病治疗新进展[M].长春:吉林科学技术出版社,2019.

[8] 王玉红.精神科疾病诊断与治疗[M].汕头:汕头大学出版社,2019.

[9] 屈建新.精神科疾病诊断与治疗策略[M].长春:吉林科学技术出版社,2019.

[10] 孙烨.实用精神科疾病诊疗学[M].长春:吉林科学技术出版社,2019.

[11] 李家磊.精神科疾病诊治思维与实践[M].天津:天津科学技术出版社,2019.

[12] 王晓慧,张尚荣.精神疾病患者解析[M].北京:科学出版社,2019.

[13] 蒋特成.实用精神疾病诊治新进展[M].天津:天津科学技术出版社,2019.

[14] 武绍远.临床精神疾病与医学心理[M].北京:科学技术文献出版社,2019.

[15] 马辛,毛富强.精神病学[M].北京:北京大学医学出版社,2019.

[16] 李幼辉.精神病学[M].郑州:郑州大学出版社,2019.

[17] 许毅.精神病学案例版[M].北京:科学出版社,2019.

[18] 施慎逊.精神病学高级教程[M].北京:中华医学电子音像出版社,2019.

[19] 马存根,朱金富.医学心理学与精神病学[M].北京:人民卫生出版社,2019.

[20] 孙宝民.精神疾病与心理卫生[M].北京:科学技术文献出版社,2019.

[21] 徐天朝.精神心理疾病临床诊疗思维[M].北京:科学技术文献出版社,2019.

[22] 郝伟,陆林.精神病学第8版人卫版[M].北京:人民卫生出版社,2018.

[23] 马敬.实用精神病学[M].天津:天津科学技术出版社,2018.

[24] 余琳.精神与心理疗法学[M].天津:天津科学技术出版社,2018.

[25] 李德强,王永柏,汪晓晖.临床精神科疾病诊疗学[M].天津:天津科学技术出版社,2018.

[26] 贾建平,苏川.神经病学第8版[M].北京:人民卫生出版社,2018.

[27] 安荣利.精神疾病诊护重点与实践[M].北京:科学技术文献出版社,2018.

[28] 赵长印.常见精神科疾病诊疗学[M].上海:上海交通大学出版社,2018.

[29] 惠李.现代精神疾病诊疗与分子生物学进展[M].北京:科学技术文献出版社,2018.

[30] 李红政,雷美英.综合医院精神障碍诊疗疑难危重案例解析[M].北京:人民卫生出版社,2018.

[31] 马庆.精神疾病诊疗与护理[M].长春:吉林大学出版社,2019.

[32] 谈成文.现代社区精神病[M].天津:天津科学技术出版社,2018.

[33] 瞿发林,谭兴起.常见精神疾病合理用药手册[M].北京:学苑出版社,2018.

[34] 徐桂娟.常见精神障碍预防与治疗[M].沈阳:沈阳出版社,2018.

[35] 平军辉,潘飞.精神障碍的诊治与康复[M].武汉:湖北科学技术出版社,2018.

[36] 翟倩,丰雷.精神科激越症状的诊治进展[J].浙江医学,2022,44(4):436-440.

[37] 王利平.奥氮平片联合艾司西酞普兰片治疗老年抑郁症的临床研究[J]中国医药指南,2019,17(17):53-54.

[38] 许勤伟,刘向来,姚乾坤.难治性精神分裂症药物基因检测 CYP 相关性研究[J].海南医学院学报,2019,25(5):388-391.

[39] 卢国强,李辉,李英英.认知心理疗法对首发精神分裂症患者的疗效分析[J].广西医科大学学报,2019,36(5):771-775.

[40] 李萍,贾守梅,苗宇.单双相抑郁障碍病人躯体化症状的状况[J].蚌埠医学院学报,2019,44(1):84-89.